四君中医丛书

伤寒六病讲稿

（第一册）

林盛进 编著

全国百佳图书出版单位
中国中医药出版社
·北京·

图书在版编目（CIP）数据

伤寒六病讲稿 . 第一册 / 林盛进编著 . —北京：
中国中医药出版社，2022.7
（四君中医丛书）
ISBN 978-7-5132-7498-2

Ⅰ . ①伤…　Ⅱ . ①林…　Ⅲ . ①《伤寒论》—研究　②《金匮要略
方论》—研究　Ⅳ . ① R222

中国版本图书馆 CIP 数据核字（2022）第 045996 号

中国中医药出版社出版

北京经济技术开发区科创十三街 31 号院二区 8 号楼
邮政编码　100176
传真　010-64405721
三河市同力彩印有限公司印刷
各地新华书店经销

开本 710×1000　1/16　印张 30.75　字数 464 千字
2022 年 7 月第 1 版　2022 年 7 月第 1 次印刷
书号　ISBN 978 - 7 - 5132 - 7498 - 2

定价　118.00 元
网址　www.cptcm.com

服 务 热 线　010-64405510
购 书 热 线　010-89535836
维 权 打 假　010-64405753

微信服务号　zgzyycbs
微商城网址　https://kdt.im/LIdUGr
官 方 微 博　http://e.weibo.com/cptcm
天猫旗舰店网址　https://zgzyycbs.tmall.com

如有印装质量问题请与本社出版部联系（010-64405510）
版权专有　侵权必究

《四君中医丛书》编委会

主　编　孙　尚　雷雪梅

编　委　孙洪彪　孟　欢　李　伟　郭　全

　　　　蔡　乐　赵庆大　胡天静

丛书前言

习近平主席在 2019 年对中医药工作作出重要指示指出：要遵循中医药发展规律，传承精华，守正创新。

临床一线中医的经验传承，正是中医独特发展规律的重要一项，并日渐成为中医界共识。四君中医秉承"传中医薪火，济天下苍生"的宗旨，致力于挖掘推荐基层中医的临床实战经验。2010 年，我们与中国中医药出版社联合推出《民间中医拾珍》丛书，推介了郭永来、林盛进、汪庆安三位中医师的临床经验。此后又与多家出版社合作，陆续出版了多部民间中医个人经验集。一批民间中医的名字，因这些书籍的出版而被广大中医同道熟知。他们的经验也得以被广泛传播，为更多喜爱中医的人提供了很实用的读本。

从第一本《杏林集叶》出版至今，已过十几年，颇有沧海桑田之感。但我们的初心不变，依旧希望在中医继承发展上贡献出自己的一份力量。在中国中医药出版社的大力支持下，我们再度推出"四君中医丛书"系列。

本系列丛书，沿袭以前的宗旨。以基层中医人为主体，通过个人专著形式，展现他们的临床经验，学习感悟，并以此为契机，聚集更多学验俱丰的中医同仁来展示各自临证心得，丰富中医经验的传承。

可以预见，通过这种形式，让诸多优秀的个人著作得以传播，必然会促进基层中医以及爱好者间的交流，不断提升普通民众对中医的认知。经验的交流与传承，也必将会逐步实现造福苍生的目的。

孙洪彪写于柳城

2022 年 7 月

孙　序

伤寒学术，历久弥新。《伤寒杂病论》（包括现在通行本《伤寒论》《金匮要略》）被尊为中医经典，张仲景被称作医中亚圣，究其根本就是，虽经千百年的发展，经过历代医家实践验证，伤寒学术是可以非常有效地指导临床实践的。实效，是一个医学体系存在的最基础的条件，也是其生命力之所在，更是学用经方成为当今主流的原因。然于传承，尚有诸多不如意处，有待完善。尤其如何让初学者，乃至普通人都能正确理解、继承前人思想，更是重中之重。现今的诸多标新立异之说，实多妄言。可以这样说，没有真正的继承，就无所谓真正的创新。

林盛进先生精研此道日久，颇有心得，2010 年首部大作《经方直解》出版，得到同道的广泛认可，其后又有再版。羽翼医林，可谓功莫大焉。然而先生并不止步于此。近期《伤寒六病讲稿》又已成书，除补充了前书的很多内容外，更有近年心得加入，尤其难能可贵的是，在用现代医学定论来解说古人观点上，做了很多有益的尝试。这种融合，可以让在现代思维模式下成长起来的人，更准确、更清晰地去理解古人的思维方式和语句含义。比如关于"营、卫"的理解。"营"就是血，"卫"就是津液，所谓"荣行脉中"就是指血行于血管之中，"卫行脉外"，就是水液运行于血管壁的结缔组织（即三焦水道）之中。血与津也因其同处而得互相渗透、交换。这种解说，非常符合古人本意，《研经言》中说：故荣行脉中，附丽于血；卫行脉外，附丽于津。唯血随荣气而行，故荣气伤则血瘀；津随卫气而行，故卫气衰则津停。治血以运化荣气为主，治津以温通卫气为主。知乎此，而荣血卫气之说可以息矣。显而易见，先生在不失去古人本意的情况下，把现代医学的观点（血循环、体液循环）逐步融合到传统体系中来，可以让传统中医走出故步自封的境地，开拓出新的发展之路。

当然，《伤寒六病讲稿》的重点还是在研读《伤寒论》上进行了一些突破。在研究《伤寒论》的历代医家中，有很多人认为，经典文章，每字每句都不能妄动，甚至严格到条文顺序、经方具体用量的考证上，都遵循与原文的一致性。就连王叔和的编撰，也被喻嘉言说成是：碎剪美锦，缀以败絮，盲瞽后世，无繇复睹黼黻之华。诚然，这种著述方法，可以避免由于各自理解不同，而误导后学，并尽最大限度地保存原著原貌。但也会因此，让后学者囿于成见，而不能灵活应用到临床实践中去。先生经多年研读，以六十二讲的形式，用现代人的视角，明确定义了一些基本概念，并从整体上，对《伤寒论》六经病证特点，方药相关条文，进行梳理归类，且详加解说。虽不敢说此书可以尽善，但足以作为学习《伤寒论》的辅助，于伤寒学术体系，可谓锦上添花之作。

有幸能提前拜读先生大作，欣喜之余，赘言于此，以为序。愿此书问世，更加促进伤寒学发展，造福苍生。

四君中医创建人孙洪彪书于柳城

2022 年 4 月

自　序

医术是什么？医术是用来治病的，就是利用药物等把病人变成正常人的方法。这里面，病人是对象，正常人是目标，药物等是工具，医术是方法。所以，要想治好病，就要了解人的生理、病理和药物等，并且要有正解的方法和理论。

可是，在古代，对于先贤们来说，人体就是一个黑箱子，人体内部是看不见、摸不着了。所以，先贤们就只能通过病人平时正常的表现、生病后的症状和服药后的改变，来推测人体内部服药后出现的生理、病理转变，同时，为了解释病人吃药后病情好转的理由，并且找到治病的规律，古代先贤们运用了各种方法，包括发挥想象、取类比象、归纳总结等，建立了各种中医的模型，也因此形成了各个中医流派，这里面，最典型的就是五行理论模型、六经辨证模型、营卫气血辨证模型、三焦辨证模型等，而这些中医模型，在古代，在人体是属于黑箱子的情况下，发挥了巨大的作用，为我国人民的身体健康做出了巨大的贡献，也因此存在了几千年。

可是，就算在古代，在人体是个黑箱子的情况下，历代医家们也迫切地想把人体变成白箱子，如在中医传说里面，扁鹊服用药物后，能清晰地看到人体的内部器官等等；同时，先贤们也做着各种努力，想把人体变成一个白箱子，如《黄帝内经》《难经》《医林改错》《血证论》等书中关于人体的研究内容，因为只有这样，医学才能进步，才能更好地为人民群众服务。

到了近现代，因为人体解剖学、影像学技术的快速发展，人体已从黑箱子变成了灰箱子甚至是白箱子，医生清晰地看到人体内部的各个器官已不再是神话，而是轻轻松松的事情，就是说，现代的每个医生，在人体解剖学、影像学技术的帮助下，每个人都是扁鹊了，人体内部的情况，对于我们现代中医来说，也已经从盲人摸象的状态，变成了清清楚楚。

既然对于中医来说，人体已经变成了灰箱子甚至是白箱子了，那我们是不是也要跟着时代的进步与时俱进呢？我们以前把人体当成黑箱子而建立起来的各种中医模型，是不是也要跟着时代的进步与时俱进呢？我们还有没有必要抱残守缺、继续用黑箱理论建立起来的模型，还像西医一样，通过不断地药物、药理实验来找到特效药呢？

对于这个问题，现在有这样一些人，他们对中医的要求是要回到古代黑箱子理论那里去，并且继续用古代的那套方法来学习中医。他们不晓得，社会是在进步的，这种故步自封的思想会影响到中医的发展，他们对于中医的理解和要求，还远远不如古代先贤对中医的要求。

在古代，当人体是黑箱的时候，古代先贤尚且迫切地要求中医与时俱进，努力把中医打造成白箱理论。现在，人体已经是白箱了，这些人反而要求要用黑箱理论的那套东西，就像一个人，明明眼睛看得见，却要把眼睛闭上，然后利用盲棍来走路，这不是很好笑吗？

所以，中医是一定要与时俱进的，但是，与时俱进是不是就不要继承了呢？先贤们积累了几千年的经验是不是就不要了呢？

不是的。我们中医既要继承，又要与时俱进，近现代中医大师们，特别是祝味菊先生、章次公先生、姜佐景先生、张锡纯先生等，他们这一代的医学大家，在西医的冲击下，在当权者不支持的情况下，提出了改革中医，认为中医要发展，就要与时俱进，要"发皇古义，融会新知"。这里面，"发皇古义"就是继承，"融会新知"就是与时俱进。

而当时中医事业，在这些前辈们的努力下，也焕发出了新的生机，建立了新的一个中医流派，就是中西汇通学派。这个学派利用新的科学知识，包括人体解剖学、影像学、药理学研究等等的知识来解释中医理论以及中药的药理和运用，取得了巨大的成功，它并不是现在所谓的中西医结合，而是中医的与时俱进，是中医的正确发展方向。

可惜的是，随着战争的爆发、人才的凋零，中医的发展，又回到了原来一盘散沙的情况，回到了民国初期那种备受攻击的状态。

各路的"中医黑"，各种有着背后利益支持的人，针对中医原来根据黑箱理论建立起来模型的不足，不停地进行各种各样的攻击。

另有一些别有用心的人，则是利用原来中医理论的玄乎性和不易被广大人民群众所掌握的缺点，对中医进行神化，同时，建立各种似是而非的理论，还美其名曰是创新，并且利用中医几千年来建立起来的名声，大肆进行诈骗，牟取个人利益，这种行为，既动摇了群众对中医的信任，也给了各路"中医黑"的口实。

那么，作为现代的中医人，我们该怎么办呢？

我个人认为，我们要与时俱进，就要把民国那些名医们"发皇古义，融会新知"的路子走下去，主要要做好以下三方面的工作：

一、要做好继承的工作

要努力学习古代及近现代先贤们的经验，特别是《伤寒杂病论》中总结出来的六病辨证规律和运用，这套理论是中医理论最好的总结，历数千年而不衰；同时，要对先贤们的经验进行学习、归纳、总结和整理，要取其精华，去其糟粕，要像鲁迅先生说的那样：不要把孩子和洗澡水一起泼掉。

二、要做好融会新知的工作

要努力学习现代的生理学、病理学、解剖学、药理学等等，与时俱进，要把人体当成一个白箱来看待，运用现代生理、病理、药理知识，对中医理论和中药运用进行合理地解释和运用。

三、要做好中医的教育、宣传和普及工作

要全面地总结先贤的经验，并结合现代医学知识，对中医知识进行全新的讲解，要统一中医的理论，要把中医知识变得通俗易懂，能让广大人民群众

接受而理解，从而使群众少一些上当受骗，也使中医多得到一份支持。

理想是丰满的，现实是骨感的，中医要与时俱进，要改革，要发展，要走"发皇古义，融会新知"的路子，它触动的将是很多人的利益，所以，这条路注定是难走的。

屈原说："路漫漫其修远兮，吾将上下而求索。"路虽然不好走，但还是要走的。

林盛进

2022 年 3 月

前　言

　　前辈医家们讲解《伤寒论》和《金匮要略》方法，一般都是对书中的条文逐条进行分析讲解，而这样的讲解方法，总让人有只见树木不见森林的感觉。本人通过多年的研读，把书中的条文全部拆开重新组合，组建成一个新的整体，同时，为了增强对方证的理解，在每个方证后面附录了一些前辈医家的精彩医案，就写成《经方直解》一书。不过，这本书在 2010 年由中国中医药出版社出版之后，身边不少朋友表示看不太懂，仔细思考之后，个人认为书中内容太多，如果没有提纲挈要，确实难以理解和接受，因此，我就把整体书的结构和一些重要的知识点写成一篇文章，就是《经方直解导读》，并把它放在书的前面，同时，对第一版的内容进行了一些完善和补充，这就是第二版的《经方直解》。可是，当以旁观者的身份再阅读后，依然觉得难以理解，为了使本书能通俗易懂，让初学者尽快入门，就有了现在这本《伤寒六病讲稿》。

　　《经方直解》这本书是属于注解类的，注解的书跟讲解的不同，它要求言简意赅，要切中要害，要尽可能面面俱到，所以相对来说，内容较多而且容易出现一些要点没能讲透的情况；而《伤寒六病讲稿》是属于讲解类的，讲解的是相对侧重点，它能从各个侧面把一个重要的知识点讲清、讲透。

　　当今社会，有两个很不好的极端现象，一个就是把中医简单化，另一个就是把中医神化，而这两个极端化的结果就是出现了很多打着中医旗号的骗子。我希望能够通过自己的努力，让中医爱好者掌握一些基本的中医知识，就算所掌握的知识不能为自己、家人、朋友甚至更多的人服务，至少也不会被那些骗子误导。

最后，用我最喜欢的一首诗，陆游的《冬夜读书示子聿》，与大家共勉。

冬夜读书示子聿

古人学问无遗力，少壮工夫老始成。

纸上得来终觉浅，绝知此事要躬行。

林盛进

2022 年 5 月

目 录

第一讲　为什么学中医要学《伤寒论》和《金匮要略》

学习中医的途径很多，各种各样的中医书很多，中医入门的书也很多，为什么学中医要先重点学习《伤寒论》和《金匮要略》呢？

《伤寒杂病论》是医圣张仲景勤求苦训，博采众方，撰用《素问》《九卷》《八十一难》《阴阳大论》《胎胪药录》，并平脉辨证而写成的，是江南诸师秘而不传、神医华佗称之为"活人书"的一本书。其成书之后，历经战乱及后世的传抄，原书已佚，但是书中的医术神奇，一直流传在世。最后在宋代，经医官林亿等人整理、校正，就成了中医四部经典中的两本书，也就是现在流传的《伤寒论》和《金匮要略》。

《伤寒论》和《金匮要略》成书至今，历代中医大家和日本汉医学家对它们进行研究和注解的书籍有 1000 多本，可以看出中医大家们对这两本书的推崇和研究程度。

《伤寒论译释》里面有一则医案说，一个商人患自汗病长达半年之久，到处找医生治，药吃了很多却毫无寸效。后来请了东台虎阜的名医王子政，通过询问，发现患者无发热恶风，汗出欠温，精神疲惫，脉弱，所以就根据《伤寒论》中"病人脏无他病，时发热，自汗出，而不愈者，此卫气不和也，先其时发汗则愈，宜桂枝汤主之"和"病常自汗出者，此为荣气和，荣气和者，外不谐，以卫气不共荣气谐和故尔，以荣行脉中，卫行脉外，复发其汗，荣卫和则愈，宜桂枝汤"开了桂枝汤，不加增减，结果服 5 剂病就好了。桂枝汤中的五味药，都是最便宜最简单的药，却治好一个患者长达半年的自汗病，这就是《伤寒论》的神奇之处。

《经方实验录》里一个医案说，虞舜臣先生和余鸿孙先生共同治一个患脑疽病老妇，脑疽已向周围蔓延，直径超过30厘米，揭开膏药，只见患处热气蒸蒸上冒，头项不能转动。会诊治疗后，三天不见效果。第四天诊断时，因为天色已晚，见病者伏在被中不肯出来。就询其原因，旁边的人回答说，每天到了这个时候患者就恶寒、发热、汗出。于是虞舜臣先生就悟出了这是"啬啬恶寒、翕翕发热"的桂枝汤证，就用桂枝五分，芍药一钱，加姜、枣、草的轻剂给患者吃。第二天，病大减。以后逐日增加药量，一直到桂枝三钱，芍药五钱，另外三味也相应增加，而不加他药。数日后，病竟告痊愈。简简单单的桂枝汤，就治愈了外科重症脑疽病，这也是《伤寒论》的神奇之处。

一个姓赵的女患者，76岁。患有心脏病多年，持续咳喘，日轻夜重，面目浮肿，小便短少。虽经多方医治，服药无算，却毫无起色。后来找到刘渡舟老中医，刘老见其舌胖、苔滑，切脉发现是弦脉，辨为水寒射肺，宜通阳祛阴、利肺消肿。方用苓桂术甘汤，茯苓30克，桂枝12克，杏仁10克，炙甘草6克。患者见方子只有简简单单的四味药，面露疑色，不相信这简单的四味药就能治好她的病，不过，当药喝到第5剂，患者就小便畅利，咳喘大减，又喝了5剂，咳喘就好了，而且面目浮肿也消退了，病也就好了。

本人也曾用栀子枳实汤治愈一例心烦、大便不通而饥不欲食的病患；也曾用桂枝加龙骨牡蛎汤治愈一例多年的遗尿病患，简单的几味药就治好了疑难杂症，类似的例子还有不少，这些都是《伤寒论》的神奇之处。

类似的故事，类似的医案，经常出现在研究《伤寒论》和《金匮要略》的书中，足以证明其神奇之处，只要能研究、学透其中的精髓，临证时能"观其脉证，知犯所逆，随证治之"，其结果就是"虽未能尽愈诸病，庶可以见病知源"。

第二讲　如何学好《伤寒论》和《金匮要略》

学好《伤寒论》和《金匮要略》并不容易，特别是那些用五运六气来解释《伤寒论》和《金匮要略》的注解书，会让你看得晕头转向。

既然《伤寒论》和《金匮要略》难学，怎样才能学好呢？

首先，要有一个明确的学习目标，要知其然，知其所以然。

《伤寒论》和《金匮要略》是中医经典，是学习中医的基础，是学中医的必经之路，可是，因为年代久远，现代人读起来会觉得艰涩难懂，而大部分医学家的注解，虽然各有各的精彩，但更多是随文释义、模棱两可，让人看得一头雾水，难以掌握；当然，也有的医学家认为学习就是什么证用什么方，是固定不变的，并美其名曰"随证治疗"。事实上，病是千变万化的，如果只是生搬硬套，那学习也太简单了。

所以，个人认为，要想真正学好《伤寒论》和《金匮要略》，首先要有一个明确的学习目标，就是要知其然知其所以然。就是不仅要知道病是这样的，更要知道病为什么是会这样？方子是这样的，更要知道为什么要用这样的方子？病变化了，方子要怎样跟着变化？跟着变化的原因又是为什么？为什么同样的病，同样的方子，别人用了有效，我用了为什么没效？这一切的为什么，就是要我们不仅知其然，还要知其所以然。

有一个医案说，刘渡舟教授的学生看病，发现患者是水饮内停，就给开了苓桂术甘汤，病没错，方子也没错，可喝了就是没效，后来，那个学生就去请教刘老，刘老看了一下方子，把学生方子中的甘草10克改为3克，患者喝后，病就好了。

在这个例子中，病没变，方子也一样，可是，刘渡舟教授仅改了一味可能大家都不觉得重要的药的药量，方子的作用就产生了神奇的改变，这是为什么呢？刘老为什么要改动一味大家认为不重要的药的药量而不是其他药呢？这里面藏着什么大家所不知道的秘诀呢？

因此，学习一定要知其然也知其所以然，绝不能生搬硬套，只有知其然也知其所以然，才算是真正掌握，真正到了临床运用时，才能做到活学活用，才能扩大方子的运用范围。而且，所谓神奇的医术，只是因为大家都不懂，所以觉得神奇，如果真正地掌握了，真正知其所以然了，神奇的医术也就不再神奇了，"难者不会，会者不难"就是这个意思。

其次，要掌握好的学习方法，要充分运用归纳和演绎的方法来学习。

一个人的学习过程，说白了就是归纳与演绎的过程，就是说，学习的时候，要在理解和掌握原文的基础上，把书中的精要给归纳起来，然后形成规律，并推演出新的知识和规律，用到实践中去检验，确认规律的正确性，然后又反过来指导学习，这是《实践论》对于事物的认识方法，也是学习中医的方法。

大家如果能掌握这个方法，并充分运用，一定能事半功倍。

再次，要努力学习现代的医学知识，特别是人体解剖学、生理学、病理学和现代关于中药研究的药理学。

根据全国科学技术名词审定委员会的定义，中医学是以中医药理论与实践经验为主体，研究人类生命活动中健康与疾病转化规律及其预防、诊断、治疗、康复和保健的一门综合性科学。它不仅要研究人体的生理、病理，还要研究中药的药理，并且要合理地运用中医的理论，把药组成方，通过和人的病理完美地结合，达到治病防病的目的。事实上，《伤寒论》和《金匮要略》就是这样一个完美的结合。

因为《伤寒论》和《金匮要略》成书年代久远，且历经战火、散佚和传抄，所以，很多条文都有可能不是原来的条文；很多条文也可能因为文义的古奥，一时难以从字面上去理解和领悟，所以，要充分利用当今的科学研究，让它为我们所用，让它来帮助我们学习，这就是章次公先生和祝味菊先生所提倡的"发皇古义，融会新知"。

4

最后，要想学好《伤寒论》和《金匮要略》，还必须做到以下三点：第一，要理解书中提到的一些非常重要的概念；第二，要懂得人体的正常生理、病理以及疾病的变化规律；第三，要掌握经方组成中各个药物的药性药理以及如何结合病证进行合理运用。

第三讲 《伤寒论》和《金匮要略》的三个基本概念

中医学是以中医药理论与实践经验为主体，研究人类生命活动中健康与疾病转化规律及其预防、诊断、治疗、康复和保健的一门综合性科学。因为它是实实在在的一门科学，所以，它不是某些人所说的文化或是哲学，更不是玄学或是人们想象出来的。

那为什么现在总有些人攻击中医，说中医虚无缥缈、是骗人的东西呢？为什么总有人利用中医作为幌子骗人呢？

这与中医讲解和论证的模型有关。

在古代，因为解剖学、生理学、药理学都相对落后，前辈医家们为了解释各种生理、病理和药理的现象，就根据自己或是前辈的经验，创立了各种中医模型，用它们来解释各种中医的问题，这里面，最为大家熟知的当属五行模型、五运六气辨证模型、六经辨证模型，还有叶天士《外感温热篇》中的营卫气血模型，吴鞠通《温病条辨》中的三焦辨证模型，这些中医辨证模型都是在古代文化和哲学基础上，结合古人观察到的人体生理病理以及药理的现象，根据个人的经验，通过想象的方式，运用归纳演绎、逻辑推理的办法而建立起来，并且经过不断地医学实践，不断地总结完善，最后形成的。

因为这些模型的建立基础不是现代医学的研究成果，而是古代文化和哲学。而古代的文化和哲学，这不是普通人所能轻易理解和掌握的，就算是学了很多年中医的人也不一定能够真正掌握。

《冉雪峰内经讲义》说："《内经》实质，乃天人合一，辨识大自然现象，以寻求疾病的起因，因而确定治疗原因。对人身机体，是整个的，不是局部的；对机体与环境是联系的，不是孤立的。其阐说自然，俨似辨证分析方法，其归结治疗，俨得唯物切实精蕴，此是古人为学识超越处，但古昔无科学相与促助，唯以阴阳为相对名词，尽量推阐，寻求矛盾，而为研究出发基本。二气之不已，推演为六气；六气之不已，转变为五运。又相互推移，参错尽变。六气演成加临，五运推出生克。假定之中再假定，以故叙述愈渊懿、愈渺茫、愈玄妙、愈空洞，致古今读者如堕五里雾中，古今同慨。"

也正是因为中医模型的难以理解和掌握，中医就成了很多中医盲和别有用心的人的攻击目标，或是成为一些中医骗子骗钱的工具。

存在就是合理，中医存在了几千年，就必定有它存在的原因，就必定有它的科学内涵，对于现代中医人来说，我们的任务就是要"发皇古义，融会新知"，要通过努力学习现代的医学知识，把现代医学知识和祖宗所留结合起来，把祖宗留给我们的宝贝继承下来，并发扬光大，继续为我们服务，我们不能做中医的"二世祖"，不能把宝贝拱手让给其他国家的人。

中医会受到攻击，很大的问题出在原来的中医模型上，而不是前辈们留下的经验和知识。所以，我们要在现代解剖学、生理学、病理学、药理学的基础上，运用现代的哲学理论，融会前辈留给我们的经验和知识，建立一个可以让现代人接受的新的中医模型，并且用它来继承前辈们留下的宝贝，去粗存精，去假存真，真正地把中医发扬光大。

建立一个新的中医模型，首先要有这个模型的基石，这就是本讲要讲的三个中医基本概念：六经、营卫和三焦。

一、六经

在《伤寒杂病论》中，最重要的概念莫过于"六经"了。

《伤寒杂病论》从成书到现在已经一千多年接近两千年了，在流传的过程中，注解的书达上千种，其中不乏有医学大家，这些注解的书精彩纷呈，各有千秋，而且很多都是自成一派的。在这些精彩的注解书中，对于"六经"的理解也是各种各样的。

对于"六经"这个概念的理解，个人认为，各个名家之中，以祝味菊先生的解读最合理，最能解释问题。

祝味菊先生认为：《伤寒杂病论》一书所说的阴阳，就是指人体阳气的盛衰，阳气，就是人体的功能，阳气盛就称为阳，阳气衰就称为阴。这里面分以下六种情况：

1. 如果人体功能壮旺，就称为太阳；此时受寒入侵而肌表受病，人体进行正常的抵抗就称为太阳病。

2. 如果人体功能亢进就比喻为两阳相叠，所以称为阳明；人体功能因功能亢进，对外侵之病邪反抗过度，就称为阳明病。

3. 如果人体内有障碍、功能受制，就称为少阳；外来病证侵入，却因体内水液运行失调等原来固有病证的影响，不能正常抵抗疾病的入侵，这样的病证就称为少阳病。

4. 如果人体功能低微就称为少阴、太阴，偏于心脏功能不振，导致血液运行不畅出现的全身功能低微就称为少阴病。

5. 如果是因为胃肠功能血液运行不畅引起的功能低微就称为太阴病。

6. 如果人体功能低微至极就称为厥阴，若病情发展到厥阴阶段，即最后阶段，人体的功能就每每做最后的抵抗，若抵抗成功，人体功能恢复就能生还，反之就必死无疑，这就是古人所说的"阴尽阳生"。

举例说明，一个人感冒了，头痛、发热、恶寒、流鼻涕、打喷嚏、脉浮，为什么呢？

这些都是人体对外面寒气入侵而进行正常的抵抗，所以就称为太阳病。

二、营、卫

对于"营、卫"问题的解说，前辈医家们各有各的说辞、各有各的看法，而且在运用"营""卫"解释中医现象时，经常是越说越糊涂。

个人认为，其实"营"就是"荣"，就是荣养，就是营养人体的物质，也就是血液；气，就是功能，营气、荣气，就是血液运行的功能，我把它称为"血运"。

《素问·痹论》说："荣者，水谷之精气也，和调于五脏，洒陈于六腑，乃能入于脉也，故循脉上下，贯五脏，络六腑也。"

《灵枢·邪客》说："营气者，泌其津液，注之于脉，化以为血，以荣四末，内注五脏六腑。"

《内经》里面的这两句话，说的是血的生成和功能，也证明了"营"指血，"营气"指血的功能。

那么，什么是卫呢？什么是卫气呢？

个人认为，"卫"的意思是护卫，指的是人体的津液，它是运行于血管壁的结缔组织之中的水液，护卫在人的血管之外。"卫气"指的是人体水液运行的功能，所以，我把它称之为"水运"。

《素问·痹论》说："卫者，水谷之悍气也，其气慓疾滑利，不能入于脉也，故循皮肤之中，分肉之间，熏于肓膜，散于胸腹。"

《灵枢·本脏》说："卫气者，所以温分肉，充皮肤，肥腠理，司开阖者也。"

《内经》的这两句话就把卫和卫气的概念讲清楚了。

人体的血管布满全身和各个脏器，分为动脉、静脉和毛细血管。毛细血管就在血管末端，深入各组织的内部，其外面就是组织液和淋巴液，而组织液和淋巴液与血浆之间可以通过血管压力的变化进行交换。

简单点说，如果血的浓度太高，外面的体液就可以交换进来，反之，如果血的浓度太低，也可以把多余的那些津液交换出去，这就是中医经常说的"汗血同源""津血同源"及"营行脉中，卫行脉外"。

"营"就是血，"卫"就是津液，所谓"荣行脉中"就是指血行于血管之中，"卫行脉外"就是水液运行于血管壁的结缔组织（三焦水道）之中，血与津也因其同处而得以互相渗透、交换。

人体全身每个部位都需要血液的营养和津液的濡养，如果人体某个部位的血液或是津液的供应出现问题，那个地方就会出问题，人体就会生病，治疗方法就是使那个地方的血液和津液的运行及供应恢复正常，如果能恢复正常，当然病也就好了。

举个例子，目得血则能视，如果眼睛供血出现异常，眼睛就可能看不见，如果把眼部的供血问题解决了，眼病自然也就好了。

三、三焦

"三焦"的概念是以前一直都没有搞清的问题，直到近代，名医唐容川先生才提出了三焦油膜说，张锡纯先生更是进一步进行了阐发，陈潮祖教授最后进行了全面的概括和总结，从而解决了关于三焦的概念问题。

对于三焦油膜说，虽然现在很多人都不认同，个人认为，关于"三焦"的问题，以上三位前辈的解释最能说明问题，最能解释相应的病理，只要掌握了关于"三焦"的概念，很多问题都可迎刃而解。

人体的三焦，指的就是发源于肝，周身上下无所不在，且内连五脏、外布皮里肉外的膜腠，是一种网纱状的类脂肪性结缔组织，它跟血管一样，遍布人体全身各处，所以唐容川称之为"网状油膜"。

当人体饮食进入胃肠之后，经消化后的营养、津液、水液等就会被吸入三焦，输布全身各处。

中医把接近于皮肤处的三焦称为**"腠理"**，人可以通过腠理把人体的代谢产物送至皮肤，并且通过皮肤的毛孔排出体外，这就是"汗液"。

所以，三焦是人体体液的运行通道，人体的淋巴系统也是三焦的一部分。

因为三焦发源于肝，所以陈潮祖教授认为三焦属于肝系之一。

陈潮祖教授认为，肝系包括肝脏、胆腑、胰体、筋膜、三焦、眼窍六个部分。肝脏之内有肝管与胆囊相连，胆管上接胆囊，下与输送胰液的胰管汇合，与小肠上端相连，形成肝胆管道系统，由肝系筋膜及其膜外组织间隙组成的三焦，遍布全身上下内外，介于一切组织之中，同样由筋膜层层包裹组成的眼球，内通脑膜，下通三焦，是肝之外窍，这就是肝开窍于目、肝主津液、肝主疏泄、肝主筋膜等说法的由来。

简单点说，三焦就是人体的水道，它跟血管一样遍布全身，而且是跟血管紧密地联系在一起的，这样一来，三焦就再也不是有名无实，而是人体实实在在的组成部分，是人体最大的器官之一，因为它贯穿、联系了人体的表里内外，所以称为"半表半里"，明确了三焦的概念，很多中医的问题，也因此得到了解答。

第四讲　六病传变辨证模型的基本结构、传变规律和治疗原则

利用现代的医学知识，结合前辈先贤的经验建立起来的新的中医辨证模型，就叫"六病传变"辨证模型，这是在祝味菊先生提出的伤寒五段学说模型基础上建立起来的。

为什么不叫"六经传变"辨证模型呢？主要是想和大家已熟知的"六经辨证"区别开来。

一、"六病传变"辨证模型的基本结构

"六病"分别是太阳病、阳明病、少阳病、少阴病、太阴病、厥阴病六种病证，它指的是人体对抗疾病时表现出来的六个不同阶段的状态，所以，"六病传变"辨证模型就是由太阳病、阳明病、少阳病、少阴病、太阴病和厥阴病六个模块组成的辨证模型。

（一）太阳病

太阳病是指人体肌表受风寒侵袭后，人体功能进行正常抵抗而出现的恶寒、发热、头项强痛、脉浮等相关的病症。

简单点说，太阳病就是表病，它分为太阳寒病和太阳温病，太阳寒病包括表实的麻黄汤证、表虚的桂枝汤证、表郁的麻桂合剂证；太阳温病包括表实的葛根汤证、表虚的桂枝加葛根汤证和瓜蒌桂枝汤证、血虚津伤的竹叶汤证。

太阳寒病和太阳温病的最大区别是太阳寒病是津液未伤，太阳温病则是津液已伤。

（二）阳明病

阳明病是指那些人体体气壮实、功能亢进而对疾病反抗过度出现的肺胃热盛、胃肠热盛等的相关病症。

简单点说，阳明病就是里热实病，它包括以麻杏石甘汤证为代表的一系列肺热型疾病，以白虎汤证为代表的一系列胃热型疾病，以葛根芩连汤证为代表的一系列肠热型疾病，以承气汤证为代表的一系列胃肠皆热型疾病，以栀子豉汤证为代表的一系列胃热肠寒型疾病，以半夏泻心汤证为代表的一系列胃寒肠热型疾病，以桃核承气汤证为代表的一系列热盛致瘀型疾病，以茵陈蒿汤证为代表的一系列热盛发黄型疾病。

同时，阳明病还包括麻桂轻剂证转热入里的桂枝二越婢一汤证、续命汤证，以及竹叶汤证转热入里的竹叶石膏汤证和三物黄芩汤证，其他比较特殊的如升麻鳖甲汤证、风引汤证、猪苓汤证、当归贝母苦参汤证等。

（三）少阳病

少阳病是指人体内有障碍导致不能正常抵抗外邪入侵的病症，主要是指那些因水液循环障碍而造成的疾病，就是常说的痰饮疾病。

简单点说，少阳病就是半表半里病，它包括狭义的少阳病和广义的少阳病。

狭义的少阳病就是三焦水道病变，包括以小柴胡汤类方证为代表的三焦阳虚证和以百合汤证为代表的三焦阴虚证。

广义的少阳病是指其他脏腑功能失调，导致体内水饮停滞的疾病，包括脾虚、胃寒、肠滞、肺寒、肾虚以及三焦在内等一系列痰饮病，包括以五苓散证为代表的一系列阳虚水郁型疾病，以小半夏汤证为代表的一系列胃寒水饮型疾病，以小青龙汤证为代表的一系列阳虚水饮型疾病，以桂枝加龙骨牡蛎汤证为代表的一系列阳虚水滞型疾病，以十枣汤证为代表的一系列痰饮瘀滞型疾病，以瓜蒂散证为代表的一系列寒痰郁结型疾病，以越婢汤证为代表的一系列水液积聚型疾病，以麻黄加术汤证、桂枝附子汤证为代表的一系列风湿型疾病，以瓜蒌薤白半夏汤证为代表的一系列胸痹型疾病，以大陷胸汤证、小陷胸汤证为代表的一系列结胸型疾病。

（四）少阴病

少阴病是指人体心脏功能低下而表现出来的四肢逆冷、恶寒倦卧等的病症。

简单点说，少阴病就是里虚寒病，它分为阳虚和里寒两大类。阳虚类是以附子为主药的病症，里寒类是以干姜为主药的病症。

它又可以分为桂枝汤变证的表阳虚类，如桂枝加附子汤证、芍药甘草附子汤证等；桂枝汤变证的里阳虚类，如当归四逆汤证、温经汤证等；麻黄汤变证之阳虚类，如麻黄附子细辛汤证、白通汤证等；阳虚及里寒类，如甘草干姜汤证、四逆汤证等；里寒衄血及阳虚衄血类，如柏叶汤证、黄土汤证等；阴阳两虚类共六小类，如酸枣仁汤证、炙甘草汤证等。

（五）太阴病

太阴病是指胃肠虚寒而表现出来的一系列食入不化、肠寒泄泻等的病症。

简单点说，太阴病就是胃肠虚寒病，它可以分为以桂枝加桂汤证为代表的腹胀影响水运类，以桂枝加芍药汤证和建中汤证为代表的胃肠虚寒腹痛类，以厚朴生姜半夏人参汤证为代表的胃肠虚寒腹胀类，以理中汤证为代表的胃肠虚寒呕吐类，以桂枝人参汤证为代表的胃肠虚寒下利类，以麦门冬汤证为代表的胃阴不足类。

（六）厥阴病

厥阴病是指那些积虚既久而表现出来人体全身各项功能特别低下的病症，属于生死边缘状态。

简单点说，厥阴病是少阴病或是太阴病发展的进一步，所以，到了厥阴病阶段，最重要的就是通过人体的自救功能和正确的药物使用，使人体能够回归正轨。

所以，对于厥阴病来说，有两个转归，一个是向坏的方向转归，就是因为亡阴或亡阳而导致死亡；另一个转归，是向好的方向转归，就是逆转，即因为救治及时或身体功能的自我救助，病情向太阳、少阳、阳明或少阴、太阴病方向转归，然后依据病情正确选择方证进行救治。

说到这里，我们就应该明白，其实"六病传变"辨证模型是根据中医的八纲，也就是阴阳、表里、虚实、寒热，以及祝味菊先生提出的伤寒五段学说，通过归纳各类病证的特点，把病分成了太阳、阳明、少阳、少阴、太阴、厥阴六种病，从而建立起来的比较完善的中医模型。

二、"六病传变"的规律

"六病传变"的规律，指的是平人，也就是"正常人"得病之后，在这六种病症之间的相互转变规律。

太阳、阳明、少阳、少阴、太阴、厥阴这六种病，它们之间的相互转变，最根本的原因是人体内在的病理原因，也就是体气。举个例子，太阳病误温，就会转变成阳明病，太阳病误下，就有可能转变成少阴病、太阴病，如果患者体内有痰饮积滞，就有可能转变成少阳病。

同时，如果一个人原来身体就存在问题，发病时也可能直接出现阳明病、少阳病、少阴病、太阴病甚至厥阴病的症状，也有可能同时出现几种病症的合病，病症的转换也可能出现并病等，这就涉及后面要讲的治疗原则问题，即治病时是要先解表后攻里，还是要先救里后解表，或是要表里同治。

简单点说，六病之间是可以相互转变的，而影响转变的原因很多，最重要的则是人体的体气，所以，临证时，最关键的问题就是要辨清患者的体气和证候，然后根据患者的体气与证候，判断是哪一类型的病，然后选择相应的方子。

如果不辨明体气，只是根据症状就开方，就很有可能出现坏病，坏病就是因为误治而引发的六病之间的不好的转变。也就是说，太阳病如果能够得到正确治疗，病自然就好了，如果误治或是不治，就会转变成阳明病、少阳病或是少阴病、太阴病，甚至厥阴病。纵观《伤寒论》和《金匮要略》这两本书，其实除了小部分是正常的六病病证外，更多的是因为六病病证出现误治之后的救逆办法。

反之，如果能够辨明体气和证候，根据患者的真正病理来治疗，各种病也就能够治好或是向好的方向转化，例如，厥阴病能够逆转太阳、阳明、少阳病等，从而治愈。

所以，"六病传变"辨证模型是由太阳病、阳明病、少阳病、少阴病、太阴病、厥阴病六个模块组成，"六病传变"辨证模型就是研究这六个模块的内容和它们之间的关系以及相互之间的传变规律。

"六病传变"的规律有很多，例如太阳病转阳明病就是由寒转热、由表到里、自上而下的规律，对于这些规律，我们将在接下来的各个模块中，给大家一一讲解。

三、"六病传变"的治疗原则

"六病传变"辨证模型是根据中医的八纲而创立的，而这里面最重要的是治疗时要辨明患者的体气与证候，然后再选择正确的方子，而辨明体气与证候，就是要辨明阴阳、表里、虚实和寒热，然后确定病是太阳病、阳明病还是少阳病、少阴病、太阴病，或是厥阴病，最后才根据病的真正病因，选用相应的方子，或是根据患者的实际情况，制订合适的方子或是治疗方案。

所以，根据患者体气和证候的不同，"六病传变"的治疗原则主要有以下三条：一是当表病里亢时，必须先解表后攻里；二是当表病里怯时，必须先救里后解表；三是当表病而里病不严重时，必须表里同治。

（一）先解表后攻里

当一个人表病而里亢时，应当先解表而后始能攻里。

如果表证未罢而遽用苦寒之药以攻其里，则可能会有以下变证：

1. 患者表热未罢，而胃肠已寒，三焦津液内冷而外热，湿热交结而成结胸证，如大陷胸汤证、小陷胸汤证等。

2. 因身体奋起抵抗，元气归里而见暴利之症，如葛根芩连汤证、承气汤证等。

3.患者表证未罢因误用苦寒之药使三焦水运缓而成水滞，就成了外有表证内有少阳水液积滞及肠部腑实的病症，如小柴胡汤证等。

（二）先救里后解表

当一个人表病而里怯严重，就是说，患者内见少阴证外见太阳证。

因为患者里面虚寒太甚，如果仍按先表后里的顺序去治，就有可能出现表未解而人已亡的情况，所以要先用四逆汤救里，等里温之后再用桂枝汤解表；如果此时又遭误下，救急就要用白通汤或通脉四逆加葱白汤之类的方剂。

（三）表里同治

当一个人里虚寒不严重而又受风寒所袭，就可以选用表里同治的方法，这里有两种情况：

1.里虚寒不是很严重而外面是桂枝汤证的，就要用桂枝汤加附子汤或桂枝新加汤来治疗。

这时，如果误下的话，就会出现协热而利的情况，就要用桂枝人参汤或附子泻心汤之类来治疗。

2.里虚寒不是很严重而外是麻黄汤证的，就要用麻附甘草汤甚或麻附细辛汤来治疗。

这时如果误下的话，患者就会出现里虚寒很严重的情况，就要用白通汤或通脉四逆加葱白汤之类来治疗。

以上三大原则是临床时必须牢记的，因为只有这样，选方、治疗才能心里有数，要不然一开始就误治，就可能会变证蜂起，甚至变得无法收拾。

随着讲解的深入，大家就会发现，"六病传变"辨证模型的内容丰富而不复杂，实在而不虚幻，是比较完善的中医辨证模型。

第五讲 太阳病的病理、症状和类型

一、太阳病的病理和症状

一个正常的人受风寒刺激之后，人体的功能奋起抵抗的阶段称为"太阳病"，这个阶段主要的表现是"表证"而不是"里证"。

【条文】

太阳之为病，脉浮，头项强痛而恶寒。

【解读】

这条条文讲的是太阳病表证最基本的表现，"脉浮""头项强痛"和"恶寒"。

1. 为什么太阳病会出现"脉浮"？

常见的解释是太阳病为病在表，所以脉浮。对于这个解释，一般学习中医的都可以接受，因为老师一直是这么说的，但是，认真起来了就会问，什么病在表就会脉浮呢？

恽铁樵先生说："心房一次弛张，血行一次激射，脉则一次跳动，是脉之跳动次数与迟数，即心之弛张次数与迟数。而心房之跳动，直接为血之关系，间接因动脉末梢无乎不达，则为四肢百体关系。《内经》尝言脉无胃气者死，何是胃气乎？脉行如波，可以状其圆圆生机也，是为胃气。心房弛张与脉之起落相应，心房若大弛大张则脉当大起大落，反是若心房不甚弛张，则脉无甚起落。伤寒传至末期，往往脉无甚起落，西医谓之心脏衰弱，《伤寒论》则谓之脉微。脉微者，即脉不甚有起落之谓，心脏衰弱者，即心房不甚弛张之谓，两者乃一件事也。其次，当知脉之迟数，通常以寒则脉迟，热则脉数，其实血行疾则脉数，血行缓则脉迟。伤寒太阳证，恶寒甚则脉迟至，阳明化热则脉数，引起寒迟热数之说也。然伤寒之中风证，热高汗出者，脉恒缓，风温、暑温亦然。故西籍谓伤寒之脉搏不因高热而增数，是寒迟热数之说非确切之事实，唯血行速则数乃确切之事实。然则谓血行增速而脉数，毋宁谓神经过度兴奋而脉数。神经兴奋何以血行增速？则因心脏本体之肌肉与动脉管壁皆有纤维神经密布之故。"

张山雷先生则说："脉之应病，所以征气血之虚实盛衰，病机之温凉寒热，有是证当有是脉。浅言之，脉乃气血之先机，气血偶乖，脉必先现，唯脉已变迁，而后有病状以应之，非病先发动，而后有脉象以彰之也，医者察病之时，固已病状昭著，而后为之者，按脉动静，以辨其吉凶也。"

以上两位民国时期的中医大家所说的，就是中医脉诊的基本原理。

简单点说，寸口脉诊，就是根据人手腕部的桡动脉的跳动情况来分析判断人体血运、水运是否正常；而寸口，又分为寸、关、尺三部，分别以候心肺、脾胃及肝、肾及大肠小肠三部之气化，这是依据上以候上、中以候中、下以候下的原理来设定的，这和尺肤诊法之原理是一样的。

表病会出现脉浮，是因为人体的体表受到了风寒侵袭，肌表血运不畅，为达到将血驱赶到体表的目的，心跳加速、血脉充盈，所以就出现浮脉。

表证会出现脉浮，但脉浮就不一定是表证了。

举例来说，像阳明病的脉洪数，就是洪脉之中也有浮脉的特征。

【条文】

伤寒脉浮，发热无汗，其表不解者，不可与白虎汤。渴欲饮水，无表证者，白虎加人参汤主之。

这句话说的就是阳明证也有脉浮的现象。

2. 太阳病为什么会出现"恶风"和"恶寒"？

"恶风"和"恶寒"，是太阳病表证最重要的表现之一，前人特别强调时就会说"有一分恶寒，便有一分表证"，这便说明了恶寒在太阳病表证辨别中的重要性。

"恶风"和"恶寒"都是人体皮肤对外面温度的感觉。

一般情况下，人体体表的温度比外面空气的温度高，当外面空气的温度降低，空气的温度与人体皮肤的温度差拉大，人体就会感觉冷。同理，如果外面的空气温度不变，而人体体表的温度增高，空气的温度和人体体表的温度差也会拉大，这样，人体也会感觉冷。

例如，人体的正常体温是 37℃，外面空气的温度是 26℃，人体就觉得很舒服，这时候，如果来了一阵冷空气，外面的温度降到 22℃，人的体温跟外面空气温度的温度差拉大了，人就会觉得天气变冷了。同理，如果外面空气的温度不变，仍然是 26℃，人的体温因为发热升高了，变为 39℃，人的体温跟外面空气的温度差也同样拉大了，这时候，人也会觉得冷。这就是为什么一些高热患者皮肤摸起来烫手，可是患者却一直喊冷的原因。

对于太阳病表证来说，肌表受寒，毛窍关闭，人体为了解除体表的血运不畅就会通过心脏把血液驱赶到体表，这样一来，体内努力地产热，而毛窍关闭无法散热，所以，人体的温度就迅速增高，这就是发热，人体体温增高，跟周围的温度差拉大，就会感觉到冷，这就是"恶风"和"恶寒"的由来。

如果发热不严重，体温跟周围环境的温度差不是特别大，就是"恶风"。

"恶风"，简单点说就是怕风，就是被风吹到人体会有一种不舒服的感觉。这是因为风会加速热量的散发，风吹过皮肤，皮肤的热量散发加快，人就感觉更冷了。

同理，如果发热很严重，体温升得很高，与周围的温度差很大，就是"恶寒"。

"恶寒"，就是外面不吹风，人体也感觉很冷，这是人体温度跟周围环境温度差更大的原因。

所以，"恶风"和"恶寒"的病理一样，只不过"恶风"较轻、"恶寒"较重。

3. 太阳病为什么会"头项强痛"？

"头项强痛"，其实是两个症状，一个是"项强"，一个是"头痛"。

这里，"项强"就是脖子硬的意思；而头痛一般是指头部太阳穴疼痛。

一般情况下，人体受风寒之后，头痛最容易见到；如果兼见津伤，那么项强也很常见。因为其致病的原因是一样的，而且部位也接近，所以就并在一起了。

人受风寒袭击后，人体为了解除体表的血运不畅，通过心脏把血液驱赶到体表，而项部和头部是血管分布密集的地方，头部的血液聚集，瘀积在血管中，压迫到神经，就会出现头痛的症状，因为头部太阳穴处的血管和神经分布尤为密集，所以太阳病表证最容易出现的头痛就是太阳穴疼痛，这就是"头痛"的由来。

血瘀津伤，项部的肌肉和神经得不到血与津的濡养，就出现"项强"的症状。

二、太阳病的五种类型

关于太阳病的基本类型，在历代医家先贤注解《伤寒论》的书中，大部分都是只把桂枝汤证和麻黄汤证列为太阳病，而没有把麻桂合剂的桂枝麻黄各半汤证、桂枝二麻黄一汤证、葛根汤证和竹叶汤证列入其中，直到曹颖甫先生和姜佐景先生所著的《经方实验录》，才把葛根汤证列入其中，并称为太阳病篇的第三方，即太阳温病的葛根汤类方。

经过多年来对《伤寒论》和《金匮要略》的学习，个人认为桂枝麻黄各半汤证、桂枝二麻黄一汤证、葛根汤证和竹叶汤证也应列入其中。

因为麻桂合剂的桂枝麻黄各半汤证和桂枝二麻黄一汤证、葛根汤证，还有竹叶汤证，无论从病的部位、症状及病的转归、用药和护理都与桂枝汤证和麻黄汤证相近。

下面，先对这五种类型从病位、症状、转归和治法、用药、护理方面做一个简单的介绍和对比，让大家对太阳病的整个结构有个初步的认识。

（一）桂枝汤证

【条文】

太阳病，发热汗出，恶风，脉缓者，名为中风。

太阳病，头痛发热，汗出恶风，桂枝汤主之。

【方后注】

服已须臾，啜热稀粥一升余，以助药力，温覆令一时许，遍身漐漐，微似有汗者益佳。

【解读】

1. 病位：体表。

2. 症状：发热、汗出、头痛、脉浮缓。

3. 治法：解表。

4. 用药：桂枝汤，温胃肠、促血运，解表。

5. 药后护理：啜热粥，温覆令微汗出。

6. 转归：若治不如法，由寒化热，病转入里，可从桂枝汤证转为白虎汤证，或白虎加桂枝汤证等。

（二）麻黄汤证

【条文】

太阳病，或已发热，或未发热，必恶寒，体痛呕逆，脉阴阳俱紧者，名曰伤寒。

太阳病，头痛发热，身疼，腰痛，骨节疼痛，恶风，无汗而喘者，麻黄汤主之。

【方后注】

温服八合，覆取微似汗，不须啜粥，余如桂枝法将息。

【解读】

1. 病位：体表。

2. 症状：发热，恶寒，头痛，体痛，呕逆，喘，脉浮紧。

3. 治法：解表。

4. 用药：麻黄汤，改善肺循环，活血运、水运，解表。

5. 药后护理：温覆令微汗出。

6. 病的转归：若治不如法，病由寒转热，由表入里可变为麻杏石甘汤证等。

（三）麻桂轻剂证

【条文】

二阳并病，太阳初得病时，发其汗，汗先出不彻，因转属阳明，续自微汗出，不恶寒，若太阳病证不罢者，不可下，下之为逆，如此可小发其汗。

服桂枝汤，大汗出，脉洪大者，与桂枝汤如前法，若形似疟，一日再发者，汗出必解，宜桂枝二麻黄一汤。

太阳病，得之八九日，如疟状，发热恶寒，热多寒少，其人不呕，清便欲自可，一日二三度发，脉微缓者，为欲愈也（脉微而恶寒者，此阴阳俱虚，不可更发汗、更下、更吐也），面反有热色者，未欲解也，以其不能得小汗出，身必痒，宜桂枝麻黄各半汤。

【方后注】

将息如前法。

"将息如前法"的意思是"覆取微似汗"。

【解读】

1.病位：体表。

2.症状：发热、恶寒、寒热往来、脉浮。

3.治法：解表发汗。

4.用药：麻桂合剂，内温胃肠，外解寒郁。

5.护理：温覆令微汗出。

6.转归：如果治不如法，或是患者体内蕴热，病从阳化，由表入里就是桂枝二越婢一汤证。

（四）葛根汤类方证

【条文】

太阳病，发热而渴，不恶寒者，为温病。

太阳病，发热汗出，而不恶寒，名曰柔痉。太阳病，发热无汗，反恶寒者，名曰刚痉。

太阳病，项背强几几者，反汗出恶风者，桂枝加葛根汤主之。

太阳病，其证备，身体强，几几然，脉反沉迟，此为痉，瓜蒌桂枝汤主之。

太阳病，项背强几几，无汗，恶风，葛根汤主之。

【方后注】

先煮麻黄葛根，去沫，内诸药，去滓，覆取微似汗，不须啜粥，余如桂枝法将息。

【解读】

1. 病位：体表。

2. 症状：发热，项强，口渴，或恶风寒或不恶风寒，脉或浮或沉。

3. 治法：解表生津。

4. 用药：葛根汤类方，活血运解表，同时补津止渴。

5. 药后护理：温覆令微汗出。

6. 病的转归：若治不如法，病由寒化热，由表入里，可转为葛根芩连汤证。

（五）竹叶汤证

【条文】

太阳病，先下之而不愈，因复发汗，以此表里俱虚，其人因致冒。冒家汗出自愈，所以然者，汗出表和故也。得里未和，然后复下之。

产后，中风，发热，面正赤，喘而头痛，竹叶汤主之。

【方后注】

温覆使汗出。

【解读】

1. 病位：体表。

2. 症状：发热，汗出、面红、头痛、喘。

3. 治法：解表补津。

4. 用药：竹叶汤，活血运解表，同时补津和里。

5. 药后护理：温覆令微汗出。

6. 病的转归：若治不如法，化热入里可变为竹叶石膏汤证。

【问题】

从以上条文的解读、分析、对比，可以发现两个问题：

1. 以上五个方证，方后注都是"温覆"。

"温"就是微热，"覆"就是盖衣被，"温覆"就是微发汗的辅治方法之一，就是常说的"捂一下汗"，它的作用机制就是借助加盖衣被保持体表的温度，配合喝下去的药物，使血运迅速达表，达到营卫通利而汗出解表的目的。

徐灵胎说："如发散之剂，欲驱风寒出之于外，必热服，而暖覆其体，令药气行于荣卫，热气周遍，夹风寒而从汗解，若半温而饮之，仍当风坐立，或仅寂然安卧，则药留肠胃，不能得汗，风寒无暗消之理，而荣气反为风药所伤矣。"

所以，凡是属于太阳表病的，都要求药后"温覆"。纵观《伤寒论》和《金匮要略》两本书的全文，这 5 个方子都要求药后"温覆"，因此，这 5 个方证都是太阳表证。

2. 如果从患者是否伤津的标准来分类，太阳病可以分为两大类，即太阳寒病和太阳温病。

（1）太阳寒病：太阳寒病的特点是患者没有伤津，所以患者并不口渴，这一类型又可以分为三种，即桂枝汤证、麻黄汤证、麻桂轻剂证。

（2）太阳温病：太阳温病的特点是患者已经伤津，所以患者有口渴的症状，这一类型又可以分为两种，即葛根汤类方证、竹叶汤证。

所以，在《伤寒论》和《金匮要略》中，太阳病的类型一共有以下 5 种：

（1）太阳中风的桂枝汤证。

（2）太阳伤寒的麻黄汤证。

（3）太阳寒病的麻桂轻剂证。

（4）太阳温病津伤口渴的葛根汤类方证。

（5）太阳温病血亏津伤的竹叶汤证。

第六讲　太阳寒病之表虚

在现实生活中，经常碰到这样的情况，外面天气寒冷，两个衣服穿得差不多厚的而且没病的人一同出去，回来之后，一个感冒了，另一个却一点儿事儿都没有，为什么呢？

中医说"正气存内，邪不可干"，又说"邪之所凑，其气必虚"，就是说，疾病的发生与否，很大程度上取决于正与邪斗争的结果。同样的天气环境、同样的保暖衣着，却出现不同的结果，一个感冒，一个没有，其原因是这两个人的正气不同，简单点说就是两个人体质不同。

什么是正气？什么是邪气？

正气，是指人体的生理功能和抗病、康复以及对外环境的适应能力，所谓人体的生理功能包括脏腑生理功能、气血津液的生理功能和经络的生理功能等。

邪气，则是泛指各种致病因素，包括存在于外界和人体内产生的种种具有致病或损伤正气作用的因素。邪气也可理解为泛指各种病因，有六淫、疠气、七情内伤、饮食失宜、劳逸失度、外伤、寄生虫、虫兽所伤以及痰饮、瘀血、结石等。

两个人一同出去，一个感冒了，一个没有。没有感冒的人是因为正气足，感冒的人是因为正气不足，就是说生病的人脏腑功能、气血津液有问题。

太阳病有五种类型，假如感冒的这个人得病的症状是桂枝汤证，那么，他的正气不足属于哪方面呢？

一、桂枝汤证的病理和症状

（一）桂枝汤证的病理

桂枝汤证的病理是内则血运不畅兼胃肠虚寒，外则皮肤毛窍因受寒血运不畅，出现表虚的状态。

【条文】

1. 寸口脉弦者，即胁下拘急而痛，其人啬啬恶寒也。夫中寒家，喜欠，其人清涕出，发热色和者，善嚏。

2. 中寒，其人下利，以里虚也，欲嚏不能，此人肚中寒。

3. 太阳病，发热汗出，恶风，脉缓者，名为中风。

4. 太阳病，头痛发热，汗出恶风，桂枝汤主之。

5. 太阳病，外证未解，脉浮弱者，当以汗解，宜桂枝汤。

6. 太阳中风，阳浮而阴弱，阳浮者，热自发，阴弱者，汗自出，啬啬恶寒，淅淅恶风，翕翕发热，鼻鸣干呕者，桂枝汤主之。

7. 太阳病，发热汗出者，此为荣弱卫强，故使汗出，欲救邪风者，宜桂枝汤。

8. 太阴病，脉浮者，可发汗，宜桂枝汤。

9. 病人脏无他病，时发热，自汗出而不愈者，此卫气不和也，先其时发汗则愈，宜桂枝汤主之。

10. 病常自汗出者，此为荣气和，荣气和者，外不谐，以卫气不共荣气谐和故尔，以荣行脉中，卫行脉外，复发其汗，荣卫和则愈，宜桂枝汤。

11. 产后风，续之数十日不解，头微痛，恶寒，时时有热，心下闷，干呕汗出，虽久，阳旦证续在耳，可与阳旦汤。（即桂枝汤）

12. 师曰：妇人得平脉，阴脉小弱，其人渴，不能食，无寒热，名妊娠，桂枝汤主之，于法六十日当有此证，设有医治逆者，却一月，加吐下者，则绝之。

13. 太阳病，初服桂枝汤，反烦不解者，先刺风池、风府，却与桂枝汤则愈。

14. 伤寒发汗，解半日许，复烦，脉浮数者，可更发汗，宜桂枝汤主之。

15. 太阳病，外证未解者，不可下也，下之为逆，欲解外者，宜桂枝汤主之。

16. 太阳病，先发汗不解，而复下之，脉浮者不愈。浮为在外，而反下之，故令不愈。今脉浮，故知在外，当须解外则愈，宜桂枝汤主之。

17. 伤寒大下后，复发汗，心下痞，恶寒者，表未解也，不可攻痞，当先解表，表解乃可攻痞，解表，宜桂枝汤。

18. 太阳病，下之后，其气上冲者，可与桂枝汤，方用前法，若不上冲者，不可与之。

19. 阳明病，脉迟，汗出多，微恶寒者，表未解者，可发汗，宜桂枝汤。

20. 伤寒，不大便六七日，头痛有热者，与承气汤，其小便清者，知不在里，仍在表也，当须发汗，若头痛者必衄，宜桂枝汤。

21. 病人烦热，汗出即解，又如疟状，日晡所发热者，属阳明也，脉实者，宜下之，脉浮虚者，宜发汗，下之，与大承气汤，发汗，宜桂枝汤。

22. 吐利止而身痛不休者，当消息和解其外，宜桂枝汤小和之。

23. 下利，腹胀满，身体疼痛者，先温其里，乃攻其表，温里，宜四逆汤，攻表，宜桂枝汤。

24. 伤寒，医下之，续得下利清谷不止，身疼痛者，急当救里，后身疼痛，清便自调者，急当救表，救里，宜四逆汤，救表，宜桂枝汤。

25. 太阳病三日，已发汗，若吐若下若温针，仍不解者，此为坏病，桂枝不中与也。观其脉证，知犯何逆，随证治之。

26. 桂枝本为解肌，若其人脉浮紧，发热汗不出者，不可与之也，常须识此，勿令误也。

【解读】

这里面，第 1、2 条讲的是桂枝汤证的体气，第 3 条讲的是桂枝汤的证候；第 4 条至第 24 条讲的是桂枝汤的主治和用法；第 25、26 条讲的是桂枝汤的注意事项以及和麻黄汤的区别。

先来看一下第 1 条条文，条文提到了"中寒家"。

这里的"家"指的是一种体质，是一种长期形成的特有的身体状态，"中寒"指的是一个人的体内是血运不畅、胃肠虚寒的病理状况，也就是体气，因此"中寒家"指的是那些体内血运不畅、胃肠虚寒的人，就是说，患者是上面提到的正气不足的人，因为正气不足，所以容易受到外邪的侵袭。

这一类人，因为胃肠虚寒、血运不畅，胃肠吸收不好，所以全身和皮肤各处得不到足够的营养，其中，皮肤得不到足够的营养就会肌表毛孔松弛。一个人如果肌表毛孔松弛，热食、热饮或稍微运动就会大汗淋漓，这种情形就是"表虚"。

一般来说，"表虚"的都是些胃肠虚寒的人。大家在日常生活中可以自己观察一下，如果一个人吃点热饭、喝点热水，或是稍稍运动一下就全身是汗的人，一般都是胃肠虚寒的人。

不仅如此，"中寒家"的人，因为胃肠虚寒，所以容易拉肚子，简单点说，就是后面要讲的太阴病，也正是因为这样，才会出现第 8、23、24 条所说的情况：

太阴病，脉浮者，可发汗，宜桂枝汤。

下利，腹胀满，身体疼痛者，先温其里，乃攻其表，温里，宜四逆汤，攻表，宜桂枝汤。

伤寒，医下之，续得下利清谷不止，身疼痛者，急当救里，后身疼痛，清便自调者，急当救表，救里，宜四逆汤，救表，宜桂枝汤。

条文所讲的都是桂枝汤治下利的，而"太阴病"和"下利"的病理原因就是胃肠虚寒。

除了下利之外，患者还经常出现畏风怕冷的情况，这是因为胃肠虚寒、血运不畅，所以人的皮肤及身体各处得不到足够的营养，常感到畏风怕冷，有的在夏天还以头巾包头。

注意，这里说的畏风怕冷跟太阳病的"恶风""恶寒"是不一样的。

"恶风""恶寒"是人体发热后的一种自我感觉，这里的畏风怕冷则是因为皮肤四肢得不到足够的血与津的濡养而引起的一种病理现象，与少阴篇、太阴篇四肢厥冷的病理相同。

那么，"中寒家"这一类正气不足的人受到风寒侵袭，也就是受到外邪的侵袭后，会出现什么情况呢？

人体体温调节最好的途径是通过毛孔的开阖控制出汗来调节，当人体温度太高时，就打开毛孔，排出汗液，降低体温；当人体温度偏低时，就关闭毛孔，减少热量的散失。当人体皮肤受到风寒的侵袭时，如果受寒严重，就会使毛孔完全关闭，就是"表实"，这种情况下，因为毛孔完全关闭，所以，患者是不会出汗的；如果受寒不是特别严重，毛孔是处于半开阖状态的，这种情况就是"表虚"，也就是太阳中风的桂枝汤证。

"表虚"的状态下，因为毛孔是半开阖的，所以，患者是有汗的，但是汗出不多，也有可能只是皮肤温润而已，这就是桂枝汤证**"汗出"**的特点，因为是生病后导致的汗出，曹颖甫先生把它称为"病汗"。

为了解决体表受寒的问题，人体加速血液和水液的运行，驱血到体表来解除寒郁，因为胃肠虚寒、血运不畅，没法解除体表的寒郁，加上毛孔是半开阖的状态，没办法通过对汗液的控制达到调节体温的目的。所以，人体体温就会升高，就会**"发热"**；但是，因为毛孔是半开阖的，仍然能排出一部分的汗液，并因此带走相当一部分的热量，所以，桂枝汤证的**"发热"**热度并不高，它跟麻黄汤证的**"发热"**热度很高是不一样的，它们之间的差别就在于毛孔的开阖之间。

所以，第26条条文强调**"桂枝本为解肌"**，**"解肌"**就是解除肌表毛窍的痉挛，也就是表虚，而这条就是要把桂枝汤证的表虚和麻黄汤证的表实做一区别。

麻黄汤证的症状是肌表受寒严重，毛孔完全关闭，所以说是表实。因为肌表毛孔完全关闭，所以人的皮肤就是干燥无汗。

肌表受寒，轻重有别，病重为麻黄汤证，若误投轻药桂枝汤，不但汗不得解，反而可能因此鼓舞血行，导致斑、黄、吐衄等变证；也可能因此出现汗多亡阳的情况，所以，就出现了病反而变重的情况，因此，条文特别强调"不可与之"和"常须识此，勿令误也"。

前面讲过，当患者体表温度升高，跟周围环境的温度差拉开，患者就会出现恶风、恶寒的现象，因为桂枝汤证的患者体温不是特别高，跟周围环境的温度差不大，所以，患者的症状就是只"恶风"而已，达不到"恶寒"的程度。

这种热度不高的"发热，汗出恶风"就是证候。

就是说，桂枝汤证的体气是胃肠虚寒、表虚，证候是"发热，汗出恶风"。

（二）桂枝汤证的症状

前面讲过，太阳病共同的症状，就是"脉浮、头项强痛而恶寒"，那么，对于桂枝汤证来说，除了这些共同症状之外，特有的症状有下面7种。

1.脉浮缓

条文第1条的"寸口脉弦"、第5条的"脉浮弱"、第6条的"阳浮而阴弱"、第8条和第16条的"脉浮"、第12条的"平脉，阴脉小弱"，这些都是指桂枝汤证的脉象是脉浮缓，而这里的脉浮缓与麻黄汤证的脉浮紧是一个明显的对比。

为什么会出现脉象浮缓呢？

大部分的注解书给出的答案是风主疏泄，所以脉浮缓。

个人认为脉浮缓的原因更多是胃肠虚寒导致表虚，所以脉管的张力不够才会出现脉缓。

张山雷先生说："脉之应病，所以征气血之虚实盛衰，病机之温凉寒热，有是证当有是脉。"

这句话的意思是说一个人的脉象表现来源于体内的病理，就是说，每种脉象都有其背后深层的原因，诊出脉象后，必须找出导致这种脉象的病因，才能找出问题的所在，而不能机械地界定说某某脉象就是某某病，那样是不正确的。

什么是"阳浮而阴弱"呢?

在这里,阳浮是指寸脉浮,阴弱是指尺脉稍弱,太阳病会出现脉浮的现象,但有时候这种脉浮并不是寸关尺三部都是浮的。

因病属太阳中风,病在表、在上,故关前的阳脉,就是寸脉,它的脉象必浮;病不在里、在下,所以关后的阴脉,就是尺脉,脉象则稍弱,这里"弱"的意思,是指不盛,不是阴虚所说的那个"弱"。

所以,阳浮而阴弱,是指表病而里未受邪,尺脉不与寸脉同浮,就是前面所说的"表病而里未见"的意思。

2. 发热和汗出、恶风

条文第4条的"发热,汗出恶风"、第6条的"汗自出,啬啬恶寒,淅淅恶风,翕翕发热"、第7条的"发热汗出"、第19条的"汗出多,微恶寒者,表未解者"讲的就是这些情况。

前面说过,机体奋起抵抗,血运加速,但因为毛孔开阖失常,失去调节体温的功能,所以就会出现发热的症状。

同时,因为人体水运的增速,加上毛孔受风寒所袭而处于半开阖状态,就会出少量的汗,这就是条文所说的"自汗出"。

因为本来就血运不济、胃肠虚寒、三焦水冷,所以这种发热汗出并不剧烈,轻者仅可见皮肤湿润而已。

在这里,有两个要点:

第一,因为桂枝汤证受风寒不严重,毛孔是处于半开阖状态,所以就是自汗出而且发热温度不高,以表现为"恶风"。

而麻黄汤证,因为毛孔是全闭合的,所以无汗、发热温度高、恶寒严重、表现为"严重恶寒"。

因此,第26条特别强调:"桂枝本为解肌,若其人脉浮紧,发热汗不出者,不可与之也,常须识此,勿令误也。"

第二,第9条"病人脏无他病,时发热,自汗出而不愈者"中"时发热、自汗出",和第10条的"病常自汗出",虽然发病的原理一样,却不是由体表受寒引起的。

这种发热自汗出是人体自我调节的结果，这里的"时"是定时的意思，因为患者平时就是胃肠虚寒而且肌表血运不畅，到了午后胃肠功能加强或是夜间元气归里，就会出现发热、汗出的现象。

这里面分为两种情况：

（1）午后发热汗出：午后就是《伤寒论》中的"日晡时"，这个时间段人的胃肠功能加强，阳明病一般在这个时间段发热或是热度更高也是这个原因。因为这个时间段胃肠功能加强，人体的血运和水运加速，希望能达到解除肌表血运不畅的目的，所以就出现了发热汗出的现象。

（2）夜间发热汗出：晚上睡觉的时候，人躺在床上，因为身体没有其他的外部活动，这时候人体就可以通过自我调节，使血运、水运加速，以求达到解除肌表血运不畅的目的，这种情况称为"元气归里"。

因为这两种情况是有定时的，所以才会出现"**时发热、自汗出**"的现象，这种发热汗自出，严重的患者会自觉身烘热，然后汗大出甚至湿透衣衫。

曹颖甫先生把桂枝汤证的"自汗出"称为"病汗"，把喝桂枝汤后的出汗称为"药汗"。

桂枝汤证的"自汗出"，是人体为了解除肌表因受寒而进行的自救，不过，因为人体功能自救能力不够，加上肌表受寒不严重、毛孔处于半闭合状态，所以才有了"自汗出"的现象。因为这种"自汗出"并不能解决毛窍开阖失常的问题，所以称为"病汗"。当然，如果患者机体功能较强，或是运动一下等，还是有"一汗而解"的可能性的。太阳病的汗自解和后面讲的"战汗"也是患者自救功能的表现。

而患者喝药后，并不是某些人所想象的或是某些医家解释的，是药物和病邪在做斗争，而是人体服用药物之后，药物经人体吸收，提高了人体的抗病功能，是人体的功能在跟病邪做斗争，也就是说，药物是帮助人体提高功能的。

桂枝汤能加强人体血运、温暖胃肠，增强人体的发汗功能，从而解除肌表寒郁。因为是喝药后才发的汗，所以称为"药汗"，麻黄汤、大青龙汤等服药后的发汗都是"药汗"。

3. 鼻流清涕、打喷嚏和鼻鸣

第1条的"其人清涕出，发热色和者，善嚏"、第6条的"鼻鸣"讲的就是这个症状。

因为病理是胃肠虚寒，三焦中的津液也因之运行不畅而生水浊，当功能奋起抵抗时，水运加速就能把水浊通过鼻孔排出体外而为清涕，这就是"流鼻水"。

感冒的时候，流出来的鼻水基本都是冷的，所以条文说"清涕出"；水运加速，鼻腔内黏膜的压力增加，鼻腔受到刺激，就会出现打喷嚏的现象，所以条文说"善嚏"；同时，鼻腔充满水液，呼吸有声，就是条文说的"鼻鸣"。

4. 干呕和多唾

条文第6、11条的"干呕"，讲的就是这种情况。

因为内在病理是胃肠虚寒，当人体受风寒所袭后，血液趋表，所以胃肠虚寒就更加厉害，胃就通过收缩痉挛来发热以自救，这就是"寒主收引"，而胃的收缩痉挛就会引发干呕的症状，有时也会呕出一些酸水，所以，条文说"干呕"。

因为胃的收缩痉挛也会加速血运和水运的运动，这时候，口水就会多，也就是常说的"多唾"，这个症状在讲太阴病的时候会经常提到。

5. 泄泻与便秘

第2、23条的"下利"、第24条的"续得下利清谷不止"讲的是泄泻的情况；第20条的"不大便六七日"讲的是便秘的情况。

因为患者本来就胃肠虚寒，容易出现腹泻的情况，受到风寒之后，人体为了解决肌表受寒的问题，会把血液驱赶到体表，这样一来，胃肠的血液就更少了，虚寒就更严重，这样腹泻就出现了。这就是临床经常碰到的"风寒泻"。

在现实生活中，很多患者会反映说，我一感冒就拉肚子，或者说，晚上睡觉不注意，给空调一吹就会拉肚子，甚至有的人会跟你说，一爬山，汗一流多，这时候就会觉得肚子不舒服，想上厕所拉肚子。这些问题，其实原理是一样的。

桂枝汤证可能会出现腹泻的情况，比较容易理解。可是说，桂枝汤证可能会出现便秘的情况，就有点难以理解了。

这是因为人体胃肠虚寒，肠蠕动就会无力，肠蠕动无力就会出现大便不畅，大便积在肠里，久而久之就会出现便秘。

这种便秘，一开始大便并不燥硬，只是很难排出而已，因为肠蠕动无力，所以患者蹲厕所的时间往往很久，可是等到把大便拉出来之后，便质并不燥硬，却拉了很久，而且经常是前面硬，后面软，这就是书上说的"初硬而后溏"，这种情况也称为"表虚便秘"，第13条讲的就是这种情况。

对于表虚便秘，它的治疗原则是"先解表后攻里"，但是临床所见，经常是表解之后，里面不药而自通。

《伤寒质难》说："盖人体气血，盈于此则拙于彼，表束之时，人之元气只顾应付表证，不暇及里，表解之后，元气自能反旌对里则里亦解，故治病逢表束里张之证，若其便闭未越三日，可暂置通里而不问，待其表解后自通也。"

6. 烦躁

第13条"反烦不解"、第14条的"复烦"、第21条的"烦热"和条文"欲自解者，必当先烦，乃有汗而解，何以知之？脉浮，故知汗出而解"中的"必当先烦"讲的就是这种情况。

从这4条可以看出，出现烦躁的情形有两种：一是"欲自解"时；二是"服桂枝汤后"。

这两种"烦"跟大青龙汤证中的"烦"以及白虎承气汤证中的"烦"病理是一样的，都是因为血运加速之后导致胃肠变热，胃热上冲脑神经，就会出现"烦"的现象。

7. 身体疼痛

第22条的"身痛不休"、第23条的"身体疼痛"和第24条的"身疼痛"就是这种情况。

人体受寒，肌表血运不畅，肌肉、皮肤和神经得不到血与津的濡养，就会出现疼痛，这一点跟桂枝新加汤证的病理是一样的。

二、桂枝汤的药理

（一）药量的折算

在《伤寒论》中，关于桂枝汤的原文是这样的：

桂枝三两（去皮），白芍三两，生姜三两（切），甘草二两（炙），大枣十二枚（擘）。

方后注：上五味，㕮咀三味，以水七升，微火煮取三升，去滓，适寒温，服一升。服已须臾，啜热稀粥一升余以助药力，温覆令一时许，遍身漐漐，微似有汗者益佳，不可令如水流漓，病必不除，若一服汗出病差，停后服，不必尽剂；若不汗，更服，依前法；又不汗，后服小促其间，半日许，令三服尽；若病重者，一日一夜服，周时观之。服一剂尽，病证犹在者，更作服；若汗不出者，乃服至二三剂，禁生冷、黏滑、肉面、五辛、酒酪、臭恶等物。

根据柯雪帆教授的考证，汉代时候的一两相当于现在的 15.625 克，那么，桂枝汤中的桂枝三两就是 46.875 克，而方后注明是"煮取三升"，然后每次"服一升"，简单点儿说就是"分温三服"，就是一剂药煮了之后分 3 次喝，这样算起来，现在开方的一次量就得按原方的量折合 1/3。同理，在《伤寒论》和《金匮要略》中，有一些方子是"分温二服"的，那么现在开方，一次的量就是要按原方的量折合成 1/2，如果是一次性服用的，就要按原量。

所以，为了以后讲解方便，对于"分温三服"的，一两的 1/3 就是 15.625 克的 1/3，也就是 5.20 克，取个整数，就是 5 克，就是说，如果方后注"分温三服"的，书中的一两就用 5 克来换算；同理，如果方后注"分温二服"，一两就用 15.625 克的 1/2，就是 7.815 克，用 8 克来换算；如果一次服用，就按原量，一般用 15.5 克或是 15 克。

除了重量之外，还有一些剂量是用体积或数量来计量的，对于这些用体积或数量计量的药物，根据柯雪帆教授的考证，其药物剂量古今对比的换算关系如下：

1 升 =200 毫升，一合 =20 毫升，一龠 =10 毫升，1 圭 =0.5 克，1 撮 =2 克，

方寸匕 =6～9 克（一说为 2.74 毫升，金石类药末约 2 克，草木类约 1 克），1 刀圭 =1 钱匕 =1.5 克，1 铢 =0.7 克，1 分 =4.2 克，梧桐子大 = 黄豆大，川椒、吴茱萸、五味子之 1 升 =50 克，半夏 1 升 =130 克，虻虫 1 升 =16 克，附子大者 1 枚 =20～30 克（中者 15 克），乌头 1 枚 =5～6 克（小者 3 克），瓜蒌 1 枚 =46 克，枳实 1 枚 =14～15 克，石膏鸡蛋大 1 枚 =40 克，杏仁 10 枚 =4 克，桃仁 10 枚 =5 克，栀子 10 枚 =15 克，厚朴 1 尺 =30 克，竹叶 1 握 =12 克。

（二）服药的次数和频率

根据桂枝汤的方后注，服药的次数和频率是根据患者服药后的结果决定的。

如果喝一次就汗出病解，那么后面就不用喝了，如果喝了没有效果，那就继续喝，一天甚至可以喝二三大剂，根据上面的折算关系，一大剂相当于现在的 3 剂，二三大剂相当于现在的 6 剂和 9 剂。而现在的喝药，一般是一天 1 剂，1 剂煮 2 次，这两者的给药量是不能相比的，因此，要根据患者的病情适当地调整量和次数。

【条文】

1.凡作汤药，不可避晨夜，觉病须臾，即宜便治，不等早晚，则易愈矣。若或差迟，病即传变，虽欲除治，必难为力，服药不如方法，纵意违师，不须治之。

2.凡发汗温服汤药，其方虽言日三服，若病剧不解，当促其间，可半日中尽三服，若与病相阻，即便有所觉，重病者，一日一夜，当晬时观之，如服一剂，病证犹在，故当复作本汤服之。至有不肯汗出，服三剂乃解，若汗不出者，死病也。

这两条条文就是专门讲这个问题的。

（三）桂枝汤的组成

桂枝 15 克，白芍 15 克，生姜 15 克，大枣 4 枚，炙甘草 10 克。

桂枝汤是由桂枝、白芍、生姜、大枣、甘草 5 味药组成的。

1. 桂枝的药理

桂枝，味辛、甘，性温，归心、肺、膀胱经，功效是发汗解肌、温经通脉、助阳化气、散寒止痛、平冲降气，主治风寒感冒、脘腹冷痛、血寒经闭、关节痹痛、痰饮、水肿、心悸、奔豚。现代药理研究表明，桂枝有降温、解热、抑制金黄色葡萄球菌、伤寒杆菌、流感病毒等作用，其所含挥发油有刺激汗腺、扩张血管、利尿、强心、止咳、祛痰等作用，其所含桂皮醛有镇痛、镇静、抗惊厥作用。

《神农本草经》说："牡桂，味辛温，主上气逆，结气喉痹，吐吸，利关节，补中益气，久服通神。"《新修本草》说："桂，味甘、辛，大热，有毒。利肝肺气，心腹寒热……虚而多冷加桂心、吴茱萸、附子、乌头。"《本草备要》说："桂枝能利肺气，胁风属肝，桂能平肝。"《本草求真》说："胁风本属于肝，凡治胁风之证，当以桂枝入肝平之。"

综合以上讲解，桂枝的功效可以总结为温通经脉、通阳化气，就是说，桂枝能活人体动脉的血运，主要是能强心促血运以达到温通的目的，因为能强心促血运，所以又能发汗解肌、散寒止痛。

人体的动脉血是由心脏发射，然后通过动脉到达全身各处的毛细血管，是由小而大。桂枝内含挥发油，能促进动脉的血运，使血液到达体表，从而解决肌表因受寒而出现的血运不畅、毛孔闭塞的问题，所以前贤称桂枝为"阳药"，又称桂枝能"通心阳"。李克绍先生说："桂枝一味，有行血通阳之效，凡病久服凉药太多，致局部血行不畅者，此为必用之药。"

因为桂枝能活其动脉血运，增强气管之蠕动能力，使痰易于咳出，所以前贤又有"桂枝味芳香、能缓解支气管痉挛而排痰镇咳"一说。因为桂枝能促进肠之血运，增强肠的蠕动能力，使肠滞易于排出，所以，又有"桂枝能作用于肠、芳香逐秽"一说。因为桂枝能加速动脉血运，当人有出血倾向时，用桂枝容易导致出血更多，所以前贤又称桂枝为"血证禁药"。蒲辅周老先生评价桂枝时说，"此物用内热之人当先考虑动血之弊"，也是这个意思。

那为什么少腹蓄血证的桃核承气汤中依然使用桂枝呢？

桂枝是血证禁药，是指那些血热而且有出血倾向的，桂枝会使动脉血流动加速而导致出血更多。而对桃核承气汤证这种蓄血远在下腹的瘀血证来说，因为已不再出血，而且血瘀于血管之内外，所以要用桂枝来加速血运，达到帮助瘀血排出的目的。

另外，《伤寒论》和《金匮要略》中提到的桂，有时是桂枝，有时可能是肉桂。

桂枝与肉桂，一个是桂树的嫩枝，一个是桂树的根皮，二者的功能基本相同，但也有不同的地方。

肉桂味辛而甘，气香而窜，能温胃肠，活胃肠的血运与水运，胃肠得畅则全身血运、水运因之得畅，所以古人称它能"暖丹田、壮元阳、补相火、助君火、平肝木"等。临床因肠寒血郁而见腹痛、二便不畅、呕吐痰涎、咳嗽痰多以及关节腰肢疼痛、疮家白疽等，除汤剂外，可以用肉桂研末冲服。

就个人的使用习惯来说，一般情况下，煎汤服用就用桂枝，研末服用就用肉桂。而且个人发现，有时候肉桂研末使用比桂枝煎汤使用的效果更快更好。如五苓散，应该是用肉桂效果更好一点。而像桂枝加桂一方，如果作为煎剂，全部用桂枝也可以，但是，如果用肉桂研末另外冲服，也是可以的。

2. 芍药的药理

这里的芍药，指的是白芍。白芍，味苦、酸，性凉，归肝、脾、肺经，功效是养血柔肝、缓中止痛、敛阴收汗，主治头痛眩晕、胁痛、腹痛、四肢挛痛、血虚萎黄、月经不调、自汗、盗汗。现代药理研究表明：白芍有抗菌、解热、抗炎、增加冠状动脉流量、改善心肌营养血流、扩张血管、对抗急性心肌缺血、抑制血小板聚集、镇静、镇痛、解痉、抗溃疡、调节血糖的作用。

《神农本草经》说："白芍，主邪气腹痛，除血痹，破坚积，治寒热疝瘕，止痛，利小便，益气。"《名医别录》说："白芍，通顺血脉，缓中，散恶血，逐贼血，去水气，利膀胱、大小肠，消痈肿，治时行寒热，中恶腹痛，腰痛。"《日华子本草》说："白芍，治风补痨，主女人一切病，并产前后诸疾，通月水，退热除烦，益气，治天行热疾，瘟瘴惊狂，妇人血运，及肠风泻血，痔瘘发背，疮疥，头痛，明目，目赤，胬肉。"《医学启源》说："白芍，安脾经，治腹痛，收胃气，止泻利，和血，固腠理，泻肝，补脾胃。"

综合以上讲解，白芍的功效与桂枝的功效既相近又相反。相近，是指都是活血运的药物；相反，是指桂枝为活动脉血运的药物，芍药则是活静脉血运的药物。

人体的静脉血由毛细血管收回，通过肺循环的气体交换后变为动脉血，最后回归于心脏，其范围由大而小。因为芍药内含安息酸，能收敛，所以前贤称芍药为"阴药"。因为芍药能活静脉血运，所以能祛静脉中瘀血及血液滞留，能解除身体各处肌肉之痉挛，所以前贤称芍药能"散恶血"。

因为芍药能助静脉血归心，所以在《伤寒论》《金匮要略》中，凡症见胸满者就不用芍药，这是因为胸满多是因为血郁于胸部，这时用芍药反而增加胸满的症状。

其他方药，像芍药甘草汤治脚挛急，或者个人常用芍药甘草附子汤治各种挫伤瘀积等，都是利用芍药能活静脉血运的效果。

3. 生姜的药理

生姜，味辛，性微温，归肺、脾、胃经，功效是发汗解表、温胃止呕、温肺止咳、解鱼蟹毒、解药毒，主治外感风寒、头痛、痰饮、咳嗽、胃寒呕吐。现代药理研究表明，生姜有健胃、保护胃黏膜、镇吐、增强肠蠕动、消胀、兴奋神经、强心、抗菌、抗氧化、抗过敏以及促进伤口愈合等作用。

《名医别录》说："生姜，味辛，微温。主治伤寒头痛、鼻塞、咳逆上气，止呕吐。又，生姜，微温，辛，归五脏。去痰，下气，止呕吐，除风邪寒热。"《药性论》说："生姜，使。主痰水气满，下气。生与干并治嗽，疗时疾，止呕逆不下食。生和半夏，主心下急痛，若中热不能食，捣汁合蜜服之。"《药性赋》说："生姜，味辛，性温，无毒。升也，阳也。其用有四：制半夏有解毒之功，佐大枣有厚肠之说，温经散表邪之风，益气止胃翻之哕。"

综合以上讲解，生姜的功效可以总结为温胃肠、除虚寒，所以，轻微感冒服用姜汤就能发汗而愈也是这个原因。

在运用桂枝汤时，如果一个人胃寒比较重、平时比较喜欢干呕的，而且汗出较多的，就要多加生姜的药量。这时，千万不可把胃肠虚寒的多汗症误认为胃热的多汗症，从而减生姜的用量。

因为生姜能温胃，所以能加速血液的运行，所以又有温经散寒止痛的功效，桂枝新加汤重用生姜四两治疗汗后筋脉失养身疼痛，桂枝芍药知母汤重用生姜五两治疗诸肢节疼痛、身体尪羸、脚肿如脱等都是很好的证明。个人常运用桂枝汤合活络灵丹加减治疗各种骨伤痹痛，生姜重用到 50 克以上，效果相当不错。

与生姜相比，功能相近的有干姜、半夏、吴茱萸，从温胃的功能上比较，生姜的作用在这几味药中最差，然后是干姜，然后是半夏，功能最好的是吴茱萸，所以，胃寒较轻的，用生姜就可以了，胃寒较重的，要用干姜和半夏，胃寒最重的就要用吴茱萸。

因为生姜、半夏、吴茱萸都能够温胃，所以都能治胃肠寒导致的呕吐、泄泻、痞满、多唾，只是药性轻重有别而已。

生姜与干姜，虽然为同一物体，但是有很大的区别，生姜用于温胃止呕的效果较好，干姜用于温里祛寒效果较好。生姜主要作用于胃肠，用于温胃止呕；干姜作用于全身，用于温里祛寒、消胀止泻，所以有生姜走表、干姜温里和生姜温胃、干姜温脾的说法。

4. 大枣的药理

大枣，味甘、性温，归脾、胃经，功效是补中益气、养血安神，主治脾虚食少、乏力便溏、妇人脏躁。现代药理研究表明，大枣具有增强肌力、消除疲劳、扩张血管、增加心肌收缩力、改善心肌营养、抗癌、抗过敏等作用，能治慢性肝炎、肝硬化、贫血、过敏性紫癜等病症。

《神农本草经》说："大枣，甘，平。主心腹邪气，安中养脾，助十二经。平胃气，通九窍，补少气、少津液，身中不足，大惊，四肢重，和百药，久服轻身。"《名医别录》说："大枣，补中益气，强力，除烦闷，疗心下悬，肠澼。"《本草新编》说："大枣，通九窍，和百药，养肺胃，益气，润心肺，生津，助诸经，补五脏。唯中满及热疾忌食，齿疼并风疾禁尝。乃调和之品，非补益之味。《本经》曰其补者，亦因其调和之故也。"《中国药植图鉴》说："大枣，治过敏性紫斑病、贫血及高血压。"《药对》说："大枣，杀附子、天雄毒。"

综合以上讲解，大枣的功效可以总结为保胃津、补津液。

桂枝汤用大枣是因为桂枝汤能发汗，如果汗出过多，就会伤津液。同理，葶苈大枣泻肺汤、十枣汤等方中用大枣，也是因为它能护胃保津。

因为大枣有护胃的功效，个人在临床运用当中，如果所开的药方中有对胃刺激较大的，或是患者喝药后反映说胃不舒服的，就会加入大枣或是红枣。事实证明，加入大枣或是红枣后，患者胃不舒服的感觉就会消失。

因为大枣能大补津液，所以前贤说它恋湿。临床运用时，如果患者痰湿较重，那么大枣就要少用；如果患者胃津较少，就可以多加大枣。临床运用，个人一般用红枣代替大枣。

5. 甘草的药理

甘草，味甘、性平，归脾、胃、肺经，功效是益气补中、缓急止痛、润肺止咳、泻火解毒、调和诸药。其主治，生用能治咽喉肿痛、消化性溃疡、痈疽疮疡、解药毒及食物中毒，炙用治脾胃虚弱、食少、腹痛便溏、劳倦发热、肺痿咳嗽、心悸、惊痫。现代药理研究表明，甘草有抗酸、缓解胃肠平滑肌、镇咳、祛痰、抗炎、抗过敏、保护黏膜、平衡女性激素以及防治肿瘤等作用。

《神农本草经》说："甘草，甘，平。主五脏六腑寒热邪气，坚筋骨，长肌肉，倍气力，金疮肿，解毒。久服轻身延年。"《名医别录》说："甘草，温中下气，烦满短气，伤脏咳嗽，止渴，通经脉，利血气，解百药毒，为九土之精，安和七十二种石，一千二百种草。"《日华子本草》说："甘草，安魂定魄。补五劳七伤，一切虚损、惊悸、烦闷、健忘。通九窍，利百脉，益精养气，壮筋骨，解冷热。"《中国药植图鉴》说："甘草，治消化性溃疡和黄疸。"

综合以上讲解，甘草的功效可以总结为安肠补津液。

桂枝汤中用甘草，一个原因是甘草能补津液，另一个原因是肠就在胃的下面，胃病了，肠就有可能跟着病了，所以先用甘草补肠的津液来预防。

人体中，凡是有黏膜的地方，都是需要津液最多的地方，因为甘草能安肠补液，能补充人体内的津液，又能够修复黏膜的溃疡，所以甘草又每每用于津液缺失以及溃疡的病症，甘草汤、桔梗汤、甘草泻心汤、黄连粉等都是运用甘草的这个药理。

甘草有抗利尿的作用，能增强肾小管对钠的重吸收，长期久服或服量过大，能引起水肿、钠潴留、血钾降低等症，故前人有"甘令中满""甘能助湿"的说法，所以，湿热、食积等实邪阻滞的痞满，就不能用甘草。

三泻心汤证，虽然也有痞满，但这些痞满是脾胃气虚引起的气痞，不是水痞，所以可以重用甘草补津而不避其痞满。

因为甘草有抗利尿的功能，所以甘草一般不能跟甘遂一起用。因为甘遂有剧毒，如果和甘草同用，那么甘遂的毒素，就会因为不能及时排出体外而引起中毒，此即甘草反甘遂。

但是甘遂有时也和甘草一起用，那是要利用甘草来缓慢甘遂的泻下作用，不过，为了防止中毒，甘草的用量一定不能大过甘遂的用量。

因为甘草恋湿，所以，如果患者出现舌胖大、有齿痕时，就是说体内湿盛的，甘草就要少用，反之，如果舌红干瘦，就是说津液缺乏的，就可以用较大量的甘草。

前面讲过刘渡舟先生的医案，患者是属于苓桂术甘汤证的，前医也是用苓桂术甘汤，但是因为甘草的用量太大了，所以没有效果，刘渡舟先生把甘草的量改成了3克，患者很快就好了，这医案就很好地说明了这个问题。

因此，如果临床上确实需要大量的甘草的时候，最好加些泽泻、茯苓之类的药物，来达到利湿行水的目的，以防止因过量使用甘草而出现水肿。

甘草与大枣相比，同为补津液，但作用的位置是有一定的区别的，大枣偏于胃，甘草则偏于肠，所以说大枣安胃，甘草安肠。

讲到这里，大家就应该清楚了，桂枝汤的每味药都有自己的功用和主治范围。

事实上，每味药都是一个单方，都能治某种病证，因为生病是很复杂的过程，所以要根据患者的病症，选取各种有效药物，根据一定的规则，组成一个适合患者的复方来给患者治病。而桂枝汤就是这样一个复方，它是用桂枝、芍药、生姜、大枣、甘草五味药组成的复方。

桂枝汤的功用，简单点说，就是用桂枝活动脉的血运，用白芍活静脉的血运，用生姜温胃肠，解决人体胃肠和肌表血运不畅的问题，用大枣和甘草补津液，解决发汗所需的津液并且防止病从阳化，出现传变。所以，桂枝汤是活血运、温胃肠、补津液的复方。

人体的毛细血管周布全身，与肌肉神经、汗腺等交织在一起，喝了桂枝汤之后，桂枝、芍药、生姜能使动静脉的血运加速，全身的血运加速，此时，盖上衣被，喝些热粥，全身的血流就会更快，身体就会觉得发热，而且这种发热可能比原先的热还要厉害，同时，人体全身的血运加速，就会出现血液充盈，皮肤的温度增高并得以濡养，人的皮肤毛孔就会重新开阖自如，恢复正常的功能；血运加速，带动水运加速，加上毛孔开阖正常，就会出一身热汗，这和人体剧烈运动之后，心脏鼓动加速导致汗出的原理是相同的。

喝完桂枝汤之后，胃肠的虚寒得到温养，胃肠的症状自然消除，皮肤得到温养，表虚恶风也自然消除，血运水运恢复正常，人体的其他症状也跟着消除了。

6. 桂枝汤中桂枝和芍药谁是主药

对于这个问题，医家们是有较大争议的，有的认为桂枝是主药，有的则认为芍药是主药。事实上，桂枝汤中的桂枝和芍药功能是不一样的，一个使动脉血趋表，一个使静脉血趋里，所以，两个都是主药。

不仅桂枝、芍药是主药，生姜、大枣、甘草也是主药，它们是不同主治范围的主药。

7. 桂枝汤中桂枝和芍药的用量比例问题

这个问题也是有争议的，有的医家说桂枝用量要大于芍药，有的则说芍药用量要大于桂枝，有的则强调桂枝和芍药一定要等量。

其实这个问题跟上面的问题差不多，如果想要血运趋表多一点，那就多用一点桂枝，甚至可以加附子；如果想要血运归里，则要多用一点芍药。

例如四逆汤中，常常只用附子而少用芍药，也是因为要使血运趋表。但是，有时候根据患者的需要，也会加芍药的。

三、桂枝汤的运用

桂枝汤的运用范围是相当广泛的，所以，清代医学家柯韵伯把它称为"群方之冠"。不过，虽然其运用范围很广，但归纳起来，桂枝汤主要用于两方面：一是用于治外感；二是用于治内伤。

（一）桂枝汤治外感

桂枝汤用于治外感，曹颖甫先生称它是"治夏季感冒第一方"，条文主要有12条：

1.太阳病，头痛发热，汗出恶风，桂枝汤主之。

2.太阳病，外证未解，脉浮弱者，当以汗解，宜桂枝汤。

3.太阳中风，阳浮而阴弱，阳浮者，热自发，阴弱者，汗自出，啬啬恶寒，淅淅恶风，翕翕发热，鼻鸣干呕者，桂枝汤主之。

4.太阳病，初服桂枝汤，反烦不解者，先刺风池、风府，却与桂枝汤则愈。

5.太阳病，发热汗出者，此为荣弱卫强，故使汗出，欲救邪风者，宜桂枝汤。

6.太阳病，先发汗不解，而复下之，脉浮者不愈。浮为在外，而反下之，故令不愈。今脉浮，故知在外，当须解外则愈，宜桂枝汤主之。

7.太阳病，外证未解者，不可下也，下之为逆，欲解外者，宜桂枝汤主之。

8.产后风，续之数十日不解，头微痛，恶寒，时时有热，心下闷，干呕汗出，虽久，阳旦证续在耳，可与阳旦汤。（即桂枝汤）

9.阳明病，脉迟，汗出多，微恶寒者，表未解者，可发汗，宜桂枝汤。

10.伤寒，不大便六七日，头痛有热者，与承气汤，其小便清者，知不在里，仍在表也，当须发汗，若头痛者必衄，宜桂枝汤。

11.伤寒大下后，复发汗，心下痞，恶寒者，表未解也，不可攻痞，当先解表，表解乃可攻痞，解表，宜桂枝汤。

12.太阴病，脉浮者，可发汗，宜桂枝汤。

这12条条文所说的症状前面都讲过和分析过了。

前面8条条文所说的症状，包括头痛、发热、汗出、恶风恶寒、干呕、烦，第9、10条就是表虚便秘，第11、12条是泄泻。

第9～12条，条文里说是阳明病、太阴病，为什么要放在太阳篇？还说它是桂枝汤的表证？

在现今刊行的《伤寒论》中，这几条条文确实是分别放在了阳明病篇和太阴病篇，以前那些医学大家们在注解《伤寒论》时也是注解到相应的篇目时才进行相应的分析的。

条文中说它是"阳明病",是因为患者便秘了,一般来说,便秘是属于阳明病的;同样的理由,因为患者泄泻了,所以就说它是"太阴病"。

书中相同的例子还有很多,像后面讲到的太阳与阳明合病,就是因为它兼具了阳明病的肠部的症状和太阳病的表证,所以称它为太阳与阳明合病。

为什么曹颖甫先生会特别强调说"桂枝汤是治夏季感冒第一方"呢?

【条文】

《阴阳大论》云:春气温和,夏气暑热,秋气清凉,冬气冷冽,此则四时正气之序也。其伤于四时之气,皆能为病,此君子春夏养阳,秋冬养阴,顺天地之刚柔也。

【解读】

这句话提到"春夏养阳,秋冬养阴"。

春天和夏天这两个季节,天气温热,天气一热,人体体表的体温也随之增高,所以就感觉天气很热,而人体为减温散热,血运、水运就会集中在体表以散热发汗,这就是夏天流汗的原因。

人体的血液和津液盈于此则拙于彼,血液和津液都集中到体表了,体内的脏器特别是胃肠,就会因为血与津的不足而出现虚寒的症状,当然,这是对一般人特别是那些平素就胃肠虚寒的人来说的。

前面举过例子,说有人去爬山,爬到一半,汗一出就觉得肚子不舒服,想上厕所,其道理是一样的。而且,临床所见,那些夏季轻易就得感冒的人,大多是胃肠虚寒的人。因为胃肠得不到血与津的濡养而虚寒,就要养其在内之阳,所以有"春夏吃姜"的说法,就是要用姜的温热来帮助胃肠。生姜是桂枝汤的主要药物组成之一,桂枝汤的药理也是温胃肠,所以曹颖甫先生说"桂枝汤方独于夏令为宜",又说"桂枝汤实为夏日好冷饮而得表证者之第一要方"。

在日常生活中,夏天我是不许小孩吃冷饮的,因为夏天胃肠容易虚寒,这时候再吃冷饮,就会雪上加霜。而且,个人也发现,很多小女孩因为父母放纵其夏天吃冷饮,长大后几乎没有不痛经和肠胃不好的。反之,到了秋天、冬天,天气寒冷,人体的体表也因为外面的寒冷,毛孔关闭,减少散热,同时,人体为增温保热,血运、水运多集中于胃肠以生温祛寒,因为血与津聚于胃肠,胃肠则积热,所以秋天和冬天就要养其内之阴。民间有"秋冬吃萝卜"的说法，就是要利用萝卜的清热攻下作用来清胃肠之火、祛胃肠之燥结。

（二）桂枝汤治内伤

桂枝汤治内伤，指的是用于胃肠虚寒所引发的各种疾病，也就是少阴病或是太阴病，条文有7条：

1. 病人脏无他病，时发热，自汗出而不愈者，此卫气不和也，先其时发汗则愈，宜桂枝汤主之。

2. 病常自汗出者，此为荣气和，荣气和者，外不谐，以卫气不共荣气谐和故尔，以荣行脉中，卫行脉外，复发其汗，荣卫和则愈，宜桂枝汤。

3. 师曰：妇人得平脉，阴脉小弱，其人渴，不能食，无寒热，名妊娠，桂枝汤主之，于法六十日当有此证，设有医治逆者，却一月，加吐下者，则绝之。

4. 吐利止而身痛不休者，当消息和解其外，宜桂枝汤小和之。

5. 下利，腹胀满，身体疼痛者，先温其里，乃攻其表，温里，宜四逆汤，攻表，宜桂枝汤。

6. 伤寒，医下之，续得下利清谷不止，身疼痛者，急当救里，后身疼痛，清便自调者，急当救表，救里，宜四逆汤，救表，宜桂枝汤。

7. 太阳病，下之后，其气上冲者，可与桂枝汤，方用前法，若不上冲者，不可与之。

这里面，第1、2条是属于肌表血运不畅，人体自救而产生的。

第3条讲的是妇女的妊娠反应。

门纯德老先生说："妊娠两个月以后，三个月以内这段时间里，孕妇体内有一新生物在子宫内安居，而且还需要各种营养，这时孕妇的体内环境（内分泌）就会有所改变。此时孕妇就会难受、不适，似感冒又不像感冒，全身酸痛困倦，吃东西不香，选择性很强，懒怠，嗜睡，晨起恶寒，中午烦躁，尤其是午饭后非要睡上一会儿，这就是一种'夺血'的预兆。因为婴儿所需的营养物质，需要通过血液循环才能从母体通过胎盘过去，妊娠妇人的这种不适感觉就叫作'营卫不和'，我给她调和营卫，诸证就会自除。一些人总是机械地理解妊娠妇人不能用'桂'，这种认识是片面的。"

门老先生所说的"夺血"，就是人体体内血运不畅引起的。血运不畅用桂枝汤本来就是正治。

第4、5、6条说的是里则胃肠虚寒下利，外则肌表血运不畅而身体疼痛的病症，这些在讲桂枝汤症状的时候也讲过了。

第7条说的是胃肠虚寒引发的"气上冲"。因为患者本来就属于胃肠虚寒，现在又用苦寒之药攻下，胃肠就会更加蠕动无力，导致矢气积于肠中影响水运，从而出现气上冲的感觉。

桂枝汤的药理是促血运、温胃肠、补津液，所以在临床上主要用于治胃痛、腹痛、胃肠虚寒泄泻、小儿厌食症、头晕、心悸、经事不调、贫血症、冬季畏寒及手足不温、冻疮、脑疽等病症。

（三）桂枝汤的加减和注意事项

1. 治外感时，服汤后就要喝热粥或加入解表药如黄芪、防风、薄荷之属，达到以发汗解除表寒之目的。如果发汗不得法，那么汗就可能郁在肌腠之间，从而导致周身瘙痒。

2. 治内伤时，就不能喝热粥或在方中加入解表之药。

3. 如果患者稀痰多而导致咳嗽的，可加山药、牛蒡子、黄芪、茯苓、杏仁、龙骨、牡蛎之类的药物来帮助患者消痰止咳，严重者可加麻黄、细辛、五味子、半夏、干姜之类的药物，也就是小青龙汤；如果是清涕多的，也可以加苍耳、辛夷之类的药物来帮助鼻部的水运畅通。

桂枝汤喝后，血运畅、胃肠温则三焦水液温，三焦水运正常，则水浊自除，清涕及稀痰自去，所以服药后也有可能出现呕出大量稀痰和口渴的。

在这里，口渴是好事，是里温寒去的表现，这和后面小青龙汤方后注**"服汤已渴者，此寒去欲解也"**的道理是相同的。

4. 服用桂枝汤要**"禁生冷、黏滑、肉面、五辛、酒酪、臭恶等物"**。患者本就胃肠虚寒，那些生冷、难消化、对胃肠刺激的东西会加重患者的胃肠负担，影响药物的效果。

四、医案点评

案一：《经方实验录》

师曰：我治一湖北人叶君，住霞飞路霞飞坊。大暑之夜，游大世界屋顶花园，披襟当风，兼进冷饮。当时甚为愉快，觉南面王不易也。顷之，觉恶寒，头痛，急回家，伏枕而睡。适有友人来访，乃强起坐中庭，相与周旋。夜阑客去，背益寒，头痛更甚，自作紫苏、生姜服之，得微汗，但不解。次早乞诊，病者被扶至楼下，即急呼闭户，且吐绿色痰浊甚多，盖系冰饮酿成也，两手臂出汗，抚之潮，随疏方，用：桂枝四钱，白芍三钱，甘草钱半，生姜五片，大枣七枚，浮萍三钱。加浮萍者，因其身无汗，头汗不多故也。次日，未请复诊。某夕，值于途，叶君拱手谢曰：前病承一诊而愈，先生之术，可谓神矣！

[点评] 本案中，首先是"大暑之夜"，春夏时胃肠易虚寒；然后是"披襟当风，兼进冷饮"，胃肠虚寒，还进冷饮，就加重胃肠虚寒，夏天吃冷饮，又给风吹到，于是感冒了，出现了头痛、恶寒的感冒症状，如果赶紧回家睡觉，盖上被子，出点汗，也许就好了，可是，不巧，有朋友来访，起来接待朋友，这样就错过了人体自我抵抗疾病的最佳时机。所以，第二天病就加重了，不仅恶风恶寒，还吐了很多痰，还有一点自汗的现象。所以，曹先生就给了桂枝汤加浮萍。结果一剂就好了。本案中，桂枝的用量是比白芍多的，是因为患者冷痰多，而且恶寒较重。

案二：《经方实验录》

谢先生，三伏之天，盛暑逼人，平人汗流浃背，频频呼热，今先生重棉叠衾，尚觉凛然形寒，不吐而下利，日数十度行，腹痛而后重，小便短赤，独其脉不沉而浮。大论曰：太阴病，脉浮者，可发汗，宜桂枝汤。本证似之。方用：川桂枝钱半，大白芍钱半，炙甘草钱半，红枣四枚，六神曲三钱，谷麦芽（炒）各三钱，赤茯苓三钱。

[点评] 本案中，也是夏天，患者恶寒、下利、脉浮，这就是风寒泻。

现在几乎每家都有空调，有些人睡觉时喜欢把空调温度调得很低，第二天起来就感冒或是拉肚子。对于这种风寒泻，个人常用桂枝汤加葛根、钩藤，如果大便黏滞、小便不利就加茯苓，如果腹泻次数太多，出现轻微便血，就加阿胶，效果很好。

案三：《郝万山伤寒论讲稿》

笔者（郝万山）曾治一 56 岁男子，每日下午 3 时开始出现烘热，随后即见全身大汗出，以致湿透两层衣服，病程 3 月，十分痛苦。前医叠用滋阴敛阳、清热降火、益气固表、收涩敛汗等方法，效果不显。特别是用过收涩敛汗重剂之后，病人汗虽不出，但烦热特甚，以致难以忍耐。遂用桂枝汤，嘱其在下午 1 点半左右服药，服后多饮热水，保温发汗。每日只服一次药，第二天服药仍照上法，连服 6 剂而愈。3 个月后，又有复发，再用 6 剂痊愈。

[点评] 本案的病理原因，在前面分析过了。

个人也曾用桂枝汤原方治产妇产后不久，夜间出现烘热后即大汗出的病证，只用了二剂病就好了。

案四：《临证实验录》

张某，43 岁，干部，1982 年 8 月 21 日初诊。双足麻木已逾八年，遇冷则小腿挛痛，针灸服药，多治罔效。纳便正常，经汛如期。舌淡红，苔薄白，脉象沉缓。观其脉症，麻木既非气郁、血瘀所致，亦非痰饮阻滞引起。阴血虚弱，络脉失常乎？则亦似是而非。虽冥思苦想仍不识庐山面目。反复询问，得知自汗出，常恶风，多喷嚏。此风寒所伤，营卫不和也。《素问·逆调论》云："营气虚则不仁，卫气虚则不用，营卫俱虚，则不仁且不用。"不仁者，麻木也。治当调和营卫，营卫和谐，则不仁不用当自灭迹。拟：桂枝 10 克，白芍 10 克，炙甘草 6 克，生姜 6 片，红枣 5 枚。嘱药后服食热粥一碗，覆被取汗。二诊：药后微汗出，麻木几近消失。虑其病程久远，邪未全净，原方加党参 10 克，再进二剂。按：太阳病中风，应解肌发汗调和营卫。本案因未及时合理以治，致病邪稽留八年之久，其中多治不效者，皆舍表求里，未予调和营卫也。营卫不和，应有发热、汗出、恶风、脉浮缓等症象。而本案虽有恶风、汗出，却不发热，且脉反沉。由此观之，汗出、恶风乃使用桂枝汤之关键症状。

[点评] 本案就是典型的胃肠虚寒导致的汗出、恶风，以及血不濡筋导致的身体疼痛、麻木不仁。

案五:《续名医类案》

李士材治一人伤寒六日，谵语狂笑，头痛有汗，大便不通，小便自利，众议承气汤下之。脉之，洪而大，因思仲景云伤寒不大便六七日，头痛有热，小便清，知不在里，仍在表也。方今仲冬宜桂枝汤。众皆咋舌掩口，谤甚力，以谵语为阳盛，桂枝入口必毙矣。李曰：汗多神昏，故发谵语，虽不大便，腹无所苦，和其营卫，必自愈矣。遂违众议用之。及夜，笑语皆止，明日大便自通。

[点评] 本案所讲的就是第 20 条条文所讲的内容，患者的便秘，是胃肠虚寒所引起的便秘，辨别要点在于"**小便清**"，这是没有阳明内热的表现。

第七讲　太阳寒病之表实

在讲麻黄汤证之前，先谈谈辨证的问题。

一、辨证

前面一直强调，要透过现象看本质，要通过患者外在的症状，找出真正的病理病因，说的就是辨证。

有句话叫作"听时似悟，对境生迷"，就是说你听别人讲解或是自己看书学习某种知识或是某些道理，听讲时或是看书时觉得懂了，但一旦在现实生活中遇到了，就会心生迷惑，总觉得似是而非，不敢确定。所以，要想真正学会和运用，除了把学到的东西用到临床上去检验，别无他途。

而临床运用碰到的第一个问题就是辨证。

如何辨证呢？

第一，辨证的过程就是一个去伪存真的过程，就是"四诊"。要有针对性地对患者进行望、闻、问、切，要通过"四诊"，了解患者发病时出现的所有症状和导致发病的原因。

第二，对于了解的所有症状和原因进行分析，去伪存真，找出病理病因，然后制定相应的治疗方案。在分析症状时，最重要的是要找出病症特有的辨证要点，在找出病症特有的辨证要点之后，再结合患者其他的症状表现，确定患者是什么病，该怎样治疗。

学习《伤寒论》和《金匮要略》，最重要的就是要弄清每种病的病理病因，掌握每个方子特有的辨证要点。这样，才能在各种症状表现中找到真正的病因，制定正确的治疗方案，即要找出问题的主要矛盾，解决了问题的主要矛盾，其他次要的问题也就随之解决了。

章次公先生说"学问极在辨似求真"，就是要在很多相似的症状中找出真正的关键所在，从而找到解决问题的办法。

举个例子，桂枝汤证的证状之一是恶风恶寒，但是麻黄汤证也是恶风恶寒，很多书说，桂枝汤证是恶风，麻黄汤证是恶寒，桂枝汤证是伤于风，麻黄汤证是伤于寒，风伤卫，寒伤营，可是风和寒怎么区别？营和卫又怎么区别？风怎么伤卫了？寒怎么伤营了？这些又说不清楚，说不清楚的东西当辨别点，当然是一头雾水了。

前面讲过，恶风和恶寒是很接近的，每个人的体质不一样，对寒热的感觉也不一样，所以说，恶风或是恶寒，不是辨别桂枝汤证和麻黄汤证的要点。

要辨别桂枝汤证和麻黄汤证，首先要掌握这两种病的症状，要找出相同点和不同点，恶风恶寒是桂枝汤证和麻黄汤证的相近点，不能作为这两者辨别的要点，但并不是说恶风恶寒不是辨证要点，对于桂枝汤证和麻黄汤证来说，这就是辨证要点之一。

学习《伤寒论》和《金匮要略》，不仅要学习每个方证特有的辨证要点，对于相似的病证之间，要重点了解掌握它们的不同之处。要真正了解各种病症的病理病因，知其然知其所以然。

前面举过一个例子，说两个衣服穿得差不多厚而且没病的人一同出去，回来之后，一个感冒了，另一个却一点儿事儿都没有。但是，在现实生活中，也有另一种可能，就是两个人回来之后，都感冒了，但是感冒的症状却不一样？这又是为什么呢？

前面讲过，疾病的发生与否，在很大程度上取决于正与邪斗争的结果，每个人的人体功能和抗病、康复以及对外环境的适应能力是不一样的，所以在受到邪气的侵袭时，人体功能做出的反抗是不一样的。一个平时看起来健康的人，在寒冷的环境下受到了风寒的侵袭后，一个有可能出现太阳中风的桂枝汤证，另一个却有可能出现太阳伤寒的麻黄汤证，说到底，还是这两个人的体质不一样，也就是说两个人的病理基础不一样。

二、麻黄汤证的病理和症状

（一）麻黄汤证的病理

麻黄汤证的病理就是肺寒表实，病位外在皮肤，内则在肺脏。

【条文】

1. 太阳病，或已发热，或未发热，必恶寒，体痛呕逆，脉阴阳俱紧者，名曰伤寒。

2. 太阳病，头痛发热，身疼，腰痛，骨节疼痛，恶风，无汗而喘者，麻黄汤主之。

3. 脉浮者，病在表，可发汗，宜麻黄汤。

4. 脉浮而数者，可发汗，宜麻黄汤。

5. 伤寒脉浮紧，不发汗，因致衄者，麻黄汤主之。

6. 太阳病，脉浮紧，无汗，发热，身疼痛，八九日不解，表证仍在，此当发其汗，麻黄汤主之。服药已，微除，其人发烦，目瞑，剧者必衄，衄乃解，所以然者，阳气重故也。

7. 太阳病，十日已去，脉浮细而嗜卧者，外已解也，设胸满胁痛者，与小柴胡汤，脉但浮者，与麻黄汤。

8. 太阳与阳明合病，喘而胸满者，不可下，宜麻黄汤。

9. 阳明病，脉浮，无汗而喘者，发汗则愈，宜麻黄汤。

10. 脉但浮，无余证者，与麻黄汤，若不尿，腹满加哕者，不治。

【解读】

中医说，肺主皮毛，主呼吸，就是说人的皮肤也属于肺，也有肺的一些功能。

1. 皮肤的功能

皮肤是人体最大的器官之一，它有两个主要的功能，一个是调节人体的体温，一个是协助肺脏呼吸。

第一，调节人体体温。人体毛孔开阖正常，可以通过毛孔排汗散热，或是关闭毛孔减少体温散失的方式来调节人体自身的温度，使人体保持一种恒温的状态。

第二，协助肺脏的呼吸。《干祖望医话》中提到了日寇埋人致死和演员全身涂金致死两个例子，书中说："以上两者，并不奇怪，因为缺氧致死。表面上看来人的氧气都是从鼻孔吸入，但更要知道皮肤也是吸氧的器官之一。原来早期低级动物就是靠皮肤来输入氧气的，经过亿万年漫长时日的进化过程慢慢地演变成用鼻子呼吸。虽然皮肤吸气功能逐渐退化，但现在还有不少动物仍然保留着用皮肤吸氧的能力，人类也不例外。"

因为皮肤与肺有着直接的联系，所以中医常说"形寒饮冷则伤肺"。

肺有两大功能：一是通过呼吸，给人体提供足够的氧气供应；二是通调水道。

第一，呼吸。肺的呼吸功能不用讲，大家都明白。

第二，通调水道。中医说肺主肃降，肺主水道，这就是肺通调水道的功能。

人体尿液的形成过程：血液流经肾小球时，血液中的尿酸、尿素、水、无机盐和葡萄糖等物质通过肾小球的过滤作用，过滤到肾小囊中，形成原尿。当尿液流经肾小管时，原尿中对人体有用的全部葡萄糖、大部分水和部分无机盐，被肾小管重新吸收，回到肾小管周围毛细血管的血液里。原尿经过肾小管的重吸收作用，剩下的水和无机盐、尿素和尿酸等就形成了尿液。

也就是说，尿液的来源是血液，是从血中过滤出来的，所以尿液的多少跟血液的运行是有很大关系的。

而对于血液循环来说，肺在其中起了至关重要的作用，血液循环中最重要的一环就是肺循环，就是当人体静脉血归右心房之后，其血进入肺脏进行氧气交换，由静脉血变成动脉血，如果没有了这个交换过程，我们人类都活不了，当然，如果这个循环出现了问题，对于血液的运行影响很大，血液的循环出问题，人的小便就出问题了，这就是肺主肃降，肺主水道的深层原因。

当人的肌表受到了严重的风寒侵袭时，皮肤毛窍关闭，无法调节体温和帮助肺呼吸，肺受到风寒的侵袭，血运不畅，影响人体的血运、水运和肺的正常功能，这就是麻黄汤证的病理。

简单点说，麻黄汤证的病理就是人体肌表受寒，毛窍关闭，肺循环受到影响，体表体内都是血运不畅。

（二）麻黄汤的症状

麻黄汤证除了"脉浮、头项强痛而恶寒"这个共同症状外，还有以下症状。

1. 脉浮紧

第1条的"脉阴阳俱紧"、第3条的"脉浮"、第4条的"脉浮而数"，以及第5、第6、第7、第9、第10条条文的"脉浮紧"讲的就是这种情况。

桂枝汤证的脉浮缓，浮是因为血液趋表，血管充血，所以浮；缓是因为表虚，脉的张力不够。

对于麻黄汤证来说，浮是因为血液趋表，血管充血；紧是因为皮肤受寒严重了，脉管紧张加上过度充血。

2. 发热和无汗、恶寒

第1条的"恶寒"、第2条的"头痛发热"和"恶风，无汗"、第6条的"无汗，发热"、第9条的"无汗"讲的就是这种情况。

人体受寒气侵袭，皮肤毛孔会选择关闭来减少散温，如果人受寒气的侵袭比较轻，当寒气散去之后，人体皮肤的毛孔自然恢复正常开阖状态；如果受风寒更重一些，人体的毛孔处于半开阖状态，这就是桂枝汤证；如果受寒严重，毛孔括约肌痉挛而使毛孔继续处于关闭状态，这就是麻黄汤证。

人体为了对抗寒气而奋起反应，通过胃肠的收缩、血运的增强来提高体温以驱逐寒气，体内产热不息，体表因为毛孔关闭无法散热，所以就发热甚或高热。

王鉴钧老中医有一个治疗小儿感冒发热的秘方，就是用青蒿煮水温洗，效果非常好。个人用过几次，基本上是洗一次孩子就不发热了，它的原理就是皮肤有调节体温的功能，通过用青蒿水的温洗，使全身微微出汗，恢复毛孔调节体温的功能，调节体温的功能正常，体温自然也就正常，这跟服桂枝汤或是麻黄汤发汗的原理一样。

麻黄汤证的发热更厉害，跟周围的温差拉得越大，所以，就恶寒得越厉害。因此一般情况下，麻黄汤证称为"恶寒"，桂枝汤证称为"恶风"。

因为麻黄汤证的毛孔是完全闭合的，所以皮肤是干燥无汗的，这和桂枝汤证形成明显的对比。桂枝汤证一般是有汗的，至少也是皮肤湿润的，而麻黄汤证是皮肤干燥的，这是一个重要的辨别点。

3. 喘

第2、8、9条条文的"喘"讲的就是这种情况。

毛孔开阖正常，能帮助肺脏吸收氧气以供给人体各器官，满足其需要，毛孔受寒关闭，无法吸入氧气，氧气供应量就不足了。为了保证人体各器官的氧气供应，肺不得不加大呼吸力度，吸入更多的氧气来保证人体各器官的需要，所以，就出现鼻扇而喘的症状。

同时，肺因为对血进行氧气交换，所以充满血液，受风寒侵袭后，肺脏功能表现为功能不振，就是"肺寒"。

这时候，血瘀积在肺中，肺泡因之闭塞，就是"肺寒闭"。肺泡一旦闭塞就难于进行氧气交换，人体起应激反应，通过咳喘来使肺泡重新开启，这就是肺闭而引发咳喘的原理。

同理，瘀血过久，肺因充血而发热，或因肺功能亢进，导致肺部充血过多，也会使肺泡关闭而变为"肺热闭"，这就是麻杏石甘汤证。

4. 身痛

第1条的"体痛"、第2条的"身疼，腰痛，骨节疼痛"、第6条的"身疼痛"、第7条的"胁痛"讲的就是这种情况。

桂枝汤证会出现身体疼痛的症状，是因为肌表血运不畅，肌肉和神经因为得不到血和津的濡养引起的。对于麻黄汤证来说，受寒相对更加严重，肌表的血运不畅也越严重，表现出来的疼痛就更加厉害。

5. 呕逆

第1条的"呕逆"讲的就是这种情况。

桂枝汤证可能出现干呕的现象，麻黄汤证也有这个现象，而且表现更加严重。因为麻黄汤证受寒更加严重，人体为了更大限度地制造热量和加速血运及水运，就会加速胃肠的收缩蠕动，所以就会出现呕逆的现象。

6. 嗜睡

第 7 条的"嗜卧"讲的就是这种情况。

肌表受寒，毛孔关闭，不能帮助肺吸入氧气，加上肺部血运不畅，就不能给人体各器官提供足够的氧气供应，人体就会启动自我保护装置，自然减少自身及其他组织的活动量，达到减少氧气消耗的目的，所以就会出现嗜睡的症状。

这跟身体缺氧就会发困，张大口打哈欠的道理一样。

7. 小便不利和水肿

第 10 条的"不尿，腹满"讲的就是这种情况。

肺主水道，肺循环不好，血液经过肾的速度就慢，就会出现小便不利，小便不利，多余的水分就不能排出，就会水肿。

8. 烦

第 6 条的"发烦"讲的就是这种情况。

这个症状跟桂枝汤证的"烦"一样，原理也一样。

9. 吐血或鼻衄

第 5 条的"衄"说的就是这种情况。

肌表受寒，人体就会加速血运、水运来解除肌表寒郁的问题，血液充盈，就有可能从血管最薄的地方溢出，就称为"衄"。鼻孔黏膜是人体血管最薄的地方之一，血最容易从这个地方溢出而表现为"鼻衄"，如果血从其他血管薄弱的地方如上消化道或是支气管出血，就称为"吐血"。

同样的道理，很多人上火就会出现鼻衄，原因是一样的。

吐血或是流鼻血之后，体内的热气也相对消散，肌表受寒较轻的，经过这番自我调节后，毛孔得开，病也就跟着好了，条文"脉浮发热，口干鼻燥，能食者则衄"和"太阳病，脉浮紧，发热身无汗，自衄者愈"说的就是这种现象。

肌表受寒重的，吐血或是流鼻血之后，体内的热虽然得以暂时消散，但因为毛孔仍然是闭合的，所以不久又将发热，又会出现吐血或是鼻衄的现象，所以还是要用麻黄汤来解表发汗，解除真正的病因。

三、麻黄汤的药理与运用

（一）麻黄汤的药理

麻黄汤的组成：

麻黄 15 克，桂枝 10 克，杏仁 15 克，炙甘草 5 克。

方后注："**先煮麻黄，去上沫**"和"**覆取微似汗，不须啜粥，余如桂枝法将息**"。

麻黄汤是由麻黄、桂枝、杏仁、甘草四味药组成的。

1. 麻黄的药理

麻黄，味辛、微苦，性温，归肺经、膀胱经，功效是发汗散寒、宣肺平喘、利水消肿、散阴疽、消癥瘕。现代药理研究表明，麻黄有发汗、解热、利尿等作用，麻黄碱能兴奋心脏、收缩血管、升高血压，对中枢神经有明显的兴奋作用，可引起兴奋、失眠、不安。

《神农本草经》说："主中风、伤寒头痛，温疟。发表出汗，去邪热气，止咳逆上气，除寒热，破癥坚积聚。"

《名医别录》说："主五脏邪气缓急，风胁痛，字乳余疾。止好唾，通腠理，解肌；泄邪恶气，消赤黑斑毒。"

《药性论》说："治身上毒风顽痹，皮肉不仁。"

《医学衷中参西录》说："受风水肿之症，《金匮》治以越婢汤，其方以麻黄为主，取其能祛风兼能利小便也。愚平素临症用其方，服药后果能得汗，其小便即顿能利下，而肿亦遂消。东人三浦博士，用麻黄十瓦，煎成水一百瓦，为一日之量，分三次服下，治慢性肾炎小便不利及肾脏萎缩小便不利，用之有效有不效，以其症之凉热虚实不同，不知用他药佐之以尽麻黄之长也。试观《金匮》水气门越婢汤，麻黄辅以石膏，因其脉浮有热也（脉浮固系有风，实亦有热），麻黄附子汤辅以附子，因其脉沉而寒也；通变化裁，息息与病机相符，是真善用麻黄者矣。古方中用麻黄，皆先将麻黄煮数沸吹去浮沫，然后纳他药，盖以其所浮之沫发性过烈，去之所以使其性归和平也。麻黄带节发汗之力稍弱，去节则发汗之力较强，今时用者，大抵皆不去节。至其根则纯系止汗之品，本是一物，而其根茎之性若是迥殊，非经细心实验，何以知之？陆九芝谓：麻黄用数分，即可发汗。此以治南方之人则可，非所论于北方也。盖南方气暖，其人肌肤薄弱，汗最易出，故南方有麻黄不过钱之语。北方若至塞外，气候寒冷，其人之肌肤强厚，若更为出外劳碌，不避风霜之人，又当严寒之候，恒用至七八钱始得汗者。夫用药之道，贵因时、因地、因人，活泼斟酌，以胜病为主，不可拘于成见也。"

《本草正义》说："麻黄轻清上浮，专疏肺郁，宣泄气机，是为治感第一要药，虽曰解表，实为开肺，虽曰散寒，实为泄邪，风寒固得之而外散，即温热亦无不赖之以宣通。观于《本草经》主中风伤寒，去邪热气，除寒热之说，及后人并治风热斑疹，热痹不仁，温疟岚瘴，其旨可见。且仲景麻黄汤之专主太阳病寒伤营者，以麻黄与桂枝并行，乃为散寒之用，若不与桂枝同行，即不专主散寒发汗矣。抑麻黄之泄肺，亦不独疏散外来之邪也，苟为肺气郁窒，治节无权，即当借其轻扬，以开痹着，如仲景甘草麻黄汤之治里水黄肿，《千金》麻黄醇酒汤之治表热黄疸，后人以麻黄治水肿气喘，小便不利诸法，虽曰皆取解表，然以开在内之闭塞，非以逐在外之感邪也。又凡寒邪郁肺，而鼻塞音哑；热邪窒肺，而为浊涕鼻渊；水饮渍肺，而为面浮喘促；火气灼肺，而为气热息粗，以及燥火内燔，新凉外束，干咳嗌燥等证，无不恃以为疏达肺金，保全清肃之要务，较之杏、贝苦降，桑皮、杷叶等之遏抑闭塞者，功罪大是不侔。"

又说："麻黄性质最轻，气味又淡，《本草》虽曰苦温，亦因其功用而悬拟之，不过言其温和升发之义耳。乃流俗畏之，几以为大温大热之药，则李濒湖《纲目》性热一言误之也。而缪氏《经疏》更为过甚之词，竟有味大辛，气大热之说。不知麻黄发汗，必热服温覆，乃始得汗，不加温覆，并不作汗，此则治验以来，凿凿可据者。且亦唯寒邪在表，乃宜少少取汗，以解表邪之寒热。若用以泄肺开喑，亦且无取乎得汗，而奏效甚捷，何况轻扬之性，一过无余，亦必不能大汗频仍，留恋药力，酿为巨患。"

章次公先生认为麻黄的功用有四：第一，麻黄内含麻黄素，能弛缓支气管痉挛，又能制止黏痰分泌，所以能止咳平喘，不仅能治各种特异痉挛性咳嗽如百日咳等，又能治肺气肿。肺气肿，中医多称痰喘、痰饮、咳逆，一般由慢性支气管炎引发，咳出的痰有白沫、多气泡，同时伴有呼吸困难，不能平卧等症状。第二，麻黄能亢进血压，改善肺循环的瘀血，所以，麻黄能治肺炎，能治因肺部瘀血导致肺部呼吸面积缩小而引发的呼吸困难、气急鼻扇的症状。第三，麻黄有强心的作用，因为麻黄能亢进血压，所以，在治肺炎的同时，又能治因肺炎引发的心衰。第四，麻黄有利小便作用，所以，能治中医所说的喘肿，即因周身浮肿引起的呼吸困难，这是因为浮肿时胸腔积有水分，压迫肺脏，从而导致呼吸困难，麻黄利尿，小便通畅自然浮肿减退，浮肿减退则肺部无所压迫，自然就呼吸正常了。

综合以上讲解，麻黄的功效可以总结为强心、收缩血管使血运加速。

麻黄能强心，能收缩血管、加速血液的流动，内能增强肺循环，外能解表寒闭，所以，前贤称它能"开肺气"，就是说在内能开肺闭，在外能开毛孔之闭，因此，尤在泾称它能"开腠理，使阳气申泄"，干祖望先生称它能"畅玄府，利毒邪外出"。简单点说，就是麻黄内能宣肺平喘，外能发汗散寒，就是说，能恢复肺的正常功能。

麻黄能活血，能增强肺循环，血运的加速也带动了水运的加速，所以，能利小便，能消肿。

麻黄能加速血管中血液的流动，且通达内外，活血化瘀祛癥瘕，《神农本草经》称它能"破癥坚积聚"。

麻黄能改善肺循环，增强人体的氧气供应，《名医别录》说有"止好唾"的功效。

因为麻黄能通达内外、活血化瘀，能改善肺循环，又能利水排毒，所以广泛地运用于内外各科。例如，麻黄醇酒汤、麻黄连翘赤小豆汤用它治黄疸，半夏麻黄丸用它来活水运祛痰饮等。

不过，对于麻黄，不管是过去，还是现在，很多人都认为麻黄是发汗峻剂，一不小心，就会汗出不止、亡阳而死。

事实上，单用麻黄发汗效果并不太好，要想发汗效果好，必须与桂枝配伍才行。

王新午老先生在《漫话麻黄、薏苡仁、贝母、前胡》中说："麻黄，旧说是发汗重剂，新说主以定喘利尿，云发汗之力可疑。按麻黄汤原方，服后须覆取微似汗，其症主身疼腰痛、骨节疼痛、恶风无汗而喘，其方麻黄之量最多，如不温覆则不峻，其汗与不汗，全在温覆与否耳。《外台秘要》卷三，天行病，《肘后方》的麻黄解肌汤、葛根解肌汤，皆覆取汗。《伤寒论》桂麻各半汤、桂枝二越婢一汤、麻黄杏仁甘草石膏汤、麻黄附子细辛汤、金匮还魂汤等，皆不温覆取汗。其甘草麻黄汤曰里水。越婢汤证曰恶风，一身悉肿。越婢加术汤证曰一身面目黄肿。越婢加半夏汤证曰其人喘，目如脱状。大青龙汤证曰恶寒身疼痛，不汗出而烦躁。小青龙汤证曰心下有水气，咳而微喘。按以上证治，则麻黄所主为喘咳水气，恶寒疼痛也（参药征）。《外台秘要》卷十六删繁脉热极方，多汗无滋润，用止汗麻黄汤。《古今录验》疗汗出不止，术桂散方，麻黄量多于他药。又删繁疗肉热极，有麻黄止汗通肉解风痹汤。千金疗肉热极，则身体津液脱，腠理开，汗大泄，有越婢汤方。西州续命汤，有麻黄，亦主汗大泄。又删繁疗气极伤热，肺虚多汗，有麻黄汤。按以上各方皆以麻黄为君药，有去根节者，有不去根节者，其效则为通腠理，以调行水道而止汗也。综上所载，则麻黄之功用，可得而知矣。余治水肿，用麻黄自一钱（3克）渐至一两八钱（54克），并无汗，而尿则大利，历用皆然。盖此药伍以汗药则汗甚，伍以利尿药则尿甚，若误用于衰弱人，则偾事矣！"

李俊先生在《话说麻黄发汗》一文中说："对于'夏不用麻黄'，'有汗不得用麻黄'之说，医界人尽皆知。千百年来，多有人以麻黄为发汗解表第一要药，属发汗重剂，畏而不用，以求稳妥。个人的看法却有悖于先贤。动物试验和临床应用证明，常规剂量的麻黄并不致汗，或仅致小汗。曾用于肺虚患者，动辄汗出、喘咳，也未见大汗亡阴、亡阳之例。麻黄单用（不配其他发汗药物，不啜热粥），发汗力量缓和，有汗之人或夏月易汗之季用之，亦无过汗之虞。中药的应用，以复方配伍形式居多，单味药与复方的作用不完全相同，甚或完全不同。麻黄与桂枝同用，如麻黄汤，在桂枝温经通阳畅行营卫气血的基础上，其辛散宣透功得以最大限度发挥，发汗力量陡增，成为发汗解表峻剂；若无桂枝相辅，也无其他发汗药配合，如麻杏薏甘汤，则麻黄发汗力弱；若与石膏为伍，石膏之大寒可抑制麻黄温散之性，虽仍有宣肺透邪之效，却无发汗之力，故越婢汤用麻黄治风水汗出，麻杏石甘汤用麻黄治热壅汗出而喘。总之，麻黄用于无汗和有汗病证，其机要在于配伍。"

所以，麻黄汤中，麻黄跟桂枝这个组合，才是发汗的关键。麻黄助以桂枝，血的运行就会更快，血运加速。内部，肺的瘀血状态就会得到解除，外部，肌表的血运不畅也会得到解除，从而达到表解汗出的目的。

当患者里面虚寒更甚时，可以把桂枝换为附子，也就是麻附甘草汤；如果虚寒兼内有寒饮，就增加细辛成为麻附细辛汤，所以，麻黄汤、麻附甘草汤、麻附细辛汤这三个方子都可治嗜睡，但是轻重有别。

2. 杏仁的药理

杏仁，就是苦杏仁，味甘、苦，性微温，归肺、大肠经，功效是止咳平喘、润汤通便，主治咳嗽气喘、胸满痰多、血虚津枯、肠燥便秘。现代药理研究表明，杏仁有镇咳、平喘、抗炎、镇痛、降血糖、降血脂、抗肿瘤等作用。

杏仁的功效可以总结为止喘、止痛、开肺和通便。

（1）止喘：章次公先生说，"杏仁内含氢氰酸，有麻醉咳嗽神经中枢的作用，所以能止咳止喘，减少患者苦闷，不过，用时宜重用才有效。但是，因杏仁所含的氢氰酸有毒，可由胃肠吸收而引起吐泻、腹痛、头晕等中毒症状。所以，临床以不超过30克为度"。

个人平时在运用杏仁时，小孩一般是 8 ～ 10 克，大人一般是 15 ～ 20 克，效果好而又没有弊端。只是患者拿我的药方去抓药时，经常有药店质疑说杏仁用的量太大了，怕中毒，其实只要不超过30克，就没事的。

因杏仁止喘的功效和麻黄相近，所以临床运用时，害怕麻黄发散力大的，也有用杏仁代替使用的。

（2）止痛：因为杏仁中所含氢氰酸有止痛作用，且其含有油脂能润肠胃，缓解痉挛，所以又能治胃痛。

章次公先生治胃痛时，用杏仁配伍当归、桃仁使用，行滞、化瘀、止痛的功效更好。

（3）开肺：杏仁能开肺活水运，前人称它为"善开上焦、宣通肺气，为开肺要药"，临床治湿的方子，很多都加了杏仁，并称为"开肺之法"。

（4）通便：杏仁富含油脂，能润肠胃、弛痉挛，所以能通便。

3. 麻黄汤的药理

麻黄汤用麻黄活血利水，开肺闭解表实，止喘发汗解表；用桂枝增强其活血、发汗解表的效果；用杏仁增强其利水、止喘的效果，用甘草安肠补液防病下传。四者合用，改善肺循环，使血运、水运加速，肺及肌表的寒郁，一汗而解，寒郁得解，诸症皆消。

桂枝汤中五味药可以说都是主药，但对于麻黄汤来说，它的主药就是麻黄，桂枝、杏仁和甘草都是协助麻黄的。

对于麻黄汤来说，还有一点要特别注意，就是麻黄和甘草的比例。在原方中，麻黄和甘草的比例是 3 ：1，这是确保麻黄汤顺利发汗的关键之一。临床上，因为受麻黄是发汗猛药说法的影响，很多人不敢大量使用麻黄，而甘草的用量和平时一样，这就导致在运用麻黄汤时，麻黄和甘草的用量相近，从而影响了麻黄汤发汗的效果。

蒲辅周先生在《谈方剂中药物剂量》一文中记载了一个医案。中医研究院一老太太患伤寒太阳表实证，曾用麻黄汤不解，而问于余曰："是否分量太轻，亦或未如您老之喜用葱白耶？"余曰："葱白固发表通阳之良药，但症结不在此。你方中用甘草几何？"答曰："二钱"。余曰："得之矣，如何得汗？麻黄与甘草相去无几，必不得汗。"乃减甘草量，麻黄二钱，杏仁二钱，桂枝二钱，甘草五分，一剂即得微汗而愈。

4. 麻黄汤的方后注

方后注说："先煮麻黄，去上沫。覆取微似汗，不须啜粥，余如桂枝法将息。"

（1）为什么要"先煮麻黄，去上沫"？

古代所用的麻黄，多半是新采的，辛温性烈，服用之后容易因心率加快而致心烦心悸，所以要求先煮来减其辛烈之性。现代药理研究证明，新采麻黄煮后的泡沫中，含有一种使人烦躁的物质。

现在所用的麻黄，基本都是放置已久或是炙用，所以就没有必要先煮了。

（2）为什么"不须啜粥"？

桂枝汤发汗的能力不强，药后喝热粥或是喝热开水，目的是为了帮助桂枝汤发汗。

麻黄汤的解表发汗能力很强，所以就不用再喝热粥或是热开水来帮助发汗了。

如果再喝热粥或是喝热开水，就会汗出过多伤阳气，所以书中一直强调要"微似有汗者益佳，不可令如水淋漓"。

（二）麻黄汤的运用

麻黄汤运用的条文有9条：

1. 太阳病，头痛发热，身疼，腰痛，骨节疼痛，恶风，无汗而喘者，麻黄汤主之。

2. 脉浮者，病在表，可发汗，宜麻黄汤。

3. 脉浮而数者，可发汗，宜麻黄汤。

4. 脉浮发热，口干鼻燥，能食者则衄。太阳病，脉浮紧，发热身无汗，自衄者愈。伤寒脉浮紧，不发汗，因致衄者，麻黄汤主之。

5. 太阳病，脉浮紧，无汗，发热，身疼痛，八九日不解，表证仍在，此当发其汗，麻黄汤主之。服药已，微除，其人发烦，目暝，剧者必衄，衄乃解，所以然者，阳气重故也。

6. 太阳病，十日已去，脉浮细而嗜卧者，外已解也，设胸满胁痛者，与小柴胡汤，脉但浮者，与麻黄汤。

7. 太阳与阳明合病，喘而胸满者，不可下，宜麻黄汤。

8. 阳明病，脉浮，无汗而喘者，发汗则愈，宜麻黄汤。

9. 脉但浮，无余证者，与麻黄汤，若不尿，腹满加哕者，不治。

在这里面，第1～3条，说的是麻黄汤的主治，第1条前面分析过了。

第2、3条就说得有点简单，说是脉浮和脉浮数，可用麻黄汤发汗。

这是一种省文的说法，并不是说脉浮或是脉浮数就可以用麻黄汤，而是说，患者其他的症状不是特别明显，脉浮或脉浮数特别明显，排除了太阳表证的其他类型病症，确定是麻黄汤证之后，才可以用麻黄汤。

第4、5条讲的是出现鼻衄或是吐衄的情况和如何用麻黄汤治的问题。

第6条讲的是麻黄汤治嗜睡，因为小柴胡汤证也有出现嗜睡的情况，这里说的是辨别的方法。

第7、8条说的是太阳与阳明合病，前面讲过，治表当先解表而后攻里，一般情况下，表解之后，元气归里，里病一般就会不药而愈。

第9条讲的是麻黄汤治小便不利导致水肿的情况。麻黄汤能使人体的血运、水运加速，经肾的血液增多，小便增多，所以，服麻黄汤之后，患者一般会觉得脉搏加速，体温增高，汗出，而且小便增多。

条文说："脉但浮，无余证者，与麻黄汤，若不尿，腹满加哕者，不治。"

这条就明确指出，服用麻黄汤后，小便会增多，如果小便不增多，那就有其他重大问题了，如果患者还有胃气严重败衰的症状，就是重病，所以说"不治"。

这里说"腹满、哕"是重病的症状，只是说"腹满"和"哕"同时出现是胃气严重败衰的一个重要特征，准确的判定还要有其他胃气败衰的判断标准，因为单纯的"腹满"或"哕"是可以由很多原因引起的。

麻黄汤除了上面的运用外，还可以用于皮肤病、跌仆损伤、眼部瘀血导致的病变等的治疗。

四、麻黄汤的加减

胃气素弱或病久而胃功能不振，运用时就要加生姜、大枣之类以顾护胃气，严重的就要加干姜、半夏、麦冬之类，来达到补胃阳和胃阴的目的。

近代名医范中林先生临床就喜欢用麻黄加半夏汤，他说："麻黄汤加法夏者，其用有四：除湿化痰涎，大和脾胃气，痰厥及头疼，非此莫能治。"临床见风寒夹湿者如头痛脸肿之属，即用此方，其效颇佳。

近代医家张锡纯先生运用麻黄汤时，则喜欢在本方中加知母，以助发表而清热，在方中加黄芪，以补阳助汗。

蒲辅周老先生在使用麻黄汤的时候，如果患者属于内蕴湿热，如酒客之徒，可以把桂枝换成羌活，这是因为桂枝有"动血助热"的弊端。

蒲老先生说："桂枝汤有'若病酒客不可与'的告诫，不能注意了桂枝汤的'汤'而忽略了'桂枝'，此物用内热之人当先考虑动血之弊。寒热外束身痛者可去桂枝加羌活3克。"

五、医案点评

案一:《古方医案选编》

陈某,年六旬。小贸营生,日在风雪行走,冬月感寒……病人云头痛甚不能转侧,足筋抽痛,不能履地。稍移动,则痛欲死,发热无汗,脉紧有力,乃太阳伤寒证也。即以麻黄汤取汗,果微汗出而头足痛减,稍能进食,以其元气素亏,继进桂枝新加汤四剂,痛减,食更增,调理月余,始能外贸。

[点评] 本案中,患者是在"风雪行走、冬月感寒"的情况下得病的,症状是"头痛、脚痛、发热、无汗、脉紧有力",这就是麻黄汤证。药后"微汗出而头足痛减",这就说明药已对症,至于后面的调理,也在情理之中。

案二:《经方实验录》

师曰:予忆得丁甘仁先生逝世之一年,若华之母于六月二十三日亲至小西门外观看房屋。迨回家,已入暮。曰:今夜我不能亲视举炊,急欲睡矣。遂盖被卧,恶寒甚,覆以重衾,亦不温。口角生疮,面目红,又似热证。腹中和,脉息浮紧有力。温覆已久,汗仍不出,身仍无热。当以天时炎暑,但予:麻黄二钱,桂枝二钱,杏仁三钱,甘草一钱。服后,温覆一时,不动声色。再作一剂,麻桂均为三钱,仍不效。更予一剂,如是续作续投,计天明至中午,连进四剂,了无影响。计无所出,乃请章生次公来商。次公按脉察证,曰:先生胆量,何其小也?曰:如之何?曰:当予麻桂各五钱,甘杏如前。服后,果不满半小时,热作,汗大出,臭气及于房外,二房东来视,掩鼻而立,人立房外内望,见病者被上腾出热气。于是,太阳病罢,随转属阳明,口干渴,脉洪大,而烦躁。乃以调胃承气汤下之。嗣后病证反复,调理月余方愈。周身皮肉多作紫黑色,历久乃退。

[点评] 本案中,麻黄的用量是从二钱到三钱,最后用到了五钱,就是说,麻黄的用量从6克多一点最后用到了15克多才解决问题。

个人在平时用麻黄,小孩一般是 3 ~ 5 克,大人一般是 8 ~ 12 克。

案三:《中医临床家胡天雄》

刘某,男,21 岁。患尿频尿急,解时茎中刺痛,尿量甚少,并伴有身痛腰酸，口不干渴，脉浮缓。农村无化验设备，小便未查，是否为泌尿系急性炎症所致，不得而知。但从身痛腰酸脉浮看，病为在表、在早期，从口不干渴及脉缓，病未化热。纵观全局，不论在里有无急性炎症，亦当以治表为主。时为阳历五月，拟麻黄汤加知母，嘱其煎成冷服，不得热服。麻黄 5 克，桂枝 9 克，杏仁 9 克，甘草 6 克，知母 15 克。患者依法服，两剂而症状大减，四剂而诸证悉除。古方麻黄发汗，得汗即不再服，本例服四剂，无明显汗出而病告愈，妙用在于服法。桂枝汤啜热粥以助药力，人所共知，麻黄汤冷服以减其发汗之力，并有利水之效，则大论所未言。故书贵活读，方贵活用。自后凡遇腰痛初起有尿急尿痛症状而口不干苦者，即以麻黄加知母汤煎成冷服，无不应手取效。

[点评] 本案有三个要点：第一，患者身痛腰酸脉浮，这是麻黄汤证；第二，麻黄汤加知母的用法，源于近代名医张锡纯，目的是利湿清热，并防病从阳化，化热入里；第三，麻黄汤冷服，目的是减少发汗而增强利水的功效，专门针对那些内有湿阻并且将热化或已热化而表未解者。

胡天雄先生说："本方（麻黄汤）加知母，煎成冷服，不温覆，以治病候之须解表利水两法并行者，每收良效。"

刘天湖先生在《临床实验录》中说："凡服麻黄汤中加以利尿之药或冷服，多不发汗。愚亦屡验麻黄汤中加云苓、泽泻、车前、滑石等药不发汗，东医三浦博士云，麻黄冷服，颇得利尿之效，始终不见发汗，汗之与尿，固互为消长者也。"又说："病有伏暑，药中故加云苓、滑石引之从小便暗除，故不必有汗也。"

麻黄汤加利小便的药之后，发表与利小便是同时存在的，所以，有汗与无汗都是正常的。麻黄汤冷服就能减少发汗，它的原理跟桂枝汤啜热粥以增强发汗能力一样，只不过是相反而已。

因为麻黄汤能开肺利小便，所以能治小便不利，古人就把这种办法形象地称为"提壶揭盖"。因为麻黄汤能发汗利小便，所以，又能治三焦水道不利导致的水肿证。

案四：《名医类案》

陶尚文治一人，伤寒四五日，吐血不止，医以犀角地黄汤等治而反剧。陶切其脉，浮紧而数，若不汗出，邪化由解？遂用麻黄汤，一服汗出而愈。或问：仲景言衄家不可汗，亡血家不可发汗，而此用麻黄汤，何也？瑾曰：久衄之家，亡血已多，故不可汗。今缘当汗不汗，热毒蕴结而成吐血，当分其津液乃愈，故仲景又曰：伤寒脉浮紧，不发汗因致衄者，麻黄汤主之。盖发其汗，则热越而出，血自止也。

[点评] 本案中，首先是伤寒四五日，然后是脉浮紧而数，还有就是吐血不止。这是麻黄汤证，可为什么有的医生会用犀角地黄汤呢？因为犀角地黄汤本来就是大家熟知的治吐血的方子，这是没辨证的结果。

案五：《名老中医阎镛疑难病医案医话》

郝某，女，14岁，学生，平遥增依涧村人，1974年3月2日诊治。病史：患者因参加文艺演出，日夜排练节目，劳困交加，深夜出入感受风寒，四肢疲惫，恶寒发热，鼻塞头痛，以致卧床不起。曾延医针药治疗，用费六七元未见好转。另更一医处以参、术温补一方，嘱服三剂，服一煎后，患者浑身悉肿，颜面尤甚，余药不敢服用，其父又急又怕带女来院诊治。诊断：小女纳呆，身冷，二便不火，无汗，身痛，头也不清，周身皆肿，颜面尤甚，苔腻色白，稍咳无痰，语言清亮，脉象浮迟而稍紧。辨证：劳倦疲困正气虚，感受风寒，误补身肿。治法：辛温解表合助中气，处以麻黄汤加减。方药：麻黄4克，桂枝6克，生黄芪15克，杏仁9克，生姜皮15克。水煎服。嘱忌风避寒，勿急勿慌。药后津津然，全身出汗，头部出汗尤多，次日清晨肿消大半，全家与邻居称奇。继服二煎，肿消身轻，诸证消失而愈。讨论：本为太阳伤寒证，表证未解，恣用参、术补中固表，若闭门关贼，致毛窍闭塞，汗腺不通，阴寒拘束，邪不宣泄，结果浑身臃肿，纯属药之所为，非病之所有，应以为戒。

[点评] 本案是一个误治引发的病症，患者本来就是麻黄汤证，可一药而愈的。可是医生辨证不清，用药错误，从而导致患者出现水肿的情况。

案六：《六经辨证实用解》

本村宁某某之亲戚，男性，年30余，自外地来就医。得嗜睡病已4年，终日倦卧而睡，呼之虽醒，移时又睡，外出行路倒于路旁立时即睡，深以为苦，虽四处求医，又皆不效。乃细察问其素体又毫无他疾，堪称健壮。只其脉象略见浮濡，当属阳气不振。沉思良久，不知从何处方。回忆《灵枢·口问》有"阳气尽阴气盛，则目瞑，阴气尽阳气盛，则寤矣"之句，但其言人阳气又因何不盛。病因何在又不得知。据何立法处方实乃犹豫不定。忽又忆起柯韵伯阳气开阖之论，人之嗜卧乃阳气阖而不得开，当用麻黄汤从太阳以开阳气，使其开而不阖则病自除。乃处麻黄汤试与服之。麻黄 3 克，桂枝 10 克，杏仁 10 克，甘草 6 克，升麻 3 克，党参 20 克。水煎服，日 2 次。不料两剂服完，患者复诊时欣喜万分，连连诉说睁开眼了，已不再想睡觉了。病已转愈，乃依原方，麻黄用至 10 克，再服两剂，病未复发，乃欣然而归。一年后相遇，诉其病已痊愈。

[点评] 本案中，患者除了脉浮和嗜睡之外，没有其他症状可以进行辅助辨证，不过，患者已四处求医无效，说明其他一般的方法已经试过了，排除其他病因，所以就是麻黄汤证，用麻黄汤发表，病就好了。

案七：《治验回忆录》

汪某，以养鸭为业。残冬寒风凛冽，雨雪交加，整日随鸭群蹀躞奔波，不胜其劳。某晚归时，感觉不适，饮冷茶一大盅。午夜恶寒发热，咳嗽声嘶，既而语言失音。曾服姜汤冲杉木炭末数盅，声亦不扬。晨间其父伴来就诊，代述失音原委。因知寒袭肺金，闭塞空窍，故咳嗽声哑。按脉浮紧，舌上无苔，身疼无汗，乃太阳表实证。其声喑者，非金破不鸣，是金实不鸣也。《素问·咳论》云："皮毛者，肺之合也。"又《灵枢·邪气脏腑病形》云："形寒寒饮则伤肺。"由于贼风外袭，玄府阻闭，饮冷固邪，痰滞清道，治节失职之所致。宜开窍宣肺气，不必治其喑。表邪解，肺气和，声自扬也。疏麻黄汤与之。麻黄 9 克，桂枝、杏仁各 6 克，甘草 3 克。服后，温覆取汗，易衣 2 次。翌日外邪解，声音略扬，咳嗽有痰，胸微胀，又于前方去桂枝，减麻黄为 4.5 克，加贝母、桔梗各 6 克，白豆蔻 3 克，细辛 1.5 克，以温肺化痰，继进两剂，遂不咳，声音复常。治失音。

[点评] 因为麻黄汤能改善肺部血液循环，所以，又可以治因受寒致痰滞清道而出现的"寒闭失音"，即"金实不鸣"。

"金实不鸣"是肺闭引起的，肺部血郁不通导致肺闭。古人认为，肺是白色的，白色为金，所以肺属金，肺闭就称为金实，肺闭导致的失音就称为"金实不鸣"。

肺寒可以导致肺闭，从而出现失音，肺热也可导致肺闭而出现失音。所以麻黄汤可以治失音，麻杏石甘汤也可以治失音，不过病理相反。

第八讲　太阳寒病之表郁

桂枝麻黄各半汤和桂枝二麻黄一汤，这两个方子都是用桂枝汤和麻黄汤两个方子合起来用的，而且因为这两个方子中药物的用量都较轻，所以叫麻桂轻剂。

前面举了一个例子，就是两个人一同出去，回来的时候，有可能一个没病，一个病了，也有可能一个人病的是桂枝汤证，一个人病的是麻黄汤证。患桂枝汤证的人是因为体内胃肠虚寒，加上受寒不严重引起的，患麻黄汤证的人是体内肺部血运不畅、肌表受寒严重引起的，这里面，桂枝汤证更多的是治胃肠虚寒里证，如果拿胃肠虚寒里证和肌表寒郁的表证相对比的话，应该是里七分外三分；而对于麻黄汤证来说，更多的是因为肌表寒郁引起的，如果拿肺部寒郁的里证和肌表寒郁的表证相比，那么就应该是里三分外七分了。

前面讲过，如果麻黄汤证的患者胃肠虚寒的话，可以加生姜、大枣，或是加半夏、干姜、麦冬之类。同样的，如果患者胃肠虚寒严重，肌表受寒也严重，也可以用桂枝汤加麻黄或是桂枝汤与麻黄汤合用，例如葛根汤。

也就是说，胃肠虚寒严重的，以桂枝汤为主，适当加活血趋表的药；表寒严重的，以麻黄汤为主，适当加温胃肠的药。即要根据实际情况，合理地运用药方，适当地增减药物，做到药方、药物的使用与患者的症状高度统一，这样才能真正地做到药到病除，本讲要讲的就是胃肠和肌表受风寒都不严重，属于里外各五分的情况。

一、麻桂轻剂证的病理和症状

（一）麻桂轻剂证的病理

麻桂轻剂证的病理就是内则胃肠虚寒血运不畅，外则受风寒侵袭血运不畅，胃肠虚寒较桂枝汤证为轻，肌表受寒则较麻黄汤证为轻，属于胃肠和肌表的寒郁五五分的情况。

【条文】

1.服桂枝汤，（大汗出，脉洪大者，与桂枝汤如前法）若形如疟，日再发者，汗出必解，宜桂枝二麻黄一汤。

2.太阳病，得之八九日，如疟状，发热恶寒，热多寒少，其人不呕，清便欲自可，一日二三度发，脉微缓者，为欲愈也（脉微而恶寒者，此阴阳俱虚，不可更发汗、更下、更吐也），面反有热色者，未欲解也，以其不能得小汗出，身必痒，宜桂枝麻黄各半汤。

3.设面色缘缘正赤者，阳气怫郁在表，当解之、熏之；若发汗不彻，不足言，阳气怫郁不得越，当汗不汗，其为躁烦，不知痛处，乍在腹中，乍在四肢，按之不可得，其人短气，但坐，以汗出不彻故也，更发汗则愈，何以知汗出不彻，以脉涩故知也。

【解读】

患者出现麻桂合病的病理，主要有两种情况，一是桂枝汤证误治或是将息失宜转化而来；二是患者一得病就是属于胃肠虚寒和肌表的寒郁是五五分的情况。

1.桂枝汤误治或是将息失宜转化而来的情况

第1条条文：

服桂枝汤，（大汗出，脉洪大者，与桂枝汤如前法）若形如疟，日再发者，汗出必解，宜桂枝二麻黄一汤。

这条条文真正要表达的意思是：

服桂枝汤，若形如疟，日再发者，汗出必解，宜桂枝二麻黄一汤。

就是说，患者服用桂枝汤之后，表病没有解，而是出现了"形如疟，日

再发"的情况，患者出现了一天发热恶寒两次是因为表未解引起的，所以，还要通过桂枝二麻黄一汤的小发其汗来解表，从而达到"**汗出必解**"的效果。

这里面有两种可能：

第一，患者的胃肠虚寒严重，服用桂枝汤之后，胃肠虚寒相对好了一点，但是表郁还没有解除，出现了胃肠转温而表未解的情形，所以，要小发其汗达到解表的目的。

第二，患者本来就是桂枝汤证，可是在服用桂枝汤的时候，将息失宜，就是说，在发汗的时候，又受到风寒的侵袭，就是重感，这样也会出现患者因为服用桂枝汤后，胃肠虚寒好一点儿，而肌表受寒所郁却重一点儿的情况。在临床上，对于患者出现了轻微重感的情况，麻桂轻剂就是最好的方子，屡用不爽。

2. 患者一得病就是属于胃肠和肌表的寒郁是五五分的情况

第2条条文：

太阳病，得之八九日，如疟状，发热恶寒，热多寒少，其人不呕，清便欲自可，一日二三度发，脉微缓者，为欲愈也（脉微而恶寒者，此阴阳俱虚，不可更发汗、更下、更吐也），面反有热色也，未欲解也，以其不能得小汗出，身必痒，宜桂枝麻黄各半汤。

这条条文有4个要点：

第一，"**太阳病，得之八九日**"，得病八九天之后，患者才出现这样的情况，说明患者的元气较好，元气较好的人胃肠就不会特别虚寒。

第二，"**其人不呕**"，前面讲过，呕是患者胃肠虚寒的一种表现，不呕就是胃肠虚寒不严重。

汉代的很多文献都是刻在竹简上的，很不方便，所以，古人写文章时惜字如金，如果患者某方面的症状是正常，就会省略不讲的，如"**太阳病，脉浮数者，可发汗，宜麻黄汤**"等都是省文的手法。

在这里，"**呕**"是胃肠虚寒，反之，"**不呕**"就是胃肠虚寒不是很严重。

第三，"**清便欲自可**"，在这里，"**清**"通"**圊**"，本义为厕所，《说文解字》里面说"厕，清也"，在这里就是"上厕所"的意思。所以"**清便**"就是"排便"，"**清血**"就是"便血"，"**清脓血**"就是"便脓血"，"**下利清谷**"就是"泻下不消化的食物"，"清水"就是"泻下水样便"。而"欲"通"续"，就是持续的意思；"可"就是"犹宜"的意思。

所以，"清便欲自可"是大便接近正常的意思，胃肠虚寒的人大便多为泄泻，现在大便接近正常，说明胃肠是虚寒，但不是很虚寒。

第四，"发热恶寒"，说明患者有表证，加上"太阳病，得之八九日"，也说明患者外表肌表寒郁的表证。

综合以上四点，条文所说的就是胃肠虚寒和肌表寒郁各五五分的情况。

（二）麻桂轻剂证的症状

患者的病理是胃肠虚寒，但是跟桂枝汤证相比，是比较轻的，所以很多桂枝汤证的表现，它是没有的；同样，患者的病理是肌表受寒，但是跟麻黄汤证相比，也比较轻，所以，很多麻黄汤证的症状，它也是没有的，不过，它有自己特有的症状。

1. 如疟状

第1条的"形如疟，日再发"、第2条的"如疟状"讲的就是这种情况。

疟疾发作的症状是先恶寒，后发热，再汗出，而麻桂轻剂的症状则是**"发热恶寒，热多寒少"**，这种症状表现为先发热，然后汗出，再恶寒。因为这二者很相近，所以说是"如疟状"。

太阳病的"如疟状"和少阳病的"往来寒热"有什么区别呢？

第一，发作频率不同。发热恶寒一日再发乃至一日数十度发，都是太阳病；一日一发乃至数日一发则是少阳病。

注意：这里的一日再发，是指一天之内出现两次发热、汗出、恶寒，不能把发热和恶寒算为二次，同样的，一日数十度发是指一天出现几次到十几次，甚至几十次的发热、汗出、恶寒；而少阳病的往来寒热，是一日一发，或是数日一发甚或更多日一发，在两次发作的期间有一段时间是不发病的，也就是说，是一天发作一次，出现一次恶寒、发热，或是几天出现一次，甚至十几天出现一次，在间隔期是不发病的，不像太阳病那样一天发作几次。

第二，发作时症状的顺序不同。太阳病是先发热后恶寒，所以说是"发热恶寒、热多寒少，如疟状"；而少阳病是先恶寒后发热，所以说是"往来寒热"。

第三，发作的病理原因不同。太阳病的病理是胃肠虚寒和肌表血运不畅，而少阳病的病理是三焦水运不畅。

前面讲过，发热、恶寒都是人体功能的反应，当人体肌表受风寒所袭之后，毛孔闭塞或处于半痉挛状态，人体为解决肌表的血运不畅，人体奋起反应使血运加速，产热功能亢进而肌表毛孔散热不及就会出现发热、恶寒的情况。

对于麻桂轻剂证来说，因为患者本来就是血运不畅，胃肠虚寒，当人体功能奋起反应的时候，患者血运加速，所以发热，血运、水运趋表，表闭不严重时，就可以出现毛孔打开而发汗，但是因为解表的力量不足，所以发热汗出之后，体表温度又再度下降，跟周围的温差又再度拉大，这时候又出现恶寒了，特别是离心脏最远端之四肢，更可能因供血不足而出现厥冷的情况。因为机体救济的发热不能解除肌表血运不畅，所以人体不久又积蓄力量重新起救济，所以又出现发热、汗出、恶寒的情况，因为这种情况是往来反复的，所以说"发热恶寒、如疟状"。因为人体血运运行速度快，所以救济的速度也快，所以就可以出现一日两次，甚者数十次的情况。

少阳病小柴胡汤证的"往来寒热"，它的成因和太阳病不同，是三焦的腠理部分水道津液，因寒冷导致肌表温度不足，这样才出现"恶寒"的症状，同样，人体为解除恶寒，奋起抵抗而使水运为之加速，所以也会出现"发热"，但是，因水运不畅，不久其水运又暂缓而发热自止，在此期间，因为发热能暂解水液寒冷而引发的恶寒，所以发热之后有较长时间如无病之人。

同样的，因为水道之中的瘀滞不解，那么恶寒的病源就继续存在，恶寒的病源不除，那么发热也就不能止，所以，病就出现往来寒热的现象。因人体水运起救济的速度较慢，所以发作的时间需一日乃至数日，甚至更久，才会出现恶寒发热的一次发作。因为往来寒热这个病的根本，是三焦水运不畅引起的，所以就是少阳病。

为什么桂枝汤和麻黄汤没有出现往来寒热的问题呢？

第一，为什么桂枝汤证没有"往来寒热"？

桂枝汤证是胃肠虚寒，肌表受寒不严重，所以患者的机体功能起救济的功能相对于麻桂合剂要弱，加上肌表受寒不严重，所以热也能随汗而出，所以发热就不太严重，反而是汗出相对严重一点。

第二，为什么麻黄汤证没有"往来寒热"？

因为对于麻黄汤证来说，肌表受寒严重，人的机体功能救济之后，因为胃肠功能较好，加上肌表的寒闭，热不能随汗而出，所以一般会出现高热的情况。

所以，只有麻桂合剂的病证，它的里寒和表寒都处在桂枝汤证和麻黄汤证的中间，机体的救济功能比桂枝汤证好一点，肌表寒郁又比麻黄汤证轻一点，所以才会出现这种特有的"热寒往来和一日数次发作"的特殊现象，而且这种情况下，患者可能会出汗，也可能不出汗。因为患者兼具了桂枝汤和麻黄汤的病机，所以，用药时才用了桂枝汤和麻黄汤的合剂。

第三，为什么桂枝加麻黄汤没有"往来寒热"？

如果患者内部胃肠虚寒严重，外表受寒严重，那就需要桂枝汤加麻黄，或是桂枝汤合麻黄汤来用，因为肌表受寒严重，毛孔关闭了，患者会出现的也是跟麻黄汤一样的症状，所以也不会出现"往来寒热"的问题。

"发热恶寒、如疟状、热多寒少和一日二度发乃至一日数十度发"是麻桂轻剂证最鲜明且相对容易辨别的一个特点。不仅如此，对于鼻炎出现一天几次到几十次的鼻塞也可以纳入这个范围。

《经方实验录》中姜佐景先生说："余则凭证用方，凡发热恶寒同时皆作，有汗者用桂枝汤，无汗者用麻黄汤，发热恶寒次第间作，自再发以至数十度发者，择用桂二麻一等三方，层次厘然，绝无混淆。"

曹颖甫先生说："少阳病之所以异于太阳者，以其有间也，若日再发或二三度发，则为无间矣。太阳所以异于阳明者，以其有寒也，若但热不寒，真谓之阳明可矣，恶得谓之太阳病乎？固知有寒有热，一日之中循环不已者为太阳病，寒热功当量日发，有间隙如无病之人者为少阳病，此麻桂二汤合用与柴胡汤独用之别也。病理既明，随证用药可矣。"

麻桂轻剂证的"如疟状"这个特点是非常鲜明的，属于非常容易辨别的方证。但是，如果医者不认识、不知道有这样的方证，往往会无从下手，从而出现误治，严重的甚至置患者于死地。

《经方实验录》中就记载了两个这样的案例，皆是因为医生不认识麻桂轻剂证而出现误治和导致患者死亡的案例，如：

朱右，住小北门福祐路，十月九日，自坠胎后，即病寒热往来，日夜五度发，此本麻桂各半汤证，可以一汗而愈。乃经西医用止截疟病之针，寒热之交作遂止，变为但热不寒。西医因验其血，谓无疟虫。病本非疟，安得有疟虫乎？自此以后，一身尽痛，经王仲奇先生用疏风通络之剂，身痛愈其大半，而大便痞塞不能，今晨已发痉厥，证甚危笃。脉实大有力，血分热度甚高，加以日夜渴饮，阳明燥热显热，治宜调胃承气汤，佐以凉血通络，或可侥幸于万一。生大黄三钱，枳实三钱，芒硝二钱，生草二钱，牡丹皮五钱，大小蓟各三钱，丝瓜络一条（剪，先煎，去渣，入前药）。

佐景按：余师一二诊后，即因故辞谢，由他医续治，后闻卒不起，惜哉！然而卒不起者，非后医之起，坏病之治实难也！推本病之源，殆因坠胎之后，正气虚弱，因得太阳病。凡太阳病，当从汗解，绝对止截之理。竟止截之，故遂变为深一层之坏病。我更不知用以止截者为何药，使其为奎宁之属，则吾知有服金鸡纳霜数十粒，因热极而死者，故截后化燥，奎宁不无嫌疑。设此说非是，化燥实本乎病者在里之伏热，则吾以为初起病时，桂枝二越婢汤当较桂麻各半汤略胜一筹。

本案就是因为医生不认识麻桂轻剂证导致患者死亡的例子。本案中，姜佐景先生说里有伏热的，要用桂枝二越婢一汤，是因为桂枝麻黄各半汤化热入里就是桂枝二越婢一汤。

2. 面红而赤

第2条的"面反有热色"、第3条的"面色缘缘正赤"说的就是这种情况。

发热恶寒是一日两次以上到数十次，这样皮肤就会经常性充血，所以会出现面红、面赤的症状，因此条文强调说"未欲解""阳气怫郁在表，当解之"，就是说它的病理是太阳病表未解。

3. 身体痒

第2条的"身必痒"说的就是这种情况。

麻桂轻剂证一般是先发热，然后汗出，然后再恶寒。但也有发热后不出汗或是汗出不彻的，如果发热后不出汗或是汗出不彻，汗就会郁于肌腠之中，就会出现皮肤痒，"面反有热色，未欲解也，以其不能得小汗出，身必痒"说的就是这个意思。

如果问题长期得不到解决，就会变成"痂癞"，"脉浮而大，浮为风虚，大为气强，风气相搏，必成瘾疹，身体为痒。痒者，名泄风，久久为痂癞"说的就是这个意思。

4.躁烦和不知痛处、脉涩

第3条说："若发汗不彻，不足言，阳气怫郁不得越，当汗不汗，其为躁烦，不知痛处，乍在腹中，乍在四肢，按之不可得，其人短气，但坐，以汗出不彻故也，更发汗则愈，何以知汗出不彻，以脉涩故知也。"

这条条文说的就是因为发汗不彻，汗郁于肌腠之中，影响水运，使皮肤和人的神经得不到足够的血与津的濡养，所以就出现了躁烦、不知痛处和脉涩。

大青龙汤证也有类似的症状，其形成的原因也是一样的。

另外，要特别注意对麻桂轻剂证与三焦阴虚的百合汤类方证进行辨别。

百合汤类方证的病理是三焦阴虚，阴虚则内热，所以，患者也会出现烘热汗出、恶寒、阵阵发作、面热红赤、烦躁等非常相似的症状，百合汤类方证的病理是三焦阴虚内热，有口苦咽干、手足心热、舌红干瘦、活动后更易汗出等特点。

二、麻桂轻剂的药理与运用

（一）麻桂轻剂的药理

麻桂轻剂的组成：

桂枝麻黄各半汤方：

桂枝9克，麻黄5克，杏仁12克，芍药5克，生姜5克，炙甘草5克，大枣4枚。

桂枝二麻黄一汤方：

桂枝 13 克，麻黄 5 克，杏仁 9 克，芍药 10 克，生姜 10 克，炙甘草 9 克，大枣 5 枚。

方后注都是将息如前法。

这两个方子的药物组成一样，而且药量也非常相近，没有什么大的区别。

（二）麻桂轻剂的运用

在运用时，要根据胃肠虚寒情况，胃肠虚寒相对较轻的用上方，相对较重的就用下方。

临床所见，麻桂轻剂的病证，一般初起时多是感冒，然经医生误治后，才会出现这样的胃肠虚寒与表寒郁五五分的情况。临床运用时，如果患者又兼见津伤的证候，如口燥咽痛等症，就要加葛根、天花粉之类的药物。

如果患者兼见里则积热而见咳嗽、咽痛白腐、便秘等症，可按先解表后攻里的原则，先用麻桂合剂解其表，除其往来寒热如疟状，然后再用麻杏石甘汤加牛蒡子除其咳嗽、咽痛白腐的症状，也可以直接就用桂枝二越婢一汤。

三、医案点评

案一：《临证实验录》

杨某，女，26 岁，蔚野村人。据其母言，一岁麻疹后，疙瘩时起时伏，至今已 25 年。着凉、触冷或遇风吹拂，便疙瘩满身，成块汇片，肤痒难忍，越搔越痒，常致坐卧不宁。除此之外，别无不适，舌脉一如常人。麻疹后体弱阴亏，邪风乘虚而入，稽伏血分，致瘾疹时隐时现，终不得消失。宗治血灭风之理，予活血祛风。拟桂枝麻黄各半汤加味。麻黄 6 克，桂枝 6 克，赤芍 10 克，杏仁 6 克，甘草 4.5 克，川芎 6 克，生地黄 10 克，生姜 3 片，红枣 5 枚。2 剂。二诊：药后微汗出，25 年之苦消于旦夕。近疲乏无力，动则汗出，此气虚也，原方减麻黄，加黄芪 15 克，续服 3 剂。后因牙痛来诊，知夙疾再未发生。

[点评] 本案中，发作诱因是"着凉、触冷或遇风吹拂，便疙瘩满身，成块汇片，肤痒难忍，越搔越痒"，跟条文中讲的一样。

荨麻疹有急性、慢性之分。急性发作的一般是风热，可以选用麻黄连翘赤小豆汤或麻杏石甘汤加蝉蜕、苦参、金银花之类的药物；慢性发作的一般是风寒，可以用本方或桂枝汤加蝉蜕之类的药物；如果患者表有血郁，那么又应该加些茯苓、桃仁之类的药物。

案二:《经方实验录》

王右，寒热往来，一日两度发，仲景所谓桂枝二麻黄一汤证也。前医用小柴胡汤，原自不谬，但差一间耳。川桂枝三钱，白芍四钱，生草三钱，生麻黄二钱，光杏仁五钱，生姜三片，红枣五枚。

[**点评**] 临床所见，这一类病症最多，有每日寒热往来二次至五六次甚至更多次的，而且是按发热、汗出、恶寒的顺序发作的。

第九讲　太阳温病之伤津

在正式讲葛根汤类方的方证之前，要先重点讲四个问题。

一、四个问题

这四个问题是：①什么是太阳温病？太阳温病的特点是什么？②太阳温病与太阳寒病的主要区别在哪里？③太阳温病需要注意什么？④什么是发病的诱因？

（一）太阳温病和太阳温病的基本特征

人体受风寒刺激之后，机能奋起抵抗的阶段就称为"太阳病"，表现为"太阳之为病，脉浮，头项强痛而恶寒"。这句话就是"太阳病的提纲"，是太阳病的基本特征，不管是太阳寒病还是太阳温病，都具备了这样的特征。

【条文】

太阳病，发热而渴，不恶寒者，为温病。

【解读】

这句话就是太阳温病的提纲，它提出了太阳温病的三大特点：

第一是太阳病。条文明确指出，这是"太阳病"。既然是太阳病，当然就具备了太阳病的基本特征，就是"太阳之为病，脉浮，头项强痛而恶寒"。因为这是太阳寒病和太阳温病所共有的特征。

第二是发热和渴。条文说"**发热而渴**"。"**发热**"也是太阳病的特征之一，但是"**渴**"就跟太阳寒病的三种类型完全不一样。

第三是不恶寒。条文说"**不恶寒**"。这里的"**不恶寒**"跟麻桂轻剂证的"**不呕**"一样，意思是说，患者应该是"**恶寒**"的，但是因为症状相当轻，感觉不是很明显，所以就是"**不恶寒**"。

"**不恶寒**"跟阳明病篇的"**恶热**"是有很大区别的，"**不恶寒**"这种提法是和"**恶热**"作为辨别点的。

（二）太阳温病与太阳寒病的区别

太阳寒病与太阳温病最大的区别有两个：

第一，太阳温病的特点是"**不恶寒**"，太阳寒病的特点是"**恶风**"和"**恶寒**"。

第二，太阳温病的特点是"**渴**"，太阳寒病的特点是"**不渴**"。

《经方实验录》说："恽铁樵先生教学子谓：桂枝汤麻黄汤当同以口中和为主证云云。学子遵此施治，不啻指南良针。实则口中和即不渴之易辞，不渴即由太阳温病之渴字悟来。仲圣待人以智，故遂不自觉其言之约耳。"

简言之，口渴与不口渴，是太阳温病与太阳寒病的重要辨别点。

不过，"**渴**"与"**不渴**"是症状，只是表面的现象，它的真正原因在于是否"**伤津**"。

"**伤津**"就是指津液的亏损不足，没伤津的患者就不口渴，就是太阳寒病，这类型又可分为桂枝汤证、麻黄汤证和麻桂轻剂证；伤津的患者就口渴，就是太阳温病，这类型又可分为葛根汤类方证和竹叶汤证。所以，"**伤津**"与否，就是太阳温病和太阳寒病的最大区别。

1. 什么是"津液"

前面讲过，津液就是人体内一切营养液体，包括精、水、汗、淋巴等，它是构成人体和维持人体生命活动的基本物质之一。津液的最初来源就是胃肠，人的饮食进入胃肠之后，食物中的水分和营养物质经消化吸收后，进入三焦水道之中，成为津液，而人体全身的所有组织器官都要靠血液和津液来供养。

2."津液"的问题主要有哪些

津液的问题包括津液的运输和分布，主要有三种：一是津液亏损不足，二是津液停蓄，三是津液输布异常。

这里所讲的"伤津"，就是津液亏损的问题，而第二、第三个问题，也就是津液停蓄和输布异常的问题，那是少阳篇里面的内容，这里就先不讲了。

人体津液亏损不足，就无法营养人体的各个器官，包括血脉、神经、肌肉等。在人体的所有器官中，以神经的敏感最高，一旦神经的津液供养不足，马上就会出现各种症状，人体之中，又以头部、项背、眼部、肠部等地方的神经最为密集，所以，人体一旦出现津液供应不足，最先出现症状的就是头部、项背、眼部、肠部，所以"伤津"的患者最容易出现的症状就是口渴、头痛、项背强几几、眼红、下利等。

3."伤津"的主要原因是什么呢

患者出现津液亏损，主要有以下四个原因：

（1）热盛伤津：就是说患者本来体内就有热，人体有热就会消耗过多的津液，患者就会出现口渴、恶热的情况。

这种情况的出现，有可能是患者的体质本来就是热性体质；或是患者性喜辛辣，平时过多食用此类食物；或是误治引起病情的转归，也就是坏病。

（2）过汗伤津：汗也是津液的一种，如果患者流太多的汗，就会伤津，出现津液亏损不足的情况。

举个简单的例子，比如运动后流了一身的汗就会觉得口渴，自然就会去喝水。这里面，汗流多了就出现津液不足，喝水就是补充津液了。同样的道理，用桂枝汤、麻黄汤等方的时候，都要求"微汗"，就是怕过汗伤津，而很多病是因为发汗过度引起的。

（3）发育伤津：这个问题可能以前很少有人提过，但却是实实在在存在的。

小孩是纯阳之体，发育迅速，因此，所需要的津液自然就多，小孩容易发热，除了抵抗力差容易受风寒侵袭外，相当一部分是没有补充足够水分引起的。

（4）纵欲伤津：津液包括精、水、汗、淋巴等，所以，纵欲也会伤津。

《经方实验录》说:"夫精者,津之聚于一处者也。津者,精之散于周身者也。故精与津原属一而二,二而一之物。其人平日既不藏精,即是津液先伤,及其外受邪风之侵,乃不为太阳中风,亦不为太阳伤寒,而独为太阳温病,乃不宜乎桂枝汤,亦不宜乎麻黄汤,而独宜乎葛根汤。"

《素问·金匮真言论》所说"夫精者,身之本也。故藏于精者,春不病温"以及《生气通天论》所说"冬伤于寒,春必病温"都是同样的道理。

4. 为什么说"伤津"是太阳寒病和太阳温病的最大区别

《医学三字经》说:"长沙论,叹高坚。存津液,是真诠。"陈修园认为仲景治法处处重视"存津液",并且注明:"存津液是全书宗旨,善读书者,读于无字处。如桂枝汤甘温以解肌养液也;即麻黄汤直入皮毛,不加姜之辛热,枣之甘壅,以外治外,不伤营气,亦养液也;承气汤急下之,不使邪火灼阴,亦养液也;即麻黄附子细辛汤用附子以固少阴之根,令津液内守,不随汗涣,亦养液也;麻黄附子甘草汤以甘草易细辛,缓麻黄于中焦,取水谷之津而为汗,毫不伤阴,更养液也。推之理中汤、五苓散,必啜粥饮。小柴胡汤、吴茱萸汤皆用人参,何一而非养液之法乎。"

桂枝汤证、麻黄汤证、麻桂轻剂证更多的是血运不畅,是血运的问题,而不是水运的问题,这是因为太阳寒病是患者在津液未伤的情况下出现的。

但是,为了防止因为发汗出现津液亏损,方中特地加了甘草、大枣等药物,就是怕出现"伤津"的情况。

(三)太阳温病的注意事项

太阳温病是津液亏损不足,所以要特别注意生津保津,同时避免伤津。

【条文】

1. 太阳病,发汗太多,因致痉。

2. 夫风病,下之则痉,复发汗,必拘急。

3. 疮家,虽身疼痛,不可发汗,汗出则痉。病者,身热足寒,颈项强急,恶寒,时发热,面赤,目赤,独头动摇,卒口噤,背反张者,痉病也。

4. 若发其汗者,寒湿相得,其表益虚,即恶寒甚。发其汗已,其脉如蛇。暴腹胀大者，为欲解，脉如故，反伏弦者，痉。夫痉脉，按之紧如弦，直上下行。

5.痉病，本属太阳，若发热汗出，脉弦而实者，转属阳明也，宜承气辈与之。

6.风温之为病，脉阴阳俱浮，汗出，身重，多眠睡，鼻息必鼾，语言难出，若被下者，小便不利，直视，失溲，若被火者，微发黄色，剧则如惊痫，时瘈疭，若火熏之，一逆尚引日，再逆促命期。

【解读】

以上6条条文，说的就是津液亏损之人，禁发汗、禁下、禁火攻。

因为津伤的人，如果再发汗之、下之、火之，伤津就会更严重，其中，津伤严重又用发汗的方法，就会出现痉病；津伤严重而又以下法攻之，那么小便不利、直视、失溲之症先后可见；津伤严重又以火法治之，那么，发黄、惊痫诸症也可先后而见了。

因为辨证不清的误用，出现了表虽解而津更伤的情况，必然会导致全身灼热，而变成"风温"病，就是说病已因抵抗过度而转入阳明证。

需重点强调的是："风温病"已经是阳明病了，因为表里俱热，所以说"脉阴阳俱浮"，这和桂枝汤证的"阳浮而阴弱"是相对应的。

（四）发病的"诱因"

津液亏损不足，只是内因，如果没有外因的刺激，也不一定会发病。如桂枝汤证，患者胃肠虚寒，但不一定会拉肚子，只有受到风寒的侵袭时，才会引发下利的症状，这种外因的刺激就称为"诱因"。

如果体内津液亏损不足，也就是说，患者有"伤津"的内因，这时候，受到外面风寒的刺激，会出现什么问题呢？

这就是太阳温病的葛根汤类方证。

葛根汤类方包括三个方子，即桂枝加葛根汤、栝楼桂枝汤和葛根汤。前面讲过，太阳寒病有三种情况：桂枝汤证、麻黄汤证和麻桂轻剂证。如果患者原来就有"伤津"的内因，在这三种情况下，就会出现太阳温病的桂枝加葛根汤证、栝楼桂枝汤证与葛根汤证、麻桂轻剂加葛根汤证了。

二、桂枝加葛根汤证

（一）桂枝加葛根汤证的病理与症状

桂枝加葛根汤证的病理是津液亏损不足又出现桂枝汤证。

【条文】

太阳病，项背强几几者，反汗出恶寒者，桂枝加葛根汤主之。

【解读】

条文中提到的症状是"项背强几几""汗出""恶寒"，这本来是太阳寒病的桂枝汤证，为什么说是桂枝加葛根汤证呢？

问题就出在"项背强几几"和"反汗出恶寒"这两个症状的描述上。

前面讲过，项部是人体血脉和神经集中的地方，津液亏损不足，血脉神经得不到足够的濡养，就会"脖子硬痛"，所以，"项背强几几"是人体津液亏损不足的一个重要体现，这个症状更多的出现在太阳温病中。

这里说"反汗出恶寒"，是为了突出项背强几几的症状，同时与桂枝汤证区分开来。

"汗出""恶寒"是桂枝汤证和桂枝加葛根汤证共有的症状，但桂枝加葛根汤证"项背强几几"的症状特别明显，它充分地体现了患者津液亏损不足的内因，所以，如果患者有这种症状，就要用桂枝加葛根汤，而不是桂枝汤，所以这里特别强调说"反汗出恶寒"，因为如果是正常的"汗出恶寒"，自然就是桂枝汤证了，也就不用说"反汗出恶寒"。

（二）桂枝加葛根汤的药理与运用

桂枝加葛根汤的组成：

葛根 20 克，桂枝 10 克，芍药 10 克，生姜 15 克，大枣 4 枚，炙甘草 10 克。

方后注："覆取微似汗，不须啜粥，余如桂枝法，将息及禁忌。"

桂枝加葛根汤，就是在桂枝汤的基础上加葛根这一味药。

葛根的药理

葛根，味甘、辛，性凉，归脾、胃经，功效是升阳解肌、透疹止泻、除烦止温、解热生津，主治伤寒、温热头痛、项强、烦热消渴、泄泻、痢疾、瘾疹不透、高血压、心绞痛、耳聋等。现代药理研究表明，葛根有改善脑循环、解痉、降血糖、解热及雌激素样的作用。

《药品化义》说："葛根，根主上升，甘主散表，若多用二、三钱，能理肌肉之邪，开发腠理而出汗，属足阳明胃经药，治伤寒发热，鼻干口燥，目痛不眠，疟疾热重。盖麻黄、紫苏专能攻表，而葛根独能解肌耳。因其性味甘凉，能鼓舞胃气，若少用五、六分，治胃虚热渴，酒毒呕吐，胃中郁火，牙疼口臭。或佐健脾药，有醒脾之力。且脾主肌肉，又主四肢，如阳气郁遏于脾胃之中，状非表证，饮食如常，但肌表及四肢发热如火，以此同升麻、柴胡、防风、羌活，升阳散火，清肌退热，薛立斋常用剂也。若金疮、若中风、若痉病以致口噤者，捣生葛根汁，同竹沥灌下即醒，干者为末，酒调服亦可。痘疮难出，以此发之甚捷。"

《本经逢原》说："葛根轻浮，生用则升阳生津，熟用则鼓舞胃气，故治胃虚作渴，七味白术散用之。又清暑益气汤兼黄柏用者，以暑伤阳明，额颅必胀，非此不能开发也。"

《药盦医学丛书》说："葛根，斑疹为必用之药，亦并非已见点不可用，痧麻均以透达为主，所惧者是陷，岂有见点不可用之理？唯无论痧麻，舌绛且干者，为热入营分，非犀角、地黄不办，误用葛根，即变证百出，是不可不知也。又凡伤寒阳明症已见，太阳未罢，得葛根良。太阳已罢，纯粹阳明经症，得葛根亦良。唯温病之属湿温及伏暑、秋邪者不适用，此当于辨证加之注意。若一例横施，伏暑、秋邪得此，反见白㾦，则用之不当之为害也。"

综合以上讲解，葛根的功效可以总结为清热、生津、止痛，特别是对于缺津导致局部痉挛，从而引发神经末梢的疼痛，效果尤为明显。

日本医学家宇津木昆说："葛根专主皮里之瘀血，且疏通项背至腰部之瘀血尤佳。"

在《临床应用汉方处方解说》中，也有用葛根煎水浴洗治下肢麻痹、手足挛急的记载。

这里要强调的是，葛根是一味很平和的药，可以大量使用，特别是可以提前用来补津，防止病从阳化，即从太阳病而转入阳明病。因此，不要受到"葛根竭胃汁"言论的影响，不敢放心大胆地运用葛根来治病。

（三）医案点评

案一：《经方实验录》

师曰，南阳桥有屠宰公司伙友三人，一日同病，求余往诊。诊视既毕，心甚奇之，盖三人均病头痛，身恶寒，项背强痛，脉浮数。二人无汗，一人有汗。余乃从其证情，无汗者同与葛根汤，有汗者去麻黄，即桂枝汤加葛根。服后皆愈。后询三人何以同病，盖三人于夜半同起宰猪，深宵受寒之所致也。

[点评] 本案中，患者本来就是桂枝汤证，因为出现"项背强痛"，所以加了葛根。

案二：笔者医案

本人，因午睡时受风寒所袭，下午开始头痛，至晚则两太阳穴处剧痛不可忍，两眼酸胀难忍，项强，且时有呕意，皮肤略有湿意。初误认为小柴胡汤证，冲服小柴胡冲剂无效，反因此剧烈呕吐了一次，吐完后，突悟此为桂枝加葛根汤证。方用：葛根 30 克，桂枝 12 克，白芍 12 克，生姜 3 片，红枣 6 枚，甘草 6 克。一煎服后不久即觉头痛减轻，次晨已基本痊愈，二煎服完，愈。

[点评] 太阳病不一定都是感冒发热，也有可能只是头痛、头晕、眼酸胀疼痛，眼病中有"暴病为表"的说法，其实道理都是相通的，这些都是表郁不畅引起的。

案三：丁济良先生医案（1999 年《中医杂志》第 5 期）

许某，女，35 岁。左半身汗出半年，恶风，手足屈伸无力，苔白润，脉缓，辨证给予桂枝汤加味，收效甚微，遂于原方中加入葛根 60 克，2 剂后自诉右侧半身有微汗，此营卫经络调和，气血津液畅行之象，继服 3 剂后左半身汗止，病告痊愈。

[点评] 本案中，患者本来就是桂枝汤证，因为"手足屈伸无力"加入葛根而取效。

根据丁济良先生的经验，重用葛根 30 ～ 60 克，加入到辨证方药中治疗汗出偏沮症（半身汗出），收效甚佳。

案四：《临证实验录》

贾某，男，36 岁，素体健身强，为摔跤健将。因食不洁之物，患痢疾，住院三天，下痢不止，发热不退（常在 38℃ 以上），求服中药。患者禀赋素盛，虽下痢数日，面色不衰，舌淡红，苔腻微黄。询知发热，恶寒，汗出，痢下白多赤少，里急后重，昼夜十余行，肛门不热。口不苦，不渴，饮食不思，脉浮滑数，诊腹不胀满，亦无压痛。观其脉症，病属协热下痢。因表邪未解，宜用逆流挽舟法治之。然既非无汗、恶寒之葛根汤证，亦非喘而汗出、表里俱热之葛根芩连汤证，乃系表虚而里热未成之桂枝加葛根汤证。拟：葛根 30 克，桂枝 10 克，白芍 10 克，甘草 6 克，当归 10 克，木香 6 克。1 剂。二诊：下痢日行二三次，发热减（37.5℃），微恶寒。章虚谷谓："有一分恶寒，亦当从温散。"遵此说，复拟原方，二剂得愈。

[点评] 本案中，患者的下利是里寒而表郁，也就是"协热下利"，桂枝汤治胃肠虚寒下利，下利就会导致伤津，所以要用桂枝加葛根汤。

胃肠虚寒严重而表郁不严重的"协热下利"是人参汤证，人参汤其实就是理中汤加桂枝，用理中汤治胃肠虚寒下利，用桂枝解表，方子不一样，但病理和治病的理念是一样的。

三、栝楼桂枝汤证

（一）栝楼桂枝汤证的病理与症状

栝楼桂枝汤证的病理是津液亏损不足又出现桂枝汤证的症状，它是桂枝加葛根汤证的进一步。

【条文】

1. 太阳病，发汗太多，因致痉。

2. 太阳病，发热汗出，而不恶寒，名曰柔痉。

3. 太阳病，其证备，身体强，几几然，脉反沉迟，此为（柔）痉，栝楼桂枝汤主之。

【解读】

第 1 条提到的"发汗太多",就是"过汗伤津"。患者因为发汗太多,体内津液严重亏损,所以出现"痉"病。

"痉"病又分为"柔痉"和"刚痉"两种,但是,不管是"柔痉"还是"刚痉",它的津液亏损程度都要比桂枝加葛根汤证严重很多。

第 2 条说"发热汗出,而不恶寒"。"不恶寒"上面分析过了,而"发热汗出"就是桂枝汤的症状,患者津液严重亏损,又出现桂枝汤症状,这就是条文"太阳病,发热而渴,不恶寒者,为温病"所说的内容。

第 3 条讲明了"柔痉"的症状,这时候患者已不再仅仅是"项背强几几"了,而是"身体强,几几然",也就是说,症状从项部这个局部扩展到全身了,从这两个症状的对比,就会发现津液亏损更严重了。

【条文】

病者,身热足寒,颈项强急,恶寒,时发热,面赤,目赤,独头动摇,卒口噤,背反张者,痉病也。

【解读】

这条条文说的就是津液亏损更为严重的一种情况了,其中,"目赤"也是津液亏损的一个重要表现,这是因为人的眼睛也是津液和血脉神经分布最集中的地方,如果津液不足,就可能出现红眼的病症。

另外,第 3 条条文说"脉反沉迟",这是因为津液大亏,不能充溢脉管,所以就可能出现"脉沉迟"的脉象,条文特别强调说是"反沉迟",这是在提示要舍脉从症。

（二）栝楼桂枝汤的药理与运用

栝楼桂枝汤的组成:

栝楼根 10 克,桂枝 15 克,芍药 15 克,甘草 10 克,生姜 15 克,大枣 4 枚。

栝楼桂枝汤就是在桂枝汤的基础上加上栝楼根,它的组成结构跟桂枝加葛根汤是一模一样的。

栝楼根的药理:

栝楼根,就是天花粉,味甘、微苦,性微寒,归肺、胃经,功效是清热生津、润肺化痰、消肿排脓，主治热病口渴、消渴多饮、肺热燥咳、疮疡肿毒。现代药理研究表明，天花粉有致流产和抗早孕、抗癌、抗菌及抗病毒、抗艾滋病病毒等作用，但也有一定的毒副作用。

《本草纲目》说："栝楼根，味甘微苦酸，酸能生津，故能止渴润枯，微苦降火，甘不伤胃，昔人只言其苦寒，似未深察。"

《本草汇言》说："天花粉，退五脏郁热，如心火盛而舌干口燥，肺火盛而咽肿喉痹，脾火盛而口舌齿肿，痰火盛而咳嗽不宁。若肝火之胁胀走注，肾火之骨蒸烦热，或痈疽已溃未溃，而热毒不散，或五疸身目俱黄，而小水若淋若涩，是皆火热郁结所致，唯此剂能开郁结，降痰火，并能治之。又其性甘寒，善能治渴，从补药而治虚渴，从凉药而治火渴，从气药而治郁渴，从血药而治烦渴，乃治渴之要药也。"

《本经逢原》说："栝楼根，降膈上热痰，润心中烦渴，除时疾狂热，祛酒瘅湿黄，治痈疡解毒排脓。《本经》有补虚安中续绝伤之称，以其有清胃祛热之功，火去则中气安，津液复则血气和而绝伤续矣。其性寒降，凡胃虚吐逆，阴虚劳嗽误用，反伤胃气，久必泄泻喘咳，病根愈固矣。"

《医学衷中参西录》说："天花粉，为其能生津止渴，故能润肺，化肺中燥痰，宁肺止嗽，治肺病结核，又善通行经络，解一切疮家热毒，疗痈初起者，与连翘、山甲并用即消；疮疡已溃者，与黄芪、甘草（皆须用生者）并用，更能生肌排脓，即溃烂至深，旁串他处，不能敷药者，亦可自内生长肌肉，徐徐将脓排出。"

综合以上讲解，天花粉的功效跟葛根相近，主要功效都是清热生津止渴。

（三）医案点评

案一：《范文甫专辑》

裘小孩，风邪外来，而津伤于内，自汗出，面赤头摇，转为柔痉。项背强直，目直视，头仰，是其据也。脉见沉迟，乃风寒所致，沉本痉脉，迟则为寒。亦在太阳经，与伤寒相似，其实不同。方用桂枝汤调和营卫，以祛风寒之邪，加栝楼根清气分之热，而大调太阳之经气，经气疏通则风邪自解矣。桂枝4.5克，生白芍9克，炙甘草3克，天花粉9克，生姜3克，红枣12枚。

[**点评**] 本案就是典型的栝楼桂枝汤证。

案二：《中医临证家珍集要》

王某，男，7岁，1996年10月16日初诊，患乙型脑炎病愈后颈项肌肉弛缓，头不能正常挺立、流涎，四肢运动正常。舌质嫩红，苔剥，脉细数。此为热病损伤阴津，筋脉失养所致，遂处《金匮要略》栝楼桂枝汤加味：天花粉20克，桂枝6克，白芍30克，葛根20克，当归10克，甘草6克，生姜6克，大枣5枚（去核），7剂。半个月后其朋友转告，服药后颈项功能恢复正常。

[**点评**] 本案中，患者津伤更为严重，所以，除了加大芍药的用量外，又加了葛根、当归，但是思路还是一样的。

四、葛根汤证

（一）葛根汤证的病理与症状

葛根汤证的病理是体内津液亏损不足，又有麻黄汤证的症状。

【条文】

1. 太阳病，项背强几几，无汗，恶风，葛根汤主之。

2. 太阳病，发热无汗，反恶寒者，名曰刚痉。

3. 太阳病，无汗而小便反少，气上冲胸，口噤不得语，欲作刚痉，葛根汤主之。

4. 太阳阳明合病者，必自下利，葛根汤主之。

5. 太阳阳明合病，不下利，但呕者，葛根加半夏汤主之。

【解读】

第1条提到了"项背强几几，无汗，恶风"。"项背强几几"是伤津的表现，而"无汗"就是麻黄汤证的特征之一。

麻黄汤证是"恶寒"而且比较严重，葛根汤证为什么是"恶风"而不是"恶寒"呢？

前面讲过，"恶风"和"恶寒"都是患者的感觉，只是程度轻重不同，葛根汤证是太阳温病，已有化热入里的迹象，所以，恶寒减轻，也可以称为"恶风"。

第 2 条说"发热无汗，反恶寒"，这就是麻黄汤证。而"反恶寒"跟桂枝汤加葛根汤证的"反汗出恶寒"是一样的，只不过，一个有汗出，一个无汗出，这也是桂枝汤证和麻黄汤证的辨别点。

第 3 条提到了"小便反少""口噤不得语"，这二者都是津液亏损的表现。

"小便反少"比较容易理解；"口噤不得语"则是因为津液亏损、口部肌肉痉挛和神经得不到濡养引起的。患者出现了小便少和口噤不得语，说明葛根汤证属于津液亏损非常严重的情况。

第 4 条说"太阳阳明合病"，其实应该称"太阳温病"更为合适一点。

因为这里的"下利"，仍然是胃肠虚寒的下利，而不是阳明内热的"热利"，如果是"太阳阳明合病"，那下利就应该是"热利"。

前面讲过，肠部是人体需要津液最多的地方，也是神经分布密集的地方，当人体津液亏损不足，就会起应激反应，聚集水分以自救，同时会加强蠕动，就会出现下利的情况，这种情况更多的是胃肠虚寒。

临床所见，一般是感冒之后，就出现腹泻，而且这种腹泻一般出现在晨起、饭后或活动量较大的时候，因为这些时候，肠部会蠕动加速，从而导致腹泻。

第 5 条说"呕者加半夏"的，这里的"呕"是因为胃寒致水饮积聚而出现呕的症状，所以加半夏助生姜温胃止呕，这和桂枝汤加半夏，麻黄汤加半夏等相同；而从"呕者加半夏"来反推前面的"下利"，也能证明这个下利是胃肠虚寒的下利，而不是热利，因为这两条条文是连贯的，不可能一个是太阴病的寒利，一个是阳明病的热利。

另外，虽然条文说是"不下利，但呕者"，但在临床中最常见的是呕吐和下利并见，而且经常是下利的症状比呕吐更加严重。这一点跟理中汤证的"发热，头痛，身疼，恶寒，吐利"病理是一样的，只是理中汤的胃肠虚寒相对更严重一点。

个人曾经治过一个病例，患者轻微恶寒、无汗、口渴、两太阳穴剧痛、两眼酸胀难忍、腹泻严重、呕吐相对较轻、精神不振，方用葛根加半夏汤，1 剂表解利止，3 剂而诸症皆愈。

（二）葛根汤的药理与运用

葛根汤的组成：

葛根 20 克，麻黄 15 克，桂枝 10 克，芍药 10 克，生姜 15 克，大枣 4枚，炙甘草 10 克。

葛根汤的组成就是桂枝汤加麻黄再加葛根。

葛根汤证的病理是体内津液亏损不足，又有麻黄汤证，麻黄汤证是表闭严重，所以用麻黄和桂枝，而津液亏损就用葛根和大枣、甘草，所以，葛根汤也可以看成是桂枝汤加葛根再加麻黄。

葛根汤有麻黄汤的功效，又没有麻黄汤的弊端，在临床上，个人常用葛根汤来治胃肠虚寒而又表闭的各种病，麻黄汤反而相对少用，一般来说，如果谂知患者是胃肠虚寒的，出现麻黄汤证，就会用葛根汤，效果也非常好。

（三）医案点评

案一：《经方实验录》

师曰：葛根汤治取效之速，与麻黄汤略同，且此证兼有渴饮者。予近日在陕州治一夏姓一妇见之。其证太阳穴剧痛，微恶寒，脉浮紧，口燥。予用：葛根六钱，麻黄二钱，桂枝三钱，白芍三钱，生草一钱，天花粉四钱，枣七枚。按诊病时已南归之前晚，亦未暇问其效否。及明日，其夫送至车站，谓夜得微汗，证已痊愈矣。予盖因其燥渴，参用栝楼桂枝汤意。吾愿读经方者，皆当临证化裁也。

[点评] 本案说"太阳穴剧痛"和"参用栝楼桂枝汤意。吾愿读经方者，皆当临证化裁也"。太阳穴痛是太阳表病的辨证要点之一，而"吾愿读经方者，皆当临证化裁也"就是要大家知其然知其所以然，才能活学活用。

案二：笔者医案

郑某，酒后当风受凉，头痛，尤以太阳穴为剧，全身酸痛，皮肤不可触碰，碰则剧痛，体温在 39℃，舌淡苔微黄，无汗。方用葛根汤原方：葛根 30克，麻黄 8 克，桂枝 12 克，白芍 12 克，生姜 3 片，和田大枣 2 枚（自备），甘草 5 克。一剂汗出而诸证皆愈。

案三：《范文甫专辑》

一人患痉病，昏昏不识人，已备后事，延余出诊。大小便皆无。余曰，幸而大小便不起，脉弦紧，或有可救。以《伤寒论》葛根汤与之。下午服药，夜半起大便，竟一服而热痉，二服而愈。按：大小便不起，乃指未见二便自遗，正气虚脱之象，故曰"可救"。以葛根汤发汗解肌，药后热痉，得大便，为津液承济，故一服而痉，二服而愈。

[点评] 本案中，"药后热痉，得大便"，就是前面讲过的表解之后自然通里。

案四：《陈潮祖学术经验研究》

李某，42 岁。1994 年 4 月 2 日以腹泻 2 年就诊。自述两年前曾患感冒，愈后大便次数增多，每日 5 至 6 次，每日晨起、饭后、活动量大时即欲如厕，急不可待。询知脘腹不胀，便溏清稀；观其舌质正常，舌苔薄白；细审脉缓而兼有弦象。诊断：慢性腹泻。辨证：寒郁伤阳，津气不升。治法：散寒开郁，提气升津。方用葛根汤：葛根 40 克，麻黄 10 克，桂枝 15 克，白芍 15 克，生姜 15 克，甘草 10 克，大枣 20 克。上方水煎服，每日 1 剂。4 月 9 日再诊时，每日解便减至 2 次。效不更方，续服 3 剂，2 日 1 剂。两年腹泻，半月痊愈。

[点评] 本案中，患者的下利是"便溏清稀"，是比较典型的胃肠虚寒性下利，而且是"活动量大时即欲如厕，急不可待"，这其中的道理上面讲过了。

案五：《汉方治疗百话》

患者，65 岁妇女，于 1975 年 5 月 14 日初诊。主诉 3 个月前感冒后出现重听，几乎听不见声音，伴有耳鸣。此外，肩、颈拘紧如板，头痛剧烈难忍，血压为 180/90 毫米汞柱，体格不甚佳，瘦弱，面色红赤。

作者认为，此患者的重听、耳鸣乃由高血压所致，遂试投柴胡加龙骨牡蛎汤，不料连服 20 日几乎无效，于是以患者肩、颈拘紧之主诉为指征，改投葛根汤加羌活、防风。服后肩凝好转，颈项亦灵活自如，再连服 4 个月，重听基本好转，血压降为 150/80 毫米汞柱。可见矢数道明运用葛根汤加味化裁之妙。

编译者考按，近年我国颇重视风证表药的运用及其药理研究，尤其是羌活确有一定改善心脑供血的功效。因此，本病例颇值得探讨。

[点评] 本案的要点在于患者的发病是在感冒之后，又出现了肩、颈拘紧，

头痛、耳鸣的症状，这里的头痛应该是太阳穴痛，这是比较典型的葛根汤证。加羌活、防风是为了增强解表的功效。

现代药理研究表明，葛根能改善耳蜗部的血液和水液循环，所以，葛根能治头晕、重听、耳鸣等耳蜗部病变所引发的各种疾病。

就临床所见，感冒引发的重听相对少见，但是，耳鸣、头晕、头痛以及项强相对而言就非常多见，所以，本方也有很高的临床运用价值。本人也曾用桂枝加葛根汤治过一例感冒引发的项强严重引发胸肌疼痛、耳鸣的病例。

在临床上，耳鸣是一种常见病，最常见的当属小柴胡汤证，如果患者有口苦、咽干、目眩的症状，又有耳鸣的症状，常用小柴胡汤加葛根、石菖蒲、磁石、丹参等药物来治，效果也非常好。

五、葛根汤类方的运用

桂枝加葛根汤、栝楼桂枝汤、葛根汤这三个方统称为葛根汤类方，它们的病理都是内则津液亏损不足，外则受风寒侵袭，病位内则为胃肠部以及身体血脉集中的地方，外则为皮肤。

葛根汤类方不仅可用于太阳温病，还可以用于以下各种病症。

1. 落枕

因为落枕是颈部受风寒所袭，局部见血郁津伤不能濡养项颈、肩背之肌肉所致，所以就出现了颈部、肩背强几几的症状，病理病因相同。

2. 小儿麻疹

小儿麻疹初起时，身热不扬、疹遏伏甚而不透发的原因，是因为小儿生长迅速，需要津液很多，如果不注意及时补充津液，出现津伤表闭的情况，就会表现为疹遏而身热不扬，即俗称的"白面痧"。

3. 小儿急惊风

急惊风是一种小儿常见病，病理为热灼津液，筋脉失养挛急。初起时，如果是胃肠热盛者，就要用连翘散重加葛根、天花粉；病久不愈，过用寒凉，或本属胃肠虚寒的，就要用葛根汤类方。

4. 积年肩背凝结

刚开始受风寒侵袭时，有可能是较轻，也有可能是患者的体气较强，受风寒侵袭后，虽然觉得不舒服但尚可支撑，血郁津伤，凝结既久，就会变成肩凝之证，其证见肩背凝结，酸痛不已，不能自转侧，用葛根汤往往可一汗而愈。

葛根汤与柴胡桂枝汤、柴胡桂枝干姜汤三方都能治肩背痛，但是，葛根汤证的部位主要集中在脖子、后背中央部分，柴胡桂枝汤证与柴胡桂枝干姜汤证的部位则主要集中在肩胛及后背两侧。

刘渡舟教授认为，脖子及后背中央一带为太阳经循行部位，所以要用葛根汤；肩胛及后背两侧为少阳经循行部位，所以要用柴胡汤类方。当然了，如果痛是属于整个后背，两者也合用，如柴葛解肌汤。临床运用柴胡桂枝汤治肩痹（五十肩）时，还可加白芥子以消肿止痛、通经活络。

5. 不停眨眼及眼不闭

这两种病都是因为眼皮肌肉紧张痉挛，葛根汤能解除其肌肉痉挛，临床运用时可加秦艽、钩藤。

6. 头昏

葛根汤类方能活血补津，能改善脑部之血液循环，又每用于提神醒脑，改善疲劳。

在用葛根汤类方治病时，对于恶寒重者，特别是自觉手足冰冷者，要遵药后温覆的方法。要求先洗热水澡或用热水泡脚后服药，服药后立即用厚被温覆，效果更显著。

7. 中暑

中暑可分为"阳暑"和"阴暑"。"阴暑"是指体气虚怯、胃肠虚寒的人受到暑热的侵袭后，出现发热、口渴、下利、恶寒等的情况。这种中暑，有的有汗，有的无汗，这时候，有汗的用桂枝加葛根汤，无汗的用葛根汤。个人经验，对于这类的"中暑"，用葛根汤类方往往能一剂而愈，其效果较藿香正气液为佳。

本讲最后有一点要强调的是，因为麻桂轻剂的特殊性，决定了麻桂轻剂证相对少见，所以，《伤寒论》和《金匮要略》并没有提到麻桂轻剂证出现津液亏损不足的情况，但是，只要理解了上面的道理，运用起来也是非常简单的。就个人的经验而言，在运用麻桂轻剂时，如果患者有口渴或是项强的症状，就会加入葛根，效果也非常好。

第十讲　太阳温病之津血两亏

本讲是太阳温病的另一种类型，就是属于血与津都亏损不足的竹叶汤证。在讲竹叶汤证之前，要先重点讲两个概念，就是津血同源和亡阴亡阳。

一、两个概念

（一）津血同源

人的血管布满全身各脏器，分为动脉、静脉和毛细血管。毛细血管在血管末端，深入各组织的内部，其外面就是组织液和淋巴液，而组织液和淋巴液与血浆之间是可以通过血管压力的变化进行交换的，血的浓度高了，外面的体液就可以交换进来，反之，如果血的浓度低了，也可以把多余的那些津液交换出去。

就是说，血与津是一种互相渗透、互相交换、互相影响的关系。所以说，血有所伤，必然耗伤津液，同样，津液大亏，也能导致血化源不足，出现血耗亏不足。

中医中一个重要的治疗原则就是"夺血者无汗，夺汗者无血"。

这里面，"夺"是被夺去、失去、耗损的意思，"无"是不要的意思。直接翻译就是，"失血或是血虚亏的人不能大发汗除高热，同样，津液大亏的人也不能用放血的方法治疗高热"。

这里的"夺血"和"夺汗"是互文，"无汗"与"无血"也是互文。真正的意思是说，津液大亏和血虚严重的人即使有相应的症状，也不能用"发大汗"和"放血"的治疗方法，这就是条文"经曰：无虚虚，无实实，补不足，损有余，是其义也"中"无虚虚"的意思。

另外，这里说的不可发汗，一般是指不可以用麻黄汤或是麻黄汤的主药麻黄来达到大发汗的目的。

葛根汤中虽然用麻黄、桂枝发汗，因为方中有较多的补津液的药物，包括葛根、大枣、甘草等，且只是微发其汗，而不是大发其汗，而"**夺血者无汗**"的发汗指的是"大发汗"，而不是"微发汗"。

（二）亡阴与亡阳

阴和阳是一对矛盾，除了用来表达一种相对应的关系之外，如寒为阴，热为阳，内为阴，外为阳之类，更多的时候，阴和阳也分别用来代表物质和功能。

阴是代表物质，常说阴血、阴精、阴液就是这个道理，一些中医的名词，如心阴亏、肾阴亏也是表达心和肾的阴液亏损不足的意思；而阳就是代表功能，所以，我们常说阳气就是这个道理，同样的，心阳虚、肾阳虚，也就是说心和肾出现功能性的不足。

阴和阳是互为依存的，就是说，功能要有物质这个基础才能显示出来，反之，如果功能低微，也能导致物质丢失。

举个例子，血气就是说血的功能，它是温煦营养全身的，如果人体血液亏损，血虚不足，就是阴虚，这时候，人就会出现恶寒怕冷的阳虚情形。同理，如果人体出现严重的脏器功能性不足，就是阳虚，就会对血液失去控制而出现出血的现象，常说的气不统血、脾不统血之类的出血就是这个道理。

什么是"亡阴"呢？

"亡"在这里是失去、丢失的意思，跟"亡羊补牢"中"亡"的意思相同，"亡阴"的意思就是失去阴液，包括失去血液、津液等物质。

这里强调的是，普通的"亡阴"和特指的"亡阴证"是不同的，特指的"亡阴证"是指由于机体阴液大量消耗，从而使属于阴的功能突然而严重衰竭，由此而导致生命垂危的一种病理状态。亡阴证的发生，往往由于邪热炽盛，热甚竭阴灼液；或有吐泻过度，阴液大伤；或为慢性疾病，经久不愈，长期消耗，以致阴气逐渐耗竭，阴伤至极。

什么是"亡阳"呢？

同样的道理，"亡阳"就是指阳气的失去，导致功能性的低微。前面讲过，功能是建立在物质基础上的，常说的"汗多亡阳"就是因为大量出汗带走了身体里面太多的热量，从而导致人体出现畏寒怕冷、四肢逆冷等阳虚症状。出汗其实就是"亡阴"，也就是说，"汗多亡阳"是"亡阴"导致了"亡阳"。

一般的"亡阳"和特指的"亡阳证"也是有区别的。特指的"亡阳证"是指机体阳气散失殆尽，表现为属于阳的功能骤然而极度衰竭，从而发生危及生命的一种病理变化。亡阳证的原因，主要是阳气消耗太过，如疾病过程中，邪势极盛，正气抗邪而致阳气过度消耗；或在大汗、大下、大吐之后，因汗吐下失宜，导致津液大量丢失，气随津脱；或大量失血，气随血脱；或素体虚弱之人，过度劳累，消耗正气，复因剧烈的情志波动，如大惊大恐使阳气消亡；或慢性久病，阳气逐渐消耗，最后出现了"亡阳证"。它主要表现为面色苍白，四肢逆冷，精神萎靡，畏寒蜷卧，脉微欲绝，大汗淋漓等垂危症状。

二、竹叶汤证的病理与症状

（一）竹叶汤证的病理

竹叶汤证的病理是内则血虚津伤，外则受风寒表郁，是葛根汤类方证的进一步。

【条文】

1. 问曰：新产妇人有三病，一者病痉，二者病郁冒，三者大便难，何谓也？

师曰：新产血虚，多出汗，喜中风，故令病痉；亡血复汗，寒多，故郁冒；亡津液，胃燥，故大便难。

2. 产妇郁冒，其脉微弱，不能食，大便反坚，但头汗出，所以然者，血虚而厥，厥而必冒，冒家欲解。必大汗出，以血虚下厥，孤阳上出，故头汗出，所以产妇喜汗出者，亡阴血虚，阳气独盛，故当汗出，阴阳乃复。

3. 产后，中风，发热，面正赤，喘而头痛，竹叶汤主之。

【解读】

病理主要有以下三点：

1. 血虚

第1条说的"新产血虚""亡血"，第2条说的"血虚而厥"和"亡阴血虚"，指的都是产妇在生孩子的时候失去了大量的血液，所以称之为"血虚"。

2. 多汗与津伤

第1条的"多出汗""亡津液"，第2条的"大汗出""喜汗出"说的就是这个问题。

新产妇多汗是人体功能的一种应激反应。产妇因为生产小孩会失去较多的血液，从而出现一种"血虚"的状态，人体为了改变这种状态，通过加强心脏收缩等方法来加速人体的血运和水运，人体的血液和津液的流动加速就会出现汗多的现象，但也从另一个方面加重了津液的损伤。

也就是说，导致产妇津伤的原因主要有两个：一是失血过多，失血过多是导致津液亏损不足的主要原因之一，这就是"津血同源"；二是产妇多汗，汗多是津液亏损不足的另一个重要原因。

因为患者津液亏损严重，所以条文说：

新产妇人有三病，一者病痉，二者病郁冒，三者大便难。

"痉""郁冒""大便难"这三种病都是津液亏损所引起的。

以上两点是内因，下面再来看看外因。

3. 中风

第1条的"喜中风"，第3条的"中风"说的就是这种情况。

这里的"中风"是太阳病的"中风"，就是条文"太阳病，发热汗出，恶风，脉浮缓者，名为中风"，也就是桂枝汤证。这里的"喜中风"是指容易出现太阳病中的"中风"病。

产妇生产小孩会相对大量出血，从而导致血虚，血虚就会导致胃肠血液供应不足，从而出现胃肠虚寒，这时候如果受到风寒侵袭，就会出现太阳病的"桂枝汤证"。

所以，竹叶汤证的病理不仅是津液不足，还有血虚不足。就是说，竹叶汤证的程度要比葛根汤类方证更为严重，是葛根汤类方证的进一步，是太阳病的第五种类型。

要重点强调的是，这里说的"产妇"只是一种病理的代表，也就是说，只要患者符合内则血虚津亏、外则肌表寒郁的病理要求，就可以使用竹叶汤，不必限定患者一定要是产妇。

（二）竹叶汤证的症状

竹叶汤证的症状主要有六个方面：

1. 太阳中风的症状

第1条的"多出汗，喜中风""寒多"、第2条的"脉微弱，不能食"、第3条的"中风，发热""头痛"等讲的都是太阳病中风的症状，就是桂枝汤证。

2. 面赤

第2条的"面正赤"说的就是这种情况。

患者血虚，人体起应激反应，人的心脏加速动作，希望加速血液的运行达到满足人体需要的目的，人的面部血管密布且相对浅露，所以，面部血管出现了虚性充血，这就是"面正赤"的原因，这种现象称为"虚阳上浮"，也就是条文所说"孤阳上出"。

这种"虚阳上浮"性的"面正赤"跟麻桂轻剂证的面红赤相近，但和人体实热而出现的"面赤"有很大的区别。

3. 喘

第3条的"喘"就是这种情况。

这里的"喘"跟麻黄汤证"喘"的症状的原理是相同的，都是肺寒闭引起的。

前面讲过，病理原因是"血虚"和"外面受外寒侵袭"，"血虚"就会出现身体里各器官虚寒不足，同样的，肺也因之而出现虚寒不足导致肺闭的情况，人体为了解决这一问题，同样要通过肺加速运作才能解决问题，这就是前面讲过的"肺寒闭"。

不仅如此，在讲麻黄汤证时提到一条条文，"**太阳与阳明合病，喘而胸满者，不可下，宜麻黄汤**"。这里的"**胸满**"是因为肺部血郁不通引起的一种自我感觉。同样的，竹叶汤证的患者也会出现"**喘而胸满**"的症状，因为这二者的病理病因是相同的。

4. 痉

第 1 条的"**病痉**"，说的就是这种情况。

这个症状跟葛根汤类方证中的"**痉**"都是因为人体津液不足引起的。

5. 眩晕

第 1、2 条的"**郁冒**"说的就是这种情况。

"**郁冒**"在这里是"**眩冒**"的意思，就是头晕、头眩，也是因为血虚而寒引起的。

人体一血虚，又受风寒所袭，头部的供血供氧就不足，就会出现"**眩冒**"的症状，这样的症状在日常生活中经常碰到，比如，贫血的人就经常会头晕，原因是头部供血供氧不足引起的等。所以条文说的"**亡血复汗，寒多，故郁冒**"就是这个道理。

6. 便秘

第 1 条的"**大便难**"、第 2 条的"**大便反坚**"说的就是这种情况。

胃肠虚寒，患者本来应该下利而不应该便秘，可事实上，胃肠虚寒也经常便秘，原因前面讲过了。对于胃肠虚寒又津液大亏的人来说，便秘就更正常了，条文说"**亡津液，胃燥，故大便难**"就是因为人体的津液大亏，肠部的水分自然不足，所以，肠里面的大便会因为缺乏水分而变得很硬。

要强调的是，不能看见患者"**大便难**"就用大黄之类的攻下药物，因为血虚津伤之人是禁汗、禁下的。如果误用了攻下之法，就是犯了虚虚之戒，严重的话，是会要人命的。对于因为误下而导致溏泄的，可以用一甲煎，就是牡蛎重用煎服，以达到收敛止泻的目的。

（三）竹叶汤的药理与运用

1. 竹叶汤的组成

竹叶 12 克，葛根 15 克，桂枝 5 克，炮附子 5 克，人参 5 克，防风 5 克，桔梗 5 克，生姜 25 克，大枣 5 枚，甘草 5 克。

方后注：温覆使汗出。

颈项强者，炮附子加至 8 克，呕者，加半夏 21 克。

竹叶汤是由竹叶、葛根、桂枝、附子、人参、防风、桔梗、生姜、大枣和甘草十味药组成的。

2. 竹叶汤的组方思路

（1）竹叶汤是用桂枝加葛根汤加减组成的。前面讲过，患者出现桂枝汤证而又体内津液亏损不足的，就要用桂枝加葛根汤，现在患者有津液亏损不足和中风证的病理原因，所以用桂枝加葛根汤来加减是对的。

（2）患者"喘而胸满"所以减去芍药。竹叶汤的组成中，桂枝、生姜、大枣、甘草、葛根是相同的，对比桂枝加葛根汤，少了芍药这味药。

芍药是活静脉血运使血液归于心肺的，所以患者出现"胸满"时不能用芍药；另外，患者大汗出，更需要的是温阳止汗，所以，血运要求趋表多一点，芍药在这里也不太合适，所以就减去了。

（3）患者有表证又"喘而胸满"，所以用桔梗和防风。本来"喘而胸满"用麻黄的效果最好，可是，对于竹叶汤证来说，患者是太阳中风证，有汗而且血虚津亏，所以不能用麻黄和桂枝。

因此，竹叶汤中就用其他药来代替，用桔梗代替麻黄治喘，用防风代替麻黄解表郁。

桔梗，味苦、辛，性平，归肺经，功效是开宣肺气、祛痰排脓，主治咳嗽痰多、咽喉肿痛、肺痈吐脓、胸满胁痛、痢疾腹痛、口舌生疮、目赤肿痛、小便癃闭。现代药理研究表明，桔梗有抗炎及镇咳祛痰、扩张血管、降压、抗溃疡作用。

桔梗的功效和麻黄相似，特别是"开宣肺气"，"开宣肺气"就能治肺闭引起的"喘"。

关于桔梗治喘，蔡代仲先生在《重用桔梗治咳喘》一文中说："桔梗，味苦、辛，性平，具有开宣肺气、祛痰排脓之功，常用剂量为 3～10 克。因外邪束肺则咳，肺气上逆则喘，故妙用桔梗，妙在重用，一般需 30～40 克，突出其宣肺、肃肺、祛痰之功效。"又说："笔者多年临证体会，对于久咳不愈，痰嗽气喘病人，重用桔梗其疗效颇为显著，医家不妨一试。"

防风，味甘、辛，性温，归膀胱、肝、脾经，功效是祛风解表、胜湿止痛，主治外感表证、风疹瘙痒。

《施今墨对药临床经验集》中说："若属外感证，用麻桂嫌热、嫌猛；用银翘嫌寒时，荆防用之最宜。"

也就是说，当麻黄不能用时，可以用防风来代替。

（4）增加附子、人参。强心补液、温阳止汗对于亡阳证来说，附子是最好的药，而对于亡阴证来说，人参是最好的药。

患者大汗出、血虚，汗出则亡阳，血虚、汗出则是亡阴，二者俱备，所以二者并用，但是，因为亡阳和亡阴不是特别严重，所以，药量不大。

人参、附子虽然用量不大，但是作用却很大，它对于血虚津伤之人可能出现的亡阳、亡阴有着预防的作用，因为如果服药或护理不当，极易因为大汗亡阳或亡阴而丧失性命。

颈项强增加附子，是因为汗出而津伤导致项强，增加附子的用量是增强温阳止汗的力量。

（5）呕加半夏。血虚容易胃肠虚寒从而出现呕的症状，加半夏达到温胃阳止呕的目的。

（6）用竹叶清热生津，防病阳化而化热入里。

3. 竹叶的药理

竹叶，就是淡竹叶，味甘、淡，性寒，归心、肺、胆、胃经，功效是清热除烦、生津利尿，主治热病烦渴、小儿惊痫、咳逆吐衄、面赤、小便短赤、口糜舌疮。

竹叶的功效可以总结为生津利尿、清热除烦。因为病理是津液严重亏损。竹叶生津利尿，又有清热除烦的功效，可以防病阳化，化热入里，这就是竹叶汤用竹叶来命名的真正原因。

津液亏损不足容易导致病从阳化、化热入里。竹叶汤证不仅是津液亏损，而且是血虚不足，就更加容易化热入里了，所以要先用竹叶来预防。竹叶汤证的化热入里就要用竹叶石膏汤，而竹叶石膏汤证的一个重要症状就是"烦躁"。

另外，"面赤"是虚热，竹叶可以除虚热；同时，方中的桂枝、附子、人参、桔梗、防风、生姜、半夏等都是热药，用竹叶也可以防止用药过于温热而病从阳化，化热入里。

（四）医案点评

案一：《湖北中医医案选集》

邓某，女，40岁。分娩四五日，忽然恶寒发热头痛，其夫以产后不比常人，恐生恶变，急邀余治。患者面赤如妆，大汗淋漓，恶风发热，头痛气喘，语言滞钝，脉象虚浮多弦，舌苔淡白而润，询得口不渴，腹不痛，饮食二便俱无变化，已产数胎，皆无病难，向无喘疾，而素体欠强。仔细思量其发热恶风头痛，是风邪在表之候；面赤大汗气喘，为虚阳上浮之证；语言滞钝，乃气液两亏，明系产后中风，虚阳上浮之证。幸喜发病不久，尚可施治，若稍迁延，法难图也。观其脉象虚浮而弦，已伏痉病之机矣。当温阳益气以调其内，搜风散邪以解其外，偏执一面，证必生变。《金匮》云："产后中风，发热，面正赤，喘而头痛，竹叶汤主之。乃师其旨书竹叶汤原方一剂与之。淡竹叶三钱，葛根三钱，桂枝一钱五分，防风一钱五分，桔梗一钱五分，西党三钱，附片二钱，甘草一钱五分，生姜三片，大枣三枚煎服。翌日复诊，喘汗俱减，热亦渐退，仍以原方再进一剂，三诊病已痊矣。"

[点评] 本案中，患者恶寒、头痛、发热、汗出，这是太阳中风的症状，然后是喘和面赤，再加上患者是产妇，构成竹叶汤证的病理要求齐全了。

这里面，"大汗淋漓"是表虚亡阳的症状，所以用附子。

案二：《杏林医选》汪承恩先生医案

汪某，男47岁，杂货店主，1954年9月2日晚饭后，感恶寒发热头痛，于晚十时许，突发项痛强直反张，高热口噤龂齿，手足拘束，昏不知人，汗出淋漓，狂叫气粗，小便失禁，六脉弦急。急用下方：淡竹叶10克，葛根10克，人参、防风、桔梗、桂枝各6克，熟附4克，炙甘草6克，生姜6克，红枣5个。当晚频频灌服一剂，余守于床侧观察其变，午夜后诸症渐平，天明神清思食，乃处以竹叶石膏汤去阿胶加桂枝5克一剂善后。此方因有熟附子，人多不敢用之。然妙在熟附一味可潜阳敛汗，小用其量无妨。

[点评] 汪承恩先生说："发热头项强痛，腰背板硬或反张，甚则手足挛

急，口噤龁齿，其脉洪数弦急，此即《金匮》所谓'痉病'也，实则因风中太阳之经，连于督脉，仲景用大承气汤下之，似未合病机。余用此方（指竹叶汤）治之，往往一剂即可热退神清，强直反张之症悉平。此方乃《金匮》治妇人产后痉病者，然于伤寒、杂病之症，多获良效。"

本案中，患者血虚津伤，受风寒所袭后，出现了竹叶汤证的痉病，用竹叶汤就是对症的方药，这里的"汗出淋漓"是表虚亡阳的症状，所以，才用附子敛汗。

另外，汪承恩先生说痉病用大承气汤似不合病机，其实并不准确，大承气汤也可以用于阳明热盛导致津液大亏的痉病，它的病理跟本案痉病的病理是不一样的。

第十一讲　太阳病的禁忌、治疗原则和转归

一、太阳病的禁忌

中医的一个重要治疗原则，就是"夺血者无汗，夺汗者无血"。

就是说，津液大亏和血虚严重的人即使有相应的症状也不能用"大发汗"和"放血"的治疗方法，如果误发汗，就会"诸逆发汗，病微者难差，剧者言乱，目眩者死"。那么，"血虚不足"和"津液大亏"的判断标准是什么呢？

（一）"血虚不足"的判断标准

"血虚不足"的标准主要有6条条文：

【条文】

1.脉浮紧者，法当身疼痛，宜以汗解之。假令尺中迟者，不可发汗，何以知之然？以荣气不足，血少故也。

【解读】

"脉浮紧"和"身疼痛"，这是麻黄汤证，可是条文说"假令尺中迟者，不可发汗，何以知之然？以荣气不足，血少故也"。脉象是迟脉，就是血虚不足，是属于"夺血者无汗"原则范围的，不能用麻黄汤发汗。

所以，"血虚不足"的第一条标准，就是"脉迟者"。

不仅"脉迟"不可发汗，"脉微"也不可发汗，条文说"少阴病，脉

微，不可发汗，亡阳故也"。

《普济本事方》说："昔有乡人丘生者病伤寒，予为诊视，发热头痛烦渴，脉虽浮数无力，尺以下迟而弱。予曰：虽属麻黄证，而尺迟弱，仲景云，尺中迟者，荣气不足，血气微少，未可发汗。予建中汤加当归黄芪令饮。翌日脉尚尔，其家煎迫，日夜督发汗药，言几不逊矣。予忍之，但只用建中调营而已。至五日尺部方应，遂投麻黄汤，啜第二服，发狂，须臾稍定，略睡，已得汗矣。信知此事是难，仲景虽云不避晨夜，即宜便治。医者亦须顾其表里虚实，待其时日，若不循次第，暂时得安，亏损五脏，以促寿限，何足贵也！"

就是说，血本虚不足又有麻黄汤证的，要先用小建中汤加当归、北黄芪先补足患者的津和血，等待尺脉实后，才可用麻黄汤解表。

【条文】

2. 亡血家，不可发汗，汗出则寒栗而振。

【解读】

第二条标准就是"亡血家"。

"亡血家"指的是失血过多或是经常失血的人。就是说，失血过多或是经常失血的人，不能再用麻黄汤发汗。

例如，竹叶汤证，虽然有麻黄汤证的"喘而胸满"，但是不可以用麻黄来发汗。

误用麻黄汤发汗，就会"汗出则寒栗而振"，即血亏津伤误用麻黄发汗，血亏津伤就更加严重，就会"寒栗而振"。

【条文】

3. 衄家，不可发汗，汗出，必额上陷脉紧急，直视不能眴，不得眠。

【解读】

第三条标准就是"衄家"。

"衄"就是出血，是指血从人体血管最薄的地方溢出，"衄家"就是经常出血的人，其病理就是血虚不足。

《名医类案》说："或问：仲景言衄家不可汗，亡血家不可发汗，而此用麻黄汤，何也？瓒曰：久衄之家，亡血已多，故不可汗。今缘当汗不汗，热毒蕴结而成吐血，当分其津液乃愈，故仲景又曰：伤寒脉浮紧，不发汗因致衄者，麻黄汤主之。盖发其汗，则热越而出，血自止也。"

就是说："衄"和"衄家"两者是不同的，不能混在一起。

"衄家"误用麻黄汤或是其他大发汗的方法发汗，患者就会出现"额上的陷脉""不得眠"等血虚津伤的严重症状。

"必额上陷脉紧急"原来多断为"必额上陷，脉紧急"。

李今庸先生说："衄家发汗后，阴重伤而邪独盛，引起寸口之脉紧急固属可有，但导致额部陷塌则未之见，亦未之闻也。当以'必额上陷脉紧急'为妥，'陷脉'者，《素问·骨空论》中所谓的'陷脉'，指'骨镵陷者之中脉'，'额上陷脉'，即两额角陷中之动脉，亦是古人候脉部位之一，且临床所见邪实的急性发热患者，每有两额陷中动脉紧急而显于目视中者。"

而"眴"，就是"瞬"的意思，直视不能眴，即眼睛直视而不能动。

【条文】

4.疮家，虽身疼痛，不可发汗，汗出则痉。

【解读】

第四条标准是"疮家"。

"疮家"是指那些长期患有"疮病"的患者，这类患者因为长期患病，营血和津液都是亏损严重的，所以用汗的方法，再发汗就会出现身体痉挛的病证。

【条文】

5.病人有寒，复发汗，胃中冷，必吐蛔。

【解读】

第五条标准是"病人有寒。"

这里的"病人有寒"是指胃肠虚寒严重，这种人大多属于血虚亏损而出现虚寒状态，这和竹叶汤证的"亡血复汗，寒多"是同一个道理，就是说，"病人有寒"也属于血虚不足的范围。

对于这样的患者，应该也救里再解表，或者用麻附细辛汤之类的方子温里和解表同时进行。

如果误发其汗，因为胃肠虚寒而蛔虫喜温避寒，就会上行扰动，出现

"吐蛔"的现象。

【条文】

6.厥，脉紧，不可发汗，发汗则声乱、咽嘶、舌萎、声不得前。

【解读】

第六条标准是"厥，脉紧"。

"厥"就是手脚厥冷，指的就是那些因为体内血液虚寒不足，导致人体四肢的末端得不到足够的血的濡养而出现手脚冰冷的现象，也属于血虚不足，不能发汗的。如果发汗，就会因为咽喉部得不到血和津的濡养而出现声乱、咽嘶、声音不响亮等病症。

（二）"津液大亏"的判断标准

津液亏损的标准主要有8条条文：

【条文】

1.诸脉得数而动微弱者，不可发汗，发汗则大便难，腹中干，胃燥而烦，其形相象，根本异源。

【解读】

判断津液亏损的第一条标准就是"诸脉得数而动微弱者"。

"脉得数而动微弱者"，指的就是脉象出现虚弱动数，这是津液严重亏损不足，不能充盈脉管的表现。所以，对于这种脉象，首要是补津活血，如炙甘草汤。对于这种里虚不足的脉象，是不能发汗的。如果大发其汗，就会出现大便难、烦躁的病症。

【条文】

2.咽中闭塞，不可发汗，发汗则吐血，气欲绝，手足厥冷，欲得蜷卧，不能自温。

3.咽喉干燥者，不可发汗。

【解读】

第2、3条条文，讲的是第二条标准，就是"咽中闭塞"和"咽喉干燥者"。

咽喉是人体黏膜最多的地方之一，津液亏损不足，最先出现症状的就是咽喉，表现为"口渴"。

【条文】

4.汗多必亡阳，阳虚，不得复发汗也。

5.汗家，重发汗，必恍惚，心乱，小便已，阴疼。

【解读】

第4、5条条文讲的就是第三条标准，就是"汗多必亡阳"和"汗家"。

"汗家"是指平时汗特别多的人，汗多则津伤，津伤的人如果复发其汗，那么就会津伤更甚，从而出现恍惚心乱、烦躁谵语，小便已阴痛等病症。

【条文】

6.淋家，不可发汗，汗出则便血。

7.咳而小便利，若失小便者，不可发汗，汗出则四肢厥逆冷。

【解读】

第6、7条条文讲的是第四条标准，就是"淋家"和"失小便者"。

"淋家"指的就是长期小便淋沥不尽的人，这种人大多属于体液津液亏损不足导致小便量很少的患者。而"失小便者"则相反，指的是那些小便很多，从而导致津液亏损不足的患者。

【条文】

8.脉浮数者，法当汗出而愈，若下之，身重心悸者，不可发汗，当自汗出乃解，所以然者，尺中脉微，此里虚，须表里实，津液自和，便自汗出愈。

【解读】

第8条条文讲的是第五条标准，就是"身重心悸、尺中脉微"。

"身重心悸"是指患者遭到误下后，津液大亏，不能濡养身体的肌肉，出现"身重"和"心悸"，这样的患者一般舌体干瘦而红。

二、太阳病的治疗原则

（一）治病的基本原则

治病的基本原则主要有3条条文：

【条文】

1.夫病痼疾加以卒病，当先治其卒病，后乃治其痼疾也。

【解读】

"痼疾"是指难治的久病，"卒病"指新病，就是说，如果患者原来就有难治的久病，又添了新病，那就要先治新病，然后治原来难治的久病。这就是中医治疗原则中的"急则治其标，缓则治其本"。

【条文】

2.本发汗而复下之，此为逆也，若先发汗，治不为逆，本先下之而反汗之为逆，若先下之，治不为逆。

3.伤寒，医下之，续得下利，清谷不止，身疼痛者，急当救里，后身疼痛，清便自调者，急当救表。

【解读】

第2、3条条文讲的是辨证治疗原则。

就是说，治疗时，要详察患者的体气与证候，不能见证候而忘体气，只攻病而不顾人，要先判断患者的表里虚实，然后再决定是先发汗，还是先攻下，或是先攻下，后发汗，或是先救里，再解表，还是先解表，后救里。

（二）病愈的条件

病愈的条件主要有6条条文：

【条文】

1.问曰：病脉，欲知愈未愈者，何以别之？

答曰：寸口、关上、尺中三处，大小、浮沉、迟数同等，虽有寒热不解者，此脉阴阳为和平，虽剧当愈。

2.问曰：凡病欲知何时得？何时愈？

答曰：假令夜半得病，明日日中愈，日中得病，夜半愈。何以言之？日中得病，夜半愈者，以阳得阴则解，夜半得病，明日日中愈者，以阴得阳则解也。

3.太阳病，先下之而不愈，因复发汗，以此表里俱虚，其人因致冒，冒家汗出自愈，所以然者，汗出表和故也，得里未和，然后复下之。

4.大下之后，复发汗，小便不利者，亡津液故也，勿治之，得小便利，必自愈。

5.凡病若发汗、若吐、若下、若亡津液，阴阳自和者，必自愈。

6.凡得病，厥脉动数，服汤药更迟，脉浮大减少，初躁后静，此皆愈证也。

【解读】

这6条条文说的是患者自愈，或是经过医生的治疗病愈的表现。"阴阳自和者，必自愈"，说的就是患者内无障碍后，人体自能抵抗，调节自身功能而病愈。

（三）太阳病治疗的基本原则

治病的基本原则和太阳病治疗的基本原则在哲学上是一般和特殊的关系。治病的原则是一般，是总的要求，太阳病治疗原则只是其中一种特殊的情形，虽然有着它自己的特点，但是要先服从于治病的一般原则。

这是矛盾的普通性和矛盾的特殊性的问题，就是说，太阳病治疗的基本原则是要在治病的基本原则指导下进行的，而病愈的条件和表现，就是治病原则应用后是否正确的判断标准。

太阳病治疗的基本原则就是"先解表后攻里"。

【条文】

1.太阳病，外证未解，不可下之，下之为逆。

2.凡伤寒之病，多从风寒得之，始表中风寒，入里则不消矣，未有温覆而当不消散者，不在证治，拟欲攻之，犹当先解表，乃可下之。若表已解，而内不消，非大满，犹生寒热，则病不除。若表已解，而内不消，大满大实，坚有燥屎，自可除下之，虽四五日，不能为祸也。若不宜下，而便攻之，内虚热入，协热遂利，烦躁诸变，不可胜数，轻者困笃，重者必死矣。

3.凡两感病俱作，治有先后，发表攻里，本自不同，而执迷妄意者，乃云神丹、甘遂，合而饮之，且解其表，又除其里，言巧似是，其理实违。

4. 寸口脉浮大，而医反下之，此为大逆。

【解读】

这 4 条条文说的是太阳病治疗的基本原则，就是说，要先解表后攻里，如果能先治表后攻里，自然就可药到病除，如果不按这个原则来治病，就可能出现种种变证，就是"坏病"。

比如，当患者表病而里六时，是要先解表而后始能攻里，如果表证未罢，而遽用苦寒之药以攻其里，那么，患者就会外则表热未罢，内则胃肠已寒，三焦津液内冷而外热，湿热交结而成结胸诸证，就是大陷胸汤证、小陷胸汤证之类，也可能因为身体的奋起抵抗，元气归里而见暴利之症，就是葛根芩连汤证、承气汤证之类，也可能因为患者表证未罢因误用清药，抑制身体的抗力，加上苦寒之药使三焦水运缓而成水滞，就成了外有表证内有少阳水液积滞及肠部腑实之证，就是小柴胡汤证之类。

三、太阳病的传变

人体受风寒所袭，对于那些体气较壮的，或是及时服药治疗的，就可能因之而病愈，如果患者体气较差，或是治不如法，那么就会出现传变，就可能从太阳病变为阳明病、少阳病、少阴病等，其中，最常见的就是变为阳明病和少阳病。

【条文】

1. 伤寒一日，太阳受之，脉若静者为不传，颇欲吐，若躁烦，脉数急者，为传也。

2. 伤寒二三日，阳明少阳证不见者，为不传也。

3. 风家，表解而不了了者，十二日愈。

4. 太阳病，头痛至七日以上自愈者，以行其经尽故也。若欲作再经者，针足阳明，使经不传则愈。

【解读】

这 4 条条文，讲的是判断病情是否出现传变的标准，也就是判断病情是否从太阳病传变为其他病，如阳明病、少阳病等的方法，判断的方法主要有下面三种。

1. 看脉象

看脉象就是看患者脉象的变化，如第 1 条所说的"脉若静者为不传"，就是说脉象平稳，说明已经表解热平，病就不传了；而"脉数急者，为传也"，就是说脉象数急，为有里热的表现，是病传入阳明病了。

2. 看症状表现

看症状表现就是要看患者服药后出现的症状转变，第 2 条"伤寒二三日，阳明少阳证不见者，为不传"的意思是说，要看看患者有没有出现其他阳明证、少阳证的表现，如果没有出现，就表明病情没有向阳明病、少阳病传变，也就是病愈，所以条文说"阳明少阳证不见者，为不传"。如果有传变，就是说患者的病已经从太阳病变为阳明病或是少阳病等其他病症了，那就要根据患者的症状表现进行相应治疗。如第 1 条所说的出现了"颇欲吐，若躁烦，脉数急者"的症状，这就是有里热的表现，也就是说变成了阳明病，就要按照阳明病的法子来治了。

3. 看患者的抵抗能力

看患者的抵抗能力就是说患者如果抵抗能力强，也有自愈的可能性。第 3 条说的"风家，表解而不了了者，十二日愈"指的就是随着时间的推移、身体抵抗力的加强而出现自愈。

有一点要强调的是，条文说"伤寒一日""伤寒二三日"，这里的"日"是"候"的意思，是一个时间段，不是"一天"。

第十二讲　阳明病的病理、症状与类型

　　前面讲过，治病时要详察患者的体气与证候，不能见证候而忘体气。这里说的"**体气**"是指患者内在的病理原因，工作和生活过程中形成的特有的一种内在体质特征，如前面讲过的"**中寒家**""**淋家**""**亡血家**""**衄家**""**汗家**"等。而"**证候**"就是指患者一系列的症状。

　　一般情况下，体气和证候是一致的，因为"**体气**"是患者病理的内在问题，证候则是病症的外在表现。但是，体气和证候也有不一致的时候，所以医生要根据患者的证候，结合患者的体气，做出适当的治疗方案，不能见证候而忘体气，一听说患者是什么病，就说要用什么方什么药，很固定很模式化，那就不对了。

　　《伤寒质难》说："证候乃局部疾病之表现，体气乃整个人体之能力，证候与体气，虽有密切关系，然终是两事，不可合并而谈也。夫证候为诊断上之参考资料，体气为用药之进退准绳，熟悉证候，即能知疾病之所在，了解体气，允可收翊赞之功能。譬如腑实便闭之人，而见潮热矢气、痞满胀疼之候，此为有燥屎，应下之证也。苟是气盛脉实，形充色华，即为可下之体；若是气怯脉弱，形羸色夭，显然不任峻下之体也。有可下之体，而见应下之证，则宜凉导；无可下之体，而有应下之证，则宜温通。下药攻滞，所以去病也；凉之缓亢，温之扶怯，所以调正也。各有所事，并行不悖，何惑之有？"

　　就拿太阳病来说，太阳病是指人体肌表受风寒侵袭后，人体功能进行正常抵抗而出现的恶寒、发热、头项强痛、脉浮等的症状，因为人体体质和内在情况以及肌表受寒程度不同，所以出现了五种不同类型的太阳病，就是桂枝汤证、麻黄汤证、麻桂轻剂证、葛根汤类方证和竹叶汤证。

其中，患者出现的恶寒、发热、头项强、脉浮等症状，就是证候，而桂枝汤证的病理、麻黄汤证的病理等的内在病理原因就是体气。

那阳明病的体气和证候又是什么呢？

一、阳明病的病理和症状

【条文】

1. 阳明之为病，胃家实也。

2. 问曰：阳明证，外证云何？答曰：身热、汗自出、不恶寒，反恶热也。

【解读】

第1条说的就是阳明病的体气，是阳明病的内在病理病因；第2条说的就是阳明病的证候，是阳明病的外在症状，所以，这两条条文就是阳明病的提纲。

第1条说："阳明之为病，胃家实也。"

"阳明之为病"跟"太阳之为病"一样，是一种提纲性的讲法，而"胃家实也"就是说阳明病都具备了"胃家实"的特点。

对于"胃家实"，大部分的医家给出的解释是："胃家"是胃与大小肠的简称，"胃家实"指邪热结于阳明、津液受伤所出现的证候，主要症状为壮热、烦渴、大汗出、脉洪大；因邪热与肠中粪便互结，可出现潮热便秘、腹痛拒按等症。

这种注解，虽然也把它列为阳明病的提纲，却不是从体气上去解释，而是从证候上去解释。这种解释似是而非，表面上说得通，但如果深入研究，就会发现这种解释是不对的，原因主要有以下两点：

第一，所谓提纲，就是这一类病证所共有的东西，像太阳病"脉浮、头项强痛而恶寒"，它是所有太阳病共有的东西，所以是提纲。

而实际上，很多阳明病都没有壮热、烦渴、大汗出、脉洪大、潮热便秘、腹痛拒按这些症状，所以，如果按照症状去解释的话，这条条文就不能作为阳明病的提纲，反过来说，如果要把这条条文作为阳明病的提纲，就不能从证候上去解释，而要从体气方面去理解的。

第二，大部分医家在注解这条条文时，没有正确理解"胃家"和"胃家实"的概念，是导致出现这样的讲解或是注解的真正原因。

这里的"胃家"，其实是"胃实家"的意思，而不是"胃肠一家"，把"胃家"解释为"胃肠一家"是一种很想当然的解释。

首先，在古代，胃的含义本来就包括肠。如《灵枢》说"大肠、小肠皆属于胃"。既然胃本来就包含着肠，惜字如金的《伤寒论》就不会用"胃家"来表达胃肠。其次，《伤寒论》和《金匮要略》中出现"家"的地方，包括中寒家、淋家、汗家、衄家等，都是代表着一种体质，也就是体气。最后，阳明病和太阴病是对应的，就是说，阳明病是指那些有着胃肠内热病机的患者所生的病，而太阴病则是指那些有着胃肠虚寒病机的患者所生的病。而太阴病的内在病理原因，就是"中寒家"。既然太阴病的内在病理原因是"中寒家"，那么阳明病的内在病理原因自然就是"胃实家"，简称"胃家"。

综上所述，"胃家"就是"胃实家"的意思，是指那些有着胃肠实热病机的患者。

明白了"胃家"的概念，"胃家实"的概念就容易理解了，这里的"实"是指实热的意思，"胃家实"就是指那些有着胃肠内热病机的患者表现出胃肠实热的症状，简单点说，就是患者的胃肠内有实热，条文"伤寒二日，阳明脉大"说的就是这个意思。

所以，这里的"胃家实"并不是指那些因邪热与肠中粪便互结，出现潮热便秘、腹痛拒按等的症状，而是指患者胃肠内有实热的病理病因。

而第2条条文说："问曰：阳明证，外证云何？答曰：身热、汗自出、不恶寒，反恶热也。"

这条就非常明确，它说的就是阳明病的外在证候是"身热、汗自出、不恶寒反恶热"。

阳明病的内在病理是"胃家实"，是胃肠内有实热，胃肠内有实热，热迫血行，就会"身热"；热迫血行，血运趋表，人体通过排汗来排出体内多余的热量，就会"汗自出"；热迫血行，内外皆热，就会"不恶寒反恶热"，所以，理解了"胃实家"的病理实质，就能真正理解它的症状。

"胃实家"跟"中寒家"最大的区别是："中寒家"是畏寒，"胃实家"是畏热，是"不恶寒反恶热"。因为"中寒家"是胃肠虚寒，血运水运偏慢，血虚水冷，所以，皮肤及身体各处得不到温养，所以畏寒。而"胃实家"则相反，因为胃肠实热，血运水运偏快且血热水温，所以，皮肤及身体各处都相对的血充水盈，所以"胃实家"是畏热。

一般来说，"中寒家"是畏寒喜热，就算是在夏天，也喜欢吃温热的东西，辣椒、生姜，甚至红参、高丽参等温热的食物和药物，怎么吃都不上火，而一旦吃白菜、萝卜、三黄片之类的寒性食物或是药物就会拉肚子、上厕所，而且夏天也不太喜欢开空调、吹风扇之类，严重的甚至夏天还包头巾。

而"胃实家"恰恰相反，这类人平时畏热喜凉，最不喜欢的就是夏天，最喜欢的是冬天，平时一吃温热的东西就上火，而那些寒性的药物和食物怎么吃都没事。

另外，"中寒家"是属于表虚自汗，它是因为胃肠虚寒导致表虚，所以一吃到热的东西就出汗。而"胃实家"却不一样，它是胃肠内热，热迫汗出，所以平时就老是觉得热，然后是蒸蒸汗出，它的流汗是像以前炊笼那样，里面加热，热气蒸出而成为汗的那种，这两者也是完全不一样的。

"中寒家"与"胃实家"的区别主要有以下 7 条条文：

1. 阳明证，若能食，名中风，不能食，名中寒。

2. 阳明病，若中寒，不能食，小便不利，手足濈然汗出，此欲作固瘕，必大便初硬后溏，所以然者，此胃中冷，水谷不别故也。

3. 阳明病，不能食，攻其热必哕，所以然者，胃中虚冷故也，以其人本虚，故攻其热必哕。

4. 阳明病脉迟，食难用饱，饱则微烦，头眩，必小便难，此欲作谷疸，虽下之，腹满如故，所以然者，脉迟故也。

5. 伤寒呕多，虽有阳明证，不可攻之。

6. 阳明病，心下硬满者，不可攻之，攻之，利遂不止者死，利止者愈。

7. 夫病阳多者热，下之则硬。无阳阴强者，大便硬者，下之则必清谷腹满。

二、阳明病的由来

阳明病的由来主要有以下 4 个途径：

第一，患者原来的体质就是胃肠实热，所以，一受风寒所激，身体即反应过度，从太阳病直接变为阳明病。

【条文】

1. 问曰：病有得之一日，不发热而恶寒者，何也？答曰：虽得之一日，恶寒将自罢，即自汗出而恶热也。

2. 问曰：恶寒何故自罢？答曰：阳明居中土也，万物所归，无所复传，始虽恶寒，二日自止，此为阳明病也。

【解读】

这两条条文就是说，患者原来就有胃肠内热，肌表受风寒所激后，机体反应过度，所以，虽然患者开始表现有太阳病的恶寒症状，但是，患者很快就由"恶寒"变为"恶热"，由肌表转为体内，由太阳病转为阳明病了。

第二，胃肠实热，时间一久，就直接出现阳明病。

【条文】

1. 阳明病，脉浮而紧者，必潮热，发作有时；脉但浮者，必盗汗出。

2. 阳明病，口燥，但欲漱水，不欲咽者，此必衄。

【解读】

这两条条文就是说，患者本来就是胃肠有实热，长期积累下来，实热越来越严重，也会直接就出现阳明病。

第三，直中而热，热盛津伤而变为阳明病。

【条文】

1. 太阳中暍，发热恶寒，身重而疼痛，其脉弦细芤迟，小便已，洒洒然毛耸，手足逆冷，小有劳，身即热，口开，前板齿燥，若发其汗，则恶寒甚，加温针，则发热甚，数下之，则淋甚。

2. 太阳中热者，暍是也，其人汗出恶寒，身热而渴，白虎加人参汤主之。

【解读】

这两条条文说的是，患者原来是正常的，因为处在特殊的环境下，如中暑，因此导致热盛津伤，变成阳明病。

第四，因为药误，病从太阳转为阳明。

【条文】

1. 问曰：何缘得阳明病？

答曰：太阳病发汗，若下，若利小便，此亡津液，胃中干燥，因邪转阳明，不更衣，内实，大便难者，此名阳明也。

2. 本太阳初得病，发其汗，汗先出不彻，因转属阳明也。伤寒发热无汗，呕不能食，而反汗出濈濈然者，是转属阳明也。伤寒转系阳明者，其人濈然微汗出也。

3. 太阳病二日，反躁，反熨其背，而大汗出，大热入胃，胃中水竭，躁烦，必发谵语，十余日，振栗，自下利者，此为欲解也。故其汗，从腰以下不得汗，欲小便不得，反呕，欲失溲，足下恶风，大便硬，小便当数，而反不数及不多，大便已，头卓然而痛，其人足心必热，谷气下流故也。

4. 形作伤寒，其脉不弦紧而弱，弱者必渴，被火者必谵语，弱者，发热，脉浮，解之当汗出，愈。

5. 太阳病，以火熏之，不得汗，其人必躁，到经不解，必清血，名为火邪。

6. 脉浮，宜以汗解，用火灸之，邪无从出，因火而盛，病从腰以下必重而痹，名火逆也。

【解读】

这6条条文讲的是，患者生病时，医生辨证错误，出现非寒而温，未虚而补，应汗失表，宜攻失下等种种的服药不当，导致功能抵抗太过而变为阳明病。

例如，患者本来就不是胃肠虚寒，却用温胃肠的药，如麻黄汤证用了桂枝汤；或是虽然本来是胃肠虚寒，但并不严重，医生却用了大剂量的桂枝汤；又或是本来就应该用麻黄汤发表解汗，却因循未用，体内积久反应过度；或是本来患者就是胃肠内热而攻，应该攻下泄热，却应下未下。

像以上这些情况，都称之为药误，这也是阳明病的主要来源。

三、太阳病转阳明病的规律

太阳病变为阳明病，主要有以下 3 个规律：

（一）由寒化热

"由寒化热"就是患者从太阳病的"恶寒"转变为阳明病的"恶热"。

【条文】

问曰：病有得之一日，不发热而恶寒者，何也？答曰：虽得之一日，恶寒将自罢，即自汗出而恶热也。

【解读】

这条条文说的就是太阳病直接变为阳明病的情况，还有其他因为药误，从太阳病变为阳明病的，虽然可能存在太阳阳明病并存的情况，但全部转入阳明病之后，都将从"恶寒"变为"恶热"，这是阳明的特殊性所决定的。

（二）由表而里

"由表而里"就是由表病转为里病，即从太阳表病转变为阳明里病。

【条文】

1.本太阳初得病，发其汗，汗先出不彻，因转属阳明也。伤寒发热无汗，呕不能食，而反汗出濈濈然者，是转属阳明也。

2.伤寒转系阳明者，其人濈然微汗出也。

【解读】

这两条条文说的就是由太阳病转为阳明病，太阳病在表，阳明病在里，就是由表而里。

太阳病的病位主要表现在肌表，是"**恶寒、发热、头项强痛**"。而阳明病则主要表现在肺、胃、肠及由肺、胃、肠热引发的一系列病症。

如桂枝汤证转白虎汤证、麻黄汤证转麻杏石甘汤证、葛根汤证转葛根芩连汤证、竹叶汤证转竹叶石膏汤证，都是由寒化热、由表而里的典型。

（三）自上而下

"自上而下"指的是太阳病变成阳明病之后，可由肺热转为胃热、肠热，或是由胃热转为肠热，出现大便燥结等问题。

【条文】

太阳病发汗，若下，若利小便，此亡津液，胃中干燥，因邪转阳明，不更衣，内实，大便难者，此名阳明也。

【解读】

这条条文说的就是这种情况。

如麻杏石甘汤证转承气汤证，白虎汤证变为承气汤证等，说的都是这种情况。

明白了由寒化热、由表入里、由上而下的规律之后，那么，在治病时，遇到很多问题自然就会心中有数，不会进退失据。

举个例子，治胃肠虚寒型感冒时，过用辛温之剂，变为胃肠热盛时，自然就会用白虎汤来治，不过白虎汤的重点在胃；如果又见肠热盛而结，自然就可能想到用白虎合承气汤之类；如果又见肠热而利的，自然就想到要用白虎汤合葛根芩连汤。同理，如果是肠热的为葛根芩连汤证，如果病重用葛根芩连汤不效的时候，自然可进一步合承气汤而用。反之，如果病是承气汤证，但是患者体质虚，不再适合使用承气汤，这时候就可用葛根芩连汤来代替。

所以，只要掌握了规律，明白了病理医理药理的所以然，临床治病，自然能做到心中有数，古人所说的"运用之妙，存乎一心"，说的就是这种境界。

四、阳明病的类型

阳明病主要分为以下 8 种类型。

1. 肺热型

这一类型是以麻杏石甘汤证为代表的一系列方证，主要包括麻杏石甘汤证、麻黄升麻汤证、苇茎汤证、甘草汤证、桔梗汤证、葶苈大枣泻肺汤证等。

2. 胃热型

这一类型是以白虎汤证为代表的一系列方证，主要包括白虎汤证、白虎加人参汤证、白虎桂枝汤证、竹皮大丸证、大青龙汤证、文蛤汤证等。

3. 肠热型

这一类型是以葛根芩连汤证为代表的一系列方证，主要包括葛根芩连汤证、黄连阿胶汤证、白头翁汤证、白头翁加甘草阿胶汤证、黄芩汤证等。

4. 胃肠皆热型

这一类型是以承气汤证为代表的一系列方证，主要包括调胃承气汤证、小承气汤证、大承气汤证、鸡矢白散证、大黄甘草汤证、厚朴三物汤证、猪胆汁导方证等。

5. 胃热肠寒型

这一类型是以栀子豉汤证为代表的一系列方证，主要包括栀子豉汤证、栀子甘草汤证、栀子生姜汤证、栀子厚朴汤证、枳实栀子汤证、栀子干姜汤证等。

6. 胃寒肠热型

这一类型是以半夏泻心汤证为代表的一系列方证，主要包括大黄黄连泻心汤证、附子泻心汤证、半夏泻心汤证、生姜泻心汤证、甘草泻心汤证、黄连汤证、干姜黄芩黄连人参汤证、乌梅丸证等。

7. 热盛致瘀型

这一类型是以桃核承气汤证为代表的一系列方证，主要包括桃核承气汤证、抵当汤证、抵当丸证、下瘀血汤证、土瓜根散证、桂枝茯苓丸证、红蓝花酒证、大黄䗪虫丸证、鳖甲煎丸证、升麻鳖甲汤证、大黄牡丹皮汤证、赤小豆当归散证、枳实芍药散证、排脓散证、排脓汤证等。

8. 热盛发黄型

这一类型是以茵陈蒿证为代表的一系列方证，主要包括茵陈蒿汤证、茵陈五苓散证、栀子大黄汤证、栀子柏皮汤证、麻黄连翘赤小豆汤证、大黄硝石汤证、硝石矾石散证、猪膏发煎证等。

除了这8种类型外，还有麻桂轻剂证转热入里的桂枝二越婢一汤证、续命汤证，竹叶汤证转热入里的竹叶石膏汤证和三物黄芩汤证，以及其他比较特殊的如升麻鳖甲汤证、风引汤证、猪苓汤证、当归贝母苦参汤证等。

所以，对于阳明病来说，首先要辨明患者到底是肺热、胃热、肠热，还是胃肠皆热、胃热肠寒、胃寒肠热，还是热盛致瘀、热盛发黄等，然后根据不同的情况，选取不同的方剂进行治疗。

第十三讲　胃热（一）

在讲白虎汤证和白虎加人参汤证之前，要先重点讲中医的三个基本治疗原则，就是适事为故原则、伏其所主原则和以平为期原则。

一、三个基本原则

（一）适事为故原则

《内经》说："寒者热之，热者寒之，微者逆之，甚者从之，坚者削之，客者除之，劳者温之，结者散之，留者攻之，燥者濡之，急者缓之，散者收之，损者温之，逸者行之，惊者平之。上之下之，摩之浴之，薄之劫之，开之发之，适事为故。"

教材是这样解释的："病属于寒的，要用热药；病属于热的，要用寒药。病轻的，就逆着病情来治疗；病重的，就顺着病情来治疗；病邪坚实的，就减少它；病邪停留在体内的，就驱除它；病属劳倦所致的，就温养它；病属气血郁结的，就加以舒散；病邪滞留的，就加以攻击；病属枯燥的，就加以滋润；病属急剧的，就加以缓解；病属气血耗散的，就加以收敛；病属虚损的，就加以补益；病属安逸停滞的，要使其畅通；病属惊怯的，要使之平静。或升或降，或用按摩，或用洗浴，或迫邪外出，或截邪发作，或用开泄，或用发散，都以适合病情为佳。"

在这段解释中，其他的都很到位，只是把"适事为故"解释为"以适合病情为佳"就不是特别正确了。

"适事为故"实际上就是"为适事故"，是文言文中常见的倒装手法，这跟"何为故"实际上是"为何故"是一样的。

这里面，"为"是为了、要达到什么目的的意思，"适"是适合、适应、顺应的意思，"事"就是事情、情形、病事、病情的意思，"故"就是缘故、原因的意思，这句话直译就是"为了适应病情的缘故"，所以，整句话连起来的意思就是说，这各种各样的治法，它的要求就是要适合病情。就是说，你要根据患者的具体情况，选择适合患者的治疗方法。所以说，"适事为故"就是要求治疗方法要对头。

（二）伏其所主原则

《内经》说："伏其所主，先其所因。"意思就是说任何疾病的发生，都有其根本的原因或是病机的变化，这是治病的关键所在，如果治病能抓住这个关键，自然药到病除，简单点说，就是要抓住问题的主要矛盾。

《矛盾论》说："任何过程如果有多数矛盾存在的话，其中必有一个是主要的，起着领导的、决定的作用，其他则处于次要和服从的地位，因此，研究任何过程，如果是存在两个以上矛盾的复杂过程的话，就要用全力找出它的主要矛盾，捉住了这个主要矛盾，一切问题就迎刃而解了。"

又说："不能把过程中所有的矛盾平均看待，必须把它们区别为主要的和次要的两类，着重于捉住主要的矛盾。"

所以，伏其所主原则就是要大家对于那些比较复杂的病情，要抽丝剥茧，找出病情的关键所在，然后再针对关键所在进行治病，自然就能事半功倍，药到病除了。

（三）以平为期原则

《内经》说："谨调阴阳所在，以平为期。"这里说的"平"，即是阴阳平衡，具体到人体，可以理解为脏腑的功能状态，也就是说五脏功能协调，最直接地说，"平"就是人体功能正常状态标准，我们常说的"药以疗偏，以平为度"就是这个意思。

适事为故、伏其所主、以平为期，这三个原则结合起来，简单点说就是：

"作为一个医生，要根据患者的具体情况，选用合适的方法给患者治疗，而且在治疗时，要找到问题的关键，有的放矢，这样才能使患者变回一个正常的人。"

二、白虎汤证、白虎加人参汤证

（一）白虎汤证和白虎人参汤证的病理

白虎汤证的病理是胃肠实热；白虎加人参汤证的病理是胃肠实热又见津液大伤。

【条文】

1. 伤寒脉浮滑，此表有热里有寒（热），白虎汤主之。

2. 伤寒脉滑而厥者，里有热也，白虎汤主之。

3. 服桂枝汤，大汗出后，大烦，渴不解，脉洪大者，白虎加人参汤主之。

4. 伤寒脉浮，发热无汗，其表不解者，不可与白虎汤，渴欲饮水，无表证者，白虎加人参汤主之。

5. 伤寒无大热，口燥渴，心烦，背微恶寒者，白虎加人参汤主之。

6. 伤寒病，若吐，若下后，七八日不解，热结在里，表里俱热，时时恶风，大渴，舌上干燥而烦，欲饮水数升者，白虎加人参汤主之。

7. 三阳合病，腹满身重，难以转侧，口不仁，面垢，谵语遗尿（白虎加人参汤主之）。发汗则谵语，下之则额上生汗，手足逆冷。若自汗出者，白虎汤主之。

8. 阳明病，脉浮而紧，咽燥口苦，腹满而喘，发热汗出，不恶寒反恶热，身重。若发汗则躁，心愦愦，反谵语。若加温针，必怵惕，烦躁不得眠。若渴欲饮水，口干舌燥者，白虎加人参汤主之。

9. 太阳中热者，暍是也，其人汗出恶寒，身热而渴，白虎加人参汤主之。

【解读】

第1条条文的原文是："伤寒脉浮滑，此表有热里有寒，白虎汤主之。"

"表有热里有寒"，这是典型的表亢里怯，用白虎汤肯定是错误的，因为"里有寒"是胃肠虚寒，它是属于太阴病，跟阳明病的体气是胃肠实热完全相反，所以，这里的"里有寒"肯定是"里有热"。

针对这个问题，有的注家通过考据的方法认为，这里的"里有寒"并没错，说这里的"寒"是"邪"的意思，而"邪"是指"邪热"，也就是说，这里虽说"寒"，其实还是"热"的意思。

不管怎么说，这里一定是"里有热"的，事实上，第2条条文中的"里有热也"、第6条条文的"热结在里，表里俱热"就是一个很好的证明。

不过，如果把"里有寒"改成"里有热"，条文就变为：

伤寒脉浮滑，此表有热里有热，白虎汤主之。

这样一来，条文的意思就对了，可是读起来就怪怪的，而且，也不符合《伤寒论》"惜字如金"原则。所以，个人认为，这条条文应该是在传抄的过程中，把"寒""热"两字抄反了，就是说，条文应该是：

伤寒脉浮滑，此表有寒里有热，白虎汤主之。

如果条文是这样子的，很多问题就说得通了，而且，这里的"表有寒"有两层意思：

第一，它跟第6条的"时时恶风"意思一样。

前面讲过，恶风、恶寒都是皮肤对外面温度的感觉，对于白虎汤证来说，患者出现发高热的时候，体表温度升高，跟周围温差拉大，就会感到"恶风"和"恶寒"。

这里的"恶风""恶寒"不是因为表虚、表实引起的，表虚、表实可以引发高热，导致患者出现"恶风""恶寒"的症状；同样，阳明热盛也可以引发高热，导致患者出现"恶风""恶寒"的症状，就是说，症状是一样的，但是病理却是不一样的。

而阳明病的"恶热"，其实是"畏热"，它跟胃肠虚寒引起的"畏寒"是一对的，是因为体内有实热，患者老是觉得体内有热，不喜欢温热的现象。

对于白虎汤证来说，因为胃肠内有实热是它的病理病因，所以，"恶热"就是必然的症状。但是，胃肠实热的患者，如果没有诱因的话，是不一定会发热的，所以，"恶风"则是或然的症状。

第二，它跟第5条的"背微恶寒"、第9条的"汗出恶寒"一样，是典型的阳虚恶寒，也就是畏寒。

它的病理跟白虎汤证的"厥""手足逆冷"一样，都是"厥深热亦深"。

人体的血液是有一定固定的量的，所以，血液盈于此则绌于彼，当人体胃肠功能亢进的时候，血液就相对地集中于胃肠之中，那么人体远端的四肢就会因为缺血而出现厥冷的现象；同理，皮肤也会因为缺血而出现阳虚恶寒的症状，这就是条文所说的"表寒""背微恶寒""汗出恶寒"。

越是高热的患者，这种情形就越多见，不能因为患者的手足厥冷就说患者是虚寒，就选用热药来治疗，而是要用白虎汤或白虎人参汤之类，泄其里面的郁热，热消则血运正常，血运正常自然手足也就变暖了。

刘绍武老中医说："背恶寒为火极转阴一个征兆，凡热性病出现此症，不管热象如何，都要加附子以复心阳。"

就是说，这种恶风、恶寒是阳虚恶寒，是热极转阴征兆，是心阳虚的预兆，白虎加人参汤中就是用人参来强心补津的。

第2条跟第1条相近，只是少了"表有寒"，多了个"厥"，"厥"就是厥冷、四肢逆冷的意思。

白虎汤证出现四肢逆冷的症状，它的病理是"厥深热也深"，就是说"厥"跟"表有寒"的病理是一样的。

第3～9条讲的是白虎加人参汤证。

白虎加人参汤证跟白虎汤证最大的区别就是"渴"的程度不一样，在白虎汤证的条文中，没有提到渴，而在白虎加人参汤证的7条条文中，每条都提到了"渴"，而且是"大渴""舌上干燥""欲饮水数升"之类的描述，这就是津伤口渴，而且，这种口渴要比太阳温病的津伤程度严重得多，也正是因为津伤特别严重，所以才选用人参的，而不是葛根、天花粉之类。

第6条的"若吐"，这里的"吐"是指吐法，即"上者越之"，患者胃肠热盛，吐、下之后，病仍不解。但是吐下之后，患者也可能出现脉虚大的现象，这是胃强力收缩呕吐后，胃肠血脉进行暂时性休整所致，不可以认为患者是里虚而不敢用清热的药剂，而本处之所以用白虎加人参汤，也是吐下之后津液大伤的缘故。

《医学达变》说："烦躁渴饮，虽多实证，然久病血虚亦有此证，不可不辨而明之。其证午后颧颊带红，寒热烦躁渴饮，脉浮洪，按之无力，但不喜冷饮，此为血虚烦躁渴饮也。宜当归补血汤，神效。"

就是说，不要看到烦躁渴饮就以为是阳明病白虎汤证或是白虎汤加人参汤证，要仔细辨证，而不是见一漏万。

第7、8条条文讲的是"三阳合病"，三阳合病是指患者同时出现了太阳病、阳明病、少阳病。

患者虽然表现为三阳合病，但真正问题的关键却是阳明证的胃肠实热，所以要用白虎汤或是白虎加人参汤。

关于三阳合病，除了第7、8条，还有下面这条条文：

【条文】

三阳合病，脉浮大，上关上，但欲眠睡，目合则汗。

【解读】

第一，因为胃肠实热，热迫血行，血运由里而表，所以，脉象表现为"**脉浮大**"和"**上关上**"。"**脉浮大**"容易理解，"**上关上**"是因为里热极盛，热迫气血，气溢入鱼际而致尺部几乎无脉；所以，这里的"**脉浮大**"和"**上关上**"是胃肠热极迫血外行所致，跟太阳病的"**脉浮**"虽然脉象相近，其成因却是不同的。

第二，条文说"**但欲眠睡**"，这是因为壮火食气，热灼神经，出现的精神无主而昏昏欲睡，就是"热盛神昏"。

第三，条文提到了"**谵语**""**烦躁不得眠**""**遗尿**""**腹满身重难以转侧**"等症状，这些症状是热灼神经，神经不得津养甚或失控引起的，《普济本事方》中就有热盛致遗尿的记载。

第四，条文提到了"**喘**"，这是热盛逼肺引起的。

第五，条文提到了"**咽燥口苦、口不仁、面垢**"，这是热盛津伤的症状，这里面，口不仁是指渴而舌上干燥生苔，而见言语不利且食不知味；面垢是指热盛则皮脂分泌亢进而见面色垢晦，即俗称的"油妆"；这种症状又跟少阳病的症状相近。

第六，条文提到了"目合则汗"，这是阳焰极盛，热迫津出所致的。

所以，虽然病症好像是太阳证、少阳证、阳明证三种病的特征都有，但它的病理病因是胃肠热盛以及热盛津伤引起的。所以，要用白虎汤或是白虎加人参汤。

第9条讲的是"太阳中暍"，就是中暑，它的病理病因是天气太热，汗多亡阳，加上外热直中，津伤热盛所致，因为津液大伤，所以脉象就可能出现"弦细芤迟"。

【条文】

太阳中暍，发热恶寒，身重而疼痛，其脉弦细芤迟，小便已，洒洒然毛耸，手足逆冷，小有劳，身即热，口开，前板齿燥。若发其汗，则恶寒甚；加温针，则发热甚；数下之，则淋甚。

【解读】

这里"小便已，洒洒然毛耸"细致又形象的描述，跟第5条的"背微恶寒"、第9条的"汗出恶寒"一样，是典型的阳虚恶寒，也就是畏寒，它的病理跟白虎汤证的"厥""手足逆冷"一样，都是"厥深热亦深"。

因此，条文接着说"若发其汗，则其恶寒甚"。因为如果是太阳病表郁、表闭的"恶风恶寒"，发汗之后，肌表温暖，自然就不会恶寒了，可是，这里是阳虚恶寒，所以才出现发汗后恶寒更厉害的现象。

条文中的"小有劳，身即热，口开，前板齿燥"，也是气虚津伤的表现。

因为中暑是热盛津伤、汗多亡阳，所以要用白虎汤清暑解热，用人参强心补虚、固表生津解渴。

当然，这种中暑是阳性中暑，也就是机体有胃肠热盛而汗出津伤的中暑，跟葛根汤证的阴性中暑不一样。

（二）白虎汤证和白虎加人参汤证的症状

白虎汤证是阳明病，所以具备了阳明病的恶热和汗出；白虎加人参汤证则是白虎汤证的基础上又见津液大伤，所以，白虎加人参汤证具备了白虎汤证，又有津液大伤的症状。

1. 白虎汤证的症状

（1）脉滑、脉洪大

第 1 条的"脉浮滑"、第 2 条的"脉滑"、第 3 条的"脉洪大"、第 4 条和第 8 条的"脉浮"说的就是这种情况。

患者胃肠实热，胃肠实热则血运水运加速，反映于脉象就是脉滑和脉洪大。

脉滑和脉洪大是白虎汤证的表现，但是，不是说脉滑和脉洪大就一定是白虎汤证或是阳明病，这就是逻辑上的必要条件和充分条件的问题。

前面讲过，胃寒也会导致患者出现呕逆的现象。据个人的临床观察，当胃寒患者剧烈呕吐的时候，他的脉象也可以表现为洪盛，这是因为患者的胃强力收缩导致血脉偾张，从而出现脉象洪盛的现象。这时候不能因为患者的脉洪盛，就说患者是内有里热而用清热的药剂。事实上，胃寒可导致呕吐，胃热也可导致呕吐，临床上有很多相似的地方。

（2）身热、汗自出、恶热

第 1、2 条的"里有热"、第 6 条的"热结在里，表里俱热"、第 7 条的"自汗出"、第 8 条的"发热汗出"说的就是这种情况。

胃肠实热，所以，"身热、汗自出、恶热"。

（3）四肢逆冷

第 2 条的"厥"、第 9 条的"手足逆冷"说的就是这种情况，原理上面讲过。

（4）恶风、恶寒

第 6 条的"时时恶风"讲的是高热引发的恶风、恶寒；第 5 条的"背微恶寒"、第 9 条的"汗出恶寒"讲的是阳虚恶寒，也就是畏寒，病理是"厥深热亦深"。

（5）烦躁

第 3 条的"大烦"、第 5 条的"心烦"、第 6 条的"烦"说的就是这种情况。

胃肠布满神经，而且上连于脑，胃肠实热，热灼神经，所以就会出现烦躁的病症。

不仅如此，胃肠实热，血运水运加速，压迫神经，所以又会出现头眩晕、头胀痛的现象。

胃热头痛的地方主要表现在眉中间直上前额部位，就是"阙上痛"，这跟太阳病的太阳穴痛是有一定区别的。

除此之外，白虎汤证还可能出现消食善饥、消渴、呕吐、筋弛不收等症状，这是因为胃肠实热，胃肠因充血而出现胃肠功能亢进，胃肠功能亢进就会出现消食善饥、喜饮冷水病症，如果胃肠功能亢进得特别厉害，就会出现水入即消的消渴证，中医把它称为"中消"，糖尿病中，也有一种因为胃肠热引起的消渴症状；胃肠热化，胃肠充血，蠕动加速，热极也会引起胃肠痉挛而引发呕吐；胃肠热盛，热盛津伤，津与血不能濡养经筋，所以也可能出现脚痿不行等筋弛不收症状，这就是"热则筋弛"，也就是阳明痿证。

2. 白虎加人参汤证的症状

白虎加人参汤是在白虎汤证的基础上，又见津液大伤引起的，津液大伤最直接的表现就是"渴"。

这里面，第3条的"渴不解"、第4条的"渴欲饮水"、第5条的"口燥渴"、第6条的"大渴，舌上干燥而烦，欲饮水数升"、第8条的"渴欲饮水，口干舌燥"、第9条的"身热而渴"说的就是这种情况。

在白虎加人参汤证的条文中，几乎每条都有关于"渴"的描述，说明口渴的症状不仅严重，而且是必有的。

对于白虎汤证和白虎加人参汤证，根据中医的基本原则，该怎么治呢？

首先，根据适事为故原则，寒者热之，燥者濡之，患者表现出胃肠实热和热盛津伤的症状，自然就用清热和生津、补津的药物来治了。

其次，根据伏其所主原则，对于白虎汤证和白虎加人参汤证，不管它们的症状怎么变，它们的主要矛盾还是胃肠实热，所以，用药一定要抓住这个主要矛盾。

最后，根据以平为期的原则，用药的时候，药的剂量要刚刚好，要根据患者的体质和症状的轻重，采用合理的剂量，否则，剂量太轻了则没有效果，药量太重了就会药过其所，出现其他的变证。

事实上，不只是白虎汤证和白虎加人参汤证这样治，所有的病都是根据这三个原则来治的。

（三）白虎汤和白虎加人参汤的药理

白虎汤和白虎加人参汤的组成：

白虎汤方：

石膏 90 克，知母 30 克，甘草 10 克，粳米 30 克。

白虎加人参汤方：

石膏 90 克，知母 30 克，甘草 10 克，粳米 30 克，人参 15 克。

白虎汤和白虎加人参汤是由石膏、知母、甘草、粳米、人参（白虎汤无人参）这五味药组成的。

1. 石膏的药理

石膏，味辛、甘，性寒，归肺、胃经，功效是解肌清热、除烦止渴、清热解毒、泻火；主治热病壮热不退、心烦神昏、谵语发狂、口渴咽干、肺热喘急、中暑自汗、胃火头痛、牙痛、热毒壅盛、发斑发疹、口舌生疮；外用是煅敷，功效生肌敛疮，主治痈疽疮疡、溃不收口、汤火烫伤。现代药理研究表明，石膏有解热、解毒、镇痉、消炎等作用。

《药征》说："《名医别录》言石膏性大寒，自后医者怖之，遂至于置而不用焉。仲景氏举白虎汤之证曰，无大热，越婢汤之证亦云，而二方主用石膏，然则仲景氏之用药，不以其性之寒热也可以见已。余也笃信而好古，于是乎为渴家而无热者，投以石膏之剂，病已而未见其害也；方炎暑之时，有患大渴引饮而渴不止者，则使其服石膏末，烦渴顿止，而不复见其害也；石膏之治渴而不足怖也，斯可以知已。"

《重庆堂随笔》说："石膏，余师愚以为治疫主药，而吴又可专用大黄，谓石膏不可用，何也？盖师愚所谓者暑热为病，暑为天气，即仲圣所谓清邪中上之疫也。又可所论者湿温为病，湿为地气，即仲圣所云浊邪中下文疫也。清邪乃无形之燥火，故宜清而不宜下；浊邪乃有形之湿秽，故宜下而不宜清。二公皆卓识，可为治疫两大法门。"

《医学衷中参西录》说："石膏，凉而能散，有透表解肌之力。外感有实热者，放胆用之，直胜金丹。《神农本草经》谓其微寒，则性非大寒可知。且谓其宜于产乳，其性尤纯良可知。医者多误认为大寒而煅用之，则宣散之性变为收敛（点豆腐者必煅用，取其能收敛也），以治外感有实热者，竟将其痰火敛住，凝结不散，用至一两即足伤人，是变金丹为鸩毒也。迨至误用煅石膏偾事，流俗之见，不知其咎在煅不在石膏，转谓石膏煅用之其猛烈犹足伤人，而不煅者更可知矣。于是一倡百和，遂视用石膏为畏途，即有放胆用者，亦不过七、八钱而止。夫石膏之质最重，七、八钱不过一大撮耳。以微寒之药，欲用一大撮扑灭寒温燎原之热，又何能有大效。是以愚用生石膏以治外感实热，轻症亦必至两许；若实热炽盛，又恒重用至四、五两或七、八两，或单用或与他药同用，必煎汤三、四茶杯，分四、五次徐徐温饮下，热退不必尽剂。如此多煎徐服者，欲以免病家之疑惧，且欲其药力常在上焦中焦，而寒凉不至下侵致滑泻也。《本经》谓石膏治金疮，是外用以止其血也。愚尝用煅石膏细末，敷金疮出血者甚效。盖多年壁上石灰善止金疮出血，石膏经煅与石灰相近，益见煅石膏之不可内服也。"

综合以上讲解，石膏的功效可以总结为清热、消炎、止渴，主要用于肺热和胃热。

关于石膏的药性，有的说性寒，有的说大寒，有的说微寒，事实上，这些都是因人而异的。

简单点说，用药的药量跟患者的体气有着极大的关系。石膏，对于那些胃肠虚寒的人来说，就算有微寒也难以承受，要用只能是小量，所以石膏性大寒一说，对于这些人来说就是正确的；相反，对于那些内热炽盛的人，就算大量使用也不觉寒，所以，石膏性微寒一说对这些人来说就是对的。因此，在临床运用时，要仔细考察患者的体质，根据患者的具体情况，选用合适的药量进行医治。

不过，石膏性寒，能抑制人体的血运，所以，如果长期使用或是对于那些体气较弱的患者，运用时要适当加半夏或是桂枝以温胃阳，要不然，患者就可能会出现畏寒肢冷等阳虚症状。

2. 知母的药理

知母，味苦、甘，性寒，归肺、胃、肾经。功效是清热泻火、生津润燥；主治外感热病、高热烦渴、肺热燥咳、骨蒸潮热、内热消渴、肠燥便秘。现代药理研究表明，知母有抗菌、解热、降血糖、抗肿瘤等作用。

《神农本草经》说："主消渴热中，除邪气肢体浮肿，下水，补不足，益气。"

《本草逢原》说："《本经》言除邪气肢体浮肿，是指湿热水气而言，故下文云下水，补不足，益气，乃湿热相火有余，烁灼精气之候，故用此清热养阴，邪热去则正气复矣。"

《本草正义》说："知母寒润，止治实火，泻肺以泄壅热，肺痈燥咳宜之，而虚热咳嗽大忌。清胃以救津液，消中瘅热宜之，而脾气不旺亦忌。通膀胱水道，疗淋浊初起之结热，伐相火之邪，主强阳不痿之标剂。热病之在阳明，烦渴大汗，脉洪里热，佐石膏以扫炎症；疟证之在太阴，湿浊熏蒸，汗多热甚，佐草果以泄脾热。统详主治，不外实热有余四字之范围。"

《医学衷中参西录》说："知母原不甚寒，亦不甚苦，尝以之与黄芪等份并用，则分毫不觉凉热，其性非大寒可知。又以知母一两加甘草二钱煮饮之，即甘胜于苦，其味非大苦可知。寒、苦皆非甚大，而又多液，是以能滋阴也。有谓知母但能退热，不能滋阴者，犹浅之平视知母也。是以愚治热实脉数之证，必用知母，若用黄芪补气之方，恐共有热不受者，亦恒辅以知母。"

综合以上讲解，知母的功效可以总结为清热生津和除湿利水。

（1）清热生津

知母清热生津，更加准确的说法应该是清热而滋阴，就是说，知母首要的功效是清热，热一清，就不会热盛伤津，因而也就生津，所以，清热是主要的，生津则是次要的。

这一点和生地黄益阴以退虚热不同，生地黄的主要功能是补津清热。就是说，患者热盛津伤，通过补充津液从而达到退热的效果，也就是"壮水之主，以制阳光"。

从知母的药物归经来说，知母的清热，主要是清肺热、胃热和肾热，而肺与大肠相表里，知母性凉而液多，能凉肠的血运、活肠的水运、补肠津液，就是说，知母同样能清肠热。

《三十年临证经验集》说："余（张寿杰）积数十年之经验，知母与枳实同用最为得体，知母一药，人皆知其清肺，不知其最清肠热，与枳实相须为用，投剂得当，立竿见影。"又说："知母、枳实同用最清肠热是乃师丁甘仁先生所授之法，用之得当，病去如扫。"

就是说，对于胃肠热盛上传引起的肺热咳喘，知母和枳实合用，效果是非常好的。

（2）除湿利水

知母能清除湿热，活水运、行津液，所以，不仅能除邪气肢体浮肿，又能通调膀胱水道。就是说，知母要清热利湿，是通过排出小便这样的方式来达到目的的，这一点和石膏不一样，石膏的除热，更多是通过出汗来排泄邪热的。

知母能通过小便来排泄邪热，比如说，有些人小便后会打冷战，就是因为小便带走身体的热量，还有的患者吃了清热利湿的药物后会排出又黄又热的小便。现代医学研究也证明排小便是人体排热的主要方式之一。

知母有除湿热、行水运的功效，桂枝芍药知母汤中用知母也是要达到这样的目的。

3. 人参的药理

人参，味甘、微苦，性温，归脾、肺、心经，功效是大补元气、固脱生津、安神，主治劳伤虚损、食少、倦怠、反胃吐食、大便滑泄、虚咳喘促、自汗暴脱、惊悸、健忘、眩晕头痛、阳痿、尿频，消渴、妇女崩漏、小儿慢惊及久虚不复、一切气血津液不足之证。现代药理研究表明，人参有兴奋中枢神经系统作用，而大剂量时反而有抑制作用，能加强动物高级神经活动的兴奋和抑制过程，并能增强机体对一切非特异性刺激的适应能力，能减少疲劳感；对心肌及血管有直接作用，对心肌无力有一定的改善作用，也有抗过敏性休克及强心的作用，所以，可用于急救和治疗心脑血管系统疾病，小剂量能提高血压，大剂量能降低血压；能加强机体对有害因素的抵抗力，能治胃炎、胃痛、肝炎、精神病、神经衰弱等疾病；有降低血糖的作用，能治疗糖尿病；有促进性腺功能的作用，能治疗阳痿；有改善贫血的作用；能使网状内皮系统功能亢进，有提高视力及增强视觉暗适应的作用。

《神农本草经》说："主补五脏，安精神，止惊悸，除邪气，明目，开心益智。"

《名医别录》说："疗肠胃中冷，心腹鼓痛，胸胁逆满，霍乱吐逆，调中，止消渴，通血脉，破坚积，令人不忘。"

《药性论》说："主五脏气不足，五劳七伤，虚损瘦弱，吐逆不下食，止霍乱烦闷呕哕，补五脏六腑，保中守神。消胸中痰，主肺痿吐脓及痫疾，冷气逆上，伤寒不下食，患人虚而多梦纷纭，加而用之。"

综合以上讲解，人参的功效可以总结为强心、补虚、生津、固表。

（1）固表止汗

胃肠实热，所以汗多，汗多则亡阳，这里用人参，不仅是要补津液，还要固表。而葛根、天花粉，生津的功能有，固表的功能就没有，所以，这里用人参而不能用葛根或是天花粉。

也正是因为人参有固表的功能，所以前贤说"人参能闭邪"，对于感冒初期，患者需要通过发汗解热的，人参是禁用的。就是说，人参是用于患者大汗出、大泻、气促、脉微等亡阳证的。不过，如果患者的津液亏损不是特别严重而且没有亡阳症状的话，葛根和天花粉也可以用，或是用人参的同时，为了增强生津的效果，也可以加葛根、天花粉。

（2）强心补虚生津

人参有强心补虚生津的作用，对于热盛津大伤以及年事高、体虚的患者来说，在使用白虎汤的时候，虽然有知母的生津，甘草、粳米的补津，但是因为身体功能已经相对较差，不能运化各药而立复其津。就是说，热盛津大伤以及年事高、体虚的患者，胃肠功能和身体其他各项功能相对较差，难以一下子吸收食物和药理的精华，转化为津液和精血。

津液精血等有形物质难以骤然产生，所以热虽可得暂解，津液一时得不到恢复，津伤又容易转化为热，患者不久又会出现热盛的情况，这样就形成了恶性循环。

因此，石膏和人参同时使用，才能在清胃热的同时立复人体的津液，这就是"补气生津"之法，也是"血脱益气"的原理。

如果脉象出现散大，就是将要出现"亡阳证"，这时候就要加附子以强心救阳，祝味菊先生说"虽高热而不避附子"就是这个道理。

而气虚津伤出现的"小有劳，身即热""小便已、洒洒然毛耸""汗出后、背微恶寒"等阳虚的症状，就更要使用人参。

这里的人参，有时候也用党参、西洋参。对于亡阳脱证的要用强心救脱的高丽参；对于热盛津伤的，最好选用清热补气的西洋参；普通情况的可以选用补而升散的党参。

方中粳米的功效是养胃补津，临床也可以用山药代替，而甘草的功效则是安肠补津。

4. 白虎汤和桂枝汤的对比

在桂枝汤中，生姜是温胃止呕的，而在白虎汤中，则用石膏清胃热止呕；在桂枝汤中，桂枝、白芍活人体的血运温暖胃肠，而在白虎汤中，则用石膏、知母凉血运活水运而清胃热；在桂枝汤中，用大枣养胃补胃津，而在白虎汤中，则用粳米以补胃液而养胃津；相同的药是甘草，都是安肠补津，防其病下传至肠。

因此，当桂枝汤用来治中寒家时，它的反面就是白虎汤，白虎汤用来治胃实家。所以，桂枝汤证和白虎汤证是相反的，过服桂枝汤可能转为白虎汤证，反之，如果过用白虎汤，也可转为桂枝汤证。

而当桂枝汤用来治外感时，它的反面就是白虎加桂枝汤、竹皮大丸和大青龙汤、文蛤汤。

（四）白虎汤和白虎加人参汤的运用

在临床使用白虎汤的时候，如果患者体气较差，怕知母过于寒凉，也可以按照张锡纯先生的方法，把知母换为玄参、白芍；因为白虎汤是为胃热而肠未病者而设的，如果患者兼见肠热症状，就是说胃热重而肠热轻的，就可以用白虎汤加黄连、枳实。如果患者兼见湿重，即所谓"温邪湿重"，则宜加苍术、白术之类的药物健脾燥湿，这就是白虎加苍术汤，这个方子在夏季也是经常用到的。

《普济本事方》就有白虎加苍术汤治受暑后受湿、暑湿相抟而成湿温症，以及内有停饮、暑天足汗不停病症的记载，这两种病的病理是胃肠实热兼见内湿。

白虎汤是为高热而设的，如果出现药证尚合但是用之无效，高热缠绵的，就应在方中加入酸寒之药如马齿苋、乌梅、犀牛角（水牛角代）之类的药物，这就是"治热不用酸寒，如救火不用水"，这是近代名医靳文清先生的经验。

临床上，只要是胃肠实热又有津液大伤的病理就可以用白虎加人参汤，还常用于温病的救误。

《医学达变》说："温热汗后，应身凉脉静为可治。若汗后身热脉躁，是热与脉不为汗而衰，故《经》谓不治。人亦忽之，然治之得法，亦有生者，倘未至狂言不能者，可用白虎汤，或加人参汤治之。因尝读《伤寒论》，不禁恍然。太阳篇中云：大汗后，大烦渴不解，脉洪大者，白虎加人参汤乎。盖表热得汗应解，今汗后热仍不解，脉洪大，此非液伤热盛，即内热因汗而透发，伏气温热往往有之。"

这里说的温病，指的是内有实热、外有寒郁的病，治法是内清里热、外解表郁，所谓"体若燔炭，汗出即散"，如大青龙汤或白虎加桂枝汤之类。患者汗出而热不衰，汗出则表解，热不衰则里亢，这就是里亢而表平，即胃肠有实热，汗多又亡阳的病理，所以，白虎加人参汤就是正治，只有石膏与人参同用，才能在清热的同时，立复其津。

三、医案点评

案一：《经方实验录》

师曰：江阴缪姓女，予族侄子良妇，自江阴来上海，居小西门寓所，偶受风寒，恶风自汗，脉浮，两太阳穴痛，投以轻剂桂枝汤，计桂枝二钱，芍药三钱，甘草一钱，生姜二片，大枣三枚。汗出，头痛差，寒热亦止，不料一日后，忽又发热，脉转大，身烦乱，因与白虎汤。生石膏八钱，知母五钱，生草三钱，粳米一撮。服后病如故。次日，又服白虎汤，孰知身热更高，烦躁更甚，大渴引饮，汗出如浆。又增药量为石膏二两，知母一两，生草五钱，粳米二杯，并加鲜生地二两、天花粉一两、大小蓟各五钱、丹皮五钱。令以大锅煎汁，口渴即饮。共饮三大碗，神志略清，头不痛，壮热退，并能自起大小便。尽剂后，烦躁亦安，口渴大减。翌日停服。至第三日，热又发，且加剧，周身骨节疼痛，思饮冰凉之品，病中令其子取自来水饮之，尽一桶。因思此症乍发乍止，发则加剧，热又不退，证大可疑。适余子湘人在，曰：论证情，确系白虎，其热盛，则用药亦宜加重。第就白虎原方，加石膏至八两，余仍其旧。仍以大锅煎汁冷饮。服后，大汗如注，湿透衣襟，诸恙悉除，不复发，唯大便不行，用麻仁丸二钱，芒硝汤送下，一剂而瘥。

[点评] 本案是桂枝汤证转白虎汤证，因为患者尚值壮年，没有出现亡阳的严重情形，所以方中虽然多次加重了石膏的用量。对于补津，却没有用人参，而是用了生地黄和天花粉。

案二：《临证医案笔记》

孟用滋，患伤寒，发热头痛、口中不和、心烦躁乱、语言谵狂、腹满身重。有医云："表里俱有热邪，宜大柴胡汤下之。"予曰："脉浮洪滑，此三阳合病，不可汗下。"急用白虎汤以清肺胃之热，主家信服。两剂诸证大减，更加天花粉、麦冬、竹叶，三帖霍然矣。

[点评] 本案中提到的症状，就是三阳合病条文所说的症状，所用的药方则是用白虎汤加天花粉、麦冬、竹叶等清热生津之品。

案三：苏伯鳌先生医案（《浙江中医杂志》）

林某，女，38岁。夏月午睡后，昏不知人，身热肢厥，汗多，气粗如喘，不声不语，牙关微紧，舌苔黄燥；脉象洪大而芤。证属暑厥，暑为大热之邪，燔灼阳明，故见身热炽盛；暑热内蒸，迫津外出，则多汗而气粗如喘；热郁气机，所以四肢反见厥冷；邪热内迫，扰于心神，正又不能胜邪，故神昏不语，脉见洪大而芤，治以清暑泄热、益气生津，投以白虎人参汤。朝鲜白参、知母、粳米各15克，石膏30克，甘草9克。服一剂后，脉静汗止，手足转温，神识清爽，频呼口渴，且欲冷饮，再投一剂而愈。

[点评] 本案中，患者的症状是身热、肢厥、汗多、气粗如喘、舌苔黄燥、神昏、脉洪大而芤，这些合起来就是白虎加人参汤证，方证合拍，自然也就药到病除了。

夏天暑热，中暑的人也较多，对于中暑的防治，未病的，可用生脉饮，即人参、麦冬、五味子、甘草，用以强心护阳、生津止渴；已病的，就要用白虎加人参汤，为了增强白虎加人参汤的退热效果，根据段钦权先生的经验，可再加青蒿，因为青蒿能清热解暑，有清实热又能退虚热的特效；中暑之后，如果病情出现尿少而黄，造成泌尿障碍的，就要用六一散或加强心功能的朱砂，这是因为中暑之后，汗出多而水分摄取少引起的。所以说，生脉饮、白虎加人参汤、六一散是夏日治阳性中暑的鼎足三方；而对于阴性中暑，即那些胃肠虚寒之人，中暑之后，出现上吐下泻的，就要选用桂枝加葛根汤或是葛根汤、藿香正气散之类。

第十四讲　胃热（二）

在讲白虎加桂枝汤证之前，要先重点讲下面四个问题：一是为什么说白虎加桂枝汤证是阳明病？二是什么是"六邪"？三是发热的病理是什么？四是什么是药物的性味与组方原则？

一、四个问题

（一）白虎加桂枝汤证是阳明病

白虎加桂枝汤证的病理是患者内有里热、外有寒郁的表证，为什么要把它归入阳明病呢？

因为白虎加桂枝汤证是条文所说的"太阳阳明"证，就是说，患者同时具备了太阳病的症状和阳明病的症状，所以称之为"太阳阳明"证。

【条文】

问曰：病有太阳阳明，有正阳阳明，有少阳阳明，何谓也？

答曰：太阳阳明者，脾约也，正阳阳明者，胃家实也，少阳阳明者，发汗利小便已，胃中燥烦实，大便难是也。

【解读】

这条条文说阳明病有三种类型：第一，太阳阳明合病；第二，正阳阳明病；第三，少阳阳明合病。

太阳阳明合病，就是兼具了太阳病的表证和阳明病的里证，因为兼具了太阳病和阳明病的特点，所以称之为"**太阳阳明**"。

至于条文所说的"**太阳阳明者，脾约也**"，只是一个举例的说法，意思就是说，像桂枝汤加大黄证和麻仁丸证，它们都是外有太阳病的表证，内则有阳明病的便秘证，这样的脾约证就是太阳阳明证，而不是说，太阳阳明证就是脾约证。

正阳阳明病，就是比较单纯地只表现出阳明病的病证，所以称之为"**正阳阳明**"。像白虎汤证和白虎加人参汤证，所以条文说"**正阳阳明者，胃家实也**"。

少阳阳明合病，就是兼具了少阳病病证特点和阳明病病证特点的病，所以称之为"**少阳阳明**"。

像白虎加苍术汤证就是少阳阳明证，条文所说的只是一个举例而已，患者有少阳水湿积滞的病证，要用发汗或是利小便的方法，同时，患者有胃中燥烦实、大便难的症状，兼具了少阳、阳明病的特点，所以称为少阳阳明证。

如果患者同时具备了太阳、阳明、少阳三种病的特点，就是"**三阳合病**"。

阳明病是指人体功能因功能亢进，对外侵的病邪反抗过度而出现的病症，因为太阳阳明病、少阳阳明病都具备了这个特点，所以，都归入阳明病的范围。

（二）六邪

中医把"风、寒、暑、湿、燥、火"这六种容易引发人体疾病的自然气候称为"六邪"，也叫"六淫""六气"。很多医书中，对于"六邪"的解释都把这六种自然气候对人体的影响以真的有这六种邪气进行解释，把"风、寒、暑、湿、燥、火"这六种所谓的"邪气"看成实实在在的东西，从而出现了所谓的"寒气入里""暑气入里"的种种讲解，也正是因为有了这种讲解，在实际的临床中就经常会出问题。

举个例子，夏天经常会"中暑"，如果把天气的热当成真的有一种邪气——"暑邪"的话，人就是中了"暑邪"，"暑邪"的定义就是阳邪，是热邪，炎热升散，能伤津耗气。

既然"暑邪"是热邪，热者寒之，自然就要"法用辛凉、补津生液"了，白虎加人参汤是治中暑的要方，这似乎也对得上号。

但是，前面讲过，治病时一定要分清患者的体气和证候，白虎加人参汤证是患者体气壮实、胃肠内热的，患者中暑，内外皆热，法用辛凉，清里解表、补气生津是对的，但是，如果患者是体气虚怯、胃肠虚寒，那又该怎么办呢？

如果按照"暑邪"是阳邪、是热邪，还继续"法用辛凉、补气生津"，那肯定是错的了，因为它犯了中医最基本的原则——"无虚虚、无实实"中所说的"虚虚"的错误。

既然"六邪"不是实实在在的邪气，那又是什么呢？

《伤寒质难》说："所谓风气者，即自然气候，风寒暑湿燥火，即六气也，其实不外气候变化而已，风之刺激皮肤，寒之收缩毛腠，暑之蒸发汗腺，湿之障碍放温等，虽足以诱起疾病，然非疾病本身，其实为无机之邪，着人之后，邪量只有消散不复加增，其证候即疾病之表现，皆为人体自我调节功能反应之表现，所谓伤寒、温病、暑病，不过想象之邪也，其所以名之者，皆以愈病之药性而反溯之也。"

所以，所谓的"六邪"都是无机之邪，侵袭人体之后，只要人离开那个环境，那个所谓的"邪气"就没有了，剩下的都只不过是人体对于本次侵袭的反应而已。

对于体气虚怯、胃肠虚寒的人来说，如果中暑了，就要根据患者的体气和证候来治。体气虚怯、胃肠虚寒，法当温补；暑热伤津，法当生津补液。患者暑热发汗后，因暑湿相连，又急于退热，把患者移到通风阴凉的地方，患者又可能因之受到风寒湿的影响，出现表实或表虚的情况；体表散热出问题，患者又可能出现发热的情况。体表受热邪，血运趋表发汗，胃肠自然虚寒更甚就会出现下利，这时候，患者就可能出现发热、口渴、下利、恶寒等情况，这就是"太阳与阳明合病，自下利者"的葛根汤证。

个人的经验，对于这类的"中暑"，用葛根汤类方往往能一剂而愈。但是，如果心中先印定了"暑为阳邪，暑气入里，法当辛凉、补气生津"的概念，把"暑"当成一种实实在在、能进入人体的邪气的话，就会治错了。

（三）发热的病理

"发热"就是常说的"发烧"，人为什么会出现"发烧"的症状呢？

因为人是恒温动物，人的体内有两个系统，一个是产热系统，另一个是散热系统。只要人活着，人体体内就不停地产生热量，也同时不停地散发着热量，所以，当人体的产热系统或是散热系统出问题的时候，就会出现"发烧"的症状。

比如说，人体的产热系统正常，而散热系统出现障碍，人体产生的热量不能及时地散发出去，人就会出现"发烧"的症状。就是说，"发烧"只是一种症状，是证候，它的背后是人的体气问题。

人体的产热来自体内，现代科学研究表明，人的中枢神经系统、全身各大内脏器官、肌肉都是产热的器官，人的中枢神经系统还有一个产热的控制系统。从中医的角度来说，人体发热的最大来源是胃肠和血运、水运，日常生活中，人觉得冷了，吃点热饭、喝点热粥，运动一下，人体就暖和了，就是这个道理。

为了便于理解和掌握，我把体内的产热系统称为"里"，把发热系统正常称为"里平"；把产热系统功能不足即阳虚以及胃肠严重虚寒称为"里怯"；把体内产热功能亢进即胃肠实热称为"里亢"。

对于散热系统来说，人体的散热主要有 3 种方式：第一，热辐射；第二，热传导；第三，汗液和小便排泄。

这里面，热辐射是指皮肤的裸露，夏天人们喜欢光着膀子和裸露上身就是这个原因；热传导就是通过皮肤的接触，把身体的里热给传出去，比如说，夏天游泳，人泡在水里，就是一种热传导的形式；但是，人体最主要的散热方式还是靠汗液和小便的排泄，而汗液和小便相比，汗液更为主要，毛孔正常开放，就能通过排出汗液的方式带走热量；毛孔关闭，能减少热量的散发，从而保持体温。

为了便于理解和掌握，我把毛孔开放自如的正常状态称为"表平"；把毛孔失去控制、处于关闭状态称为"表实"；把毛孔失去控制，处于半关闭状态称为"表虚"；把毛孔失去控制、全部打开称为"表开"。

人体"发烧"的病理，最大的问题就出在"表实"和"表虚"上。

"表实"就是麻黄汤证的"无汗"；"表虚"就是桂枝汤证的"自汗出"。前面讲过用青蒿外洗治发热的方法也是解决"表实""表虚"的问题。

所以，"发热"的原因主要有以下4种：

1. 里平而表实、表虚

这是产热正常、散热障碍，前面讲过的太阳病五种病证就是这样的典型，少阳病的柴胡桂枝汤证、小柴胡汤证也可以纳入这个范围。

2. 里亢而表平

这是产热亢进、散热正常。如果产热比散热只是多一点儿的话，就会表现为"恶热而汗自出"，如果发热远远超出散热，就会表现为"发热、汗自出"，白虎汤证、葛根芩连汤证、承气汤证等就都可能出现这种情形。

如果出现里亢而表开的话，就是大汗淋漓的亡阳病。

3. 里亢而表实、表虚

这是产热亢进、散热障碍。这种情况最容易出现"发烧"，白虎桂枝汤证、大青龙汤证、麻杏石甘汤证都是这种情形，个人经常用来治感冒发热的柴胡桂枝汤合白虎汤、柴葛解肌汤也是这种情形。

4. 里怯而表实、表虚

这是产热低微、散热障碍。这种情况下一般不会发热，但是，如果表闭严重，也会出现发热。这种发热称为阳虚发热，麻黄附子甘草汤证、麻附细辛汤证就是这种情形。麻附细辛汤证条文中"**反发热**"说的就是这种情况。祝味菊先生所说的"高热而不避附子"也是这个意思。

以上是中医治发热的方法，西医治发热的方法就相对简单，患者发热了，一般是用退热药和退热栓、酒精擦浴、泡水和冰袋、冰枕。

其中退热药和退热栓都是通过控制人体的中枢神经，使人体一次性发汗，一般情况是汗后热退，汗止热又发；而酒精擦浴则是利用酒精的挥发性，加速人体热量的散发，这样一来，表面的热暂时降下来，但是却使患者的表闭更严重，接下来的发热程度就可能更高；而泡水则是利用皮肤热传导的方法，把体内的热量给传到水里去，这些都是治标而不治本；而冰袋、冰枕更加离谱，它是通过抑制人体中枢神经的发热中枢，使人不发热，这种抑制人体产热系统产热的做法，严重地说是破坏人体产热系统。

不过，"急则治其标"，当情况紧急，患者急需降温的时候，西医的方法也是可取的。

（四）药物的性味和组方原则

中医对于药物的描述主要分为三方面：一是药性；二是药味；三是归经。这里面，药性是指药物的寒、凉、温、热、平五种药性；药味是指药物的酸、苦、甘、辛、咸五种药味；药物的归经是指药物对人体机体中的脏腑或部位的选择性作用，就是说，药物的归经是指药物到底是作用在人体的哪个部位，是收缩血管而促血运、升血压，还是放宽血管而缓血运、降血压，是行动脉血运，还是行静脉血运，是行三焦水运，还是补三焦水液，是专于此脏器而惠及他脏，还是作用于此处而功及他部。

《伤寒质难》说："药之四性，寒热温凉，作用于全体者也。温药有强壮之功，热药具兴奋之效，凉药镇静，其用缓和，寒药抑制，近乎麻醉。此药性之四维也。药之五味，辛甘酸苦咸，各有其特殊作用。其特殊作用，发生于特定脏器也。"

又说："药理之妙，不外性能二字而已，善用四性之药者，可使体工无偏胜之患，熟悉药物之能者，可收药到病（病指病症而言）除之功。彼铃医以某药治某病，是深知单味经物之特效也。大方医家，审察虚实，辨别阴阳，随宜而处以复方，则是治疗疾病，而又能调整体力也。苟知病而不知人，取味而遗性，是曰失之。"

《伤寒质难》的这两段话，讲明了两个道理：一是药性是作用于全身的；二是药味是作用于人体局部的。

1. 药性是作用于人体全身，是针对体气而言的

首先，所谓的药性，是针对体气的偏差来说的，举个例子，一个人抵抗力旺盛，肺胃热炽，用石膏就能抑亢清热，所以就说石膏是寒性的，同样的，如果患者体内虚寒，阳虚不足，用附子能强心活血、补阳回暖，所以就说附子是热性的。就是说，药物的药性是针对人体全身的功能偏差而言的，也就是针对体气而言。

药性有五种，但一般却只说四种，即寒凉温热，这是因为药性平的药物不会影响人体的功能，所以一般不提。

其次，一切内服的药物，都是人体服用之后，经胃肠的吸收，然后通过血液循环到达全身，所以，祝味菊先生说："凉药入胃，必先寒中，将欲清表，必先寒营。"又说："凡药之作用于全身者，凉则均凉，温则均温，决无药效独往一处之理，故曰清表即是清里，里盛方可用清，药之出表，必先入里。"

最后，寒病用热药，热病用寒药，但并不是说，热药能够直接祛除寒病，寒药能够直接祛除热病。

药之所以能够作用于人体，是药入人体经胃肠吸收后才产生作用的，就是说，药物只不过是唤起人体的功能而已。热药能祛寒，只是热性药物能够唤醒人体功能，鼓舞人体正气，使其兴奋，从而解除人体功能的衰微，也就是能治"寒病"；相反，寒药能治热病，是因为寒药能抑制人机机能的亢进，所以能治"热病"。

2. 药味是作用于人体局部，是针对证候而言的

在这里，祝味菊先生所说的"药之五味，各有其特殊作用"就是这种情形，所谓的药味，就是常说的药物的功效和主治，药物的功效和主治是有特定的身体位置的，所以，这也包含了药物的归经问题。

简单点说，药性是指作用于人体全身的，是针对人体体气的；药味是指作用于人体局部的，是针对人体证候的。

而中医治病的方子，是指通过一定的组方原则，把一系列的药物变成一个切合患者实际病情的复方。

《伤寒质难》说："中医治疗之关键，不在于单独之药物，而在于方剂之配合，不在于印定之方剂，而在于疗法之合理。此庸医所不解，而西医容有未能了然也。"又说："医之疗病，于熟悉各个药物之本性外，更须了解配伍之技术。夫医之处方，集众药以取效也。君臣佐使，各得其宜，削其所短而扬其所长，此所谓方剂学也。药性之寒热可以相夺，药味之功能可以相成，调和药物以成方剂，运用方剂以适应疗法，此治疗学理上之基础也。"

又说："医之用药，或用以消除证候，或用以扶掖体力。证候有余，而体力不足者，应用消除证候之专药，更当兼用驾驭元气之药，以之为君，此标本

151

兼顾之道也。譬如肺炎，高热多汗，咳呛气粗，胁痛顿闷，形瘁舌白，而脉细数，此证候有余而体力不足也。法用麻黄开达肺气，协助其自疗之机转；石膏抑制分泌，消除病灶之炎肿；佐以薤白、瓜蒌、芥子、杏仁、紫菀、郁金之属，各以其所长，消减并发之证候。凡此者，所以治病也。附子扶阳，枣仁强心，半夏温胃，牡蛎行水，鼓舞细胞，协力歼敌，所以疗人也。温凉寒热并用而不悖，其趣异也。"

又说："医之用药，如持权衡，气味性质，皆须推寻。附子、石膏同用，一以扶阳，一以制炎。附子之温，固可减低石膏之凉，然不能消除其制止分泌之功。体虚而炎热过盛，重附而轻膏，仍是温壮之剂。阳明伤寒，全身抵抗太过，而心力不振。千金越婢汤，石膏与附子同用，一以制亢，一以强心，石膏之寒，已足抵消附子之温，然附子虽失其热，而不减其强心之用。气盛而心盛者，用寒多于用热，亦不失为清凉之方。大凡药性寒热，可因朋侪之同化而变易其个性，然药味之本质仍能各个发挥其特效，此复方之妙也。"

这里面"**药性之寒热可以相夺，药味之功能可以相成**"一句，就是组方最重要的原理。

因为"**药性可以相夺，药味可以相成**"，所以，运用药物组成方剂时，可以通过寒热并用来调和药性，通过药味的相成来叠加药效，从而达到想要的效果，例如，过用石膏会出现畏寒肢冷的弊病，加桂枝或是半夏就不会了，就是这个原理。

二、白虎加桂枝汤证的病理与症状

白虎加桂枝汤证的病理是内则胃肠热盛，外则表受寒而郁，是属于内热七而外寒三的情形。

【条文】

温疟者，其脉如平，身无寒但热，骨节疼烦，时呕，白虎加桂枝汤主之。

【解读】

1. 条文说病是"温疟"

"疟病"是一种以寒热往来为特征的病，"温疟"自然也是寒热往来的，但是，既然是"温疟"，当然是以热为主，是一种热多寒少的病。

《金匮要略今释》说："疟论以先热后寒为温疟，但热不寒为瘅疟。"

就是说，"先恶热后恶寒"的病就是"温疟"。

它的特点是一般在午后申酉之时（下午 3 ～ 5 时）先潮热，热盛时恶热，热退之后，肌表寒郁再次显现，所以"恶寒"。胃肠功能旺于申酉之时，每到这个时候，人体的热度就会增强，从而出现"潮热"的症状。但是，如果胃肠实热过分严重，就全天都可表现为高热，当然，申酉这两个时辰的热度会更高，只是因为患者已经是高热，细小的温度差异大家就不注意了。

白虎加桂枝汤证的"温疟"是因为人体气血的旺衰有定时引起的，所以，它跟麻桂轻剂的"如疟状"是一样的，也是先热后寒，不过，它是一日仅一次，这跟麻桂合剂的如疟状的一天多次不一样，所以，次数的区别是白虎加桂枝汤证跟麻桂轻剂的辨别点。

白虎加桂枝汤证和小柴胡汤证相比，次数一样，都是一天一次，当然，小柴胡汤证的"疟证"也可以数天一次。不过，白虎加桂枝汤证的特点是先热后寒，小柴胡汤证的特点却是先寒后热，这就是二者的区别。

"温疟"是怎么来的呢？

这里面有两种情况：第一，病原来就是桂枝汤证，服桂枝汤后养护不得法，出现胃肠因为服桂枝汤而内热，而肌表又受寒郁而成；第二，患者本来就是胃肠有热，在出汗的时候受到风寒的侵袭而成。

因为白虎加桂枝汤证是外有表郁的，所以，方后注说"温服，汗出愈"，这也从另一个角度证明白虎加桂枝汤证属于太阳阳明病。

2. 条文说"身无寒但热""烦、时呕"

"但热""烦""时呕"这三个症状都是白虎汤证。

陈慎吾老先生说："本节为热性疟病，兼骨节疼烦者，犹应注意时呕一证。古人常以本方治热疟之有呕者，宜先以冷水试之，喜冷则可以白虎，得冷则呕吐稍止，即与本方之时呕相合，则治无不验也。温疟本无寒，服汤后多先寒后发热，汗出而解，服药先微寒为中病，此不可不知也。"

这里用冷水来试，是试患者是属于胃热还是胃寒的问题，胃热可以致呕，胃寒也可以致呕，如果患者喝冷水后呕吐稍止，自然就是胃热了。

3.条文说"骨节疼"

这是热盛津伤，肌肉与神经不得津养引起的。

白虎加桂枝汤证的病理是患者内有胃肠实热，外则受风寒所郁，所以有白虎汤证的恶热、呕吐、烦躁等，也有桂枝汤证的恶寒、发热、头痛等。

三、白虎加桂枝汤的药理和运用

白虎加桂枝汤的组成：

石膏125克，知母90克，炙甘草10克，粳米30克，桂枝45克。

方后注：上锉，每用6～9克，水盏半煎8分，去渣，温服，汗出愈。

白虎加桂枝汤是在白虎汤的基础上加桂枝。

白虎加桂枝汤证的病理是内热外闭，热者寒之，闭者开之，所以内则用白虎汤清里，外用桂枝解表，寒热并用，清里解表各得其所宜，所以，里清表解而愈。

因为石膏是清胃肠之热的，且石膏的量远大于桂枝，所以，药方的整体还是以寒为主，只是，石膏走里清胃肠之热，桂枝走表解肌表之郁，各得其所宜。

当然，如果表闭严重的话，这里的桂枝也可以换成麻黄。

《伤寒质难》说："吾弟敬铭，以阳明之体，卒死于阳明之病，即一例也。吾弟素体壮实，及冠求学于成都，严冬衣单，运动受寒，即晚起高热，学宵不及服药，黎明其生母速余往诊，至则敬铭躁怒发狂，破窗逾垣，袒裼纳凉于屋脊，余命壮者数人执之下，测其热，则一百〇五度，虽有汗而不畅，知是阳明亢热也，与仲景白虎汤，重加水炙麻黄，一剂汗大出，霍然而愈。此二十五年前事也。自此以后，吾弟壮健逾垣，廿年来，未尝患病，方其纯阳之体，可享遐龄之寿。孰料天道难测，遽膺磨蝎之灾。客秋弟媳来函，言铭弟卒病于成都，一病即烦乱如狂，詈人击人，不避亲疏。弟媳凤崇新法，率尔纳之于疯人院，镇静、麻醉、攻下，七日而燥狂益烈，又延他医诊治，始知因高热而致狂乱者，卒不及治而逝。呜呼！此亦阳明亢热也，辛凉解表当立愈，奈何失治若斯，而卒至于不起耶？川中一别，竟成永诀，回忆当年治迹，不禁感慨系之矣。"

本案中，祝味菊先生用的就是白虎加麻黄汤，内用白虎汤辛凉解热，外用麻黄解表发汗。

在运用白虎加桂枝汤时，如果觉得桂枝辛温助热，与患者的内有胃肠实热不太相符，也可以遵照张锡纯先生的经验，把桂枝换成辛凉解表的药物，如连翘、薄荷、蝉蜕、青蒿之类。

四、医案点评

案一：《经方实验录》

陈右：发热，微恶寒，口燥渴，脉弦滑，牙龈肿痛，病名瘟症，证属阳明，宜桂枝白虎汤。川桂枝三钱，地骨皮三钱，生甘草三钱，知母三钱，生石膏六钱，芦根一两，米一撮。二诊，昨进桂枝白虎汤，略有微汗，热邪应汗而解，脉左三部已和，右脉尚弦，仍从原法加减。川桂枝三钱，知母钱半，白薇三钱，生石膏三钱，青蒿三钱，生甘草一钱，米一撮。

案二：《经方实验录》

沈右：妊娠，温疟日作，脉不弦，肢节及腰酸，燥渴，宜桂枝白虎汤。川桂枝三钱，知母四钱，石膏六钱，生草二钱，米一撮。二诊，温疟止，壮热，多汗，脉大而实，宜调胃承气汤。生大黄三钱，枳实四钱，生草一钱，芒硝四钱。

曹颖甫曰：同一桂枝白虎汤证，一则仍用前法而愈，一则改用调胃承气汤而愈，一为胃热而无宿食者，一为胃热而兼有宿食者，其病气殊也，故用药宜随证变化，而不当执一法守成方则殆矣。

[**点评**] 以上两个医案来自曹颖甫先生的《经方实验录》，不过是在民国出版的中医杂志《医界春秋》中的《经方实验录》找到并摘录出来的，现今刊行

《经方实验录》一书却并未收录。

两个医案中患者的症状跟讲解的基本一样，病的转归不一样，方随证转，就用不同的方子。

案三：《闻过喜医辑》

韦某，男，40 岁，1978 年 7 月 15 日初诊。盛夏难耐暑热，露宿受寒以致头痛咳嗽，微恶寒，壮热汗出，渴欲饮冷，纳呆便少，舌红苔黄干，脉洪数。此乃阳热素盛之体，复为风寒外客，法当泻火生津，辅以温开太阳。生石膏 45 克，知母 15 克，甘草 9 克，桂枝 3 克，白芍 10 克，粳米 10 克。3 剂诸症霍然。

按：合病乃起病即现两经或三经症状，在某些急性传染病或非传染性急性热病初期可以出现。此案系热多寒少的太阳阳明合病，故应重用白虎汤，以甘寒相合，直清阳明经热，辅以小剂桂枝汤辛解外寒而效。此证无汗者，去白芍；表重里轻者，加生姜，酌减石膏；渴饮不止者，加葛根、芦根、天花粉。

[点评] 本案的记录和讲解更加清楚和细致，患者"头痛""微恶寒"就是比较典型的太阳表证。

案四：《经方实验录》

师曰：余二十五时，能读医书，而尚不善于治病。随表兄陈尚白买舟赴南京应秋试。陈夫妇同宿中舱，余宿前舱。天方溽暑，骄阳如炽，舟泊无锡，陈夫妇登陆，赴浴惠泉，嘱余守舱中。余汗出浃背，又不便易衣，令其自干。饮食起居又不适，因是心恒悒悒然。船泊五日，方启碇。又五日，乃抵镇江。下榻后，部署初定，即卧病矣。延医疏方，不外鲜藿香、鲜佩兰之属，服之数日，病反加剧，汗出，热不清，而恶寒无已。当夜乘轮赴京，时觉天昏地黑，不知人事。比抵石城，诸友扶住堂子巷寓所。每小便，辄血出，作殷红色，且觉头痛。时为八月初五日，距进场之期仅三天矣。是时，姻丈陈葆厚先生已先余到南京。丈精于医，诊脉一过，即亲出市药，及荷叶露三大瓶，生梨十余枚以归。并嘱先饮露，饮已，口即不干。顷之又渴，复啖生梨，梨皮不遑削，仅弃其心，顷刻尽十枚。迨药煎成，即进一大碗，心中顿觉清朗，倦极而睡。醒后，头已不痛，唯汗未出。更进二煎，浓倍于前。服后又睡。醒时汗出，先小汗，后大汗，竟至内衣夹袄被褥上下皆湿，急起更易，反被以盖。于是方觉诸恙悉除，腹中知饥，索热粥。侍者曰：粥已备，盖陈丈所预嘱者也。初啜一小碗，觉香甜逾垣。稍停，又续进，竟其夜，竟尽二大碗。初七日，即能进场。试期达九日夜，毫无倦容。余乃惊陈丈医术之神。叩其药，则桂枝石膏二味同捣也。问其价，曰：适逢新开药铺，共费钱六文而已。遂相与大笑。丈，江阴人，邑庠生，精医之外，又能诗词。

[点评] 本案中，曹先生"汗出，热不清，而恶寒无已"和"头痛"，汗出、热不清是白虎汤证，而恶寒、头痛则是太阳表证，所以，用白虎加桂枝汤就是对证的方药。案中，除用荷味露、鲜梨补津之外，用石膏、桂枝同煎，就是白虎加桂枝汤的方意，就是说，白虎加桂枝汤的组成骨干就是石膏和桂枝，后面要讲到的竹叶大丸，它的组成骨干也是石膏和桂枝。

第十五讲　胃热（三）

一、竹皮大丸证

（一）竹皮大丸证的病理和症状

竹皮大丸证的病理是血虚津亏之人，内有实热，外有寒郁。

【条文】

妇人乳中虚，烦乱呕逆，（宜）安中益气，竹皮大丸主之。

【解读】

条文明确指出了病理是"妇人乳中虚"。

这里的"乳中"是指妇人在哺乳期间，"虚"是指血虚津亏。

首先，妇人的哺乳期是在产后，产后血虚。

其次，乳汁是血与津所化，哺乳在一定程度上也是属于消耗血与津的。

所以说，这个时期的患者体气是属于血虚津亏的。

对于竹皮大丸证的症状，条文明确地说是"烦乱呕逆"。

"烦乱"是因为胃热上冲，影响脑神经所致，"呕逆"是因为胃热所致。

在条文中并没有说到表受寒郁的症状，可为什么说它的病理是内热而表有寒郁呢？

这是"以药测证"的结果。

竹皮大丸的组成是石膏、竹茹、白薇、桂枝和甘草，它和白虎加桂枝汤的组成非常相近，如果把竹茹、白薇两味药换成知母，就成了白虎加桂枝汤了，就是说，对于竹皮大丸来说，它的组成骨干跟白虎加桂枝汤一样，都是石膏和桂枝。

竹皮大丸证的病理和白虎加桂枝汤证的病理相近，竹皮大丸的症状有恶风、恶寒、头痛、发热、自汗之类的表受寒郁症状，也在情理之中。

那为什么竹皮大丸不用知母呢？

关于这个问题，在相关注解的书中，张锡纯先生的观点比较有代表性，其他的则很少提及，或是提了但言不及义。

张锡纯先生的观点概括起来主要有三点：

（1）产后忌寒凉

可是竹皮大丸中的石膏、白薇、竹茹都是寒凉的，这是张锡纯先生无法解释的，同时，产后温病，张锡纯先生自己也用白虎汤之类的进行治疗，这也是他无法解释的，再者，热者寒之，这是大原则，没理由说产后就要忌寒凉的，所以这个说法是不成立的。

（2）产后肾虚，不能用知母

知柏地黄丸中就有知母，所以，这个理由也不成立。

（3）《本经》不载

也许张锡纯先生自己也觉得前面的两个理由太过牵强，所以又给出了第三个理由，即《神农本草经》里面没有说知母可以用于产后。这个解释就更牵强了。

实际上，竹皮大丸中之所以不用知母，是因为知母能清热生津，能除湿热而利水、活水运而行津液，而患者却是血虚津亏，病机上并不十分相符，所以要选用更加符合病机的药物来代替。当然，如果患者还有湿热的情况，个人觉得用知母也无不可。

（二）竹皮大丸的药理和运用

竹皮大丸的组成：

生竹茹2份，石膏2份，白薇1份，桂枝1份，甘草7份。

方后注：末之，枣肉和丸弹子大，以饮服一丸，日三夜二服，有热者，倍白薇，烦喘者，加柏实1份。

竹皮大丸是由石膏、桂枝、竹茹、白薇组成的，烦喘则加柏子仁。

1. 竹茹的药理

竹茹，性寒，味甘淡，归肺、胃、胆经，功效是涤痰开郁、清热除烦、降逆止呕。

《本草经疏》说："《经》曰，诸呕吐酸水，皆属于热。阳明有热，则为呕哕；温气寒热，亦邪客阳明所致。竹茹，甘寒解阳明之热，则邪气退而呕哕止矣。甘寒又能凉血清热，故主吐血崩中及女劳复也。"

《药品化义》说："竹茹，轻可去实，凉能去热，苦能降下，专清热痰，为宁神开郁佳品。主治胃热噎膈，胃虚干呕，热呃咳逆，痰热恶心，酒伤呕吐，痰涎酸水，惊悸怔忡，心烦躁乱，睡卧不宁，此皆胆胃热痰之症，悉能奏效。"

《本经逢原》说："竹茹专清胃府之热，为虚烦烦渴、胃虚呕逆之要药；咳逆唾血，产后虚烦，无不宜之。《金匮》治产后虚烦呕逆，有竹皮大丸。《千金》治产后内虚，烦热短气，有甘竹茹汤；产后虚烦头痛，短气，闷乱不解，有淡竹茹汤。内虚用甘以安中，闷乱用淡以清胃，各有至理存焉。其性虽寒而滑能利窍，可无郁遏客邪之虑。"

《医学衷中参西录》说："（竹茹）宣通三焦水道，又能凉血止血、活血祛瘀消肿痛。"

综合以上讲解，竹茹的功效可以总结为清热、祛痰、止呕，它的功效跟半夏刚好相反，一个用于胃热呕吐，一个用于胃寒呕吐。不过，有时为了增加止呕的功效，竹茹也会和半夏同用，就是前面讲过的寒热可以调和、药效可以相成的意思。

2. 白薇的药理

白薇，性寒，味苦，归肺、胃、肾经；功效是清热凉血、利尿通淋、解毒疗疮；主治阴虚发热、骨蒸劳热、产后血虚发热、热淋、血淋、痈疽肿毒、刀伤等。现代药理研究表明，白薇油能直接加强心肌收缩，同时有解毒、利尿、抗菌等作用。

《神农本草经》说："主暴中风，身热肢满，忽忽不知人，狂惑邪气，寒热酸疼，温疟洗洗，发作有时。"

《本草纲目》说："治风温灼热多眠，及热淋，遗尿，金疮出血。"

《现代实用中药》说："治卒中患者之四肢浮肿，又用于急性热病中末期之灼热及衰弱病之消耗热，肺结核之骨蒸潮热等，有清凉性滋养之效；又用于小溲亦涩，肺热咳嗽等证。"

《民间常用草药汇编》说："清肺热。治吐血及老年咳嗽。"

《南方主要有毒植物》说："治肾炎、肺结核、尿路感染、水肿等。"

综合以上讲解，白薇的功效可以总结为清热凉血、活血利水。

大家看到了，白薇的功效和知母相近，但又比知母更加适合。

3. 柏实的药理

柏实，就是柏子仁，性平，味甘，归心、肾、大肠经；功效是养心安神、敛汗、润肠通便；主治惊悸怔忡、失眠健忘、盗汗、肠燥便秘。

《本草纲目》说："柏子仁，性平而不寒不燥，味甘而补，辛而能润，其气清香，能透心肾，益脾胃，盖上品药也，宜乎滋养之剂用之。"

《本草正》说："柏子仁，气味清香，性多润滑，虽滋阴养血之佳剂，若欲培补根本，乃非清品之所长。"

《药品化义》说："柏子仁，香气透心，体润滋血。同茯神、枣仁、生地、麦冬，为浊中清品，主治心神虚怯，惊悸怔忡，颜色憔悴，肌肤燥痒，皆养心血之功也。又取气味俱浓，浊中归肾，同熟地、龟板、枸杞、牛膝，为封填骨髓，主治肾阴亏损，腰背重痛，足膝软弱，阴虚盗汗，皆滋肾燥之力也。味甘亦能缓肝，补肝胆之不足，极其稳当，但性平力缓，宜多用之为妙。"

《本草备要》说："凡补脾药多燥，柏子仁润药而香能舒脾，燥脾药中兼用最良。"

《本经逢原》说："柏子仁，《本经》言除风湿痹者，以其性燥也。《经疏》以为除风湿痹之功非润药所能，当是叶之能事。岂知其质虽润而性却燥，未有香药之性不燥者也。昔人以其多油而滑，痰多作泻忌服，盖不知其性燥而无伤中泥痰之患，久服每致大便燥结，以芳香走气而无益血之功也。"

综合以上讲解，柏实的功效可以总结为补心血、通大便。

妇人哺乳期间，因为血虚津亏，所以可能会出现大便不通的情况，柏实能补血又能通肠滞，肠通则肠热不盛，热不上冲自然烦喘可止，所以，柏实是对症之药。

（三）医案点评

案一:《刘渡舟临证验案精选》

王某，女，50岁。1994年8月29日初诊。近半年来感觉周身不适，心中烦乱，遇事情绪易激动，常常多愁善感，悲恸欲哭。胸闷、心悸、气短、呕恶不食，口干喜饮，失眠多梦，颜面潮红，但头汗出。月经周期不定，时有时无。某医院诊断为"更年期综合征"，服"更年康"及"维生素"等药物，未见效果。舌苔薄白，脉来滑大，按之则软。刘老辨为妇女乳中虚，阳明之气阴不足、虚热内扰之证。治宜养阴益气，清热除烦，为疏《金匮要略》"竹皮大丸"加减。白薇10克，生石膏30克，玉竹20克，竹茹30克，炙甘草10克，桂枝6克，大枣5枚。服药五剂，自觉周身轻松，烦乱呕逆之症减轻，又续服七剂，其病已去大半，情绪安宁，睡眠转佳，病有向愈之势。守方化裁，共服20余剂而病瘳。

[点评] 本案中，患者"颜面潮红，但头汗出"是表受寒郁，而"心中烦乱""呕恶不食，口干喜饮"则是热盛津伤的表现。

案二:《杏林医选》汪承恩先生医案

1974年4月2日，双田下徐村徐某，女，31岁，连生三胎皆无乳自哺，深以为忧，时又妊娠八月，因来求医治之方。余忆《金匮》有云:"妇人乳中虚，烦躁呕逆，安中益气，竹皮大丸主之。"因思:妇人产后无乳，此必中焦气血两虚，胃阴不足，大旺伤津，以致精微无以化生乳汁，乃授以此方加味以试之。方用竹茹、桂枝、白薇、甘草、麦冬各6克，生石膏、柏子仁、漏芦各9克，党参12克，红枣7个。嘱其每月各服两剂，产后再服两剂，果然乳汁流通，阖家欢喜。此后凡遇无乳之妇，皆按妊至8月开始至产后一月内止，每月各服两剂，无不见效。

[点评] 本案是对条文所说的"安中益气"最好的解释，妇人产后无乳，其最大的原因就是血虚津伤，竹皮大丸能清虚热、养阴益气、补血生津，对于血虚津伤又有虚热的患者来说，就是对症的方药。

案三:《湖南中医医案选辑》

熊某，28岁，住岳阳铁路职工宿舍。时值夏暑，小产后，感于风寒，证见恶寒发热，神昏自汗，头痛身疼，口渴，便结，溲热，恶露不尽，已持续旬余，经妇检诊断为"产褥热"。邀余会诊，时高热达 40.2℃，体若燔炭，腹部尤感灼热，小腹胀痛拒按，不思饮食，舌苔薄白，脉洪大而数，参之脉症，系产后冒风夹暑，败血留滞为病，治宜清解暑热为先，次则养血祛瘀。方用桂枝 9 克，石膏 24 克，竹叶 9 克，黄芩 9 克，麦冬 12 克，沙参 12 克，甘草 3 克。两剂，热减而恶寒已罢，但脉转虚数，腹痛如故，征之脉象，是血流过多，而为血虚夹瘀之候，改用当归补血汤合失笑散，10 剂诸症悉除，嘱其静养，美膳调之，不须再药。

[点评] 本案用药虽然不是竹皮大丸，但是，病理却是一样的。本案中，患者内有热外有寒郁的病机非常明显，所以，解表清里，各得其宜。竹叶石膏汤证和竹皮大丸证的病理原因相近，两者都属于血虚津亏，但是，竹叶石膏汤证是竹叶汤化热入里的，是属于里有热，于是热盛津伤的情形；而竹皮大丸证则是属于里有热外有寒郁的情形。所以，这两者是不同的。

二、大青龙汤证

（一）大青龙汤证的病理和症状

大青龙汤证的病理是患者内有胃肠实热，外有麻黄汤证，属于内热三、外寒七的情形。

【条文】

1. 太阳中风，脉沉紧，发热，恶寒，身体痛，不汗出烦躁者，大青龙汤主之。

2. 伤寒脉浮缓，身不疼，但重，乍有轻时，无少阴证者，大青龙汤主之。

3. 病溢饮者，当发其汗，大青龙汤主之，小青龙汤亦主之。

【解读】

第 1 条中，除了"烦躁"外，其他的都是麻黄汤证的表现。而"烦躁"是胃热上冲影响神经所致。这里的"烦躁"是胃热上冲脑神经所致，就是"阳盛则烦"，这和少阴病因为血运水运不畅而神经不得养烦躁的"阴盛则躁"

不同，所以，第2条明确地说"无少阴证者"。

第2条"身不疼，但重，乍有轻时"和第3条"溢饮"也是麻黄汤证的症状，这里面，"身不疼，但重，乍有轻时"是水积于肌腠之内引起的，"溢饮"则是水饮积于体内引起的。

所以，如果患者出现了麻黄汤证，又有阳明内热的话，就是大青龙汤证了。

方后注说"若脉微弱，汗出恶风者，不可服之"，这一点跟桂枝汤证不可以误为麻黄汤证是一样的道理，也是怕汗多亡阳的意思。

白虎加桂枝汤、竹皮大丸、大青龙汤，包括文蛤汤，这四个方子都是属于内有热、外有寒郁的情况，只是内热与寒郁的情况各有差异。不过，因为它们在里的病位都是属于胃肠的，所以都把它们归到桂枝汤证的反面。而麻黄汤证的反面，是麻杏石甘汤一系列的方证，因为它们的病位更多是属于肺的。

（二）大青龙汤的药理和运用

大青龙汤的组成：

石膏 15 克，麻黄 30 克，桂枝 10 克，杏仁 5 克，生姜 15 克，大枣 3 枚，炙甘草 10 克。

方后注：取微似汗，汗出多者，温粉扑之，一服汗者，停后服，若复服，汗多亡阳，遂虚，恶风，烦躁，不得眠也。

若脉微弱，汗出恶风者，不可服之，服之则厥逆，筋惕肉𥆧，此为逆也。

大青龙汤的组成就是麻黄汤加石膏、生姜、大枣。

（三）医案点评

案一：《江苏中医》沈炎南医案

程某，60岁。一日忽发寒热无汗，精神疲倦，神志较模糊。家人屡问所苦，才勉强答以心烦，全身疼痛，难以转侧，有人认为是少阴证，须急用姜、附回阳。家属犹豫不决，请我诊治。我按他的脉象是浮而微数，摸他的两足胫又很热。遂断为大青龙汤证。因患者恶寒发热，无汗，脉浮数，大青龙汤的证候群已具。虽然精神疲倦呈嗜睡状态和大青龙汤证的烦躁不得眠有异，但这是老年患病，精神不支的缘故，所以患者外表虽无烦躁现象，但却自觉心烦。本病容易被认为是少阴病的原因，除上述精神疲倦而呈嗜睡，可被误认为少阴证之"但欲寐"外，尚有身体疼痛难于转侧的症状；但脉象浮而不微细，足胫温而不冷，则和少阴病有很大区别。本证因风寒外束，所以身疼不能转侧；阳热内郁，所以发热而烦，可用大青龙汤双解表里邪热。处方：生石膏30克，麻黄、桂枝、杏仁、生姜各9克，炙甘草6克，大枣5枚，水煎服。考虑患者年老体虚，发汗太过，可能导致虚脱，因嘱其将药分3次温服，每2小时服一次，如得汗出，即停服。果服2次，全身微汗出，所有症状完全消失。

[点评] 本案中，患者"恶寒发热无汗""全身疼痛""脉浮数"，就是典型的麻黄汤证，再加上"心烦"，也就是发热而烦，这就是大青龙汤证。本案中，最大的辨证点就在于有没有"少阴证"。

案二：《北京中医药大学学报》

杨某，女，35岁，农民。1987年8月31日就诊。缘于18年前患麻疹合并肺炎，治愈后，遗留周身无汗，沉重拘紧，两目肿如卧蚕，即使是夏暑野外劳动，肌肤仍不汗出，甚或战栗起粟。近一年来日益加重，且时时欲伸臂后仰，上肢拘紧而酸痛，虽经多方诊治，但无起色，遂来就诊。细察皮肤，汗毛倒伏，汗孔不显，舌淡暗，苔白腻微黄，脉滑。纵观患者脉证，病虽十几载，但疹后复感外邪，表气郁闭，汗不得泄是其基本病机。《内经》谓："其在皮者，汗而发之。"又忆医圣《伤寒论》有用大青龙汤治无汗表实之法，《金匮》更有"饮水流行，归于四肢，当汗出而不汗出，身体疼痛"，治用大青龙汤之训。因拟用大青龙汤加味，处方：麻黄12克，桂枝9克，杏仁9克，生石膏24克，炙甘草6克，生姜6克，大枣6枚，白芍9克，苍术9克。4剂，日1剂。以水900毫升，煮取300毫升，分3次温服。服药2剂，病无变化，患者自行将后2剂合煎，分2次服。药后胸背及上肢汗出如珠，上半身肢体顿觉轻快，汗也显露。二诊：因下肢汗出较少，故以上方去白芍，加炮附子6克通达阳气。又服药6剂，下肢也漐漐汗出，诸症悉除。

[点评] 本案中，患者除了有比较典型的麻黄汤证之外，还有"苔白腻微黄，脉滑"的内热表现，所以，就选用大青龙汤。

案三：《刘绍武三部六病传讲录》

高某，男，25 岁，农民。患者 1969 年趟冰河后觉双下肢发冷，酸痛，月余后，又觉双下肢发痒，以膝关节周围为重，服用中西药无效，痒越甚。1973 年 5 月 22 日初诊。诉除上述证外，自趟冰河后，无论用什么方法或者天再热，下肢均不见汗，服止痒药也无效。脉紧，遂想起《伤寒论》第 23 条曰："以其不能得小汗出，身必痒，宜麻黄桂枝各半汤。"麻黄桂枝各半汤为小发汗法，此人用中西药均不能发汗，需用大发汗法。遂投用大青龙汤：麻黄 18 克，石膏 60 克，杏仁 15 克，桂枝 3 克，甘草 6 克，生姜 9 克，大枣 4 枚。服药后半小时许，从手至心出现热感，渐至全身，而后大汗。约 2 小时后逐渐热感见轻，出汗也停止，唯下肢出汗较少，3 ～ 4 小时后，下肢发痒停止，两天后又出现痒感，但较前为轻，又将上方服 2 剂，下肢出汗较前增多，服后下肢冷、发痒酸痛消失，观察一年，未见复发。

[点评] 本案与上案道理相近。

案四：《生生堂治验》

一妇人，产后发生浮肿，腹部胀满，大小便不利，饮食不进，其夫为医师，治疗无效。一年许病情愈进，呼吸困难，呈喘息样。与桃花加芒硝汤无效，于是恳请往诊，诊之脉浮滑，按其腹水声漉漉然，按开南窗而北窗自通之理，与大青龙汤，温而覆被。其夜大发热，汗出如流，3 ～ 4 日后小便通利，日数行，5 ～ 6 日后腹满消，继与大青龙汤百日而愈。

[点评] 本案是用大青龙汤来治水肿的，原理跟麻黄汤治水肿一样。

三、文蛤汤证

（一）文蛤汤证的病理和症状

文蛤汤证的病理是胃肠实热兼内有水饮，表有寒郁，且表寒郁较大青龙汤为轻，里热较大青龙汤为重，因为兼有水饮，所以属于三阳合病。

【条文】

吐后，渴欲得水而贪饮者，文蛤汤主之。

【解读】

条文说"渴欲饮得水而贪饮者"。

对于这个问题，李克绍先生认为，贪饮是指渴饮无度，饮不解渴，是病情化热入里的表现，所以文蛤汤证要麻黄与石膏同用，来达到清透里热的目的，而且，文蛤汤证的渴饮程度，要远胜于文蛤散证，对于文蛤散条提到的"渴欲饮水不止"，李老认为，这只是说患者想要喝水而不休止，只是时间上的持续，所以，渴的程度并不是特别严重，这种渴是因为痰湿留滞造成的，而不是热盛津伤的渴，所以，文蛤散证单用海蛤来除痰湿行水运，就可以达到治口渴的目的。

因为文蛤汤证的病理中有"痰湿留滞"的少阳病因素，所以，文蛤汤证既有阳明病的内热，又有太阳病的表郁，少阳病的痰饮滞留，所以，它属于三阳合病的范围。

文蛤汤的方后注中载"汗出即愈，脉紧头痛，微风"。这里面，"脉紧头痛"是麻黄汤证，"微风"就是微微恶风的意思，这说明恶寒较轻，而"汗出即愈"则说明患者外有太阳病表郁闭的症状，因为只有太阳病的表郁闭，才有"汗出即愈"的结果，如果正阳明病，那就是汗出而热不解了。

（二）文蛤汤的药理和运用

文蛤汤的组成：

文蛤 40 克，石膏 40 克，麻黄 24 克，杏仁 10 克，生姜 24 克，甘草 24 克，大枣 6 枚。

方后注：汗出即愈，兼主微风，脉紧头痛。假令汗出已，腹中痛者，与芍药 45 克。

文蛤汤和大青龙汤的组成很相近，只是把桂枝换成文蛤而已。

文蛤的药理

文蛤，又名花蛤，药材通称海蛤壳；味咸，性平、微寒；归肺、膀胱、肾经；功效是清热、利湿、化痰、软坚；主治口渴烦热、咳逆胸痹、瘰疬、痰核、崩漏、痔瘘。现代药理研究表明，文蛤有清热利湿、化痰散结的功效，对肝癌有明显的抑制作用，对哮喘、慢性气管炎、甲状腺肿大、淋巴结核等病也有明显的疗效。

文蛤的功效可以总结为咸寒利水，因为有清热利湿、化痰散结之功，所以能行水运、除痰涎而止燥渴。

文蛤汤证跟大青龙汤证相比，表寒郁要比大青龙汤证轻，因为表寒郁较轻，所以减去桂枝，但是，里热要比大青龙汤证重，而且兼有痰饮，所以要加文蛤。

因为文蛤汤能解表清热化饮，能治"渴欲得水而贪饮者"，所以，现代有学者将本方用于糖尿病的治疗，也有相当好的疗效。

（三）医案点评

案：《金匮名医验案精选》金学仁先生医案

朱某，男，50岁，工人。1979年2月6日初诊。患者患糖尿病半年余，口渴多饮，咽干舌燥，心烦不安，饥而欲食，但食而不多，全身乏力，两眼视物模糊，舌尖红，苔薄黄而干，脉偏数。血糖测定：空腹血糖210mg%，尿糖定性（+++），眼底检查：早期白内障。此肺胃热盛，耗伤津液所致，治以清热解渴，宣肺布津。方用文蛤汤加减：文蛤20克，麻黄3克，生姜1片，生石膏60克，杏仁6克，大枣2枚，鲜石斛3克，麦冬10克。

上方共服20剂，上述诸症基本消失。化验检查，空腹血糖80mg%，尿糖（−）。以上方加用补肾之品，以巩固疗效。处方：文蛤20克，麻黄3克，生姜1片，生石膏60克，杏仁6克，大枣2枚，鲜石斛30克，麦冬10克，熟地30克，女贞子10克，山萸肉15克，山药20克。又服30剂，体力和精神完全恢复正常，长驱步行十多里不觉疲累。1980年5月复查：血糖100mg%，尿糖（−）。1981年4月随访，患者一切均好。

按语：金氏指出，在临床实践中，曾使用治疗消渴病的常规药方，如人参白虎汤、金匮肾气丸等，效果不太理想。根据《金匮》原文19条"吐后渴欲得水而贪饮者，文蛤汤主之，兼主微风脉紧头痛"之记载，又查阅《本草纲目》关于文蛤的记述："文蛤其味酸咸，敛肺止血，化痰，止渴，收汗，其气寒，能散热毒疮肿，其性收，能除泄痢湿烂。"故大胆把文蛤汤试用于糖尿病患者。经治疗七例患者效果颇佳。但在使用文蛤汤治疗糖尿病时，要特别注意各药的用量。文蛤、生石膏相比之下，量要大，以清热生津；麻黄、杏仁量要小，取其宣发肺气之力，肺气宣发，津液方能输布全身；生姜、大枣量更宜小，取其温脾化津之性。另外还要根据病情轻重、病程长短、体质强弱而随症加减。

从白虎汤证到白虎加桂枝汤证，从竹皮大丸证到文蛤汤证，阳明病属于胃肠热盛的部分就讲完了。

白虎汤证就是桂枝汤证化热入里，而且没有表证，是正阳阳明证；白虎加桂枝汤、竹皮大丸、大青龙汤则是里有实热、外有寒郁，是太阳阳明证；文蛤汤则是里有实热、外有寒郁，兼有痰滞，是三阳合病，它们都是桂枝汤证的反面。

第十六讲　肺热

在讲麻杏石甘汤证和麻黄升麻汤证之前，要先讲两个问题：一是合病和并病；二是方剂的加减变化。

一、两个问题

（一）合病与并病

合病和并病，都是指患者同时存在"六病"中的两个或两个以上病的症状。

1. 合病

合病是指"六病"中两个或两个以上的病同时发作。

这里面，"合"是聚合，一起的意思。

条文如"太阳与阳明合病，喘而胸满者，不可下，宜麻黄汤""三阳合病，脉浮大，上关上，但欲眠睡，目合则汗"等就是。

从上面的条文就可以明确地看出，"六病"中的"两病"或是"三病"是同时发生的。

前面讲过的，如白虎桂枝汤证就是太阳与阳明合病、白虎加苍术汤证就是阳明与少阳合病、文蛤汤就是三阳合病。

2. 并病

"并病"就是"六病"中"一病"未愈，又出现"另一病"的症状。

这里面，"并"是"并且""并随"的意思。

条文如"二阳并病，太阳初得病时，发其汗，汗先出不彻，因转属阳明""二阳并病，太阳证罢，但发潮热，手足漐漐汗出，大便难而谵语者，下之则愈，宜大承气汤"等就是。

上面这两条条文就非常明确地把发病的前后顺序给表达了出来。

不过，不管是"合病"，还是"并病"，它们都是同时存在着两种或是两种以上病的症状，之所以要区分"合病""并病"，只是想表示它们病的来路不同而已，因为它们的证候表现相同，所以治法上也没有区别。

对于"合病"和"并病"有的要先解表后攻里，有的要先救里后攻表，有的要表里同治，有的要伏其所主，有的要"两病"或是"数病"同治。关键是要根据患者的体气和证候，适当地选用一个或两个，甚至两个以上的方剂，通过加减变化，形成一个适合患者的药方来给患者治病。

（二）方剂的加减变化

《伤寒质难》说："夫医之处方，集众药以取效也。君臣佐使，各得其宜，削其所短而扬其所长，此所谓方剂学也。药性之寒热可以相夺，药味之功能可以相成，调和药物以成方剂，运用方剂以适应疗法，此治疗学理上之基础也。"

方剂的加减变化，同样也要根据"药性之寒热可以相夺，药味之功能可以相成"这个原则进行加减。

焦树德先生在《方剂心得十讲》中总结了以下 7 种方剂的加减变化：

1. 加，即在原方中加一两味药，或是加重原方中一两味药的用量。

2. 减，即在原方中减去一两味药，或是减轻原方中一两味药的用量。

3. 裁，如裁衣，即在原方中裁去目前不需要的药物。

4. 采，亦称"摘"，即是在保留原方主要药物的基础上，再将其他方剂中功效最突出或配伍最巧妙的部分采摘过来。

5. 穿，就是把所需要的两三个或四五个药方的主要组成部分，有主次、有轻重地穿插起来成为一方。

6. 合，就是根据治则的要求把两个或三四个药合成一方，有轻重主次地结合起来应用。

7. 化，既是方法，也是要求，上述的加、减、裁、采、穿、合，有时可以单独使用，有时要配合使用。这就需要灵活使用，切忌死板。对于选用的方剂，经过加减或是采裁穿合的变化后，也要注意力争达到"化"。"化"也就是要求把方剂的药物组成、配伍、变化与证候、治法等达到"化合"的水平，而不是把一些药物彼此孤立地"混合"在一起。

前面讲过的桂枝麻黄各半汤、白虎桂枝汤、大青龙汤等，以及后面要讲的麻黄升麻汤、柴胡桂枝汤、真武汤等都是这样的一种运用。

二、麻杏石甘汤证

（一）麻杏石甘汤证的病理与症状

麻杏石甘汤证的病理是内则肺胃热盛，外则表有寒郁，是麻黄汤证化热入里而来，它的病位和麻黄汤证相同，为内则在肺脏，外则在皮肤。

【条文】

1.发汗后，不可更行桂枝汤，汗出而喘，无大热者，可与麻杏石甘汤。

2.下后，不可更行桂枝汤，若汗出而喘，无大热者，可与麻杏石甘汤。

【解读】

1.麻杏石甘汤证的来路和病理

第1条，这里的"发汗"是指用麻黄汤发汗，就是说患者原来就是麻黄汤证，用麻黄汤后出现"汗出而喘，无大热"的情况，这里的出汗是阳明热盛的汗出，而不是桂枝汤证的那种自汗出。"不可更行桂枝汤"是指患者用麻黄汤发汗后，因为药剂太重，或是患者本来就内有蕴热，如前面讲过的大青龙汤证，病从阳化，出现汗出而喘的症状，不能因为"无汗"转"有汗"而误认为用麻黄汤后，病情转轻变为桂枝汤证，而转用桂枝汤来治疗。

如果患者原来就有麻黄汤证，用药过轻或是用药错误后，病情转为麻杏石甘汤证，这时候，可能会出现两种情况：

第一，患者里热重而表寒较轻甚至没有表寒，表现为肺热而喘、痰黄而稠、出汗，因为没有表寒，所以不会发热、恶寒；一般是不会和桂枝汤证搞混的。

第二，患者里热和表寒同时存在，因为患者的表寒还在，表实或表虚，依然是散热异常，不仅汗出而喘，还有发热、恶寒，这就和桂枝汤证有点相近了。如果不加细察，就会以为是表寒郁转轻，从麻黄汤证转为桂枝汤证，而用桂枝汤来治疗，所以条文就明确地指出"**不可更行桂枝汤**"。

麻杏石甘汤证与桂枝汤证相比，虽然都有发热、汗出、恶风恶寒的症状，桂枝汤证是属于胃肠虚寒的，一般不口渴、舌质淡、舌苔白、痰稀而白，脉浮缓；而麻杏石甘汤证是属于肺热表闭，虽然表现为身无大热，但却是热积肺胃，一般出现口渴、舌质红、舌苔黄、小便黄赤、痰黄而稠、脉数等症状。

第2条，这里的"**下**"是指"**攻下**"，就是用承气汤攻下。

前面讲过，太阳病转为阳明病的第三个规律是自上而下，就是说由肺寒转肺热之后，可由肺热转胃肠热而出现大便燥结，就是说，麻杏石甘汤证可以变为承气汤证。

肺与大肠相表里，肺热可传至大肠而导致肠燥结，所以要先解表后攻里、先治上后治下。就是说，要先用麻杏石甘汤清里解表，如果肠燥结仍不祛，再用承气汤攻下，这是进一步的治法。

同理，肠热亦可上攻聚肺出现肺热咳喘的症状，对于这种情况，一般情况下患者是没有表寒郁证的，所以，就可以用承气汤攻下，祛除肠燥结的病源，病源既祛，则肺热自止。

如果患者出现肠燥结已祛，但肺热不止，咳喘汗出之证仍在的，就应该在承气汤后面，再用清肺热之麻杏石甘汤，这是退一步的治法。

如果是肺热传大肠而导致肠燥结的，要先解表后攻里，先治上后治下的，但是医生却先攻里，这种治法虽然错却没有出现坏病，只是仍表现为里则肺热未除，外则寒郁未解，所以，像这种情况就应该用麻杏石甘汤，不能用桂枝汤，所以条文明确地说"**下后，不可更行桂枝汤**"。

所以，这两条条文讲的是太阳病或是太阳与阳明合病误治后转入阳明病的情况。

病转阳明，还有一种可能，就是患者是属于内有蕴热、受外因诱发引起的情形，就是说患者一开始就是肺胃积热的情形。

【条文】

阳明病，但头眩，不恶寒，故能食而咳，其人必咽痛，若不咳者，咽不痛。脉浮热甚，反灸之，此为实，实以虚治，因火而动，必咽燥唾血。

【解读】

首先，病是属于阳明病，条文里提到的肺热情况，也是属于阳明病的。因为患者内有蕴热，所以脉象表现为"脉浮热"，症状表现为"头眩，不恶寒"。

其次，条文说"能食而咳，其人必咽痛"，是指患者肺胃积热，出现肺热咳嗽，咽痛导致食物难于下咽的情况。

最后，像这种情况本来清肺热就可以了，可是医生反而用了灸法，这就是把"实病"当成"虚病"来治，因此变成坏病，所以条文说："实以虚治，因火而动，必咽燥唾血。"

2. 麻杏石甘汤证的症状

（1）喘或咳嗽、痰黄

两条条文都提到了"喘"这个症状，前面讲过，肺寒可导致肺郁闭而出现喘，所以要用麻黄汤；肺热也可导致肺闭而出现喘，所以要用麻杏石甘汤。

临床所见，"喘"不一定会出现，更多的是表现为咳嗽、痰黄，因为肺热导致肺闭，就会出现咳嗽；热盛津伤、热熬津液，就会出现痰黄而稠的症状。

（2）汗出

两条条文都提到了"汗出"，这是因为阳明内热，热蒸汗出，所以患者就表现为汗出。

但是，如果内热不是很严重或者患者表受寒而闭的话，也可表现为不汗出。

（3）发热

两条条文都提到了"无大热"，这是因为里热盛或者表受寒而闭，患者就可以表现为发热。如果患者里热不是特别严重，或者表闭不严重的话，也可以不发热。

除了以上症状外，麻杏石甘汤证还可能出现恶寒、咽喉肿痛的症状，因为麻杏石甘汤证的病理有着表闭的病因，如果患者发热了，一般是会恶寒的，反之则不恶寒；同时，热盛津伤，就会出现咽喉肿痛，条文中"咽痛"说的就是这种情况，严重的会"咽燥唾血"。

（二）麻杏石甘汤的药理和运用

1. 麻杏石甘汤的组成

麻黄 20 克，杏仁 15 克，石膏 40 克，炙甘草 10 克。

麻杏石甘汤只有四味药，就是麻黄、杏仁、石膏和甘草，它和麻黄汤相比，相差的只有一味药，就是把麻黄汤中的桂枝换成了石膏就成了麻杏石甘汤。

2. 麻杏石甘汤的运用

（1）治肺热引发的疾病

麻黄汤证是属于肺寒实，肺因寒闭而出现咳喘的，麻杏石甘汤证是肺热实，肺因热闭而出现咳喘的。闭者当开，所以都用麻黄、杏仁开肺闭；寒者当温，所以麻黄汤用桂枝，热者当凉，所以麻杏石甘汤用石膏。所以，麻杏石甘汤能治肺热致喘、肺热生痰的各种肺热疾病。

麻杏石甘汤能治肺热，举凡肺热引发的疾病，如肺热失音、肺热咳嗽、肺热喉痛、扁桃体发炎、口臭、青春痘等，都可以用这个方子进行加减予以治疗。

（2）治太阳阳明合病

麻黄能解表寒，石膏能清里热，所以麻杏石甘汤能治表寒里热的病。

（3）治血郁热痛

麻黄能活血祛瘀，石膏能清热，所以麻黄汤又能治各种血郁热痛的病症。例如，痔疮、痛风、头痛、肢体红肿疼痛、皮肤痒痛、头皮痒、眼红肿痛等。

（三）麻杏石甘汤的加减变化

麻杏石甘汤是临床最常用的方子之一，很多医学大家都有很好的使用经验，这其中就涉及麻黄和石膏的比例问题。有的说麻黄和石膏的比例要 1∶10，有的说要 1∶5，有的说要 1∶4。

对于这些说法，个人认为，他们说的都对，但都不是特别对。个人认为，麻黄和石膏的比例不应该是固定的。前面讲过，麻黄的功用除了活血运、解肺闭，还有趋表解皮肤寒郁、开毛窍的作用；石膏的功能是清肺热、胃热，还有一定的祛痰作用。对于麻杏石甘汤来说，有的有表证，有的没有表证，所以，对于没有表证的，麻黄就要相对的轻用，1：10、1：5都可以；对于那些有表证的，麻黄就要相对的重用，1：3、1：2也是可以的。就是说，在运用时，要根据患者的体气和证候的关系来确定药方的组成和药物的用量。

在运用麻杏石甘汤时，除了要注意麻黄和石膏的比例之外，还要注意一些常用加减：

1. 痰多而黄、难以咳出者，可以加桔梗、桑白皮、杷叶之类的药物。

2. 咳嗽、便秘者，加牛蒡子、当归之类的药物，同时，杏仁的量适当增加。

3. 咳嗽、下利或口渴、头项强痛者，可以加葛根、天花粉之类的药物。

4. 胃肠虚寒者，加生姜、干姜、姜夏、红枣之类的药物。

5. 属于皮肤病者，可以加牡丹皮、防风、荆芥之类的药物。

6. 属于眼红肿痒痛者，可以加菊花、密蒙花、木贼草、桑叶之类的药物。

7. 属于血郁热痛者，可以加威灵仙、丝瓜络、蒲公英之类的药物。

8. 如果用麻杏石甘汤之后，高热虽退，出现低热不退者，这是热盛灼伤胃阴所致，可以用护胃阴的益胃汤（沙参、玉竹、麦冬、生地黄）加鱼腥草、芦根、桑白皮。

（四）麻杏石甘汤和其他方的比较

1. 与白虎汤相比：白虎汤是治胃肠热，重点在胃；麻杏石甘汤是治肺胃热，重点在肺。

2. 与白虎加桂枝汤相比：白虎加桂枝汤是治表寒郁轻而胃热较重，病位偏于胃；麻杏石甘汤是治表寒郁重而肺热重，病位偏重于肺。

3. 与大青龙汤相比：大青龙汤是治表寒郁严重而胃热较轻，病位也偏重于胃；麻杏石甘汤是治表寒郁相对较轻而肺热较为严重，病位偏于肺。

4. 与葛根芩连汤相比：葛根芩连汤是治肠热的；麻杏石甘汤是治肺热的。

5. 与小青龙汤相比：小青龙汤是治表里皆寒且兼有内饮；麻杏石甘汤是治表寒里热的。

6. 与越婢加术汤相比：越婢加术汤是治表寒轻里热重且兼有湿的；麻杏石甘汤是治表寒里热而里没有湿的。

（五）医案点评

案一：《经方实验录》

佐景曰：前年三月间，朱锡基家一女婢病发热，请诊治。予轻剂透发，次日热更甚，未见疹点。续与透发，三日病加剧，群指谓猩红热，当急送传染病医院受治。锡基之房东尤为恐惧，怂恿最力。锡基不能决，请予毅然用方。予允之。细察病者痧已发而不畅，咽喉肿痛，有白腐意，喘声大作，呼吸困难不堪，咳痰不出，身热烦闷，目不能张视，烦躁不得眠，此实烂喉痧之危候。当与：净麻黄钱半，生石膏五钱，光杏仁四钱，生草一钱。略加芦根、竹茹、蝉衣、蚤休等透发清热化痰之品，服后，即得安睡，痧齐发而明，喉痛渐除。续与调理，三日痊愈。事后婢女叩谢曰：前我病剧之时，服药（指本方）之后，清爽万分，不知如何快适云。意者醍醐灌顶可以仿佛形容之欤。

[点评] 本案中，患者身热烦闷、烦躁不得眠是阳明内热的表现，咽喉肿痛、喘声大作、咳痰不出等是肺热的表现。所以，这是典型的肺热症状，所以用麻杏石甘汤。

本案中，患者并没有出现恶寒、发热的表寒郁症状，更多的是肺热的症状。

案二：《范文甫专辑》

上海一名贾，年三十余，形气壮实，饮食如常，而苦于泄泻，日五六次，已五月余。遍历名医，投清利、峻攻、固涩、温脾、温肾之剂皆无效果。邀余至上海往诊。余按其脉，右寸独紧，其余皆平，呼吸略气促，便意迫急。余曰：此乃肺移热于大肠之候也。肺与大肠相表里，肺有余热则下移大肠，大肠受之，则为暴注下利。前医治病，未求其本，故而不效也。投麻杏石甘汤，麻黄用9克。药后当夜得微汗，次日余按其脉，右寸转平。告曰："此将愈之兆也。"果然，即日泄泻停止。五月之病，安然而愈。按：上案右寸独紧，呼吸气促，此乃邪袭于肺，肺气才阻之候。肺热下移大肠，则泄泻不止。先生根据"肺与大肠相表里"之理论，用辛凉疏达，清肺泄热之法获愈。独具匠心，允称至当。

[点评] 本案中，患者的表现主要就是泄泻和喘，这是肺热与肠热的表现，肺热下移至大肠致下利，因为是肺热引起的，所以清肺热而病自除。

如果患者只表现为肠热泄泻，就是葛根芩连汤证；如果是肠热泄泻加上肺热，就要用麻杏石甘汤或是麻杏石甘汤加葛根。

这里面：葛根汤证是由麻黄汤证因为体内津液亏损变化来的，葛根芩连汤证又是葛根汤证化热入里而来的，麻杏石甘汤证是麻黄汤证化热入里而来的，白虎汤证和白虎加桂枝汤证、大青龙汤证等又是桂枝汤证化热入里而来的，这里主要是病位上的不同，就是肺、胃、肠的不同。

案三：《经方实验录》

冯蘅荪，始则恶寒，发热，无汗，一身尽痛。发热必在暮夜，其病属营，而恶寒发热无汗，则其病属卫，加以咳而咽痛，当由肺热为表寒所束，正以开表为宜。净麻黄三钱，光杏仁四钱，生石膏五钱，青黛四分（同打），生甘草三钱，浮萍三钱。

[点评] 本案中，患者的表现是外有表寒郁的症状，就是恶寒、发热、无汗、一身尽痛，这是典型的麻黄汤证；而里则有肺热的症状，就是咳嗽、咽痛，所以就用麻杏石甘汤解表而清里。

案四：日本大塚敬节《汉方治疗三十年》

43岁妇女。1周前感冒，咳嗽频发，因而引发痔疮疼痛。咳嗽持续不止，影响痔痛。食欲、二便无异常。无热不恶寒，只咳时痔痛。诊痔，拇指头大之外痔，红肿而胀且紧，触之疼痛不止。此症与麻杏石甘汤，3日量未服完，咳嗽、痔痛均除，痔亦缩小。古矢知白氏用本方治睾丸炎和痔核。本方为麻黄汤去桂枝加石膏，虽可用于自然汗出，但用于无热无汗亦佳。

[点评] 痔疮的病理是血郁热痛，本案中，咳嗽引发痔疮复发，也是肺热移于大肠的一种表现，所以，用麻杏石甘汤是对症之方。

临床上，只要患者的病理是血郁热痛，就可以使用麻杏石甘汤，例如痛风、头痛、肢体红肿疼痛、皮肤痒痛、头皮痒、眼红肿痛等都可以使用。

个人对于痛风的治疗：如果患者体内湿热较严重且湿重于热的痛风，一般用四妙散加威灵仙、牛膝、蒲公英、丝瓜络之类的药物；如果体内热盛而湿不是很严重，而且痛处表现为血郁热痛的，即热重于湿的，则用麻杏石甘汤加威灵仙、牛膝、蒲公英、丝瓜络之类的药物。以上方法在临床都取得了较好的效果。

三、麻黄升麻汤证

（一）麻黄升麻汤证的病理和症状

麻黄升麻汤证的病理是表寒里热、上热下寒的寒热错杂证，它比较复杂，也比较特殊，是麻杏石甘汤证误治后的一种坏病。

【条文】

伤寒六七日，大下后，寸脉沉而迟，手足厥逆，下部脉不至，喉咽不利，唾脓血，泄利不止者，为难治，麻黄升麻汤主之。

【解读】

首先，条文说"**伤寒六七日**"，就是说患者已经病了一段时间了，病程较长就可能病从阳化，即从太阳病转为阳明病，从表到里、由恶寒化热、由上而下。

其次，方后注中说"**汗出愈**"，这就说明有表证。

最后，条文说"**大下后**"，从"**大下后**"这三个字，就证明了病确实是转入了阳明病，因为只有患者出现了阳明病的症状，医生才会有攻下的办法去治。

患者外有寒郁表证，内有阳明实证，应先解表后攻里，或是解表和清里同时进行，是不能用"攻下"的办法的。

从后面的症状表述来看，患者外有表寒，即发热、头痛，内有咽喉肿痛，这是麻杏石甘汤证，可是，因为医生不懂，见热则攻下，而且是"**大下**"，所以出现了一系列的病变。

1. 喉咽不利，唾脓血

前面讲过，血郁热痛要活血清热，医生却用苦寒攻下的办法，苦寒虽然能消热，却也抑制体气，影响人体的抗病功能，同时，苦寒之药能抑制血运，患者的喉部本来就是血郁不行而肿痛，现在又用苦寒之药，所以，喉痛更严重了，出现了"喉咽不利，唾脓血"。

"喉咽不利，唾脓血"是咽痛的进一步，这是肺热津伤、血郁热痛的表现。

2. 泄利不止

这种泄利就是"协热下利"，表热未解，而肠则因苦寒大下而变为寒利，出现了外热内寒的一种特殊病症。

这里的"协热下利"就是后面要讲的人参汤证。

3. 手足厥逆，寸脉沉而迟，下部脉不至

苦寒大下，血虚津伤，既伤胃阳又伤胃阴。胃阳因苦寒攻下，导致血运不畅，血运不畅则可见四肢厥逆，寸脉沉迟，下部脉不至；这就是当归四逆汤证。苦寒大下，致患者泄利不止，所以又伤胃阴，患者体内津液不足，就会出现口渴的症状。

所以，麻黄升麻汤证是误治后的坏病，是从一种外有表寒，内有里热的"合病"，变成一种新的"合病""并病"，患者表寒里热的病理仍在，又出现了上热下寒的病理，从而出现了一系列复杂的寒热错杂症状，这里面主要包括下面三种合病：

第一种，表郁里热，内有喉痛，外有恶寒、发热、头痛等的表证，这就是麻杏石甘汤证、白虎加桂枝汤证。

第二种，表郁里寒，就是说有表证又有里寒下利的症状，这就是人参汤证。

第三种，因苦寒伤胃，所以出现胃肠虚寒、血虚津伤而表现为四肢厥逆，这就是当归四逆汤证。

（二）麻黄升麻汤的药理和运用

麻黄升麻汤的组成：

麻黄 13 克，升麻 6 克，石膏 2 克，知母 4 克，黄芩 4 克，桂枝 2 克，当归 6 克，芍药 2 克，干姜 2 克，白术 2 克，茯苓 2 克，玉竹 4 克，天冬 2 克，炙甘草 2 克。

麻黄升麻汤是由麻杏石甘汤、白虎汤、理中汤、当归四逆汤、麦门冬汤五个方子进行加减而成的。

这里面，麻黄配伍桂枝，解表寒郁，开毛窍以散热；用升麻、石膏、知母、黄芩治肺胃热盛兼清热生津，以治咽喉不利、唾脓血；用桂枝、当归、白芍活血运水运、温手足；用干姜、白术、茯苓、甘草温肠止泄利；用天冬、玉竹补胃津；用甘草安肠补肠液。服后人体血运、水运畅通，表得温则汗出，里得温泄利止而手足温，津得复则口渴自愈而喉咽得利。

学习麻黄升麻汤，最重要的不是这个方子本身，而是这个方子背后的辨证运用多个经方的思想。在现实的临证过程中，非常纯粹地运用单个经方来治病的机会其实是比较小的，更多的是通过正确的辨证之后，将多个经方糅合在一起进行治病，真正表现为一人一方、一病一方。

临床上运用麻黄升麻汤的机会是比较小，原因就是这个方子的针对性太强，所以运用的空间就较小，这就是逻辑学中说的"内涵越大，外延越小，内涵越小，外延越大"。

（三）医案点评

案：《陈逊斋治案》

李梦如子，曾二次患喉炎，一次患溏泄，治之愈。今复患寒热病，历十余日不退，邀作诊，切脉未竟，已下利二次。头痛，腹痛，骨节痛，喉头尽白而痛，吐脓样痰夹血。六脉浮中两按皆无，重按亦微缓，不能辨其至数。口渴需水，小便少。两足少阴脉似有似无。诊毕无法立方，且不明其病理。连拟排脓汤、黄连阿胶汤、苦酒汤，皆不惬意，复拟黄连黄芩人参汤，终觉未妥，又改拟小柴胡汤加减，以求稳妥，继而因雨阻，寓李宅附近。然沉思不得寐，复讯李父，患者曾出汗几次？曰：始终无汗。曾服下剂否？曰曾服泻盐三次，而至水泻频仍，脉忽变阴。余曰：得之矣，此麻黄升麻汤证也。患者脉弱易动，素有喉炎，是下虚上热体质，新患太阳伤寒而误下之，表邪不退，外热内陷，触动喉内旧疾，故喉间白腐，脓血交并。脾弱湿重之体，复因大下而成水泻，水走大肠，故小便不利，上焦热盛，故口渴。表邪未退，故寒热头痛，骨节痛各证仍在。热闭于内，故四肢厥冷。大下之后，气血奔集于里，故阳脉沉弱；

水液趋于下部，故阴脉亦闭歇。本方组成，有桂枝汤加麻黄，所以解表发汗；有苓、术、干姜化水，利小便，所以止利；用当归助其行血通脉，用黄芩、知母、石膏消炎清热，兼生津液；用升麻解咽喉之毒；用玉竹以祛脓血；用天冬以清利痰脓。明日，即可照服此方。李终疑脉有败证，恐不胜麻、桂之温，欲加丽参。余曰：脉沉弱肢冷是阳郁，非阳虚也。加参恐转虑掣消炎解毒之肘，不如勿用，经方以不加减为贵也。后果愈。

[点评] 本案中，患者一开始时就是麻杏石甘汤证，因为误下后，麻杏石甘汤证还在，又出现了一系列的变证。

另外，个人认为，方案中不用人参是对的，但是不用人参，不是因为阳郁、阳虚的问题，而是因为人参能固表闭邪，患者现在还有表证，宜汗出而解，用人参反而会因为固表导致邪热不得出。

第十七讲　肺痈

一、肺痈的病理和症状

（一）肺痈的病理

肺痈的病理是肺热郁积既久变成痈肿。

【条文】

1.问曰：热在上焦者，因咳为肺痿。肺痿之病，从何得之？

师曰：或从汗出，或从呕吐，或从消渴，小便利数，或从便难，又被快药下利，重亡津液，故得之。

2.问曰：寸口脉数，其人咳，口中反有浊唾涎沫者何？

师曰：为肺痿之病。若口中辟辟燥，咳即胸中隐隐痛，脉反滑数，此为肺痈，咳唾脓血。脉数虚者为肺痿，数实者为肺痈。

3.问曰：病咳逆，脉之，何以知此为肺痈？当有脓血，吐之则死，其脉何类？

师曰：寸口脉微而数，微则为风，数则为热，微则汗出，数则恶寒。风中于卫，呼气不入，热过于荣，吸而不出。风伤皮毛，热伤血脉，风舍于肺，其人则咳，口干喘满，咽燥不渴，时唾浊沫，时时振寒。热之所过，血为之凝滞，蓄结痈脓，吐如米粥，始萌可救，脓成则死。

【解读】

上面3条条文，可以解读出以下5个要点：

1. 肺痿和肺痈都是属于肺热的，所以，第1条说"热在上焦"、第2条说"寸口脉数"、第3条说"数则为热""热之所过，血为之凝滞，蓄结痈脓"。

2. 肺痿和肺痈都是因为肺热误治而成，所以，条文列举发汗、利小便、攻下等例之后，总结就是"重亡津液，故得之"。热盛能导致津伤，津伤也能导致热盛。

3. 肺痿是津伤严重而肺虚热，肺痈是津伤而肺实热。一个着重点在津伤，一个着重点在肺热。所以，条文说"脉数虚者为肺痿，数实者为肺痈"。

4. 肺痈是因为肺热郁积既久而成，肺部血热积聚，积久就变成痈肿了。《内经》说："热盛则肉腐，肉腐则成脓。"这跟皮肤血热发炎导致脓肿的道理一样，所以，条文说"热之所过，血为之凝滞，蓄结痈脓"。

5. 肺痈也有可能出现汗出、恶寒的症状。肺痈是肺热引起的，如果内有热，外有寒郁，就有可能出现汗出、恶寒的症状，所以，条文说"寸口脉微而数，微则为风，数则为热，微则汗出，数则恶寒"。

前面讲过，如果患者是有肌表寒郁需要解表的，还要先解表。如麻杏石甘汤证中麻黄就是用于解表的；葶苈大枣泻肺汤的方后注说"先服小青龙汤一剂乃进"。小青龙汤是治外有寒郁内有水饮的方剂，这也从另一个角度证明了患者是有恶寒、发热的症状的。

这里的汗出、恶寒，是内有肺热，外有寒郁引起的，不是桂枝汤证，千万不能误认为是桂枝汤证而用桂枝汤。

【条文】

1. 若酒客病，不可与桂枝汤，得汤则呕，以酒客不喜甘故也。

2. 凡服桂枝汤吐者，其后必吐脓血也。

【解读】

以上两条条文，可能是因为传抄错误，现今刊行的《伤寒论》把它们放在太阳篇桂枝汤方证的后面，也正是因为这个原因，前贤在注解时，大多随文释义，说嗜饮之人，如果病中风，就不能用桂枝汤，这种说法其实是很牵强的。

酒客，就是平时嗜酒的人，他也不一定就不能用桂枝汤，如果辨证无误，患者确实是桂枝汤证，还是要用桂枝汤的。

《伤寒论今释》说："酒客，谓素常嗜饮之人，病，谓太阳中风也。此条所言，殊不可泥。愚尝治酒客中风，头痛发热，汗出恶风，桂枝证悉具，以本论有酒客不可与桂枝汤之戒，乃书防风、苏叶等俗方与之，明日，病如故。因思本论所以禁用桂枝，谓酒客不喜甘故也，桂枝汤之所以甘，以有甘、枣故也，甘草、大枣既非桂枝汤之主药，可以斟酌去取，乃于桂枝汤中去草枣，加葛花枳椇子以解酒，应手而愈。其后又遇酒客中风，问其平日是否不喜甘，乃殊不然，遂用桂枝汤原方，仍加葛花枳椇子与之，其病亦霍然而愈。又其后遇酒客，则用桂枝汤原方，不复加味，虽愈期有迟速，从无得之而呕者，因知酒客服桂枝汤而呕者，盖偶然之事，不可执以为常。"

所以，这里的"**酒客**"，其实是指那些大便久秘的酒客烟徒。这类人，因为长期的饮酒吸烟，导致了胃肠热化，出现了肠热便秘，因为肺与大肠相表里，就可能出现肠热上攻而变为肺痈之证，这时候，就不能因为患者恶寒、发热、汗出而误认为是桂枝汤证而投以桂枝汤。

前面讲过，桂枝汤是温胃肠促血运的，如果患者里热盛，有肺热积脓的症状，这时候服用桂枝汤，就有可能出现胃热呕吐的情况，患者剧烈呕吐，就势必夹带出肺的脓血，所以说"**其后必吐脓血也**"。这里面的"**其后**"两个字是非常值得斟酌的。

徐灵胎在批《临证指南医案·周案》中说："风嗽夹火者，服桂枝汤必吐血，百试百验。"这也从另一个侧面证明了，热入肺经血络，服桂枝汤就必吐脓血。

也正是因为肺与大肠相表里，所以治肺热闭、肺痈时，要特别注意不要使患者出现大便闭结的情形，就是说，要保证患者大便畅通，患者大便畅通了，肠就不会热化，肠不热化，那么血和津液也就不会热化，所以，就不会激化肺热，这就是"**使肺热有下行之路**"。

（二）肺痈的症状

肺痈的发展可以分为三个阶段，就是苇茎汤证、桔梗汤证和葶苈大枣泻肺汤证。

1. 苇茎汤证

这一阶段是在麻杏石甘汤的基础上发展起来的，所以有麻杏石甘汤证的症状，如恶寒、发热、汗出、咳、口干、喘满、烦等。

不过，苇茎汤证有两个是麻杏石甘汤证没有的症状，就是第 2 条的"口中辟辟燥"和"咳即胸中隐隐痛"，这里面，口自觉干燥异常，是热盛津伤严重的进一步表现；咳嗽则胸部隐痛，则是肺部血郁热痛的表现，这两者都是麻杏石甘汤证的进一步发展。因此，临床运用麻杏石甘汤时，如果患者内热较重，如痰青成块，或咳嗽时自觉有腥味，个人常加入大剂量的芦根，防止疾病进一步发展，也取得了较好的效果。

2. 桔梗汤证

这个阶段是苇茎汤证的进一步发展，主要表现为第 3 条的"蓄结痈脓，吐如米粥"，肺热极则血为之凝滞，蓄结既久就变成痈脓。

前面讲过，热盛津伤、热熬津液，所以咳嗽、痰黄。麻杏石甘汤证的热痰只是表现为痰黄；到了苇茎汤证时就变为痰黄而且腥臭；而到了桔梗汤证时，就变成了腥臭不可闻和状如米粥。

3. 葶苈大枣泻肺汤证

这个阶段是桔梗汤证的进一步，就是第 2 条的"咳唾脓血"和第 3 条的"脓成则死"。

这里的"脓血"指的就是肺津熬尽而肺体开始腐化成脓血。而"脓成则死"指的并不是形成脓，而是指肺体全部化为"脓血"，那么，患者就是必死无疑了。

以上的分阶段只是个大概，因为临床实践中是不可能这么明确划分的，阶段与阶段之间经常是交错在一起的。所以，要合理地运用方子进行适当加减，确保方药与病情切合。

二、苇茎汤证

（一）苇茎汤证的病理和症状

苇茎汤证的病理是肺部积热、瘀血不行而将成肺痈，是麻杏石甘汤证的进一步。

【条文】

咳有微热，烦满，胸中甲错，是为肺痈，苇茎汤主之。

【解读】

条文说"是为肺痈"，就是将成为肺痈的意思，苇茎汤证是麻杏石甘汤证不治或治不得法，肺热不解，积久而成，所以就会出现"咳有微热""烦满"和"胸中甲错"。

首先，"咳有微热"指的是"咳嗽"和身体"有微热"。

这里面，"咳嗽"跟麻杏石甘汤证一样，不过麻杏石甘汤证一般只表现为咳嗽、痰黄稠，而苇茎汤证就会表现为痰黄稠而带有腥臭味。

"有微热"不是指患者的内热是微热，而是跟麻杏石甘汤证的"无大热"一样，是指体内热盛发出体表，体表摸起来发热的意思。

肺痈是肺热内炽、热盛津伤，是不可能微热的，这里的"微热"指的是皮肤摸起来或是自然感觉比别的地方体温较高，当然，如果病情严重，患者的胸部摸起来也有可能很热。

其次，"烦满"就是"烦"和"胸满"。这里面，"烦"是因为体内热盛，热灼神经，患者就会觉得"烦"，这跟麻杏石甘汤证的表现一样。而"满"指的是"胸满"，它跟桔梗汤证的"咳而胸满"一样，肺热则闭，肺闭则喘，喘则"胸满"，跟麻黄汤证、麻杏石甘汤证出现"胸满"的病理是一样的。

最后，"胸中甲错"指的是胸部皮肤干燥不平。肺部积热，外达于胸部皮肤，所以胸部有微热，胸部长期有热，加上血运水运不畅，胸部肌肤不得血与津养，就会表现为暗红、干燥，所以说"胸中甲错"。

除了以上几个症状之外，因为病理肺热积聚、瘀血不行，加上热盛津伤，所以，患者还有"口中辟辟燥"和"咳即胸中隐隐痛"的症状。

（二）苇茎汤的药理和运用

苇茎汤的组成：

苇茎 30 克，薏苡仁 20 克，桃仁 10 克，瓜瓣 15 克。

方后注：服后当吐如脓。

苇茎汤是由苇茎、薏苡仁、桃仁、瓜瓣四味药组成的。

1. 苇茎的药理

苇茎，有解释说是芦苇的嫩茎，实际上用的是芦根。张锡纯先生在《医学衷中参西录》中也主张要用芦根，并认为芦根比芦苇嫩茎的效果更好。

芦根，味甘，性寒，归肺、胃经，功效是清热生津、除烦止呕、利尿；主治热病烦渴、胃热呕吐、肺热咳嗽、肺痈吐脓、热淋涩痛。现代药理研究表明，芦根有镇静、镇痛、解热、抗癌等作用。

《医学衷中参西录》说："《千金》苇茎汤，释者谓苇用茎而不用根者，以肺原在上，取本乎天者亲上也。而愚则以为不然。苇之根居于水底，其性凉而善升，患大头瘟者，愚常用之为引经要药，是其上升之力可至脑部，而况于肺乎？且其性凉能清肺热，中空能理肺气，而又味甘多液，更善滋养肺阴，则用根实胜于茎明矣。今药房所鬻者名为芦根，实即苇根也。其性颇近茅根，凡当用茅根而无鲜者，皆可以鲜芦根代之也。"

《本草经疏》说："芦根，味甘寒而无毒。消渴者，中焦有热，则脾胃干燥，津液不生而然也，甘能益胃和中，寒能除热降火，热解胃和，则津液流通而渴止矣。客热者，邪热也，甘寒除邪热，则客热自解。肺为水之上源，脾气散精，上归于肺，始能通调水道，下输膀胱，肾为水脏而主二便，三家有热，则小便频数，甚至不能少忍，火性急速故也，肺、肾、脾三家之热解，则小便复其常道矣，火升胃热，则反胃呕逆不下食及噎哕不止；伤寒时疾，热甚则烦闷；下多亡阴，故泻利人多渴；孕妇血不足则心热，甘寒除热安胃，亦能下气，故悉主之也。"

综合以上讲解，芦根的功效既能清肺热而祛痰排脓，又能清胃热而生津止呕、除烦利尿。

不仅如此，张锡纯先生认为，芦根既能治血热妄行，又能引血下行，能活血又能止吐血。所以，对于苇茎汤来说，芦根是当之无愧的主药。

2. 薏苡仁的药理

薏苡仁，味甘淡，性凉，归脾、胃、肺经，功效是健脾渗湿、清热排脓、除痹利水，主治小便不利、水肿、脚气、肺痈、肠痈、风湿痹痛、筋脉挛急等病。现代药理研究表明，薏苡仁有扩张肺血管、抗肿瘤、增强免疫力、抗炎、降血糖、减少肌肉挛缩、镇静、镇痛、解热、降血钙、延缓衰老，提高机体免疫力等作用。

《本草正》说："薏苡，味甘淡，气微凉，性微降而渗，故能去湿利水，以其去湿，故能利关节，除脚气，治痿弱拘挛湿痹，消水肿疼痛，利小便热淋，亦杀蛔虫。以其微降，故亦治咳嗽唾脓，利膈开胃。以其性凉，故能清热，止烦渴、上气。但其功力甚缓，用为佐使宜倍。"

《药品化义》说："薏米，味甘气和，清中浊品，能健脾阴，大益肠胃。主治脾虚泻，致成水肿，风湿筋缓，致成手足无力，不能屈伸。盖因湿胜则土败，土胜则气复，肿自消而力自生。取其入肺，滋养化源，用治上焦消渴，肺痈肠痈。又取其味厚沉下，培植部，用治脚气肿痛，肠红崩漏。若咯血久而食少者，假以气和力缓，倍用无不效。"

《本草新编》说："薏仁最善利水，不至损耗真阴之气，凡湿盛在下身者，最宜用之，视病之轻重，准用药之多寡，则阴阳不伤，而湿病易去。故凡遇水湿之症，用薏仁一、二两为君，而佐之健脾去湿之味，未有不速于奏效者也，倘薄其气味之平和而轻用之，无益也。"

《本经疏证》说："论者谓益气、除湿、和中、健脾，薏苡与术略似，而不知毫厘之差，千里之谬也。盖以云乎气，则术温而薏苡微寒，以云乎味，则术甘辛而薏苡甘淡。且术气味俱厚，薏苡气味俱薄，为迥不相侔也。此其义盖见于《金匮要略》痉湿暍篇曰，湿家身烦疼，当与麻黄加术汤，发其汗为宜，慎勿以火攻之。曰病者一身尽疼，发热日晡所剧者，此名风湿，此病伤于汗出当风，或久伤取冷所致也，可与麻黄杏仁薏苡甘草汤。夫身烦疼者，湿而兼寒；一身尽疼者，湿而兼风。寒从阴化，风从阳化。故身烦疼者，属太阳；发热日晡所剧者，属阳明。属太阳者宜发汗，属阳明者宜清热，发汗所以泄阳邪，清热所以折阳邪，质之以用术用桂者为发汗，薏苡则为清热矣。虽然，薏苡既治风湿，又主筋急拘挛，不能屈伸，彼风湿相搏，骨节疼烦，不得屈伸，风湿相搏，身体疼烦，不能自转侧，独不用薏苡何耶？"

综合以上讲解，薏苡仁的功效可以总结为健脾渗湿、清热排脓、除痹利水。

苇茎汤中，主要是用薏苡仁清热排脓治肺痈的功效。薏苡败酱散中，也是用它清热排脓治肠痈的功效。

3. 瓜瓣的药理

瓜瓣，就是冬瓜子。味甘，性凉，归膀胱经，功效是润肺、化痰、消痈、利水，主治痰热咳嗽、肺痈、肠痈、淋病、水肿、脚气、痔疮、鼻面酒齄。

冬瓜子的功效能清热、化痰、润肺、行水运，又能润肠通便清肺热，使肺热有下行之路，所以，冬瓜子又主要用于肺痈、肠痈等血郁、水郁不行之类的病症。

4. 桃仁的药理

桃仁，味甘、性平，能止咳平喘，又活血祛瘀，润肠通便，使肺热有下行之路，所以，也是肺痈、肠痈的必用之药。

综合上面的讲解，在苇茎汤方中，芦根、薏苡仁、冬瓜子和桃仁这四味药既能活血行水，又能清热止咳，所以，对于肺部积热，血瘀于肺的肺痈确是对症良药。

（三）医案点评

案一：黄勤先生医案（《河南中医》，2001 年）

张某，男，20 岁，农民。1989 年 4 月 27 日初诊。1 周前，发热恶寒咳痰，继则痰转黄色，右侧胸痛，咳嗽及呼吸时痛甚，经治疗无效而来我院诊治。症见面红，汗出，身热微寒，胸痛，咯出多量腥臭脓浊痰，咳嗽气急，烦躁不安，便秘。体温 39℃。胸透示右肺大片阴影，内中有乒乓球大的空洞，并有液平面存在（西医诊为右肺脓疡），舌质红，苔黄腻，脉滑数，肺中热毒炽盛，用大黄牡丹皮汤合《千金》苇茎汤加减：大黄 15 克，芒硝 9 克，牡丹皮 10 克，桃仁 10 克，冬瓜仁 15 克，薏苡仁 20 克，苇茎 30 克，鱼腥草 30 克，黄芩 12 克，瓜蒌 30 克，枳实 10 克。水煎服。三剂后体温 38.2℃，咳脓痰及胸痛稍减，大便利。原方芒硝减为 6 克，瓜蒌减为 20 克，服 10 剂后脓痰消失，体温 36.8℃，咳痰，乏力，食少，苔薄黄，脉细。胸透见空洞明显缩小，病变有所吸收。尚感有余邪，气阴已伤。用济生桔梗汤加减善后。

按：肺脓疡以《千金》苇茎汤治之已为人们所熟悉，然喻昌认为，凡治肺痈病，以清肺热⋯⋯而清热必须涤其壅塞，分杀其势于大肠，令浊秽脓血日渐下移为佳。若但清解其上，不引之下出，医之罪也。大黄牡丹皮汤能令浊秽脓血下移，故以二方合治，收效甚捷。

[点评] 本案中，如果一开始用麻杏石甘汤治疗的话就没什么事了，患者是因为失治，最后才演变成肺痈的，而医案中各个方子的使用原理，前面都讲过了。

临床上，如果辨证准确，患者是肺痈无疑，但用苇茎汤之后效果不佳的，可以考虑用《石室秘录》里面的"肺痈方"，就是玄参一两，金银花八两，麦冬一两，当归二两，甘草一两。这里面金银花要重用，《中医临证要录》说："治疗肺痈银花的量不能小，小则无效。"

案二：《吴鞠通医案》

王氏，五十六岁，癸亥三月初八日。初起喉痹，为快利药所伤，致成肺痈。胸中痛，口中燥，喉痹仍未瘥，不食不寐。痰气腥臭。已有成脓之象。脉短而数，寒热，且移热于大肠而泄泻，难愈之证。勉与急急开提肺气，议千金苇茎汤，与甘桔合法。桔梗二两，甘草一两，桃仁五钱，冬瓜仁五钱，苡仁一两，鲜苇根四两，水八碗，煮三碗，二煎再煎一碗，分四次服。

[点评] 本案中明确地说患者的肺痈病是因为"为快利药所伤"，这就是条文说的"又被快药下利，重亡津液，故得之"。而治法则是用苇茎汤合桔梗汤，桔梗汤的功效主要是祛脓，这是因为患者"已有成脓之象"，从这点反推，也证明了苇茎汤证是还没有化脓的。

三、桔梗汤证

（一）桔梗汤证的病理和症状

桔梗汤证的病理是肺热痰凝、积聚成脓。

【条文】

1. 咳而胸满，振寒，脉数，咽干不渴，时出浊唾腥臭，久久吐脓如米粥者，为肺痈，桔梗汤主之。

2. 少阴病二三日，咽痛者，可与甘草汤，不瘥者，与桔梗汤。

【解读】

第1条提到了"咳而胸满""振寒""脉数""咽干不渴""时出浊唾腥臭，久久吐脓如米粥者"5个症状，并且明确地说"为肺痈"。

苇茎汤证条文的表达为"是为肺痈"，而这里，桔梗汤证的条文则明确地表达成"为肺痈"，这就非常明确地点出两者的区别，也明确地说明桔梗汤证就是苇茎汤证的进一步。

在桔梗汤证的5个症状中，"咳而胸满""振寒""脉数""咽干不渴"这4个症状跟苇茎汤证是一样的。

这里的"不渴"与前面讲过的"不呕""不恶寒"一样，是说患者"渴"的程度不严重，这一点和我们说这水"不烫"或"不热"一样，"不烫"和"不热"并不是说水冷，而是说水是温的。

这里的"不渴"是相对白虎汤证的"渴"来说的。白虎汤证是胃热，所以消渴引饮，患者的"渴"表现为大渴；这里的"渴"是肺热引起的，所以就是小渴。

桔梗汤证与苇茎汤证最大的区别就是第5个症状，即"时出浊唾腥臭，久久吐脓如米粥"。

前面讲过，"热盛则肉腐，肉腐则成脓"，肺热血郁，积久则肺体腐烂成脓，从而出现由肺热痰凝、时出浊唾腥臭而逐渐转为痰液积聚成脓、吐脓如米粥。

这里，浊唾是肺津为热熏灼所成，而那些如米粥状的东西，就是肺体腐烂后所变成的，所以说"久久吐脓如米粥者"。

《经方实验录》说："肺痈一证，咳吐时，胸中必隐隐作痛，所吐浓厚之痰，杂以如米粥者，至地甚有力，渐乃发酵成气泡，不复平塌地上，盖胸中热如沸汤，蒸烂肺体，故所吐之物其中实有蒸气热力，故吐出而仍能发酵也，此熊医生所见者，予亦亲见之。"

这里说的"杂以如米粥者"，就是说脓痰中兼杂有肺体的腐烂物，也正是有这些腐烂物，吐出的痰才会继续发酵。

第2条说的"咽痛"，是因为热盛津伤，咽喉部津液缺乏引起的，所以，可用甘草来补充津液并修复喉部的黏膜，达到止渴消肿止痛的目的。如果用了甘草不见好，就是因为热熬津液变成稠痰，积于咽喉处引起的，就要加桔梗来祛除稠痰。

（二）桔梗汤与甘草汤的药理和运用

桔梗汤的组成：

桔梗 8 克，甘草 15 克。

桔梗的药理

桔梗，味苦、辛，性微温，归肺经，功效是祛痰止咳、宣肺排脓，主治咳嗽痰多、咽喉肿痛、肺痈吐脓、胸满胁痛、痢疾腹痛、口舌生疮、目赤肿痛、小便癃闭。现代药理研究表明，桔梗含多种桔梗皂苷（以前多称为石碱素），桔梗皂苷可使呼吸道、肠道的黏膜分泌增加；具有镇静、镇痛及解热等中枢抑制作用，并有抗炎及镇咳祛痰、扩张血管、降压、抗溃疡作用。

《药征》说："桔梗，主治浊唾肿脓也，旁治咽喉痛。仲景曰：咽痛者，可与甘草汤，不瘥者，与桔梗汤也。是乃甘草者，缓其毒之急迫也，而浊唾吐脓，非甘草之所主，故其不瘥者，乃加桔梗也。由是观之，肿痛急迫则桔梗汤，浊唾吐脓多则排脓汤。"

《本草经疏》说："桔梗，观其所主诸病，应是辛苦甘平，微温无毒。伤寒邪结胸胁，则痛如刀刺；邪在中焦，则腹满及肠鸣幽幽，辛散升发，苦泄甘和，则邪解而气和，诸证自退矣。其主惊恐悸气者，心脾气血不足，则现此证，诸补心药中，借其升上之力，以为舟楫胜载之用，此佐使之职也。《别录》利五脏肠胃，补血气者，盖指邪解则脏腑肠胃自和，和则血气自生也。除寒热风痹、温中、疗喉咽痛、下蛊毒者，皆散邪解毒通利之功也。消谷者，以其升载阳气，使居中焦而不下陷，则脾中阳气长浮，而谷食自消矣。甄权用以治下痢，及去肺热气促者，升散热邪之故也。日华子用以除邪辟瘟，肺痈排脓；洁古用以利窍除肺部风热，清利头目，咽嗌胸膈滞气及痛，除鼻塞者，入肺开发和解之功也。"

《本草纲目》说："朱肱《活人书》治胸中痞满不痛，用桔梗、枳壳，取其通肺利膈下气也；张仲景《伤寒论》治寒实结胸，用桔梗、贝母、巴豆，取其温中、消谷、破积也；又治肺痈唾脓，用桔梗、甘草，取其苦辛清肺，甘温泻火，又能排脓血、补内漏也。其治少阴证二、三日咽痛，亦用桔梗、甘草，取其苦辛散寒，甘平除热，合而用之，能调寒热也。后人易名甘桔汤，通治咽喉口舌诸病。宋仁宗加荆芥、防风、连翘，遂名如圣汤，极言其验也。按王好古《医垒元戎》载之颇详，云失音加诃子，声不出加半夏，上气加陈皮，涎嗽加知母、贝母，咳渴加五味，酒毒加葛根，少气加人参，呕加半夏、生姜，唾脓血加紫菀，肺痿加阿胶，胸膈不利加枳壳，心胸痞满加枳实，目赤加栀子、大黄，面肿加茯苓，肤痛加黄耆，发斑加防风、荆芥，疫毒加鼠粘子、大黄，不得眠加栀子。"

综合以上讲解，桔梗的功效可以总结为开宣肺气、祛痰排脓。

关于开宣肺气，前面讲过了，而祛痰排脓这个功效，则是因为桔梗皂苷能促进呼吸道、肠道的分泌，所以能使附着其处的脓痰、脓液脱落，从而实现祛痰、排脓的功效。后面要讲的排脓汤、排脓散中用桔梗也是这个道理。

关于桔梗的运用，有下面两个要点：

1. 如果用桔梗只是想达到祛脓痰、止痰滞喉痛的目的，就是说，只是想通过桔梗稀释痰液、帮助患者祛掉呼吸道的稠痰的话，桔梗的药量要偏小，一般5克左右就够了。因为桔梗的桔梗皂苷能刺激胃黏膜，引发恶心、呕吐。

2. 如果用桔梗想达到祛痰排脓、止喘的目的，药量就要大。药量大的目的一个是增加黏膜的分泌，加速祛痰排脓；一个是利用其引发呕吐的功能，帮助脓液的呕出，这也是"上者越之"的意思。

《经方实验录》说："夫肺痈重病也。仲圣云：脓成则死。今本案病者脓成而腥臭，吾师乃能愈之。岂吾师之术迈于仲圣乎？非也。所谓则死者，极言其危，而教人药量之不可轻也！夫桔梗今人仅用数分至一钱，葶苈今人少用之，用之亦不出数分，苇茎今人通常用一尺，今吾师用此三者乃至五钱，五钱，五两，不其骇人乎？虽然，此皆仲圣之教也。"

前面讲过的"重用桔梗治咳喘"一文中也提到过对于久咳不愈，痰嗽气喘患者，重用桔梗其疗效颇为显著，桔梗的用量是30～40克，也是属于大剂量使用的情况。

因为甘草能补液、祛痰、修复溃疡，桔梗能祛痰、排脓、消炎，所以，临床又用这个方子加细辛来治鼻渊。

《王修善临证笔记》中载此方治干咳失音，就是用桔梗9克，甘草4克，诃子肉4克。其中，桔梗半生半炒，甘草半生半炙，诃子肉半生半煨。

有一点要特别注意的是，对于津伤痰滞的桔梗汤证，千万不能把它当成劳怯的干咳而投以阿胶、石斛、五味子等滋润药物。如果是这样的话，患者的痰浊就会因之增加，而且咳唾也会更厉害，甚至会转变成肺炎。

（三）医案点评

案一：《福建中医药》

闽候雪峰林某，患咳嗽，胸中隐隐作痛，经中西医调治，均不见效，后延余往诊，见其吐痰盈盆，滑如米粥，腥臭不可闻难闻，按其右寸脉象滑数，舌质微绛，查其所服中药，大约清痰降火，大同小异而已。余再三考虑，药尚对症，何以不见效？必系用量太轻。余照《金匮》桔梗汤加施以重剂。处方：甘草四两，桔梗二两，法夏六钱，白芨粉五钱，蜜紫菀三钱，是日下午服药一剂，至夜半已觉胸中痛减，嗽痰稀少。次日早晨复诊，患者自谓病已减轻大半，余复按其两寸微数，舌中部微现白苔。患者曰：我服药多次，未见药量如是之多，见效亦未得如是之速，请问其故？余谓前医轻描淡写，药品驳杂，故难以见功。夫肺为华盖，中已罅漏成脓，非用原方之重剂，焉能为力？盖以白芨粉之填补漏孔，法夏之消痰降气，蜜紫菀之清火宁金所以幸能见功也。是日复诊，予以甘桔汤分量减半，白芨粉再加三钱，法夏、紫菀仍旧，连服三剂而愈。

[点评] 本案中，甘草用到四两，桔梗用到二两。

案二：《伤寒论与临证》

徐某，女，20岁。1989年4月18日初诊。患慢性咽炎，咽部不适，疼痛且干，服抗生素及含嗽药，效果不显。咽部红肿，脉沉略数，苔薄白，证属邪热客咽而致，治宜清热利咽，宗桔梗汤加味：生甘草、炙甘草各3克，桔梗15克，金银花15克，板蓝根10克，水煎温服，进药六剂，诸证锐减。二诊，上方加麦冬10克，去板蓝根，服药六剂，基本痊愈。嗣后以生甘草5克，桔梗5克，金银花5克，沸水浸渍，代茶频服，未见复发。

[点评] 本案的病理、药理前面都讲过了。

四、葶苈大枣泻肺汤证

（一）葶苈大枣泻肺汤证的病理和症状

葶苈大枣泻肺汤证的病理是肺部脓血积聚，影响肺部血运、水运，是桔梗汤证的进一步。

【条文】

1.肺痈，喘不得卧，葶苈大枣泻肺汤主之。

2.肺痈，胸满胀，一身面目浮肿，鼻塞清涕出，不闻香臭酸辛，咳逆上气，喘鸣迫塞，葶苈大枣泻肺汤主之。

3.支饮不得息，葶苈大枣泻肺汤主之。

【解读】

第1条的描述中，已从苇茎汤证"是为肺痈"、桔梗汤证的"为肺痈"，变成直指的"肺痈"了，就是说，病情不治或治不如法，病情进一步发展，肺体由桔梗汤证的壅脓渐渐变成了脓血，脓血积聚，影响肺的血运、水运，从而出现了"喘不得卧"的症状。

这里的"喘不得卧"是因为胸部积满痰液、脓血，压迫肺体，影响呼吸所引起的，所以，咳逆上气、喘鸣迫塞，喘不得卧、不得息的症状都是在情理之中的。

第2条的"咳逆上气，喘鸣迫塞"跟第1条的"喘不得卧"一样；而"胸满胀"则是因为肺津、肺体所化痰涎、脓血积于胸中所引起的，它是苇茎汤证和桔梗汤证"咳而胸满"的进一步；"一身面目浮肿，鼻塞清涕出，不闻香臭酸辛"则是因为肺不能调节水道，自然就出现了水道壅塞，也就是三焦水运不行。

第3条的"支饮"跟第2条的"胸满胀"一样，都是因为肺津、肺体所化痰涎、脓血积于胸中所引起的；而"不得息"就是第1条的"喘不得卧"和第2条的"咳逆上气，喘鸣迫塞"。

患者患病发展到这个阶段，如果能及时救治，还是有机会的。但是，如果发展到肺体全部化为脓血，就是死证了，所以条文说"脓成则死"。

方后注说"先服小青龙汤一剂乃进"，则是因为小青龙汤的功效是治那些内则水饮壅肺咳嗽，外兼有寒邪束表的。先服小青龙汤，目的是先解表，同时减轻胸部的水饮，如果用小青龙汤解表逐水之后，病情得愈，自然是最好的，如果表得解而水饮未除的，就要用葶苈大枣泻肺汤来逐痰泻饮了，这里面也有轻重有别的意思。

（二）葶苈大枣泻肺汤的药理和运用

葶苈大枣泻肺的组成：

葶苈子 15 克，大枣 12 枚。

方后注：先以水三升，煮枣取二升，去枣，内葶苈煮取一升，顿服。方见上，三日一剂，可至三四剂，此先服小青龙汤一剂乃进。

葶苈子的药理

葶苈子，味辛苦、性寒，归肺、心、肝、胃、大肠、膀胱经，功效是泻肺降气、祛痰平喘、利水消肿，主治痰涎壅肺之喘咳痰多、肺痈、水肿、胸腹积水、小便不利、慢性肺源性心脏病、心力衰竭之喘肿、瘰疬结核。现代药理研究表明，葶苈子又有强心和利尿的作用，所以，对肺心病、心力衰竭等引起的咳喘、心悸、浮肿等症，有心肺同治的功效。

《本草经疏》说："葶苈，为手太阴经正药，故仲景泻肺汤用之，亦入手阳明、足太阳经。肺属金，主皮毛，膀胱属水，藏津液，肺气壅塞则膀胱与焉，譬之上窍闭则下窍不通，下窍不通，则水湿泛溢为喘满、为肿胀、为积聚，种种之病生矣。辛能散，苦能泄，大寒沉阴能下行逐水，故能疗《本经》所主诸病。"

《本草经百种录》说："葶苈滑润而香，专泻肺气，肺如水源，故能泻肺即能泻水。凡积聚寒热从水气来者，此药主之。"

《本草正义》说："葶苈子苦降辛散，而性寒凉，故能破滞开结，定逆止喘，利水消肿。《本经》主治，皆以破泄为义。唯寒泄之品。能通利邪气之有余，不能补益正气之不足，苟非实热郁窒，自当知所顾忌。《别录》久服令人虚，本是至理。然肺家痰火壅塞，及寒饮弥漫，喘急气促，或为肿胀等证，亦必赖此披坚执锐之才，以成捣穴犁庭之绩。自徐氏之才，论'十剂'之泄以去闭，偶以大黄、葶苈二物并举，而东垣遂谓葶苈气味俱厚，不减大黄，景岳从而和之，石顽且谓苦寒不减硝黄，丹溪亦有葶苈性急，病涉虚者，杀人甚捷之说，遂令俗人不辨是否，畏如蛇蝎，即寻常肺气喘满、痰饮窒塞之证，亦几有不敢轻试之意，其亦知实在性质，不过开泄二字，且体质本轻，故能上行人肺，而味又甚淡，何至猛烈乃尔。"

综合以上讲解，葶苈子的功效可以总结为泻肺降气、祛痰平喘、利水消肿。其还能使胸部壅积的痰饮、脓血排出体外，胸部壅积得除，三焦水道恢复正常，三焦水道正常，自然小便通畅，小便通畅自然浮肿、鼻塞、鼻流清涕等也跟着消失，自然鼻功能也恢复正常，自然也就香臭得闻。因此，葶苈子在临床上也常用于鼻炎的治疗。

方中的大枣是大补胃津的。因为葶苈子能泻肺逐痰，自然也会大耗胃津，在这里用大枣，也是护住胃津的意思，这一点跟十枣汤中用大枣的道理是相同的。

（三）医案点评

案一：《读古医书随笔》

某，女，17岁，住湖北省黄陵坡县。1963年秋，因突然发生全身浮肿而来汉就治于中医，证见恶寒，发热，咳嗽，气粗，小便短少色黄，全身浮肿，苔白，脉浮，面呈急性病容，西医检查血压增高，诊断为"急性肾炎"而收留住院治疗，一医投以小青龙汤一剂，寒热已而余证不减，后一医改为利水药加降压药服至数十剂而不效，后一医本"葶苈大枣泻肺汤"之法，于前方利水药中加入"葶苈三钱"，服后即小便如涌，旋而诸证悉退而血压也降至正常，病愈出院。

[点评] 本案中，患者是小青龙汤证，用了小青龙汤之后，表也解了，只是因为体内的水饮过于严重，小青龙汤除水饮的力度不够，所以，后来加入葶苈消肿利小便，自然小便如涌、水肿消除了，这也是方子进退的问题。

现代有单用葶苈子治疗慢性肺源性心脏病并发心力衰竭的研究，就是用北葶苈子末3～6克，每日分3次食后服，并配合一般对症处理和抗生素以控制感染。一般服药后多在第4日开始见尿量增加，浮肿渐退；心力衰竭到

198

2～3周时见显著减轻或消失，服药过程中未发现任何副作用。这个研究表明，葶苈子有较好的强心利尿功能。

案二：《经方实验录》

辛未七月中旬，余治厂陈姓疾。初发时，咳嗽，胸中隐隐作痛，痛连缺盆。其所吐者，浊痰腥臭，与悬饮内痛之吐涎沫，固自不同，决为肺痈之始萌。遂以桔梗汤乘其未集而先排之。进五剂，痛稍止，诸证依然，脉滑实。因思是证确为肺痈之正病，必其肺脏壅阻不通而腐，腐而乃吐脓，所谓久久吐脓如米粥者，治以桔梗汤。今当壅塞之时，不去其壅，反排其腐，何怪其不效也。《淮南子》曰：葶苈愈胀，胀者，壅极不通之谓。《金匮》曰：肺痈，喘而不得眠，即胀也。《千金》重申其义曰：肺痈胸满胀，故知葶苈泻肺汤非泻肺也，泻肺中壅胀。今有此证，必用此方，乃以：葶苈子五钱，大黑枣十二枚。凡五进，痛渐止，咳亦爽。其腥臭挟有米粥状之痰，即腐脓也。后乃以千金苇茎汤，并以大小蓟、海藻、桔梗、甘草、杜赤豆出入加减成方。至八月朔日，先后凡十五是有奇，用药凡十余剂，始告全瘥。九月底，其人偶受寒凉，宿恙又发，乃嘱兼服犀黄醒消丸，以一两五钱分作五服。服后腥臭全去，但尚有绿色之痰，复制一料服之。乃愈，而不复来诊矣。

[点评] 肺痈的最后，是肺体腐烂，痰液与脓血积于胸中，所以要用葶苈大枣泻肺汤把水饮、脓血泻去，那么，泻去之后，势必要用药来补肺破碎的地方。这时候，用得最多的就是白及，但是曹颖甫先生却认为用合欢皮最好。曹先生认为合欢皮最善黏合肺的绽裂，比大家常用的白及更为稳当，效果更好，所以在医案的最后有"肺痈已经出险，而阴气大伤，宜千金黄昏汤"一说。

从麻杏石甘汤证到麻黄升麻汤证，再到苇茎汤证、桔梗汤证、葶苈大枣泻肺汤证，麻黄汤证化热入里，变为肺热的病情发展变化就讲完了。

第十八讲　表郁化热入里

在讲桂枝二越婢一汤证和续命汤证之前，我们要先讲一下什么是"博涉知病"。

一、博涉知病

南齐医学家褚澄在《褚氏遗书》中说："博涉知病，多诊识脉，屡用达药。"意思就是说，作为一个医生，只有博览群书，广事临证，才能真正认识疾病，只有反复经久地诊察脉象，才能确切地通晓脉理，只有反复多次地使用药物，才能通达该药的药性及疗效。这句话不仅要求一个医生要用心实践，还要有广博的涉猎。

疾病种类繁多，病情错综复杂，而且，中医的实践性很强，经验性也很强，对于大部分人来说，学习中医并不是一件容易的事情。不过，因为中医在我国已经有几千年的历史，前辈医家们通过大量的医学实践，给我们留下了大量的经验，这是一个实实在在的宝库。所以，我们不仅要熟谙经典，努力继承历代医学家们留下的宝贵经验，还要学习当代的医学知识，发皇古义，融会新知。也就是说，因为中医的经验性很强，而前辈医家们又留给我们大量的经验，所以说，"博涉"是必不可少的。

中医书籍汗牛充栋，一个人就算穷尽一生，也不可能把所有的书看完，把所有的经验都给继承下来，再说，这些经验散落各处，不成系统，而且有些医家的经验也不见得就是正确的。

所以，要想有效地继续前辈医家们的经验，首先，要建立一个科学的中医辨证系统，然后，把前辈医家们的经验通过学习、理解、吸收、融化、充实到这个辨证系统中来，从而把前辈医家们的经验尽量地给继承下来。对于那些一时无法理解的经验，可以以存疑的方式，暂时地记录下来，然后通过自己的医疗实践去验证它，如果是正确的，再尽量地去寻找其背后的病理病因。

《实践论》说："人的知识，不外直接经验的和间接经验的两部分。"对于学中医的医生来说，直接经验就是自己的临床实践，间接经验就是前辈医家们的经验。所以，我们要很好地继承前辈医家们的经验，再结合到自己的临床实践中来，从这一点上说，"博涉"同样是必不可少的，因为不管是谁，个人的经验毕竟是有限的。

华罗庚先生说过，学习的过程就是"由薄到厚"和"由厚到薄"的过程。认真学习前辈医家们的经验就是"由薄到厚"，把前辈医家们的经验融入我们新建立的科学的中医辨证系统中，就是"由厚到薄"。这个过程也是"归纳"与"演绎"。

从这一点来说，"博涉"同样是必不可少的，因为，没有"厚"就没有后来的"薄"，没有大量的知识作为基础，怎么能归纳、演绎出相应的规律？！没有这些规律，怎么能组成一个科学的中医辨证体系？！没有一个成熟的中医辨证体系，怎么能应对复杂多变的病情？！

举个例子，前面讲过，"**发热恶寒、如疟状、热多寒少和一日二度发乃至一日数十度发**"是麻桂轻剂证最鲜明且相对容易辨别的一个特点。类似的经验还有很多，而这些前辈医家们留给我们的经验，有时候也许道理说不清讲不明，但不代表不实用。而事实上，也有的医生因为涉猎不足，不知道有这样的病、有这样的治法，最后，把一个很简单的病给治成了坏病，甚至把患者给治死了。《经方实验录》中就有实实在在的例子，在各类医书中，类似的例子也是数不胜数的。

本讲要讲的桂枝二越婢一汤证和续命汤证，是麻桂轻剂证化热入里后的变化，这两种病证的病理也相对难以理解和讲明，不过有个好处就是特点鲜明，只要掌握了它们的特点，就能对症下药，这就是姜佐景先生说的"凭证用方"，这也是"博涉知病"的好处。

二、桂枝二越婢一汤证

（一）桂枝二越婢一汤证的病理和症状

桂枝二越婢一汤证的病理是患者外有麻桂轻剂证，内有阳明内热证。

【条文】

太阳病，发热恶寒，热多寒少（脉微弱者，此无阳也，不可更汗），宜桂枝二越婢一汤。

【解读】

1. 条文明显存在错简

对于这条条文，很多研究《伤寒论》和《金匮要略》的医学大家都明确指出，这条条文存在着错简。

桂枝麻黄各半汤证的条文说：

太阳病，得之八九日，如疟状，发热恶寒，热多寒少，其人不呕，清便欲自可，一日二三度发，脉微缓者，为欲愈也（脉微而恶寒者，此阴阳俱虚，不可更发汗、更下、更吐也），面反有热色，未欲解也，以其不能得小汗出，身必痒，宜桂枝麻黄各半汤。

这条条文跟桂枝二越婢一汤证的条文一对比，就会发现，如果患者是条文中所说的症状，是"发热恶寒，热多寒少"的话，那就应该是桂枝麻黄各半汤证，而不是桂枝二越婢一汤证。所以，桂枝二越婢一汤证的条文肯定存在着错简。

2. 条文和方证不符

桂枝二越婢一汤的方子组成有石膏，石膏的功能是清肺胃热，如果患者的病没有化热入里的话，是不用石膏的。

太阳病化热入里，很多都是化热入里不全的，是属于太阳阳明病的，就是说，患者既有阳明内热证，又有太阳表证，如白虎桂枝汤证、大青龙汤证等。而麻桂轻剂证也一样，它的化热入里，也同样可以因为化热入里不全而表现为外有麻桂轻剂证，内有阳明内热证。

大家对比一下桂枝二越婢一汤证和桂枝麻黄各半汤证的条文可以发现，

桂枝二越婢一汤证跟桂枝麻黄各半汤证在表证方面是相同的，不同的是，桂枝麻黄各半汤证没有阳明里热的症状，而桂枝二越婢一汤证却有阳明里热的表现。

个人在临床上碰到过好几例桂枝二越婢一汤证，基本都是患者感冒后误治，出现先发热、汗出，然后恶寒，一天发作几次，又有喉痛、发炎、舌红、口干、尿黄等症状，就是说患者外有麻桂轻剂证，内有阳明内热证。一开始，因为对桂枝二越婢一汤证不是很有把握，所以，就按照先解表后攻里的原则，先用桂枝麻黄各半汤解表，再用麻杏石甘汤加味清阳明内热。一般情况下，患者喝完桂枝麻黄各半汤一剂之后，就不会发热了，也不会寒热往来了，然后，麻杏石甘汤加味也一般不用超过三剂，患者就全好了。后来，又碰到了几例，也是这样比较典型的例子，就直接用桂枝二越婢一汤加味，同样也取得了很好的效果。

而条文中"脉微弱者，此无阳也，不可更汗"这句话是针对那些阴盛烦躁的，意思就是说，对于阴盛烦躁，不能误认为内热表郁的烦躁选用解表清热的桂枝二越婢一汤，这和桂枝麻黄各半汤中的"脉微而恶寒者，此阴阳俱虚，不可更发汗、更下、更吐也"和大青龙汤条下之"脉微弱，汗出恶风者"道理一样。

（二）桂枝二越婢一汤的药理和运用

桂枝二越婢一汤的组成：

桂枝5克，麻黄5克，芍药5克，生石膏8克，生姜10克，甘草5克，大枣4枚。

这个方子的组成跟桂枝麻黄各半汤比较一下就会发现，它比桂枝麻黄各半汤多了一味石膏，少了一味杏仁。

1. 增加石膏

病情化热入里，清热则首推石膏。

2. 减去杏仁

杏仁的作用是帮助麻黄的，不是很必要的时候就会减去，例如葛根汤就是减去杏仁的。

当然，临床运用时，如果有需要，也是可以加入的，比如患者兼有咳嗽、痰多之类的，个人在临床使用桂枝二越婢一汤时就经常加入。

（三）医案点评

案一：《伤寒论汇要分析》

王某，女，20岁，门诊号48942。1963年10月16日初诊：三日前因接触冷水，当即感寒意。昨日上午开始头痛，恶寒发热，寒多热少，伴发咳嗽，咯痰白黏。今晨仍头痛发热（体温38.2℃），虽得微汗，但尚恶风，喜着厚衣，咳嗽，痰色转赭色，咽痛而干，口渴而不多饮，胃纳欠佳，腰背酸痛（据云今年二月分娩后，因不慎闪挫，以致腰痛至今），二便自调，形体较瘦，神色无异常，舌质无变，苔薄黄而滑，手足欠温，但未至厥冷，六脉滑数。……病发于暮秋入冬之际，天气骤然转冷，风寒有机可乘，唯其体虚形瘦，应虑秋令燥气早伏，更因冒寒触冷，邪由皮毛袭肺，寒邪与燥邪相搏……应当太阳伤寒治例，但燥气内伏，又当稍变其制……拟桂枝二越婢一汤、麻杏石甘汤两方并用，以散寒疏卫，和营清热。处方：桂枝三钱，白芍三钱，麻黄二钱，杏仁二钱，甘草二钱，生姜二钱，生石膏八钱，红枣三枚。仅服一剂，除因闪挫伤腰痛宿疾外，诸证悉除，继以自创"忍冬路通汤"专治腰痛。

[点评] 本案中患者的症状基本都是前面讲过的。另外，在本案中，方中就加入了杏仁。

案二：《临证实验录》

白某，女，75岁，神头村人。因冠心病往本院内科治疗，近感冒发热五日，症见头痛骨楚，腰背疼痛，无汗恶寒，咽干微痛，口渴思饮，大便秘结，舌淡红，苔薄白，脉象浮细。脉症相通参析之。酷似太阳病表寒内热之大青龙汤证，然年高体弱，脉象浮细，大青龙发散峻猛，显然不宜，似此气血不足者，不予扶正，何以汗出热退？桂枝越婢一汤，与大青龙汤功用相近，既能散表寒，复可清内热，唯力小性缓耳，体虚脉弱者，正所宜也。拟麻黄6克，桂枝4.5克，白芍4.5克，甘草3克，石膏15克，生姜3片，红枣5枚。一剂症减，二剂痊愈。

[点评] 本案中说："桂枝越婢一汤，与大青龙汤功用相近，既能散表寒，

复可清内热，唯力小性缓耳，体虚脉弱者，正所宜也。"就是说，对于表寒里热较轻微的重感来说，桂枝二越婢一汤就是对症的方药。在临床上，个人常用这个方子治重感冒和鼻炎，只要病理符合表寒里热，就能取得较好的效果。

三、续命汤证

（一）续命汤证的病理和症状

续命汤证的病理是表有寒郁，内有实热，寒热相激，神经失养而出现的阳明痿证。

【条文】

治中风痱，身体不能自收，口不能言，冒昧不知痛处，或拘急，不得转侧（姚云与大续命同，兼治妇人产后去血及老人小儿），续命汤主之。并治但伏不得卧，咳逆上气，面目浮肿。

【解读】

1. 续命汤证的病理

对于这条条文，最重要的概念就是"中风痱"。

不少医书把"中风痱"解释为中风后的后遗症，并且把这条的方证运用在治疗中风上，其实这种解释是错误的，也因为这种错误，造成不少的误治。

（1）这里的"中风痱"，正确的断句应该是"中风，痱"。而这里的"中风"不是现代医学意义上的"中风"，而是"太阳病中风"的"中风"。

"中风"就是"伤风"，它跟"伤寒"一样，是指患者的肌表受到风寒的侵袭，人体产生应激反应所产生的一系列症状，较轻的称为"中风"，较重的称为"伤寒"。

现代医学意义上的"中风"，也叫"脑卒中"，是中医对急性脑血管疾病的统称。它是以猝然昏倒，不省人事，伴发口角㖞斜、语言不利而出现半身不遂为主要症状的一类脑血液循环障碍性疾病。

【条文】

夫风之为病，当半身不遂，或但臂不遂者，此为痹，脉微而数，中风使然。

寸口脉浮而紧，紧则为寒，浮则为虚，寒虚相搏，邪在皮肤，浮者血虚，络脉空虚，贼邪不泄，或左或右，邪气反缓，正气即急，正气引邪，喎僻不遂。

这两条条文说的也是这个意思。

（2）这里的"痱"，通"废"，是指四肢甚至全身失去了正常的功能。

《灵枢·热病》说："痱之为病也，身无痛者，四肢不收，智乱不甚，其言微知，可治，甚则不能言，不可治也。"

张志聪注解说："痱者，风热之为病也，身无痛者，邪入于里也。风木之邪，贼伤中土，脾藏智而外属四肢，智乱不甚者，邪虽内入，尚在于表里之间，脏真之气未伤也。其言微者，此伤于气，故知可治。甚不能言者，邪入于脏，不可治也。"

在《内经》的记载中，"痱"是由于热邪侵袭伤脾，脾主四肢功能丧失所致的身无痛，手足废而不收为特征的症候群，而不是后世所说的"中风"，即"脑卒中"所出现的一系列症状。

把"中风，痱"当成"中风痱"，说成是中风的后遗症主要原因有三个：第一，两者的症状相近；第二，两者名称相同，古书把这两者都称为"中风"；第三，古代缺乏足够的病理学和解剖学的研究，而是把所有的病，按"有诸于内，必形之于外"的原则，通过"五行辨证模型"进行推理演绎，并对疾病做出相应的解释，所以，就经常给弄得似是而非了。

2.续命汤证的症状

（1）身体不能自收，口不能言，冒昧不知痛处，或拘急，不得转侧。

人的神经是和人的肌肉、血脉纵横在一起的，人体肌表受寒后，血运、水运减缓，而且，如果患者原来就是体内有内热，或者病积久由寒化热，这样一来，内热外寒，寒热相激，神经得不到濡养，神经得不到血与津的濡养，就有可能出现以下轻重两种情形：

①病情较轻。病情较轻的就有可能出现"拘急，不得转侧"的情况，这种情况就比较常见，例如葛根汤类方证、竹叶汤证，这也是从另一个侧面证明了续命汤证是麻桂轻剂证化热入里的，是太阳阳明病。

②病情较重。病情较重的，就有可能出现神经骤然麻痹的情况，这种情况会出现四肢骤然呈弛缓性瘫痪，甚至全身肌肉瘫痪、失去痛觉。其中，口部肌肉神经失控则不能言；腿部神经失去控制则肌张力缺乏，腱反射消失；膀胱肌肉神经失控则不能自主排尿；肠部神经失控则大便艰涩。这就是条文所说的"身体不能自收，口不能言，冒昧不知痛处"。

这就是阳明痿证，白虎汤证和白虎加人参汤证的阳明痿证与其病理是一样的，都是神经得不到血与津的濡养引起的。

因为病是身体部分的神经得不到濡养出现麻痹，对身体失去控制引起的，所以患者一般是神志清醒的，这和脑血管意外的"中风"，以及癔病、风湿、类风湿等引起的瘫痪迥然不同，这也是一个重要的辨别点。

《金匮要略今释》说："《千金》《外台》所载中风方，以续命名汤者，无虑数十首，其方不过数味出入，皆以麻桂为主药。麻桂所以发表散热为表证所设，然今所见江浙一带，表证皆不急，无有需麻桂者。时师或以此疑古方不可用，此误也。周君价人，尝治军朔方，言其地甘寒，大风时起，走石扬沙，部伍巡徼，往往喎僻不遂而归，数见亦不以为怪。但当异置帷幕中，勿遽温覆，稍灌温汤，俟口噤略缓，则与续命汤发其汗，数日便复常。周君尝治某权要，与麻黄八钱而不知，加至一两二钱，始得汗，药量之重，有如此者。此等中风，本非脑出血，不过受风寒剧烈刺激，末梢运动神经起病变，故喎僻不遂。其表证乃因肌腠紧缩，汗腺固闭所致，与太阳伤寒之由于菌毒者，亦证同而因异。知觉神经受剧烈刺激，影响大脑，故令冒昧不知。凡此皆是官能上疾患，非若脑出血之实质上起病变，而续命汤实为适应之方。乃知续命汤证，北地所常用，特江南少见耳。或者因此谓仲景方适于河北，不适于江南，则又执一之论，举一而废百者矣。"

《经方大师传教录》说："（江尔逊）余敢于断然投以此方者，实非方书之启迪，而有一段难于忘怀之经历焉。"

江老先生的经历就是跟他的老师陈鼎三先生学医时，多次亲眼看见老师运用此方，江尔逊先生说："故余虽对方义尚不甚了了，而目睹陈师之累累之实践经验，却也刻骨铭心焉。"在这里，江尔逊老先生所说的，其实就是我们这一讲开始所说的"博涉知病"。

所以，续命汤证是人体受到风寒侵袭，神经失养而引起，它的主要表现是身体无痛，四肢不收，没有或轻微神志的改变为特征的症候群。包括西医学的急性脊髓炎、急慢性感染性多发性神经炎、重症肌无力等疾病，而不是指中风或中风后遗症。

（2）但伏不得卧，咳逆上气，面目浮肿。

"咳逆上气，面目浮肿"，是肌表水运不畅引起的，跟麻黄汤证、麻杏石甘汤证、大青龙汤证一样。"但伏不得卧"则是胃肠内热引起的，就是"胃不和则卧不安"。

所以，续命汤证的病理原因是外有肌表寒郁，内有阳明内热，也证明了续命汤证是麻桂轻剂证化热入里的。

（二）续命汤的药理和运用

续命汤的组成：

麻黄 12 克，杏仁 12 克，桂枝 12 克，当归 12 克，川芎 4 克，人参 12 克，干姜 12 克，石膏 12 克，甘草 12 克。

方后注：温服，当小汗，薄覆脊，凭几坐，汗出则愈，不汗更服，无所禁，勿当风。

本方用麻黄、桂枝、当归、人参、川芎强心活血运促水运，用杏仁助麻黄活水运，用干姜温胃促血运水运，用石膏清阳明内热，用甘草补肠津，简单点说，本方用麻桂合剂减去助血归心的芍药，增加强心促血运的人参、当归、川芎，并用干姜代生姜，再加清阳明内热的石膏而成。

因为本方能清热活血解表，药后血运水运畅通，神经得养而诸证皆愈，所以条文中说"温服，当小汗，汗出则愈"。

（三）医案点评

案一：《中医师承录》

张某，男，36 岁，农民，1986 年 10 月 24 日诊。病史摘要：患者素来体健，偶感外邪，发热、头痛、体倦、咳嗽。曾间断服用中、西药物，诸证已经缓解，未尝介意。谁知于 14 天前使用压水机抽水时，渐感双下肢酸软、麻木，约四小时后双下肢完全失去知觉（神志清楚），伴小便不通。急送当地县医院，西医抽取脑脊液检查，发现蛋白含量及白细胞增高，遂诊断为"急性脊髓炎"。立即使用肾上腺皮质激素、维生素和多种营养神经药物，以及对症治疗。同时配合服中药，曾用过大秦艽、三痹汤各3剂，补阳还五汤4剂，疗效不佳。刻下双下肢仍呈弛缓性瘫痪，肌张力缺乏，腱反射消失，不能自动排尿，大便艰涩。因患者转院困难，家属仅带来病历，要求我室开一方试服。辨证论治：根据以上病史，中医诊断为"风痱"。予《金匮要略》所载《古今录验》续命汤原方：麻黄9克，桂枝9克，潞党参9克，甘草9克，生石膏9克，当归9克，川芎4.5克，杏仁12克。仅服2剂，双下肢即恢复知觉，且能下床行走，大小便亦较为通畅。改为八珍汤合补阳还五汤化裁，连服10剂后，康复如常人。

[点评] 本案中，患者得病的原因也是受风寒所袭，而且症状很典型，所以，方证合拍，自然药到病除。

案二：《橘窗书影》

某氏之室，得外感，表证解后，右脚拘急肿痛，不能起步，脉浮数。余诊曰：热虽解而脉浮数，此邪气下注，筋脉不能流通也。与《金匮》续命汤，四五日而愈。汤本氏云：余每以续命汤治前证，及历节风越婢汤之证而兼血者，又用于后世五积散之证，皆有速效。古方之妙，不可轻视。

[点评] 本案中，患者"右脚拘急肿痛，不能起步"就是条文所说的"拘急，不得转侧"，是属于较轻的症状，而上个医案则是属于较重的症状，所以表现为"身体不能自收，口不能言，冒昧不知痛处"。

第十九讲　太阳温病化热入里（一）

桂枝汤证化热入里，变为白虎汤证等，它们的病位一直没变，就是在胃；同样的，麻黄汤证化热入里变为麻黄石甘汤证等，它们的病位也没变，就是在肺；葛根汤类方证的病位是在肠部和其他身体血脉神经集中的地方，所以，葛根汤类方证的化热入里，变为葛根芩连汤等，它们的病位也没有变，就是在肠部和身体各部血脉神经集中的地方。

一、葛根芩连汤证

（一）葛根芩连汤证的病理和症状

1. 葛根芩连汤证的病理

葛根芩连汤证的病理是肠热下利、热盛津伤，是葛根汤证化热入里，它的病位也跟葛根汤证一样，是在肠和血脉神经集中的地方。

【条文】

太阳病，桂枝证医反下之，利遂不止，脉促者，表未解也（宜葛根汤），利不止，喘而汗出者，葛根芩连汤主之。

【解读】

对于太阳病来说，它的治疗原则就是解表，如果患者是太阳阳明病，它的治疗原则是先解表后攻里，或是表里同治，不能直接用下法攻下，用下法攻下就有可能出现一系列的坏病，本条条文说的葛根汤证和热利的葛根芩连汤证，还有协热而利的桂枝人参汤证、附子泻心汤证，还有大陷胸汤证等都是因为误下而引发的坏病。

本条条文所讲的就是太阳病误下的一种变化，患者的病理是属于表病里为的，医生没有先解表或者表里同治，而是直接用下法，所以有两种情况：

第一，患者表病未解而胃肠因寒药误下而变为葛根汤证，所以条文说："利遂不止，脉促者，表未解也。"

外有表病，内则虚寒下利，既要解表，又要温里，这就是葛根汤证，就是条文"太阳阳明合病者，必自下利，葛根汤主之"所说的情况。同样的情况，如果是里寒严重而表证较轻的，就要用桂枝人参汤。

第二，患者出现葛根汤证后，如果身体功能较好，人体功能奋起抵抗，就有可能由表入里，由寒化热，表证消失，出现热利的阳明证，这就是条文中所说："利不止，喘而汗出者，葛根芩连汤主之。"这就是葛根芩连汤证。

2. 葛根芩连汤证的症状

（1）利不止

这种下利是热利，是人体希望通过下利的方式把邪热从体内排出，这从另一个侧面说明肠胃功能是相对健全的。

如果通过热利之后，体内的邪热不能排出，或是患者得不到及时的救治，也可能出现肠热下利更为厉害的情况或是转而变成大便燥结的情况，这就是承气汤证。

关于寒利与热利的辨别，一般来说，寒利的表现为小便清白而不渴、大便多而且是消化不良，同时不是很臭，就是那种大便的形态松散不成形，甚至吃什么拉什么；反之，热利的表现一般是小便黄赤、口渴喜饮，大便黏稠而极臭，就算拉出的是清水，也是臭秽异常。如大承气汤证的"少阴病，自利清水，色纯青，心下必痛，口干燥者，急下之，宜大承气汤"。这里面"自利清水"也是热利，所以说，承气汤证是葛根芩连汤证的进一步。

（2）喘

大肠与肺相表里，肠热上攻于肺部，也有可能出现肺热而闭，所以出现喘而汗出的症状。

这里有一点要强调的是，肺热也可能出现下利，所以可以用麻杏石甘汤加葛根；肠热上攻，也有可能出现肺热而闭的情况，所以就要用葛根芩连汤。

就是说，葛根芩连汤的方证是下利而喘，重点在肠热；麻杏石甘汤的方证是喘而下利，重点在肺热。它们的病位是不同的。

（3）汗出

阳明内热，热迫汗出，这也是阳明病的特点之一。

除了以上3个症状之外，葛根芩连汤证还有脉洪数、口渴、小便短赤、身热等症状。

（二）葛根芩连汤的药理和运用

葛根芩连汤的组成：

葛根40克，黄芩10克，黄连15克，炙甘草10克。

葛根芩连汤由四味药组成，分别是葛根、黄芩、黄连和甘草。

1. 黄芩的药理

黄芩，味苦，性寒，归心、肺、胃、肝、胆、大肠经，功效是泻实火、除湿热、止血、安胎，主治壮热烦渴、肺热咳嗽、湿热泻痢、黄疸、热淋、吐、衄、崩、漏、目赤肿痛、胎动不安、痈肿疔疮等。现代药理研究表明，黄芩有抗菌、抗真菌、抗病毒、抗炎、抗变态反应、降血脂、保肝利胆、抗氧化、抗癌以及抗血小板聚集及抗凝、降血压、解热等作用。

《神农本草经》说："黄芩，主诸热黄疸，肠澼，泄利，逐水，下血闭，（治）恶疮，疽蚀，火疡。"

《名医别录》说："黄芩，疗痰热，胃中热，小腹绞痛，消谷，利小肠，女子血闭，淋露下血，小儿腹痛。"

《滇南本草》说："黄芩，上行泻肺火，下行泻膀胱火，（治）男子五淋，女子暴崩，调经清热，胎有火热不安，清胎热，除六经实火实热。"

《本草纲目》说："治风热湿热头疼，奔豚热痛，火咳，肺痿喉腥，诸失血。"

《本草正》说："枯者清上焦之火，消痰利气，定喘嗽，止失血，退往来寒热，风热湿热，头痛，解瘟疫，清咽，疗肺痿肺痈，乳痈发背，尤祛肌表之热，故治斑疹、鼠瘘、疮疡、赤眼；实者凉下焦之热，能除赤痢，热蓄膀胱，五淋涩痛，大肠闭结，便血、漏血。"

综合以上的讲解，黄芩的功效可以总结为清热、行水运而活血运，即在上能清肺热、行水运而能止喘，在中能清脾胃肝胆热而除烦躁、祛身热，在下能清肠热、祛脓血而止下利。

因为黄芩能清肺热行水运，所以张锡纯说黄芩最善清肺经气分之热，能由脾而下通三焦，达于膀胱以利小便，又说凡热之伏藏于经络散漫于腠理者，皆能消除；包括小柴胡汤把黄芩作为主药之一，也是因为黄芩有清热而活三焦水运的功能；李东垣的一味黄芩汤治肺热如火燎、烦躁引饮而昼盛者，就是单用黄芩煎水顿服，服后身热退而咳嗽愈；也是利用了黄芩的这个功效。因为黄芩能清脾胃肝胆热而除烦躁、祛身热，所以张锡纯称黄芩善入脾胃清热，又善清躯壳之热。汤本求真说黄芩的功用当以充血或炎性机转之心下痞为主目的，胸胁满、呕吐下利等为副目的，说的就是黄芩有局部清热消炎的功能。

《药物学》说："黄芩古人谓多服化火，此种理论大抵是古人经验所得。故事实上甚确，例如胃部出血者，若单独用黄芩，血反不止。胃部出血，古人以为火势上炎，用黄芩降折其热，原属内经之正治法。今有此反不止之现象，故古人疑黄芩有化火可能。此亦药理之难索解者。意者少用则健胃消炎，多用则反增刺激之性欤。又白虎汤证，若不用石膏，而用黄芩，则其热不退。以旧说言之，黄芩苦寒泄热，其热当退，今热反不去，盖足以坚古人化火之观念。实则黄芩之效，仅能减低局部之充血及炎性机转。对于周身之体温亢进，非黄芩所能减低，故周身体温亢进之白虎汤证，黄芩乃无能为力。余云岫谓黄芩爽心胸，此即局部之作用。近藤氏谓黄芩无解热力，以愚见证之，皆不谋而合。然湿温用黄芩，即无解热之特效，亦未始不可为解热之副药。盖湿温多心下痞，而其病又在小肠之局部，用黄芩以治痞，而消局部之炎，遂效不可必，而药病为切合矣。"

对于胃出血而用黄芩则血反不止，个人的看法是黄芩有活血运的功能引起的，这也是《神农本草经》所说的能逐水、下血闭的功能。

因为黄芩清肠热祛脓血而止下利，所以《神农本草经》说它能治诸热黄疸、肠澼泻痢。

《本草纲目》说："昔有人素多酒欲，病少腹绞痛不可忍，小便如淋，诸药不效，偶用黄芩、木通、甘草三味煎服，遂止。"

《握灵本草》说："有服附子药，多小便秘，服芩、连而愈。"

这些记载所说的就是黄芩能清肠热，能行水祛湿热的功能了。

因为有了以上的功能，所以，医书上说黄芩能治壮热烦渴，肺热咳嗽，湿热泻痢，黄疸，热淋，吐、衄、崩、漏，目赤肿痛，胎动不安，痈肿疔疮等病症。

2. 黄连的药理

黄连，味极苦，性寒，入心、脾、胃、肝、胆、大肠经；功效是清热燥湿、泻火解毒，主治湿热痞满、呕吐吞酸、泻痢、黄疸、高热神昏、心火亢盛、心烦不寐、血热吐衄、目赤、牙痛、消渴、痈肿疔疮。现代药理研究表明，它有抗菌、抗真菌、抗病毒、抗阿米巴、抗炎、抗腹泻、解热、降血糖、降血脂、抗氧化、抗溃疡等作用，小剂量使用时有兴奋心脏、增强其收缩力、增加冠状动脉血流量的作用，大剂量使用时则抑制心脏，同时，还有兴奋心房、抗心律失常、利胆、抑制胃液分泌、抗癌、抑制组织代谢等作用。

《神农本草经》说："黄连，主热气目痛，眦伤泣出，肠澼腹痛下痢，妇人阴中肿痛。"

《珍珠囊》说："黄连，其用有六：泻心火，一也；去中焦湿热，二也；诸疮必用，三也；去风湿，四也；治赤眼暴发，五也；止中部见血，六也。"

《本草正义》说："黄连，大苦大寒，苦燥湿，寒胜热，能泄降一切有余之湿火，而心脾、肝、肾之热，胆、胃、大小肠之火，无不治之。上以清风火之目病，中以平肝胃之呕吐，下以通腹痛之滞下，皆燥湿清热之效也。又苦先入心，清涤血热，故血家诸病，如吐衄溲血，便血淋浊，痔漏崩带等证，及痈疡斑疹丹毒，并皆仰给于此。"

综合以上讲解，黄连的功用跟黄芩相近，但是清热消炎、除湿热的功能比黄芩更强。因为黄连味极苦，很多人特别是小孩难以接受，所以有时候在用葛根芩连汤时，个人会减去黄连不用，而适当地增加黄芩的用量。

因为黄连祛湿热的功效很好，所以，徐灵胎曾称赞它说："凡药能去湿者必增热，能除热者必不能去湿，唯黄连苦能燥湿，以寒除热，一举两得焉。"

《药物学》说："黄连在前代药物分类属于泻火门。夫所谓火者，率含有'动''刺激''兴奋'几种意义。又与热字比较，为深一层意思，热字往往泛指周身现象，火字则限于局部性。从旧说黄连可以泻心火、肝火、胃火、湿火几种证象研究之，黄连确能减低局部充血及消除局部发炎，若周身体温亢进之热性病，黄连无效。黄连既可以平肝胆上行之火，而治头晕头胀，目痛目赤，人将疑黄连苦降之说为有根据，其实上部充血，黄连能减低之，上部炎症，黄连能消除之，则诚含有降字意义。然于降字实际，仍属无关，故升降沉浮之说，不可信也。或曰黄连既非苦降，何以呕吐用之多效，予以为黄连之止呕，仍是健胃与消炎之作用。时医多谓黄连能败胃，属而和之者，众口一词，然征之古说，则《别录》谓其调胃厚肠，征之新说，则列入健胃之剂，败胃之说，亦不可通。呕吐用黄连为要药，考黄连含鞣酸，有收敛作用，凡鞣酸属之药物，内服能收敛胃之黏膜，若胃黏膜以受刺激，而盐酸分泌增多，用黄连以收敛胃之黏膜，则分泌之力当因此减少，故病者酸液得以自然消除。时医之所谓湿温证，以黄连为要药，以湿温病灶在肠，黄连能清化肠中湿热故也。但湿温一病，动辄迁延数日，如每方皆用黄连，就经验所得，久用则食欲反迟于恢复，若与厚朴同用，或用其他芳香药，淡渗药相间用之，则无此弊。"

在这里，章次公先生说用黄连后食欲迟于恢复，是黄连苦寒败胃的原因。

3. 葛根芩连汤的运用

本方用葛根改善肠部功能，清热生津，解除津液的缺乏；用黄芩清肺热而止喘，兼清肠热而止下利；用黄连苦寒燥湿，除肠热止下利；用甘草安肠生津，所以，数药合用则津足而肠热除。

章次公先生在用此方治小儿热利时，经常是结合小儿大便之色与质，大便色绿者即用葛根芩连汤，质黏者即用痛泻要方。如果是两者兼见，就合两方而用。

个人经验，如果患者大便出现便质黏，就加用茯苓，效果也不错，因为大便质黏的，一般都是内有湿浊的，加茯苓能行湿利水而祛湿浊。

葛根芩连汤除用于治肠热下利之外，还经常用于以下病症的治疗：

①口腔溃疡：人体体内有黏膜的地方，都是对津液需求最多的地方，热盛津伤，黏膜得不到足够的津液就会出现溃疡的情况。

在临床上，个人不仅用葛根芩连汤治疗口腔溃疡，也用甘草泻心汤等治疗口腔溃疡，有时也会用封髓丹治疗口腔溃疡，虽说是因为患者的病情不一样，用的方子不一样，但是，对于黏膜因为津液不足引起溃疡的原理却一样，用药的理法也一样。

②红眼病：人体内的津液亏损不足，就无法营养人体的各个器官，包括血脉、神经、肌肉等。一旦出现津液供应不足，最先出现症状的就是这些地方了，所以患者就会出现口渴、头痛、项背强几几、眼红、下利等的症状，因此，对于肠热所引发的红眼病，葛根芩连汤是最好的方剂之一。

③大便燥硬：肠热表现为下利，也可以表现为大便燥硬。因葛根芩连汤证的进一步是承气汤证，反之，承气汤证的退一步是葛根芩连汤证。就是说，如果病情是葛根芩连汤证，若用了之后效果不理想，也可以进一步用承气汤或是合承气汤一起用，反之，如果病情本来是承气汤证，可是，患者的体气不适合用承气汤，就要改用葛根芩连汤来治。

（三）医案点评

案一：《经方实验录》

李孩，疹发未畅，下利而臭，日行二十余次，舌质绛，而苔白腐，唇干，目赤，脉数，寐不安，宜葛根芩连汤加味。粉葛根六钱，细川连一钱，淮山药五钱，生甘草三钱，淡黄芩二钱，天花粉六钱，升麻钱半。佐景按：李孩服后，其利渐稀，疹透有增无减，逐渐调理而安。湘人师兄亦在红十字医院，屡遇小孩发麻疹时下利，必治以本汤，良佳。又有溏泄发于疹后者，亦可推治。

[点评] 本案中提到的"寐不安"，跟黄连阿胶汤证的"心中烦、不得卧"相近。

案二：《经方实验录》

孙宝宝，住厅西路。初诊，满舌生疮，环唇纹裂，不能吮饮，饮则痛哭，身热，溲少，脉洪而数，常烦躁不安，大便自可。拟葛根芩连汤加味。粉葛根四钱，淡黄芩钱半，小川连六分，生甘草三钱，灯心三扎，活芦根一尺。二诊，口疮，投葛根芩连汤，不见大效，宜进一步，合承气法。粉葛根四钱，细川连八分，生大黄二钱，生甘草三钱，淡黄芩钱半，枳实钱半，玄明粉钱半（分冲）。佐景按：又次日，孙君来告，此方之效乃无出其右者，服后一小时许，能饮水不作痛状，夜寐甚安。越宿醒来，舌疮大退，肯吮乳。嘱减量再服，遂愈。乃知大黄内服，去胜冰硼外搽，因此散我固曾用于二三日前也。

[点评] 本案中用葛根芩连汤合承气汤治口腔溃疡，它的原理就是热盛津伤引发口腔溃疡。

案三：《古方新用》

杨某，男，29 岁，山西省人，兰州医学院干部，1980 年 4 月 5 日初诊。患者于一月前曾饮酒，之后自感疲乏无力，心慌，胸闷，失眠。后经心电图检查，诊断为频发性房性期前收缩，部分未下传，并室内差异传导，结论为异常心电图。舌红苔薄白，脉促有力。辨证为心阳亢。方用葛根芩连汤加阿胶：葛根 24 克，甘草 6 克，黄芩 6 克，黄连 6 克，阿胶 9 克（另包，烊服），水煎分 2 次服，3 剂。二诊，患者服上药后，自感心慌、胸闷好转，不再失眠，遂停药。10 余天后，因劳累病又复发，症状同前，又服上药 3 剂。三诊，患者又服上药 3 剂后，病情又好转而停药。但之后，每遇劳累，病情极易复发，故嘱其连续服药 10 余剂后方停药。观察一月余，再未复发。经心电图检查，除了 I 导联和 V_1 导联的 T 波与主波相反外，余无异常，结论为心电图大致正常。体会：《伤寒论》谓"酒客病不可与桂枝汤"，前人注解云"可用葛根芩连汤"，其意为葛花能解酒，葛根亦能解酒。该患者因酒后发病，且本方又能主治脉促之证，故用本方治疗而获效，加阿胶者，是因患者属阳盛伤阴之证，以其滋阴，使亢奋平伤者补。

[点评] 本案有四个要点：一是酒后多出现阳明内热的情况；二是本案的患者主要表现在肠热失眠，肠热失眠常用的方子是黄连阿胶汤，而本案用葛根芩连汤加阿胶，病理相同，用药相近；三是葛花能解酒，葛根也有一定的解酒功能，这也是本方选用葛根芩连汤加阿胶的原因；四是葛根芩连汤、黄芩汤、黄连阿胶汤、白头翁都是治肠热的，只是轻重不一，不过，它们的用药原理都是相近的。

案四：笔者医案

陈某，年近八旬，平素壮健，阳明体气，因中暑就诊于村医，用藿香正气丸类方药后，恶寒消失，今眼红肿疼痛、难以睁开，大便燥结、数日不通、舌红苔黄厚，此为承气汤证，虑及患者年事已高，方用葛根芩连汤加当归、白芍、生地黄、密蒙花、夏枯草，药后大便畅通，眼睛红肿迅速消退。三剂后，眼睛上午清明，下午则变红且视物不清，以为余热未清，虑患者年事已高又用寒药在前，减去了当归、白芍、生地黄等药，并酌减黄连用量。药后反转为突发青光眼，急送眼科医院治疗。后仔细思量，确系学艺不精，若其时不减药量，并于合入苓芍术甘汤、泽泻，或不致有青光眼之变。

二、黄芩汤证和黄芩加生姜半夏汤证

（一）黄芩汤证和黄芩加生姜半夏汤证的病理和症状

黄芩汤证的病理是肠热下利兼有表郁，是桂枝汤证化热入里，病位在肠部。

因为黄芩汤证是桂枝汤证化热入里，所以，它跟桂枝汤证一样，可以表里同病，也可以只表现为里证。

【条文】

太阳与少阳合病，自下利者，与黄芩汤。若呕者，黄芩加生姜半夏汤主之。

【解读】

桂枝汤证是胃肠虚寒，化热入里，如果表现为胃热，就是白虎汤类方证；如果表现为肠热，就是黄芩汤证。

这条条文跟葛根汤的条文非常相似，葛根汤的条文是：

太阳阳明合病者，必自下利，葛根汤主之。

太阳阳明合病，不下利，但呕者，葛根加半夏汤主之。

大家对比一下就会发现，两者都是"自下利"和"不下利，但呕者"，加减一样，是"呕"加半夏。

不同的是：葛根汤证是"太阳阳明合病"，而黄芩汤证则是"太阳与少阳合病"。

前面讲过，葛根汤证的"下利"是肠寒下利；这里，黄芩汤证的"下利"则是肠热下利，不过，相对于葛根芩连汤证的"下利"较轻。

条文说"太阳与少阳合病"，一般来说是指患者既有太阳表证，又有少阳三焦病的症状，对于本条条文来说，肠热津伤，也可能因之出现三焦水液不畅的少阳病，但是太阳病的表证就相对而言比较少见，但也不排除可能有轻微表证。

日本《古方药囊》称本方的主治是："发热下利腹痛者，或头痛，或发冷，或有咽干，或腹痛里急，下利频数而急，或外热轻里热重之下利，咽干，或大便夹杂有血者。"

这里面的头痛、发冷，就是轻微的表证，跟葛根汤证和桂枝汤证一样，可以只表现为表证，或是只表现为里虚寒证，也可以表证和里虚寒证同时出现；就是说黄芩汤证可以表现为较为纯粹的肠热下利，也可以表现为肠热下利兼有表证。

条文提到的"呕"跟葛根汤证的"呕"一样。

（二）黄芩汤和黄芩加生姜半夏汤的药理和运用

黄芩汤和黄芩加生姜半夏汤的组成：

黄芩汤方：

黄芩15克，芍药10克，炙甘草10克，大枣4枚。

黄芩加生姜半夏汤方：

黄芩15克，芍药10克，炙甘草10克，大枣4枚，生姜15克，半夏21克。

黄芩汤的组成就是把桂枝汤中的桂枝和生姜减去，加上黄芩而成。

就是说，黄芩汤是桂枝汤的变方，是桂枝汤证化热入里，因为病位是肠部，所以，将辛温的桂枝和生姜减去，换成清肠热的黄芩。

黄芩加生姜半夏汤是因为有胃寒、有水饮的症状，就是条文所提到的"呕"，所以，又加入了生姜和半夏，也就是小半夏汤。

因为本方用黄芩汤来止热利，用小半夏汤来止呕，所以，本方可以用来治胃寒肠热的上呕下利的病症，例如因肠炎引起的呕利，也是临床常用验方之一。

因为黄芩汤证中患者伤津液的程度较轻，就是说，肠吸收津液之功能尚属正常，且患者肠热并不甚剧，所以就不需用葛根和黄连，而是选用与黄连功效相近的黄芩来清肠热、止下利，并配合能活静脉血运、止腹痛、除肠热、止下利的白芍，而这里用大枣和甘草，也是补胃肠津液的意思。本方中，因为芍药能改善血滞而散恶血、疏通脏腑，黄芩能清里热、破气滞，除肺部郁热，所以这两者合用又能治麻疹内攻引发的肺炎、脑炎。

《寿世保元·麻疹门》中的二仙汤，就是黄芩、白芍二药，方治虚弱儿童患麻疹，发疹后突然麻疹消失，引起所谓麻疹内攻，出现肺炎或脑炎的危笃病情。这跟葛根芩连汤治麻疹下利的原理相同。

（三）医案点评

案一；《刘绍武三部六病传讲录》

张某，女，36岁，山西大同人。患者是盲人，1972年5月因病赴并求医，自诉胸中满闷，烦躁，时有阵阵发热，全身烧灼难忍，咽痛口苦，小便黄赤，平素食冷则肚胀腹泻，食热则头昏失眠。曾先后在几个医院诊治，经检查均未发现异常变化。此次来诊，检查舌质红绛，苔薄微黄，脉滑而数，诊为少阳病，处以黄芩汤。黄芩30克，柴胡15克，白芍15克，甘草10克，大枣10枚。患者回旅馆后，他人告知其方中仅有五味药，患者弃方不用，巧遇一大夫，劝其可试，勉强取药煎服。一剂症状大减，再剂胸烦消失，又服四剂，诸症尽退，数日后，患者欢欣面告而别。

[点评] 刘绍武老中医在黄芩汤中加入柴胡，使其更加适合患者，就是因为黄芩汤证具有少阳的病机，也就是条文所说的"太阳与少阳合病"，但是，就病理而言，黄芩汤证是属于阳明病范围的，因为它的真正病理是阳明病的肠热。

案二：《六经辨证实用解》

姜某，男性，年三十余。患腹痛泄利数月不愈。医令服泻立停等药，利可止，而停药即复利。乃服中药数十付，病仍不除，求为一治。询其证，谓日利五、六次，利前腹痛，利后痛解，时时呕恶，不思饮食，头时痛，口干燥。诊其脉弦数。舌红、黄薄苔，此乃木火之邪内犯，不解少阳之火，病何能去，视前所服方，为当归、山楂、肉桂、莱菔子、黄连、车前子等药，皆与证不符，故虽服不效。乃处方：黄芩15克，白芍30克，炙甘草30克，生姜3克，清半夏10克，大枣10枚，3剂，水煎服，日服2次。二诊：服后下利减至日行二次，腹痛亦缓，呕恶减，仍有头痛未除，乃于方中加柴胡10克，继服3

剂，其病皆愈。

[点评]本案中，患者下利，又有呕恶，如果是寒利，那就是葛根加半夏汤证；如果是热利，那就是葛根芩连汤证或是黄芩加生姜半夏汤证；因为患者口干燥、脉弦数、舌红、黄薄苔，这是典型的肠热表现，加上头时痛，这是有表证的表现，再加上有腹痛、呕恶，这就是黄芩加生姜半夏汤证了。

三、黄连阿胶汤证

（一）黄连阿胶汤证的病理和症状

黄连阿胶汤证的病理是肠热津伤、不能濡养神经，是葛根芩连汤证的进一步。

【条文】

少阴病，得之二三日以上，心中烦，不得卧，黄连阿胶汤主之。

【解读】

本条条文中说是"少阴病"，症状则是"心中烦，不得卧"，这里面，有3个要点：

第一，条文中把本条的病理说成是"少阴病"，是因为患者肠热充血亢进，血聚于肠则四肢因血少而厥冷，这和"少阴病"的四肢厥冷相似，所以说是"少阴病"。大承气汤的少阴三急下证、白虎汤证的"少阴病"，其原因都是一样的。就是说，它是阳明病，并不是什么"少阴病"。

第二，热盛津伤，津液不能濡养脑部神经，于是出现了"心中烦，不得卧"，这和胃不和则卧不安的病理相同。如果热盛津伤更甚的，还可以出现高热、神昏、惊厥等症状，这和承气汤证的津伤致神经失其滋养的种种症状的病理相同。

第三，肠热津伤，就可能会出现口燥咽干、面红唇赤、舌红绛少津、小便短赤、大便不解、烦躁、烦渴。

肠热可能出现热利，这和葛根芩连汤证的病理相同。

（二）黄连阿胶汤的药理和运用

黄连阿胶汤的组成：

黄连 20 克，黄芩 5 克，芍药 10 克，阿胶 15 克，鸡子黄 1 枚。

方后注：先煮芩、连、芍，去滓，内阿胶，小冷，内鸡子黄，搅令相得。

黄连阿胶汤的组成与葛根芩连汤和黄芩汤是相近的，不同的是增加了阿胶和鸡子黄。

1. 阿胶的药理

阿胶，味甘微咸、性平，入肺、肝、肾经，功效是滋阴润肺、补血止血、定痛安胎，主治血虚萎黄、眩晕心悸、心烦失眠，是治血虚的主药。现代药理研究表明，阿胶有强大的补血、抗休克以及促进肌细胞再生并出现正常的肌纤维等作用。

《本草纲目》说："阿胶，大要只是补血与液，故能清肺益阴而治诸证。按陈自明云：补虚用牛皮胶，去风用驴皮胶。成无己云：阴不足者，补之以味，阿胶之甘，以补阴血。杨士瀛云：凡治喘嗽，不论肺虚、肺实，可下可温，须用阿胶以安肺润肺，其性和平，为肺经要药。小儿惊风后瞳仁不正者，以阿胶倍人参煎服最良，阿胶育神，人参益气也。又痢疾多因伤暑伏热而成，阿胶乃大肠之要药，有热毒留滞者，则能疏导，无热毒留滞者，则能平安。数说足以发明阿胶之蕴矣。"

《本草经疏》说："阿胶，主女子下血，腹内崩，劳极洒洒如疟状，腰腹痛，四肢酸疼，胎不安及丈夫少腹痛，虚劳羸瘦，阴气不足，脚酸不能久立等证，皆由于精血虚，肝肾不足，法当补肝益血。《经》曰：精不足者，补之以味。味者阴也，此药具补阴之味，俾入二经而得所养，故能疗如上诸证也。血虚则肝无以养，益阴补血，故能养肝气。入肺肾，补不足，故又能益气，以肺主气，肾纳气也。今世以之疗吐血、衄血、血淋、尿血、肠风下血、血痢、女子血气痛、血枯、崩中、带下、胎前产后诸疾，及虚劳咳嗽、肺痿、肺痈脓血杂出等证者，皆取其入肺、入肾，益阴滋水、补血清热之功也。"

《本草述》说："阿胶，其言化痰，即阴气润下，能逐炎上之火所化者，非概治湿滞之痰也。其言治喘，即治炎上之火，属阴气不守之喘，非概治风寒之外束，湿滞之上壅者也。其言治血痢，如伤暑热痢之血，非概治湿盛化热之痢也。其言治四肢酸痛，乃血涸血污之痛，非概治外淫所伤之痛也。即治吐衄，可徐徐奏功于虚损，而暴热为患者，或外感抑郁为患者，或怒气初盛为患者，亦当审用。"

《药微》说："主治诸血证，兼治心烦不得眠者。"

综合以上讲解，阿胶的功效可以总结为滋阴补血、止血定痛，它之所以能治失眠，是因为阿胶能滋阴补血润燥，故能治阴伤的心烦失眠。

阿胶的止血功能，则是因为阿胶富含胶黏性，对于微细血管轻微出血的，有很好的效果，所以，对于那些出现便血不严重的，在辨证基础上加入阿胶烊服，效果很好。

2. 鸡子黄的药理

鸡子黄，味甘，性平，归心、肾、脾经，功效是滋阴润燥、养血息风，主治心烦不得眠、热病痉厥、虚劳吐血、小儿消化不良等，现代药理研究表明，鸡子黄有镇静的功效。

《本草纲目》说："鸡子黄，气味俱厚，故能补形，昔人谓其与阿胶同功，正此意也。其治呕逆诸疮，则取其除热引虫而已。"

《长沙药解》说："鸡子黄，补脾精而益胃液，止泄利而断呕吐。《伤寒》黄连阿胶汤，用之治少阴病，心中烦，不得卧者，以其补脾而润燥也。《金匮》百合鸡子汤，用之治百合病吐之后者，以其涤胃而降逆也。排脓散，用之以其补中脘而生血肉也。温润淳浓，滋脾胃之精液，泽中脘之枯槁，降浊阴而止呕吐，升清阳而断泄利，补中之良药也。"

《药性论》说："和常山末为丸，竹叶煎汤下，治久疟不差。治漆疮，涂之。醋煮，治产后虚及痢，主小儿发热。煎服，主痢，除烦热。炼之，主呕逆。"

《本草再新》说："补中益气，养肾益阴，润肺止咳，治虚劳吐血。"

鸡子黄跟阿胶的功效是很相近的，都能滋阴补血除热，所以能治热盛阴亏的心烦不得眠。

《医学衷中参西录》中说鸡子黄能固涩大肠，能止泻痢。

鸡子黄的用法，很多注解的医书和医案，都是说药煎成后，把生的鸡子黄搅到药汁里，呈悬乳状，然后连同药液一同服下。可是，根据近代董汉良先生考证，鸡子黄用法是鸡蛋煮熟后去壳及蛋白，取蛋黄冲入药汁而成。

董先生认为：条文中说"小冷，内鸡子黄"，这里面"小冷"是指药汁稍温，而稍温的药汁是无法使鸡子黄变熟的，如果用生鸡子黄冲入稍温的药汁，半生不熟的鸡蛋黄则可因食物不洁引起腹痛腹泻。

个人认为董先生的说法非常有道理，本人曾用本方治过一例肠热失眠，原计划用生鸡蛋搅入煎成的药汁之中，因为患者觉得恶心，无法下咽，所以不加鸡子黄，不过，同样取得了较好的效果。

黄连阿胶汤重用黄连、黄芩来清肠热；用芍药来改善肠部的静脉循环，自然肠热可平；用鸡子黄、阿胶滋阴除热而濡养神经，全方能清热滋阴息风，所以，本方能治肠热阴伤引起的心烦不得眠以及各种热极伤阴而动风的病症。

（三）医案点评

案一:《临证实验录》

张某，男，26 岁。素壮鲜病，近苦于婚姻大事诸多不顺，百忧汇集，万绪纷来，致心烦失眠。初，翻转时许尚可入梦。后，通宵达旦难以成寐。头疼脑胀，耳内蝉鸣，服安定等镇静药，量小无济于事，量大亦仅可寐两三小时，寐后多梦，梦中遗精，久久不愈，心烦益甚，舌红少津，边尖尤甚，苔薄黄燥。诊其脉，弦细而数。观其脉症，此心肾不交证也。先贤谓五志过极，皆可化火。盖忧思气结日久，心火亢盛，如赤日炎炎，致真阴内耗，肾水亏虚，水火不济，故而不寐。张景岳云："精之藏制虽在肾，而精之主宰则在心。"故当清心火，滋肾水，务求水火相济，主明神安。拟黄连阿胶汤原方：黄连 6 克，黄芩 10 克，阿胶 10 克，白芍 15 克，鸡子黄 2 枚。三剂。二诊，一剂即可入睡，三剂尽，每晚可睡五六小时，心烦耳鸣震波亦明显减轻，嘱守方续进。三诊，共服 12 剂，睡眠恢复如前，遂停药。

[点评] 本案中判断患者属于肠热失眠的重要依据就是舌红少津，边尖尤甚，苔薄黄燥，这是一个重要的标准。

案二:《增评柳选四家医案·曹仁伯医案》

舌为心之苗,舌上之苔剥落不生久矣,是心阴不足、心阳有余也。黄连阿胶汤去芩加大生地黄。诒按:胃阴枯涸者,每有此病。心阴不足之说,亦可备一法也。邓评:苔之剥落,不归咎胃阴,而独责心阴,想其舌必绛色。

[点评] 本案指出了舌诊对于肠热判断的重要性。

案三:《赵锡武医疗经验》

田姓儿,方1岁。患脑炎高热不退,神昏痉厥,病儿床置巨冰一块,另以冰囊敷其头部,复以冬眠灵,使其沉睡,但儿醒时痉厥即作,高热如故,邀余诊,凡安宫牛黄、局方至宝、紫雪、白虎及清热解毒、滋阴增液等剂均用之不效,查其舌赤燥,遂以黄连阿胶汤治之,服后热退病愈。

[点评] 在临床上,虽然是承气汤证出现高热昏厥更多,但肠热严重的黄连阿胶汤证也可能出现高热昏厥。本案中患儿就是因为肠热严重,上攻于脑,于是出现了高热昏厥,判断要点是舌赤燥,这是肠热的典型表现,而西医的治法,也是前面讲过的冰敷法。

案四:日本汉方家大塚敬节《汉方诊疗三十年》

妇女颜面患皮肤病,此方有良效。约30年前。余妻子为顽固皮肤病而苦恼。其疹稍圆,两颊中心向外扩展,瘙痒,略赤而干燥,可见小落屑。受强风吹或日光晒,色更赤,瘙痒加剧。投与大柴胡加石膏、大黄牡丹皮汤加薏苡仁、桂枝茯苓丸、黄连解毒丸等,治疗百余日均不愈,反而病情恶化。因此,经仔细考虑,阿胶、芍药润皮肤之干燥,黄连、黄芩解里热,故与黄连阿胶汤。用一服赤色消退,一周后痒止,约一个月痊愈。发疹主要见于颜面,隆起低而不甚显著,以指抚摸,稍稍粗糙,略带赤色而干燥,很少作痒,以有米糠状落屑,受风吹或日晒即恶化为目标,其后治愈数例妇女皮肤病。

[点评] 黄连阿胶汤治皮肤病之所以有效,是因为方中阿胶、鸡子黄都能补血养阴,滋润皮肤,白芍能改善静脉血运、除恶血,促进皮肤的血液循环,黄连、黄芩又能解除人体体内的湿热,所以该方对于妇女因里热引起的皮肤干燥、颜面发疹等皮肤病确有良效。

四、白头翁汤证和白头翁加甘草阿胶汤证

（一）白头翁汤证和白头翁加甘草阿胶汤证的病理与症状

白头翁汤证的病理是肠部湿热导致的痢疾。

白头翁加甘草阿胶汤证的病理是血虚津伤又见白头翁汤证。

【条文】

1. 热利下重者，白头翁汤主之。

2. 下利欲饮水者，以有热故也，白头翁汤主之。

3. 产后下利虚极，白头翁加甘草阿胶汤主之。

【解读】

第1条说"热利下重"，第2条说"下利欲饮水者，以有热故也"，从条文"热利""有热故也"和"下重"的字眼，可以看出，白头翁汤证葛根芩连汤、黄芩汤、黄连阿胶汤有明显的表述不同，这里有三个要点：

第一，条文明确地说了"热利""有热故也"，而前面三个都只是提到了"下利"。

前面讲的三个方证虽然也是肠热下利，但只是普通肠热引起的下利；而白头翁汤证的"下利"却与普通的肠热下利不同，所以，用了个特别的字眼，就是"热利"，这就是为了把大肠湿热导致的痢疾与普通的肠热下利区别开来。

第二，条文明确说了"下重"，而前面三方对于下利是没有其他表述的。

对于普通的肠热下利来说，虽然大便的便质是黏稠的，但是没有脓血，而且在排出大便的过程中还是很顺畅的。

对于白头翁汤证来说却是不一样的，它用了"下重"的字眼，"下重"就是"里急下重"，就是患者腹痛的时候想大便，可是到了厕所却拉不出来，就算勉强拉出来了，也是大便黏滞，脓血夹杂，而且伴有肛门下坠、灼热的感觉，所以，这个"下重"的字眼是很形象的。

第三，白头翁汤证的病理原因也是肠热下利，所以，同样也可能出现腹胀痛里急、舌苔黄燥等症状，这时候，同样可以合承气汤使用，这和葛根芩连

汤合承气汤的用法是相同的。

第 3 条说 "产后下利虚极" 的潜在含义就是患者血虚津伤，就是说，这里的 "产后" 指的是血虚津伤的病理，不一定是要在产后；而 "虚极" 也说明血虚津伤的严重性；"下利" 则是一样的，就是肠热下利，这些综合起来说就是血虚津伤的人出现肠热下利的情况。

（二）白头翁汤和白头翁加甘草阿胶汤的药理和运用

白头翁汤及白头翁加甘草阿胶汤的组成：

白头翁汤方：

白头翁 15 克，秦皮 21 克，黄连 21 克，黄柏 21 克。

白头翁加甘草阿胶汤方：

白头翁 15 克，秦皮 21 克，黄连 21 克，黄柏 21 克，甘草 15 克，阿胶 15 克。

白头翁汤和白头翁加甘草阿胶汤的药物组成是白头翁、秦皮、黄连、黄柏、阿胶和甘草。

1. 白头翁的药理

白头翁，味苦，性寒，入胃、大肠经，功效是清热解毒、凉血明目、燥湿杀虫、消肿破结，主治热毒血痢、温疟、血衄、痔疮出血等。现代药理研究表明，白头翁有抗阿米巴原虫、抗阴道滴虫、抗菌、抗病毒、镇静、镇痛及抗痉挛等作用，同时对治阿米巴痢疾、细菌性痢疾有特效。

《神农本草经》说："主温疟狂易寒热，癥瘕积聚，瘿气，逐血止痛，金疮。"

《药性论》说："止腹痛及亦毒痢，治齿痛，主项下瘤疬。主百骨节痛。"

《日华子本草》说："治一切风气及暖腰膝，明目，消赘。子：功用同上。"

《伤寒蕴要》说："热毒下痢紫血鲜血者宜之。"

《本草正义》说："白头翁味微苦而淡，气清质轻，《本经》虽谓苦温，然以主治温疟狂易，而仲景且以专治热利下重，则必非温药可知。石顽《本经逢原》改作微寒，盖从阅历中体验得来，其说较为可信。今以通治实热毒火之滞下赤白，日数十次者，颇见奇效。向来说者皆谓苦泄导滞，专以下行为天职，且有苦能坚骨；寒能凉骨之语。唯今何廉臣著《实验药物学》，独谓其气质轻清，为升散肠胃郁火之良药。案：味苦又薄，合于经文轻清发散为阳之旨。其主热毒滞下，虽曰苦固能泄，而升举脾胃清气，使不陷下，则里急后重皆除，确是此药之实在真谛。何翁此论，洵有特别见解。但终是苦泄宣通一路，不能竟以升散郁火四字简直言之，与升麻、柴胡作一例看耳。试观《别录》以主鼻衄，其能清泄，尤为明白晓畅。轻用一钱至一钱五分，毒火甚者，可用至四、五钱。"

综合以上讲解，白头翁的功效可以总结为清热凉血、解毒止痢，对于湿热毒痢，大便有脓血或纯血，腹痛，肛门灼热，里急后重，兼有发热的症状有很好的效果。

2. 秦皮的药理

秦皮，味苦、涩，性寒，归肝、胆、大肠经，功效是清热燥湿、涩肠止利、止带明目，主治湿热泻痢、赤白带下、目赤肿痛以及目生翳膜等症。现代药理研究表明，本药有消炎、镇痛以及利尿的作用。

《本草纲目》说："秦皮，治目病，惊痫，取其平木也，治下痢崩带，取其收涩也。又能治男子少精，取其涩而补也。此药乃惊、痫、崩、痢所宜，而人止知其治目一节，几于废弃，良为可惋。"

《本草汇言》说："秦皮，味苦性涩而坚，能收敛走散之精气。故仲景用白头翁汤，以此治下焦虚热而利者，取苦以涩之之意也。《别录》方止男子精虚，妇人崩带；甄氏方又治小儿惊痫身热，及肝热目暗，翳目赤肿，风泪不止等疾；皆缘肝胆火郁气散以致疾，以此澄寒清碧下降之物，使浊气分清，散气收敛。故治眼科，退翳膜，收泪出；治妇人科，定五崩，止血带；治大方科，止虚痢，敛遗精；治小儿科，安惊痫，退变蒸发热。"

综合以上讲解，秦皮的功效可以总结为清热解毒、燥湿止利，这点跟黄连、黄芩相似。

3. 黄柏

黄柏，味苦，性寒，归肾、膀胱、大肠经，功效是清热燥湿、泻火除蒸、解毒疗疮，主治湿热泻痢、黄疸尿赤、带下阴痒、热淋涩痛、脚气痿躄、骨蒸劳热、盗汗、遗精、疮疡肿毒、湿疹湿疮等症。现代药理研究表明，黄柏有抗菌、抗真菌、镇咳、降压、抗滴虫、抗肝炎、抗溃疡等作用。

《医学启源》说："黄檗，治肾水膀胱不足，诸痿厥，腰无力，于黄芪汤中加用，使两膝中气力涌出，痿软即时去矣，二制治上焦，单制治中焦，不制治下焦也。"

《医学入门》说："黄檗，治眼赤、鼻齇、喉痹及痈疽发背，乳痈脐疮亦用。东垣云，泻下焦隐伏之龙火，安上出虚哕之蛔虫，单治而能补肾不足，生用而能补阴痿厥，凡下体有湿，瘫痪肿痛，及膀胱有水，小便黄，小腹虚痛者，必用之，兼治外感肌热，内伤骨热，失血遗精阴痿。抑考黄连入心，栀、芩入肺，黄柏入肾，肾苦燥停湿，柏味微辛而能润燥，性利下而能除湿，故为肾经主药。然《本经》谓其主五脏热者，盖相火狂越上冲，肠胃干涸，五脏皆火，以上诸症，皆火之所为，湿亦火之郁而成也，用以泻火则肾水自固，而无狂越漏泄之患，所谓补肾者，亦此意也。丹溪谓肾家无火，而两尺脉微或左尺独旺者，皆不宜用，唯两尺脉俱旺者最宜。"

《本草经疏》说："黄檗，主五脏肠胃中结热。盖阴不足，则热始结于肠胃；黄瘅虽由湿热，然必发于真阴不足之人；肠痔漏，亦皆湿热伤血所致；泄痢者，滞下也，亦湿热干犯肠胃之病；女子漏下赤白，阴伤蚀疮，皆湿热乘阴虚流客下部而成；肤热赤起，目热赤痛口疮，皆阴虚血热所生病也。"

《重庆堂随笔》说："黄檗之功，昔人已详之矣，或竟视力毒药，痛戒勿用，毋乃议药不议病之陋习耶？《经》言肾欲坚，急食苦以坚之。凡下部不坚之病多矣，如茎痿、遗浊、带漏、痿躄、便血、泻痢诸症，今人不察病情，但从虚寒治之，而不知大半属于虚热也。盖下焦多湿，始因阴虚火盛而湿渐化热，继则湿热阻夫气化，反耗精液，遂成不坚之病，皆黄檗之专司也，去其蚀阴之病，正是保全生气，谁谓苦寒无益于生气哉盖黄檗治下焦湿热诸证，正与蛇床子治下焦寒湿诸证为对待。"

综合以上讲解，黄柏的功效跟黄芩、黄连相似，也是清热燥湿，只是更偏重于除下焦湿热。

组成白头翁汤的四味药都是属于清热解毒、燥湿止利的药，都有清肠热、除脓血的功效；所以四者合用，自然下利与脓血皆止。

而对于那些有血虚津伤的患者，如产后血虚津伤的患者，在运用白头翁汤时，又必须加补血补液的药物，所以，加甘草以补液安肠，加阿胶以滋阴补血、行血止血。

（三）医案点评

案一：《经方实验录》

米右，住方浜路肇方弄十四号，高年七十有八，而体气壮实，热利下重，两脉大，苔黄，夜不安寐，宜白头翁汤为主方。白头翁三钱，秦皮三钱，川连五分，黄柏三钱，生大黄三钱（后下），枳实一钱，桃仁泥三钱，芒硝二钱（另冲）。

[点评] 本案中有两个要点：一是本方是用白头翁汤合承气汤；二是患者因为肠热而出现了夜不安寐的症状。

案二：汤万春医案（《中医杂志》1980 年 ）

患者，女，60 岁。痢下赤白，日数十遍，里急后重。曾服 "呋喃西林" 2 日效果不显。发热不高，口干，尚不作渴，舌质淡红，舌边呈细小赤点，干而无津，脉象细数。认为老年津血不足，又患热痢，津血更易耗损，拟白头翁加甘草阿胶汤：白头翁 12 克，黄连 6 克，川黄柏 6 克，秦皮 9 克，阿胶 9 克（烊），甘草 6 克。煎至 200 毫升，分 2 次服。上午服第一剂，至晚大便已变硬，续服一剂病愈。

[点评] 本案中，患者是老年人，血虚津伤，所以，在使用白头翁汤时，要加入甘草、阿胶以补血补津。

第二十讲　太阳温病化热入里（二）

一、竹叶石膏汤证

（一）竹叶石膏汤证的病理和症状

竹叶石膏汤证的病理是血虚津伤、肺胃热盛，病位偏重于肺、胃二脏，是竹叶汤证化热入里。

【条文】

伤寒解后，虚羸少气，气逆欲吐者，竹叶石膏汤主之。

【解读】

首先，条文明确说"**伤寒解后**"，就是说，患者的表证已解，已经是病转入里了。

"**伤寒解后**"是竹叶石膏汤证与竹皮大丸证最大的区别，竹叶石膏汤证跟竹皮大丸证相比，两者都是血虚津伤又有内热。但是，一个是没有表证的，所以不用桂枝解表；一个是有表证的，所以要用桂枝来解表。

可以这么说，竹叶汤证化热入里，如果化热入里不全，表证未解的，就是竹皮大丸证；如果化热入里完全，没有表证的话，就是竹叶石膏汤证。这跟桂枝汤证化热入里，如果患者化热入里不全，表证未解，就是白虎加桂枝汤证；如果化热入里完全，就是白虎汤证的道理一样。

其次，条文说"**虚羸少气**"。

这里，"羸"是"羸弱"，"虚羸"就是"体虚羸弱"，而"少气"就是"气不足"，是指动则气喘吁吁的一种状态，是气虚的一种表现。所以说，"**虚羸少气**"就是指患者身体羸弱，一动就气喘吁吁的身体状况。

身体羸弱的人一般都气虚不足，稍作运动或干粗重活就会气喘吁吁，因此，"**虚羸少气**"一般都是连着说的，是一个相对固定的词语。

患者在接受治疗的时候，如果治不得法，导致病情拖延太久，患者的体力、津液就损耗太多，从而出现血虚津伤、气虚不足的情况，所以称为"**虚羸少气**"。

最后，条文说"气逆欲吐"。

这里的"气逆欲吐"，是指病情化热入里，胃热上冲，所以出现了"**气逆欲吐**"的症状，这跟竹皮大丸证的"**烦乱呕逆**"一样。

竹叶石膏汤证是患者在血虚津伤、气虚不足的病理基础上，出现的肺胃热盛的病情，所以，竹叶石膏汤证是竹叶汤证的化热入里。

《伤寒论今释》说："汤本氏云：余之经验，本方证，病者常肉脱羸瘦，有疲劳困惫之状，脉概虚数无力，皮肤及口唇口腔黏膜多干燥，舌干燥有白苔。诉烦渴，呼吸浅表，屡发喘咳，腹部凹陷，甚则如舟底状，食机不振，常恶心，然属阳虚证，而非阴虚证。故有热状而无寒状，呼气及其他排泄物，辄有臭气，尿也浓稠而赤浊，有此等内热情状可征焉。渊雷按：汤本所言证候，盖从方药揣测而得，颇觉显明，唯本方证当有身热，无热者难用，不可不知。"

这段话把竹叶石膏汤证的血虚津伤、气虚不足以及肺胃热盛的病理给讲清楚了。

（二）竹叶石膏汤的药理与运用

竹叶石膏汤的组成：

竹叶 24 克，石膏 90 克，麦冬 30 克，半夏 21 克，人参 15 克，炙甘草 10 克，粳米 30 克。

本方是白虎汤减去知母加竹叶，并且合麦门冬汤而成，或者说是麦门冬汤加竹叶、石膏而成。

1. 为什么要用白虎汤去知母加竹叶？

患者病情化热入里，出现肺胃热盛，所以用白虎汤，知母不适用于血虚津伤，所以减去，用竹叶是为了达到清热生津除烦的效果，这其中的道理在前面讲竹皮大丸时已经说清楚了。

2. 为什么要用麦门冬汤？

麦门冬汤出自《金匮要略》，组成是麦冬、半夏、人参、粳米、大枣、甘草这几味药，主治胃阴不足、津液大伤、气虚不足。这里用人参的主要目的就是补气生津，治气虚不足而出现"少气"的情况，跟白虎加人参汤证用人参一样。

因为竹叶石膏汤能治血虚津伤、气虚不足兼肺胃热盛，所以，对于那些出现高热、烦渴、呕而不食、神疲、舌红脉数症状的患者效果很好。

3. 竹叶石膏汤证与白虎人参汤证的比较

（1）相同点

竹叶石膏汤证和白虎人参汤证相比，因为两者都是热盛津伤、气虚不足，所以这两个方子都可以用来治疗中暑，从这一点上看，两者是相近的。

《直指方》说："竹叶石膏汤，治伏暑内外热炽，烦躁大渴。"

《伤寒总病论》说："竹叶石膏汤，治虚烦病，兼治中暍，渴，吐逆，而脉滑数者。"

（2）区别点

竹叶石膏汤证和白虎人参汤证的区别主要有两方面：

第一，白虎人参汤证是偏于热盛的，而竹叶石膏汤证则是偏于津伤的，所以，如果这两个方有机会同时运用的话，那么白虎人参汤是要用于前，而竹叶石膏汤则要用于后。

第二，竹叶石膏汤证更偏于血虚津伤，所以不用知母，而用了竹叶和麦冬等药；而白虎加人参汤证则照用知母不误。

（三）医案点评

案一：刘渡舟先生的《伤寒十四讲》

张某，女，23岁。因患乳腺炎，手术后发热在38.5～39.5℃。西医认为手术后感染，注射各种抗生素无效。后用"安乃近"发汗退热，然旋退旋升，不能巩固。因手术之后，又几经发汗，患者疲惫不堪。证见呕吐而不欲饮食、心烦、口干、头晕、肢颤。切其脉数而有力，舌质嫩红而苔微黄。余问主治医师，此何病耶？答曰：此乃败血病，不知中医能治愈否？余曰：患者已气阴两伤，犹以胃津匮乏为甚，而又气逆作呕，不能进食则正气何以堪？必须清热扶虚，气阴两顾，方为合法。处方：生石膏30克，麦冬24克，党参10克，炙甘草10克，粳米一大撮，半夏10克，竹叶10克。此方仅服四剂，热退呕止，而胃开能食。

[点评] 本案中，患者首先是"手术之后，又几经发汗，疲惫不堪"，这就是血虚津伤和气虚不足，就是条文提到的"伤寒解后"和"虚羸少气"的情况；其次，患者又出现了脉数、舌红苔黄、气逆作呕，这又是肺胃热盛的表现了，就是条文提到的"气逆欲吐"的情况。

案二：《蒲辅周医案》

刘姓妇，40岁，蒲老的同乡人。初夏患温热，战汗后，脉静身凉，状如尸厥，其夫问："是脱阳吗？"蒲老说："不，这是大热退后，身冷脉静，如天时酷热，骤然大雨，炎热顿息，风凉气爽。今脉息皆平静，颇能安睡，黏汗不息，余热续出之象，非脱勿惧；若汗出身冷脉躁，烦躁不宁，珠汗发润，鼻扇膈动，即是脱证。任其熟睡，慎勿呼之，待睡醒后，只以西洋参三钱，大麦冬六钱煎水频频予之，兼徐徐进清米汤，不可予食。"蒲老因远出巡诊，傍晚始归，而家人告之："刘姓已来四次，病有变。"急往视之，患者果然高热气促，烦躁不安，口渴无汗，脉象急数。问其原因，其夫欲言不言，再追问之，乃说："中午亲戚宋某过访，说汗出身冷，脉微欲绝，乃脱阳之征，处以附子三钱，西洋参三钱，浓煎服之，服后一小时，而烦躁高热顿起，以致气促。蒲老再以竹叶石膏汤重用西洋参，佐以苇根、玄参。西洋参五钱，大寸冬五钱，茯神三钱，法半夏三钱，生石膏一两（先煎），粳米五钱，鲜苇根五钱，竹叶三钱，玄参四钱。煎成频频予之，以代茶饮，而汗再出，热退气平，仍须进清米汤复其胃气，再以和胃养阴法而愈。蒲老曰："上述所见病汗，与脱汗迥然不同，常须识此，勿致误也。"

[点评] 本案中用竹叶石膏汤来救误。

案三：《橘窗书影》

今井左右橘女，外感后，寒热数日不解，咳嗽吐痰，不食，渐渐虚羸，殆将成劳。服柴胡剂数百帖，无效。余诊之曰："此暑内伏不得解也，宜讲伏暑之策。"与竹叶石膏汤加杏仁，五六日，热大解，咳嗽随止，食进，后与人参当归散（人参、当归、麦冬、地黄、桂枝、芍药、竹叶、粳米），虚羸复常。

[点评] 本案有三个要点：第一，本案中患者内热不解，日渐羸瘦，这是血虚津伤的表现，用竹叶石膏汤当然是对症的；第二，患者兼有咳嗽痰多，所以加杏仁，这是运用加减之法；第三，热解之后，用人参当归散治患者的虚羸，是用桂枝汤合麦门冬汤加减而成，里热清之后，用桂枝汤温胃肠促血运，用麦门冬汤补津补气，对于热后的虚羸是对症的。

二、三物黄芩汤证

（一）三物黄芩汤证的病理和症状

三物黄芩汤证的病理是血虚津伤兼有瘀血、肠部热盛，其病位在肠。

【条文】

治妇人在草蓐，自发露得风，四肢苦烦热，头痛者，与小柴胡汤，头不痛但烦者，三物黄芩汤主之。

【解读】

条文的第 1 句是"妇人在草蓐"。

在不少书中，包括现在的高校教材《金匮要略讲义》《金匮要略译释》、日本大塚敬节的《金匮要略研究》等书中，都把"草蓐"解释为"女性生产"，把后面的"发露"解释为"女性生产时外阴部显露"。

个人认为，这种解释是非常牵强而且不合常理的。"草蓐"原意是"草席"，在这里，是指它的引申意思，指的是妇女的产褥期，就是坐月子的意思，例如，《梁书·太祖纪》中说："皇后方在草蓐，未任就路。"意思就是说："皇后在坐月子，不能赶路。"同样的，这里的"妇人在草蓐"，意思就是指"妇女坐月子期间"，明白了这一点，下面要讲的"发露"自然也就不是"女性外阴显露"的意思。

前面讲过，妇女产后，它的病理基础就是津血大伤，所以，三物黄芩汤的病理条件之一就是"血虚津伤"。

对于三物黄芩汤来说，另一个病理条件就是"体内有瘀血"。

因为如果患者体内热盛，逼血妄行，就会导致血从较脆的血管溢出而变为瘀血，特别是产妇生产时用力过度，更容易出现眼部和肠部毛细血管破裂导致出血，这一点，大家仔细观察新产妇的脸部就可以得到证明，因为很多新产妇的面部会因为生产时用力过度，出现脸部因为瘀血增多而变黑的现象。

条文的第 2 句是"自发露得风"。

上面讲了，"发露"不是指"女性外阴显露"，在陈修园的《金匮要略浅注》中，关于本条的补注，就讲得相当明白。这里的"发"就是揭发、掀发，是揭开衣物的意思；而"露"就是露出、显露，就是露出身体的意思，所以，"自发露得风"的意思，就是指妇女在坐月子期间，因为揭开衣物露出身体而受到外寒的侵袭，简单点说，就是指妇女在产褥期，因为保养不当，受风寒所袭而引发的疾病。

条文的第 3 句是"四肢苦烦热，头痛者，与小柴胡汤，头不痛但烦者，三物黄芩汤主之"。

妇女在生产后，如果不慎受到了风寒的侵袭，这时候就可能出现以下 5 种情况：

第一，只表现为外感的症状，就是竹叶汤证，因此条文说"产后，中风，发热，面正赤，喘而头痛，竹叶汤主之"。

第二，受风寒侵袭后，病情化热入里，如果表邪尚未全部解除，还遗有头痛症状的话，就是竹皮大丸证，或者用竹叶石膏汤加桂枝。

第三，受风寒侵袭后，病情转入少阳，就是说如果患者同时出现小柴胡汤证，那就要使用小柴胡汤，因此条文说"四肢苦烦热，头痛者，与小柴胡汤"，这跟小柴胡汤治热入血室的道理是一样的。日本医家尾台氏在注解本条文时说："小柴胡汤，治四肢烦热，而头痛恶风，呕不欲食等证者，此方治外证已解，但四肢烦热甚，或心胸苦烦者，不可以不辨识也。"

第四，受风寒侵袭后，病情化热入里，表邪已解除，表现为肺胃热的，就是竹叶石膏汤证。

第五，受风寒侵袭后，表邪已解除，而病情化热入里，或是病情自上而下，重点表现为肠热，就是三物黄芩汤证。

三物黄芩汤证的症状，除了因为肠热津伤出现的舌红、小便少、唇舌干燥常规症状之外，主要就是条文所说的"四肢苦烦热"。

"四肢苦烦热"有两个意思：①身热和烦躁、失眠：血虚津伤，且肠热较盛。体内热盛就可以表现为身热，血虚津伤，血与津不能濡养神经，就表现为心烦、失眠。②手足心烧热感：患者体内热盛的话，就会表现为身热，包括手足心热。普通阳明内热表现出来的手足心热，一般只是感觉手心、脚心较热而已，却没有这种手足心强烈的烧热感，这种手足心的强烈烧热感，是因为体内瘀血引起的，而夜间失眠或夜间发热加重，跟体内有瘀血也有一定的关系。

除了"四肢苦烦热"之外，患者还应该有头痛的症状。

条文虽然说"头不痛但烦者，三物黄芩汤主之"，但实际上，三物黄芩汤是可能有头痛症状的。原因有三点：①胃肠布满神经，且上连于脑，胃肠实热，热灼神经，所以就会出现烦躁的病症，胃肠实热，血运水运加速，压迫神经，所以出现头眩晕、头胀痛的症状。三物黄芩汤证是肠热，也属于阳明证，所以会出现阳明头痛的症状，白虎汤证、承气汤证都会出现阳明头痛的症状。②《伤寒论》和《金匮要略》中很多条文都提到了"头痛"，太阳病的"头痛"一般是在太阳穴的位置，而且同时会出现颈部的症状；而阳明病"头痛"的位置却是在前额，同时会影响面颊和眉棱骨；少阳病"头痛"的位置是在头部的两侧，同时会影响到耳部的前后。③这里的"头不痛但烦"是为了和前文小柴胡汤证的"头痛者"做个区别而已。

《方函口诀》说："此方（三物黄芩汤）不限褥劳，治妇人血证头痛有奇效。又干血劳亦用之，要皆以头痛烦热为目的，此证俗称疳劳，女子十七八时多患之，必用此方。一老医传云'手掌烦热，有赤纹者，为瘀血之候，干血劳有此候，无他证候者，为此方之治'，亦可备为一征。凡妇人血热不解，诸药不应者，此方治之。"

陆渊雷先生说："《千金》云头不痛但烦热，而浅田乃云以头痛烦热为目的。浅田之书，多由躬验，非虚言夸世者比，今与《千金》背驰者何也？《千金》古书，其产疗证候，皆有所受之，古文简者，往往举一隅以概全体，此云头痛头不痛云，乃示外邪之有无，非质言患者之自觉证，不然，头痛岂小柴胡之主证耶？《伤寒》《金匮》中此例尤多，有举脉浮以概表证者，有举不大便以概里证者，有举清谷以概虚寒者，明乎此，然后可读古医书。"

陆先生的意思是说，这里头痛其实也就是表解与不解的问题，就是说，这里的头痛，其实是特指太阳头痛的意思，头不痛，就是指病已不在太阳的意思，已全部化热入里，所以，要用三物黄芩汤。

个人认为，这里之所以拿小柴胡汤来做比较，是因为小柴胡汤本来就可以用来治妇女热入血室，热入血室其实也是瘀血发热，所以这二者是很相近的，只是如果病情转入少阳证，就是说同时表现出小柴胡汤证和头痛的话，就要用小柴胡汤了，在大塚敬节的《金匮要略研究》中就有关于用小柴胡汤加生地黄、苦参来治产褥热的记载，也是患者体内有瘀血的原因。

（二）三物黄芩汤的药理和运用

三物黄芩汤的组成：

黄芩 8 克，生地黄 30 克，苦参 15 克。

方后注：**多吐下虫。**

三物黄芩汤只有三味药，就是黄芩、生地黄和苦参，因为主药是黄芩，所以就称之为"三物黄芩汤"。

1. 生地黄的药理

生地黄，味甘，性寒，归心、肝、肾经，功效是补津生血、清热凉血，主治是热病舌绛烦渴、阴虚内热、骨蒸劳热、内热消渴、吐血、衄血、发斑发疹。现代药理研究表明，生地黄有止血、抗凝血、抗真菌和促进肾上腺皮质激素合成等作用。

《神农本草经》说："味甘，寒。主治折跌，绝筋，伤中，逐血痹，填骨髓，长肌肉。作汤除寒热积聚，除痹。生者尤良。"

《名医别录》说："大寒。主治妇人崩中血不止，及产后血上薄心、闷绝、伤身、胎动、下血，胎不落，**堕坠**，踠折，瘀血，留血，衄血，吐血，皆捣饮之。

《药性论》：君。能补虚损，温中下气，通血脉。治产后腹痛，主吐血不止。又云生地黄，味甘，平，无毒。解诸热，破血，通利月水闭绝。不利水道，捣薄心腹，能消瘀血。患者虚而多热，加而用之。"

《日华子本草》说："干地黄，助心胆气，安魂定魄，治惊悸，劳劣心肺损，吐血鼻衄，妇人崩中血运，助筋骨，长志。"

《本草衍义》说："凉血补血，补益肾水真阴不足。此药大寒，宜斟酌用之，多服恐伤人胃气。"

《药性赋》说："味甘、苦，性寒，无毒。沉也，阴也。其用有四：凉心火之血热，泻脾土之湿热，止鼻中之衄热，除五心之烦热。"

综合以上讲解，生地黄的功效可以总结为清热补津、凉血活血止血。

因为生地黄能补津生血、清热凉血，所以，对那些因为热盛津液大伤或者血虚津伤的患者来说，及时地补充津血，就能达到滋阴清热的效果。

因为生地黄能滋阴清热，所以张元素称它能补肾水真阴，除皮肤燥；赵芨臣先生则说生地黄主要用于那些身体衰弱的对象，以达到凉血止血润燥的目的；《药征》则把它定性为通经和强壮药。

因为生地黄能补津活血，所以，生地黄对于津亏性便秘有较好的效果，个人经验，如果患者出现舌质红而又便秘的，经常用生地黄、白芍、当归进行配伍，效果也非常好。因为生地黄能凉血止血、活血祛瘀，所以很多书都记载生地黄能治瘀血、留血、吐血、鼻衄、崩血等与血运有关的病症。因为生地黄有这样的功能，所以王好古称生地黄主心病掌中热痛，脾气痿蹶嗜卧，足下热而痛。所以，生地黄是属于强壮性的补津补血、祛瘀药，所以，对于那些血虚津伤、体内有瘀血而出现手足心有强烈烧灼感的患者来说，生地黄是首选的药物。

但是，在日常使用生地黄时要注意三点：

第一，生地黄甘寒补津，阳明病津液未伤者不宜用。

对于那些阳明病初起，处于热盛而津液未伤状态的，是不能够用生地黄的，因为如果这时使用生地黄，反而可能因为生地黄的甘寒，影响热势的外解。

生地黄的清热是补津、滋阴后的结果，这一点跟麦冬、石斛、沙参、玉竹之类的清热是相同的，都是滋阴清热，是"退阴虚之热"和"壮水之主以制阳光"的清热，所以前贤把生地黄归入甘寒增液类的药物，主要用于阴虚阳亢的患者身上。就是说，它的适应患者是那些体气壮实而又伤阴的，即津伤热盛的患者，目的是补充津液。在阳明病的初期，热盛而未津伤，所以不能用生地黄，用了生地黄之后，反而会因生地黄的甘寒，影响患者热势的外解。

章次公先生在《药物学》中告诫说："阳明腑病，见唇焦齿黑、便闭谵语、神昏耳聋等证，必大剂寒下，佐以竹沥，则威而不猛，釜底抽薪，可以救将绝之阴，而退燎原之热，设以生地一派塞责，求其甘寒增液，何异于扬汤止沸，彼苏派医生所以不能治疗温病，其关键端在于斯。抑生地之贻祸温病者，犹不止此，自温病始于少阴之说，深中人心，是以一见温病，即用生地、石斛，育阴清温。当温病初起，经此甘寒遏伏，身热因之骤减，咳呛者因之顿止，医者病者，方欣然色喜，抑知病后之骨蒸劳热，即根萌于此。或则温邪为大剂滋腻，胶阻于内，其表热虽不甚，但其热起伏间作，绵绵不止，生气索然，以至于毙。"

章次公先生所说的温病，其实就是阳明病。

第二，生地黄甘寒凉血，太阳病表未解者不宜用。

解表需要发汗，要通过血运趋表来达到解肌表寒郁的目的，而生地黄甘寒凉血，是会影响血运趋表解表，祝味菊先生说："育阴之品，最难运化。"意思就是说，这些滋阴的药品进入胃肠之后，会影响胃肠的功能，导致"阳气日困，心用日衰"，就是说，是会影响血液趋表解肌表寒郁的，所以，太阳病，表未解的，生地黄是不宜用的，同理，表未解者，其他的如麦冬、石斛、沙参、玉竹之类的，也都不宜使用。如果确实要用的话，就要注意药物的用量和配伍的问题，按照"**药性之寒热可以相夺，药味之功能可以相成**"的原则进行配伍使用。

近代名医胡希恕先生也曾针对表实乱用生地黄进行批评。他说："……所以这个表证，表实的非攻表不可，不能用补药，这个我亲身遇过，这也是年头很多了，也是挺有名的名医呢，遇到一个咱们现在说就是温病啊，那热得很，他给人吃的就是银翘散这类的药，同时给加鲜生地。北京早先有个习惯，爱用鲜生地这个药，说解热。那个不行，它是补药啊，是强壮性的一种寒性解热药，那当时这个表实证的时候你搁上就不行，所以这个人啊后来这个病病得相当的重，就这个生地，他用得相当重，用了八钱吧，我记得，后来我给看好的。所以这个表实，补药是用不得的。"同时，胡老也针对吴瑭《温病条辨》中提出的"细生地能发血中之表"之说进行了驳斥，称那是"无稽之谈，慎不可信"。

阳明热盛津伤不严重和表未解者不能用生地黄补津，但却可用葛根、天花粉之类的药物来清热生津，用知母来清热滋阴。

葛根、天花粉之类的是生津，是通过改善肠部的功能来达到生津的目的，而生地黄之类的是补津，是通过直接补津来达到增加津液目的。两者增加津液的方式是不同的，所以表述也不同，一个是生津，一个是补津。

生地黄的滋阴清热，跟知母的清热滋阴又是不一样的，知母的功效是清热，热清了就不会伤津，所以滋阴。两者的作用可以说是相反方向的。

生地黄的滋阴清热，跟黄芩、黄连、石膏之类的解热，那就更加不同了，黄芩、黄连、石膏之类的是解热，是退阳明实热的，功效是完全不一样的。

第三，生地黄甘寒滋腻，使用时要配合芳香淡渗的药物。

因为生地黄能直接补津补血，而且它又是属于甘寒的，所以生地黄对于脾胃是有影响的，那些脾胃薄弱的患者，生地黄要少用甚至不能用。同时，为了减少生地黄对于脾胃的影响，使用生地黄时，是要和芳香淡渗的药物配合使用的。例如，我们大家所熟知的导赤散，就是生地黄与木通、竹叶配伍使用。再如本方中，苦参也是有利尿功能的，也可以归属于淡渗一类，而黄芩也有行水运利水的功能。

生地黄这味药，个人用得比较多，也有过单用生地黄治血痹的经验，但因为这味药甘寒滞腻，如果配伍不当，就会出现腹泻或是觉得腹部发凉不舒服的症状。

2. 苦参的药理

苦参，味苦，性寒，归心、肝、胃、大肠、膀胱经，功效是清热燥湿、利尿退黄、祛风杀虫，主治热痢、便血、黄疸、尿闭、赤白带下、阴肿阴痒、湿疹、湿疮、皮肤瘙痒、疥癣麻风，外治滴虫性阴道炎等病。

《本草经百种录》说："苦参，专治心经之火，与黄连功用相近。但黄连以去心脏之火为多，苦参以去心腑小肠之火为多，则以黄连之气味清，而苦参之气味浊也。按补中二字，亦取其苦以燥脾之义也。"

《本草正义》说："苦参，大苦大寒，退热泄降，荡涤湿火，其功效与芩、连、龙胆皆相近，而苦参之苦愈甚，其燥尤烈，故能杀湿热所生之虫，较之芩、连力量益烈。近人乃不敢以入煎剂，盖不特畏其苦味难服，亦嫌其峻厉而避之也。然毒风恶癞，非此不除，今人但以为洗疮之用，恐未免因噎而废食耳。"

《长沙药解》说："《金匮》苦参汤，治狐惑蚀于下部者，以肝主筋，前阴者宗筋之聚，土湿木陷，郁而为热，化生为虫，蚀于前阴，苦参清热而去湿，疗疮而杀虫也。当归贝母苦参丸，用之治妊娠小便难，以土湿木陷，郁而生热，不能泄水，热传膀胱，以致便难，苦参清湿热而通淋涩也。"

综合以上讲解，苦参汤的功效可以总结为清热燥湿，它的功效跟黄连相近，因为名字里有个"参"字，也有的书说它有补气的功能，如《本草纲目》的释名是："苦以味名，参以功名，槐以叶形名也。"《神农本草经》说它有补中的作用；《本草衍义补遗》则说它有峻补阴气的作用。

三物黄芩汤中用苦参，一个主要的目的是用它来清肠热；另一个目的是利用它的燥湿利水功能来和生地黄配伍，达到既清热又补津，既强壮又不滞腻的效果。

因为苦参味苦且能杀虫，胃功能稍弱的，或者患者肠内有寄生虫的，服药后可能会出现呕吐或者见大便排出寄生虫，所以方后注说"多吐下虫"。

三物黄芩汤用生地黄补血补津祛瘀，达到消除血虚津伤、强壮身体，除手足心烦热的目的；黄芩清肺热、肠热；苦参清肠热、利尿，同时与生地黄配伍，达到增强协同作用的目的。

三物黄芩汤主要用于产后以及失血之后，出现身体烦热倦怠、手足心热、唇舌干燥、头痛的病，以及夏月手心、足心烦热难忍、夜间尤甚的失眠症，只要符合血虚津伤、瘀血发热及肠热的病理，就可以使用。

（三）医案点评

案一：《橘窗书影》

某妇人，产后发烦热，头痛如破，饮食不进，日渐虚羸。医以为褥劳，辞去。余与以《金匮》三物黄芩汤，服之四五日，烦热大减，头痛如失。时恶露再下，腰痛如折，与小柴胡汤合四物汤，兼服鹿角霜，全安。余治血热，用竹皮大丸合三物黄芩汤，屡奏奇效。往年吾友尾台榕堂女，寒热久不解，遂如劳状，诸药无效，父母深患，乞诊于余，余以有血热之候，处三物黄芩汤，服此数日，热渐解，后服当归建中汤而全治，尔后发血热时，自制此方服之云。

[点评] 本案中患者产后烦热，头痛如破，这就是三物黄芩汤证，案中用三物黄芩汤后，患者出现恶露再下、腰痛如折的，也是因为瘀血未净，所以用小柴胡汤合四物汤兼服鹿角霜。而案中提到的治血热用竹皮大丸合三物黄芩汤，其实道理是相通的。

案二：《汉方诊疗三十年》

33 岁妇女。4 年前生产，此后一直不眠，经久不愈，苦于手足灼热，发烧而不眠。别无痛苦。用三物黄芩汤 1 周，能眠 6 ～ 7 小时，手足烦热亦奏效。

[点评] 大塚敬节在他的《金匮要略研究》中对于这个医案给出了很好的补充说明。他说，三物黄芩汤适应证是患者表现出很强的苦于四肢烦热状态，足底有很强的发热感，直欲覆冰冷却，主诉将脚放入被子里便难于入睡。并且说，对于患脓疱疮手足心皮肤变厚的患者，即使手足并无烧热感，但如果问一下，则回答局部接触凉东西感觉舒适，也可以看作四肢烦热，给予三物黄芩汤后，便可利索好转。

血虚津伤及血瘀发热的，一般都会出现发热夜间加重和失眠，这两点是判断血虚津伤和内有瘀血的标准。个人经验，如果患者出现手足心烦热的，在辨证基础上加入三物黄芩汤，效果很好。

第二十一讲　胃热肠寒

从白虎汤证开始，到三物黄芩汤证结束，我们已经把肺热、胃热、肠热各种基本情况讲完了，它们的特点都是一致的，就是肺、胃、肠都是热的，而且是相互之间都有影响，就是说，它们能同时表现为肺热、胃热、肠热，只是这三者，或者是热的程度轻重不一，或者是兼有表证，或者是兼有血虚津伤，但是基本的特点却是一样的。

从本讲开始讲这三者之间寒热不一致的情况。

一、胃与肠的关系

中医把胃、小肠、大肠和胆、膀胱、三焦六大器官称之为"六腑"，"腑"也写作"府"，就是"府库"的意思，就是说，这六大器官都有府库的功能，有出纳、转输、传化的功能，它们的特点是"泻而不藏"和"实而不能满"，就是常说的"六腑以通为用，以降为顺"。按照现代医学的观点，胃和小肠、大肠都属于消化系统，其中，胃居于上，上接食道，下通小肠，小肠则连着大肠，而胃和肠的关系主要体现在饮食物的消化、吸收和排泄过程的密切配合上。

胃的主要功能是"受纳"和"腐熟"水谷，"受纳"的意思是接受和容纳，是指胃接受和容纳水谷的意思，所以胃也被称为"太仓""水谷之海"。而"腐熟"则是指胃将食物消化为食糜的功能，就是说，胃在接受由口摄入的食物之后，利用食物在胃中短暂停留的时间，对食物进行初步消化，依靠胃的腐熟作用，将水谷变成食糜，然后下行到小肠。这个过程就是《内经》里面说的"水谷入口，则胃实而肠虚；食下，则肠实而胃虚"。

当小肠接收到经胃腐熟和初步消化的饮食物之后，进一步消化、泌别清浊，清的就是精微物质，上输于脾，经脾转输于全身，以起营养作用，水分则吸收后成为渗入膀胱的尿液，浊的就是食物的糟粕，下达到大肠。而下达到大肠的糟粕经大肠的传导与糟化，再由肛门排出体外。

以上就是人体传化水谷的整个过程，在这个过程中，人体需要胃和肠紧密地配合，虚实更替，通过不断地受纳、消化、传导和排泄，把水谷化为精微，变为气血津液，供养全身，所以脾胃也被称为"后天之本，气血生化之源"。

不过，因为食物在胃肠消化过程中需要胃肠的紧密配合而且不能久留，所以，如果胃和肠这两个环节之中，只要一个环节出问题，就会影响人体的整个消化过程，本讲要讲的就是其中的一种情况，就是胃热肠寒的情况。

二、栀子豉汤类方证

（一）栀子豉汤类方证的病理和症状

栀子豉汤类方证的病理是胃热肠寒，其病位在胃和肠。

【条文】

1. 发汗吐下后，虚烦不得眠，若剧者，必反复颠倒，心中懊恼，栀子豉汤主之。若少气者，栀子甘草豉汤主之。若呕者，栀子生姜豉汤主之。

2. 发汗，若下之而烦热，胸中窒者，栀子豉汤主之。

3. 伤寒五六日，大下后，身热不去，心中结痛者，未欲解也，栀子豉汤主之。

4. 伤寒下后，心烦，腹满，卧起不安者，栀子厚朴汤主之。

5. 阳明病，下之，其外有热，手足温，不结胸，心中懊恼，饥不能食，但头汗出者，栀子豉汤主之。

6. 伤寒，医以丸药下之，身热不去，微烦者，栀子干姜汤主之。

7. 三阳合病，脉浮而紧，咽燥口苦，腹满而喘，发热汗出，不恶寒反恶热，身重，若发汗则躁，心愦愦，反谵语；若加烧针，必怵惕烦躁，不得眠；若下之，则胃中空虚，客气动膈，心中懊恼，舌上胎者，栀子豉汤主之。

8. 大病瘥后，劳复者，枳实栀子汤主之。若有宿食者，加大黄如博棋子大五六枚（5克）。

9. 凡用栀子汤，病人旧有微溏者，不可与服之。

【解读】

栀子豉汤类方证的病理来源是苦寒攻下，这里面，第1和第4条的"下后"、第2和第7条的"若下之"、第3条的"大下后"、第5和第6条的"下之"、第8条的"大病瘥后，劳复"，8条条文有7条是因为苦寒攻下引起，苦寒攻下，就可能导致胃肠虚寒；而"大病瘥后，劳复"同样也是胃肠虚寒引起的。

对于栀子豉汤类方证来说，它的病理比较特殊，是胃热肠寒，所以，也归到阳明病这一类。它是一种胃功能亢进、肠功能不振引发的胃肠功能不协调病症。

这种胃热肠寒，它的胃热和肠寒都不严重，只是胃较热和肠较寒而已，所以，它就没有了像白虎汤证的蒸蒸发热，也没有出现肠寒腹泻的情况。

第9条说："凡用栀子汤，病人旧有微溏者，不可与服之。"这里"病人旧有微溏者"是指患者原来就是胃肠虚寒，长期腹泻，这种人本来就是属于脾胃中阳败坏，如果再用苦寒败胃的栀子汤，就是"寒者寒之"，病证就有可能转入少阴而变得难治，所以条文才明确地说"旧有微溏者，不可与服之"。

栀子汤类方证的病理是胃热肠寒，这里面，首先，患者是胃热的，所以，热者寒之；其次，这里虽然说是肠寒，但是肠寒并不严重，没有出现腹泻的情况，这个肠寒更多的是跟胃热的比较得来的，就是说，因为胃热，所以显得肠寒，所以，这里用栀子汤是没问题的。

因为这种胃热肠寒的特点是胃较热而肠较寒，《冉雪峰本草讲义》说："栀子清热之力不及黄连，荡热之力不及大黄，大抵大热不用栀子，大实亦不用栀子，无热不用栀子，不虚也不用栀子。"又说："设热不大而用黄连，热不结而用大黄，吾知其过犹不及矣，而栀子之功能于是乎显矣。"

栀子豉汤类方证的病理是这种胃热肠寒的中间状态，热不是很热，寒不是很寒，实不是很实，虚不是很虚的一种状态。它是胃热肠寒引发的胃肠功能不协调，主要表现为：

1. 饥不能食

第 5 条的"饥不能食"和条文"寸口脉弱而迟，弱者卫气微，迟者荣中寒。荣为血，血寒则发热；卫为气，气微者心内饥，饥而虚满不能食也"中的"饥而虚满不能食"说的就是这种情况。

因为是胃热，胃功能亢进，所以，食物进入胃部之后就会被胃迅速磨碎、排入小肠，因此，胃就处于一种排空状态，所以就会有饥饿感，这就是"消食善饥"。

因为肠的状态是肠寒，就是说肠功能不振，也就是肠蠕动无力，跟不上胃的节奏，所以，由胃强行排入的食糜，就会因为肠的蠕动无力，出现难以消化，而且给阻在了肠中难以排出，所以就会出现"不喜欢吃东西而且有欲吐而不能"的感觉，这就是日常所说的"想吃又吃不下"。

2. 心中懊侬

第 1 条条文中的"反复颠倒，心中懊侬"、第 5 和第 7 条条文中的"心中懊侬"和条文"阳明病，无汗，小便不利，心中懊侬，身必发黄"中的"心中懊侬"说的就是这种情况。

胃和肠的蠕动是步调一致，相互配合的，如果胃肠的配合出现了胃蠕动更快而肠蠕动更慢，即胃热肠寒的情况，胃肠蠕动同步失调，患者肠中上逼而下壅，就会出现恶心、搅扰、纠结以及胃中嘈杂难受的感觉，这就是"心中懊侬"。

这里面，"心中"包括后面会讲到的"心下"，都是指胃的位置。

"懊侬"，日本医家丹波氏认为"懊侬"似后世所说的"嘈杂"，因为《医学统旨》说："嘈者，似饥而甚，似躁而轻，有懊侬不宁之状，皆因心下有痰火而动，或食郁而有热，故作，是也。"而《名医类案》中有一个医案说："江应宿治都事靳相主，患伤寒十余日，身热无汗，怫郁不得卧，非躁非烦，非寒非痛，时发一声，如叹息之状。医者不知何证，迎予诊治，曰：懊㑊怫郁证也。投以栀子豉一剂，十减二二，再以大柴胡汤下燥屎，怫郁除而安卧，调理数日而起。"而且，我们也知道，胃肠有神经上通于脑，胃肠功能不同步、不协调，胃肠之间，上逼下壅，势必引发一种极不舒服而又难以言明的感觉，这就是"懊㑊"。

综上所述，"心中懊㑊"就是指人体胃脘部出现的恶心、搅扰、纠结以及胃中嘈杂难受的感觉。

3. 腹满

第 4、7 条的"腹满"就是这种情况。

胃热肠寒，肠寒不运，食糜积于肠中，发酵成气，充斥胃肠之中，就会腹满。

4. 失眠、心烦

第 1 条的"虚烦不得眠""反复颠倒"、第 4 条的"卧起不安"、第 7 条的"不得眠"，第 2 条的"烦热"、第 4 条的"心烦"、第 6 条的"微烦"、第 7 条的"烦躁"说的就是这种情况。

胃肠有神经上通于脑，胃不和则卧不安，且胃热则烦，所以就会出现"不得眠""卧起不安""虚烦不得眠""反复颠倒"四种由轻到重的失眠症状。

栀子豉汤类方证的"失眠"和"烦"，跟黄连阿胶汤证的"心中烦，不得卧"症状虽然是相似的，但是，致病的原因却是不同的，前面讲过，黄连阿胶汤证的"心中烦，不得卧"是由于肠部热盛津伤，津液不能濡养脑部神经而引起的，病位在肠。

而栀子豉汤类方证的"失眠"和"烦"主要是因为胃肠不和引起的，所以它的"失眠"和"烦"的程度相对于黄连阿胶汤证较轻。

5. 心中结痛、胸中窒与腹满而喘

第 2 条的"胸中窒"、第 3 条的"心中结痛"、第 7 条的"腹满而喘"说的就是这种情况。

胃热则收缩加剧而胃酸分泌增多，肠有积则胃酸不得入，加上肠中积滞，食糜发酵则胃体中气体增多，充斥于胃肠之中，此时，如果胃酸反流到食管

部，患者就会出现"烧心、吐酸、胸后骨疼痛"的症状，这就是"**心中结痛**"；胃肠气体充斥挤压胃部，就会出现胸中满闷，甚则心悸的症状，这就是"**胸中窒**"；严重的甚至会因此挤压肺部而引起咳喘，这就是"**腹满而喘**"。

《经方发挥》说："在临床上，胸中窒是患者的自觉症状，究竟是什么样的感觉，长期以来难得要领。以后曾遇一名患者，患胸中满闷半年之久，屡用行气降逆、利膈宣肺、陷胸泻心之辈，无明显效验。细审脉症，患者虽以胸满闷痞塞不舒为主症，但伴有心中烦热口燥，以及虚烦不眠、舌红、苔老、脉数等症。经反复考虑，似与仲景栀子豉汤证相符，遂改用栀子15克，香豉15克，甘草6克，黄芩10克，枳壳10克，共服3剂后，诸症明显好转。又去芩、枳，再服2剂，而痊愈。由此悟出仲景栀豉汤证'胸中窒'即指胸中痞塞不通与烦热并而言。经后凡遇此种证候大多以栀子豉汤为主，适当加减治之，应手取效。"

栀子豉汤证的"**胸中窒**"并不是单独存在的，而是和虚烦、烦热或是失眠同时存在的。而其他原因引起的胸中满闷的兼证就不是这样的，这个就是辨别的要点所在。

6. 身热

第2条的"**烦热**"、第3条的"**身热不去**"、第5条的"**其外有热**"说的就是这种情况。

患者是胃热，虽然没有白虎汤的蒸蒸发热，但是，还是会表现为"**身热**"的。

7. 黄疸

黄疸出自条文"**阳明病，无汗，小便不利，心中懊憹，身必发黄。**"

胃热则血运加速，所以汗多，如果内有瘀滞，不得汗出，血热血郁、小便不利，就有可能会出现黄疸。

以上的七大症状是栀子豉汤类方证的基本症状，栀子豉汤类方包括了栀子豉汤、栀子甘草豉汤、栀子生姜豉汤、栀子干姜汤、栀子厚朴汤、枳实栀子汤六个方剂，栀子豉汤就是栀子豉汤类方的基本方，就是说，栀子豉汤的症状就是栀子豉汤类方的共性，而其他的五个方剂，除了有栀子豉汤的共性之外，又有各自的个性，就是有各自的特点。

【条文】

若少气者，栀子甘草豉汤主之。

【解读】

条文说"若少气者"，就是说，患者除了有栀子豉汤证的共有症状外，如果还有"少气"症状的，就用栀子甘草汤，就是在栀子汤的基础上，再加上甘草。

"少气"就是"气不足"，是指动则气喘吁吁的一种状态，是气虚的一种表现。

《伤寒论今释》说："少气，即西医所谓呼吸浅表。"

其实是同一个意思，它的引起原因是血虚津伤，体内营养不足。但是，这里只是说"少气"，而不是"虚羸少气"，就是说，栀子甘草豉汤证气虚的程度是相对较低的。

【条文】

若呕者，栀子生姜豉汤主之。

【解读】

栀子豉汤证的病理是胃热肠寒，患者是上逼下壅，所以出现呕吐的症状。

【条文】

伤寒下后，心烦，腹满，卧起不安者，栀子厚朴汤主之。

【解读】

这条条文特别指出的是不仅具备了栀子豉汤证的所有症状，更为突出的是"腹满"的症状，这是肠积特别严重引起的。

【条文】

大病瘥后，劳复者，枳实栀子汤主之。若有宿食者，加大黄5克。

【解读】

"劳复"是指患者大病后身体虚弱、胃肠功能差，吃东西难以消化，这时候，如果过早劳动，就会重新得病。

患者大病初愈，津液未复，血气虚弱，是胃肠功能最弱的时候，过早的劳动，更会影响人的血运和水运的运行，影响胃肠的功能，胃肠功能差，吃东西不能消化，同样会出现胃虚热而肠胀满的病症，这就是枳实栀子汤证。同样的，如果患者体内有宿食不化的，就要加大黄来帮助排出，这就是合承气汤的用法了。

【条文】

伤寒，医以丸药下之，身热不去，微烦者，栀子干姜汤主之。

【解读】

这里的"丸药"，是汉代医生常用的一种药丸制剂，里面含有巴豆的成分，是用来攻下的。

患者伤寒，有表证，原则就是先解表后攻里，而医生不问虚实，不辨表里，就用"丸药"攻下，导致患者身热未祛而里已虚寒，出现了胃较热而肠更寒的一种状态，这就是栀子干姜汤证。

（二）栀子豉汤类方的药理和运用

栀子豉汤类方的药方组成：

栀子豉汤方：

栀子 10 克，香豉 10 克。

栀子甘草豉汤方：

栀子 10 克，香豉 10 克，甘草 10 克。

栀子生姜豉汤方：

栀子 10 克，香豉 10 克，生姜 25 克。

栀子厚朴汤方：

栀子 10 克，厚朴 10 克，枳壳 10 克。

枳实栀子汤方：

栀子 10 克，枳实 21 克，香豉 25 克。

若有宿食者，加大黄 5 克。

栀子干姜汤方：

栀子 10 克，干姜 15 克。

栀子豉汤只有两味药，就是栀子和香豉，而其他的五个方子都是栀子豉汤变化而来，而且这种变化也不复杂，只是随症加减而已。

1. 栀子的药理

栀子，味苦，性寒，归心、肺、胃、大小肠、膀胱经，功效是泻火除烦、清热利尿、凉血解毒，主治热病心烦、黄疸尿赤、血淋涩痛、血热吐衄、目赤肿痛、火毒疮疡，外治扭挫伤痛。现代药理研究表明，栀子有利胆、镇静、降压、抗菌、抗炎及治疗软组织损伤、致泻等作用。

《本草衍义》说："仲景治（伤寒）发汗吐下后，虚烦不得眠；若剧者，必反复颠倒，心中懊憹，栀子豉汤治之。虚故不用大黄，有寒毒故也。栀子虽寒无毒，治胃中热气，既亡血、亡津液，腑脏无润养，内生虚热，非此物不可去。又治心经留热，小便亦涩，用去皮山栀子、火煨大黄、连翘、甘草（炙），等份，末之，水煎三钱服，无不利也。"

《本草经疏》说："栀子，清少阴之热，则五内邪气自去，胃中热气亦除。面赤酒疱皶鼻者，肺热之候也，肺主清肃，酒热客之，即见是证，于开窍之所延及于面也，肺得苦寒之气，则酒热自除而面鼻赤色皆退矣。其主赤白癞疮疡者，即诸痛痒疮疡皆属心火之谓。疗目赤热痛，及胸、心、大小肠大热，心中烦闷者，总除心、肺二经之火热也。此药味苦气寒，泻一切有余之火，故能主如上诸证。"栀子禀至苦大寒之气，苦寒损胃而伤血，凡脾胃虚弱者忌之，血虚发热者忌之。性能泻有余之火，心肺无邪热者不宜用；小便不通，由于膀胱虚无气以化，而非热结小肠者不宜用；疮疡因气血虚，不能收敛，则为久冷败疮，非温暖补益之剂则不愈，此所谓既溃之后，一毫寒药不可用是也。世人又以治诸血证，不知血得热则行，得寒则凝，瘀血凝结于中，则反致寒热，或发热劳嗽，饮食减少，为难疗之病，凡治吐血法，当以顺气为先，盖血随气而行，气降则火降，火降则血自归经。不求其止而止矣。此治疗之要法，不可违也。"

《本草通玄》说："仲景多用栀子茵陈，取其利小便而蠲湿热也。古方治心痛，每用栀子，此为火气上逆，不得下降者设也。（若）泥丹溪之说，不分寒热，通用栀子，属寒者何以堪之。"

《得配本草》说："山栀，得滑石治血淋溺闭，得良姜治寒热腹痛，得柏皮治身热发黄，配连翘治心经留热（心热则赤淋），佐柴胡、白芍治肝胆郁火，使生地、丹皮治吐衄不止。"

综合以上讲解，栀子的功效可以总结为解热、清血和镇静止痛。

（1）解热

解热是指栀子能镇静调节体温中枢，缓解发热症状。

栀子能清热又能利小便，所以，栀子既能清三焦湿热，又能清心火、胆火，能使邪热下泄从小便而出；最重要的是栀子能消胃肠中之热气，即能调整胃肠功能，使其恢复常态。所以，《神农本草经》称它主五内邪气，胃中热气；《别录》称它能疗目赤热疮，胸心大小肠大热，心中烦闷。也正是因为栀子能清热，能除胃中热气，所以，栀子又能除烦，能治失眠。

不过，栀子虽然能解热，但是其解热的力度并不是很强，所以《药征》说它解热类似于黄芩，但是较黄芩微弱；冉雪峰先生说它清热之力不及黄连，荡热之力不及大黄。

（2）清血

清血是指栀子有清热活血祛瘀的功效，能达到祛瘀止血的目的。

《本草思辨录》称栀子苦寒涤热，而所涤为瘀郁之热，非浮散之热，亦非坚结之热。《本草纲目》称栀子能治吐血、衄血、血痢、下血、血淋、损伤瘀血等；因为栀子能清热祛血瘀，所以，又能治黄疸。《本草思辨录》称黄疸之瘀热在表，其本在胃，栀子入胃涤热下行，更以走表利便之茵陈辅之，则瘀消热解而疸以愈。现代药理研究表明，栀子有利胆的作用，能用于胆道炎引起的黄疸。

《药物学》说："栀子之解热，久为世医所乐道，而止血尤为其特长，忆某杂志载一贾人，以操劳过度，偶晨起，微感满闷，比薄暮，呕血如泉涌，杂以紫黑块，红三四器。延医诊之，见其两颧绯红，唇燥口渴，脉搏甚疾，吐后胸中反觉清爽，即为之注射可阿库连（即凝血酶）止血针，且令其内服止血药，均无其效。当此思穷技竭，医者偶以黑山栀一两，试令煎服，讵料一服而呕血即止，再服而诸证云散。翌年以嗔怒故，旧疾复发，乃更服栀子而止。方书中如《易简方》《经验良方》，亦以栀子为止血良剂，栀子止血奇效，诚又足多也。"

栀子清血，是对那些内有邪热的人来说，对于那些脾胃虚弱，血虚发热的是不能用的。《本草经疏》说："栀子性能泻有余之火，心肺无邪热者不宜用；小便不通，由于膀胱虚无气以化，而非热结小肠者不宜用；疮疡因气血虚，不能收敛，则为久冷败疮，非温暖补益之剂则不愈，此所谓既溃之后，一毫寒药不可用是也。"又说："世人又以治诸血证，不知血得热则行，得寒则凝，瘀血凝结于中，则反致寒热，或发热劳嗽，饮食减少，为难疗之病，凡治吐血法，当以顺气为先，盖血随气而行，气降则火降，火降则血自归经。"

（3）镇静止痛

镇静止痛是指栀子有镇静神经，止痛消炎的作用。

现代药理研究表明，栀子有镇静、降压、消炎、止痛的作用，因此，栀子能安神治失眠、消炎止痛。张元素称它能治不得眠；朱丹溪称它能治热厥心痛；李时珍称它能治热厥头痛。

2. 香豉的药理

香豉，也就是淡豆豉，味甘，微苦，性平，入肺、胃经，功效是解表除烦、宣发郁热，主治感冒、寒热头痛、烦躁胸闷、虚烦不眠。

《本草纲目》说："黑豆性平，作豉则温。既经蒸署，故能升能散；得葱则发汗，得盐则能吐，得酒则治风，得薤则治痢，得蒜则止血；炒熟则又能止汗，亦麻黄根节之义也。"

《本草经疏》说："豉，唯江右淡者治病。《经》云，味苦寒无毒，然详其用，气应微温。盖黑豆性本寒，得蒸晒之气必温，非苦温则不能发汗、开腠理、治伤寒头痛、寒热及瘴气恶毒也。苦以涌吐，故能治烦躁满闷，以热郁胸中，非宣剂无以除之，如伤寒短气烦躁，胸中懊憹，饿不欲食，虚烦不得眠者，用栀子豉汤吐之是也。又能下气调中辟寒，故主虚劳、喘吸，两脚疼冷。"

《本草汇言》说："淡豆豉，治天行时疾，疫疠瘟瘴之药也。王绍隆曰：此药乃宣郁之上剂也。凡病一切有形无形，壅胀满闷，停结不化，不能发越致疾者，无不宣之，故统治阴阳互结，寒热迭侵，暑湿交感，食饮不运，以致伤寒寒热头痛，或汗吐下后虚烦不得眠，甚至反复颠倒，心中懊憹，一切时灾瘟瘴，疟痢斑毒，伏痧恶气，及杂病，痰饮，寒热，头痛，呕逆，胸结，腹胀，逆气，喘吸，脚气，黄疸，黄汗，一切沉滞浊气搏聚胸胃者，咸能治之。倘非关气化寒热时瘴，而转属形藏实热，致成痞满燥实坚者，此当却而谢之也。"

综合以上讲解，豆豉的功效可以总结为解热除烦、松透肠胃。

（1）解热除烦

解热除烦是指香豉外能透肌表浮游之热，内能清胃脘积郁之火，内外郁热得清，自然烦躁也能消除。也正是因为香豉有解表泻火的作用，所以，临床那些热势不厉害的，就可以用香豉，也可以用于皮肤痒疹之类的疾病。

（2）松透肠胃

松透肠胃是指香豉不仅能顾护胃气，又能松透肠部，使壅积在肠部的食糜残渣，在上者，可通过涌吐的办法排出，在下者，能通过肠排空的形式将其排出，肠胃的积聚得以排出，那种上逼下壅，欲吐不能的感觉自然就能消除了。

栀子、香豉合用，能清胃热，除肠积，调整胃肠功能，使胃肠功能恢复正常，胃肠功能恢复正常，诸症自然也就消失了。

3. 栀子豉汤的加减运用

（1）加甘草治少气：少气是因为患者体内津液不足，津不足以养神经引起的，所以，加用甘草来达到安肠养津的目的，使神经得到滋养，自然就精神壮旺。

（2）加生姜治呕：因为生姜既能温胃止呕，又能顾护胃气，使人体不会因为栀子的苦寒而伤到胃。

如果患者的胃热较为严重，也可以换成寒性的止呕药，就是竹茹，这要根据患者的实际情况而定。

（3）加厚朴、枳壳治腹满：腹满是因为肠积太多引起的，这时候，单用香豉就显得势单力薄了，所以就要再加厚朴和枳实。

厚朴是肠药，能宽肠壁而透矢气，枳壳是胃药，能增强胃的排空能力，所以能下气逐便消胀。二者合用，肠积自然能消除了。同样的，因为已经有了厚朴和枳实，就没有用香豉的必要。

（4）加枳实治劳复：劳复的患者属于胃虚热而肠胀满的，就是说，患者胃肠都出现胀满的情况，所以，要加枳实来帮助胃的排空，肠的排空就仍用香豉了。

如果患者肠内有宿食不化的，就要加大黄来帮助其排出，这就是合承气汤的方法。

（5）加干姜治虚寒重：用丸药攻下是寒凉败胃的做法，所以，患者就出现了寒热夹杂的情况，用栀子除胃热，用干姜来温里散寒，寒热并用，并行而不悖。

临床运用中，常用栀子干姜汤加枳壳来治寒热夹杂的胃痛。

在日本汉方学家松川世德的《腹证奇览》一书中，有很多用栀子豉汤治子宫出血、鼻衄的医案，其特点都是患者出血，同时出现周身倦怠，心烦微热的症状，在服诸药无效的情况下，用栀子豉汤数帖而愈。

（三）医案点评

案一：《湖北中医医案选集》第一辑

袁某，男，24岁。患伤寒恶寒、发热、头痛、无汗。当予麻黄汤1剂，不增减药味，服后汗出而瘥。历大半日许，患者即感心烦，渐渐增剧，自言心中似有万虑纠缠，意难摈弃，有时闷乱不堪，神若无主，辗转床褥，不得安眠。其妻仓皇，恐生恶变，乃复迎余，同往诊视。见其神色急躁，面容怫郁，脉微浮带数，两寸尤显，舌尖红苔白，身无寒热，以手按其胸腹，柔软而无所苦，询其病情，曰：心乱如麻，言难表述。余曰无妨，此余热扰乱心神之候，乃书栀子豉汤一剂：栀子9克，淡豆豉9克。先煎栀子，后纳豆豉。一服烦稍安，再服病若失。

[点评] 本案有两个要点：第一，本病是因为用麻黄汤后引起的，麻黄汤是使患者血液趋表的，血盈于此则绌于彼，血液趋表，则胃肠缺血，如果患者胃肠功能正常的话，表解之后，血运能恢复正常，自然就没问题。如果患者是胃肠虚寒的，血运趋表，胃肠虚寒不足，就有可能引起胃热肠寒的栀子豉汤证，如果在运用麻黄汤的时候，考虑到患者肠寒的问题，预先加入生姜、大枣，或者选用葛根汤，也许就不会出现后面的问题。第二，医生在给患者检查的时候，是"以手按其胸腹，柔软而无所苦"，就是从一点排除了小陷胸汤证，因为心烦、闷胀、失眠也有可能是小陷胸汤证，但是小陷胸汤证的特点是"按之则痛"的，这就是腹诊的重要性。

案二：《伤寒汇要分析》

郑某，胃脘痛。医治之，病不减，反增，大便秘硬，胸中满闷不舒，懊怅欲吐，辗转难卧，食少神疲，历七八日，其脉沉弦而滑，验其舌黄腻而浊，检其方多桂附香砂之属，此病系宿食为患，初只需消导之品，或可获效。今迁延多日，酿成夹食致虚，补之固不可，下之亦不宜，乃针对心中懊侬、欲吐二证，投以栀子生姜豉汤：生栀子9克，生姜15克，香豉15克。分温作两服，尽剂后（未发生呕吐），诸症均瘥，昨夜安然入睡。今晨大便已下，并能进食少许。

[点评] 本案有两个要点：第一，患者的大便秘硬是因为肠寒不运，肠积既久引起的。肠蠕动无力，大便排不出，大便积在肠中，大便中的水分被肠部重新吸收，大便就会变得秘硬，这是肠寒便秘患者大便初硬后溏的原因。第二，本案中医生抓住了胸中满闷、心中懊侬和欲吐这个主要矛盾，投以栀子生姜豉汤，也就把病给治好了。

案三：《刘渡舟临证验案精选》

单某，女，29岁。1994年1月10日初诊。素来性急善怒，稍不遂心，则抑郁满怀。产后坐月期间因琐事与家人生气，遂感心胸满闷，腹部胀满，以手按其腹部，咕咕作响，得矢气后则稍舒。病延3个月，胸腹满闷不除，近日更增心烦不宁，睡眠欠佳，噫气频作，不欲饮食。曾服中药20余剂不效。视其舌红、苔白腻，脉来稍沉。此气郁化火，扰于胸膈，迫于脘腹所致。治宜清热除烦，宽中除满。方选栀子厚朴汤。栀子12克，枳实12克，厚朴10克。服5剂胸腹满闷大减，自诉以手按腹，已无咕咕作响之声。心情转佳，噫气消失。又称大便偏干，乃于上方加水红花子10克，大黄1克。又服3剂，胸腹宽，烦满除，胃开能纳，睡眠安然。又予丹栀逍遥散2剂，调理而安。

[点评] 本案有两个要点：第一，患者的特点就是腹满与噫气，这一点与半夏泻心汤类方证是相似的，不过，半夏泻心汤类方证是胃寒肠热，而本案中的患者是胃热肠寒。第二，患者的噫气和得矢气则稍舒，也是因为胃肠中胀气太多无法排出引起的，这一点跟半夏泻心汤类方证相同。

案四：《伤寒论类方法案汇参》

程杏轩治曹近轩，感后食复，夏月患感证，自用白虎汤治愈后，因饮食不节，病得发热，腹胀，服消导药不效，再服白虎汤亦不效，热盛口渴，舌黄便秘。程曰：此食复也。投枳实栀豉汤加大黄，一剂知，二剂已。仲景祖方，用之对证，无不桴鼓相应。

[点评] 这里用枳实栀豉汤是因为患者有腹满、发热的症状。

案五：笔者医案

李某，心烦、腹满、饥不欲食，询知其大便不畅，此为胃寒肠虚热之栀子豉汤类方证。方用栀子枳实汤：栀子 10 克，淡豆豉 10 克，枳实 10 克。2 剂而愈。

第二十二讲　胃寒肠热（一）

在讲泻心汤类方证之前，要先重点讲两个问题：一是胃热肠寒和胃寒肠热的辨别；二是胃寒肠热的病理。

一、两个问题

（一）胃热肠寒和胃寒肠热的临床辨别

胃热肠寒和胃寒肠热，在中医的书籍中，一般都是用寒热错杂、上寒下热、上热下寒之类名称随意称呼，很少有清楚地分出是胃热肠寒还是胃寒肠热。

因为胃、肠是连在一起的，而且相互影响，所以，不管是胃热肠寒，还是胃寒肠热，表现出来的症状很多都是相近的，加上病情本来就是寒热错杂，所以，有时候也是舌脉难辨。因此，在临床上，准确地辨识患者是胃热肠寒，还是胃寒肠热，就成了临床用药的关键。如果临症时辨证不清，那么用药就有可能出现方向性的错误，严重的就可能出现医疗事故。

《谢映庐医案》说："业医必揣摩有素，方有把握。《内经》有云，肠中热、胃中寒，胃中热、肠中寒。肠中热，则出黄如糜；胃中热，消谷善饥；胃中寒，则腹胀；肠中寒，则肠鸣飧泄；胃中寒、肠中热，则胀而且泄；胃中热、肠中寒，则疾饥小腹痛胀。斯人斯症，合乎胃中寒、肠中热，故胀而且泻也。然胃中之寒，始先盛暑逼于外，阴冷伏其中，而医又以大寒之药清胃，则胃愈寒矣。故虽寒热错杂，不得不先与连理汤调其胃气分其阴阳也。然阳邪内陷，已成痞结，非苦以泻之，辛以通之，其何以解寒热错杂之邪耶？世医治病，但守寒以热治，热以寒治，倘遇寒热错杂之邪，不知《内经》胃热肠寒、胃寒肠热之旨，及仲景诸泻心、嘉言进退黄连汤者，其何以肩斯任也？"

谢映庐先生讲解《内经》的条文，明确地把胃、肠给分了出来。

1. 胃热

"胃中热，消谷善饥"，就是说胃热最重要的特点之一就是"消谷善饥"。

胃热的症状，在讲白虎汤证、白虎加人参汤证、栀子豉汤证的时候基本讲清楚了。胃热的程度不同，患者表现出来的症状可能是不一样的，不过，它们都有一个共同的特点，就是"消谷善饥"，这也是胃热最基本的表现。

2. 肠热

"肠中热，则出黄如糜"，就是说肠热最重要的一个特点就是"出黄如糜"。

"出黄如糜"就是说大便色黄如糜糊状，就是热泻的意思，这里面，"黄"代指粪便，是黄色大便的意思。

肠实热的症状，前面在讲葛根芩连汤证、黄芩汤证、黄连阿胶汤证的时候都讲过了。

3. 胃寒

"胃中寒，则腹胀"，就是说胃寒最主要的特点之一就是"腹胀"。

胃寒会出现腹胀，胃热肠寒也会出现腹胀，小陷胸汤证等也会出现腹胀，所以，单靠"腹胀"这个特点是不能确定患者就是"胃寒"，而是要进行综合判断予以确定。

4. 肠寒

"肠中寒，则肠鸣飧泄"，就是说肠寒最重要的特点之一就是"肠鸣飧泄"。

"肠鸣飧泄"就是说肠部鸣叫、排出清稀大便，并伴有不消化的食物残渣。

肠寒的轻重不同，表现出来的症状也不同，"飧泄"可以认为是肠寒的一个判断标准，但是，"肠鸣"却不一定，因为肠热的情况下也有"肠鸣"。

临床所见，肠寒的小便一般是清白的，而肠热的小便一般是黄赤的。这里是根据大便的形状来进行辨别的。

5. **胃热肠寒**

"**胃中热、肠中寒，则疾饥小腹痛胀**"，就是说胃热肠寒的一个重要特点就是"**疾饥小腹痛胀**"。

"**疾饥小腹痛胀**"就是说患者会出现消谷善饥兼见小腹痛胀的症状。

栀子豉汤类方证是胃热肠寒，因为是胃热，所以患者就会出现消谷善饥的情况；因为是肠寒，所以患者就会出现腹满而不想吃的情况，这种特点就是"饥不欲食"。

6. **胃寒肠热**

"**胃中寒、肠中热，则胀而且泄**"，就是说胃寒肠热最重要的特点之一就是"**胀而且泄**"。

"**胀而且泄**"就是说患者会出现腹胀兼热泻的症状。

胃热肠寒和胃寒肠热，都是寒热错杂，也有症状是相近的，但是因为病理的本质不同，用药自然也就不同。

个人认为，对于胃肠寒热错杂的判别，最重要的是先辨清胃寒与胃热，而"消谷善饥"的症状最好辨别，在辨清胃寒与胃热之后，再根据患者表现出来的症状，分清患者是"胃热肠寒"还是"胃寒肠热"就不难了。

（二）胃寒肠热的病理

"胃寒"的特点之一就是"腹胀"，"胃寒肠热"的特点之一就是"胀而且泄"。共同的特点都是"腹胀"。

胃的功能是把食物磨成糜状，然后通过胃的收缩把这些食糜压进肠中，再由肠进行进一步的消化吸收，变化营养物质输布全身。胃寒就是胃功能低微，就是说，胃的功能因为苦寒攻下等原因，导致胃功能受损，从正常变为抑制。

患者"胃寒"，无法把食物真正地磨成糜状，就直接进入肠中，肠就不得不加速蠕动来继续磨碎食物，才能进行吸收。就是说，因为胃功能的抑制，导致了肠功能的亢进，这就是"肠热"；当然，这种肠热有轻有重，轻的称之为虚性亢进，就是"肠虚热"；重的称之为实性亢进，就是"肠实热"。

无法真正磨碎的食物进入肠中之后，虽然肠通过加速蠕动来进一步磨碎，但是，肠的蠕动毕竟不能代替胃的功能，无法真正达到磨碎食物的目的，食物无法磨碎，积在肠中，时间一久，就会发酵腐败，生成大量的气体，大量的气体一时无法排出，就会壅积在肠胃之中，所以就会出现"腹胀"的情况。

栀子豉汤类方证也有"腹满""腹胀"的情况，那是肠寒引起的，而这里的"腹胀"则是因为"胃寒"引起的。

二、大黄黄连泻心汤证

（一）大黄黄连泻心汤证的病理和症状

大黄黄连泻心汤证的病理是胃寒肠虚热，它和栀子豉汤证的胃热肠寒刚好相反。

【条文】

伤寒大下后，复发汗，心下痞，恶寒者，表未解也，不可攻痞，当先解表，表解乃可攻痞，解表宜桂枝汤，攻痞宜大黄黄连泻心汤。

【解读】

大黄黄连泻心汤证的主要症状就是"心下痞"，而造成"心下痞"的原因就是"伤寒大下后"，就是说，患者出现"心下痞"，是医生误下的缘故。

除了上面的条文之外，还有两条条文：

（1）脉浮而紧，而复下之，紧反入里，则作痞，按之自濡，但气痞耳。

（2）太阳病，医发汗，遂发热，（不）恶寒，因复下之，心下痞，表里俱虚，阴阳气并竭，无阳则阴独，复加烧针，因胸烦，面色青黄，肤瞤者，难治，今色微黄，手足温者，易愈。

前面讲过，医生的攻下是指用寒药攻下，上面两条条文说的是表证误下，第 1 条患者是"脉浮而紧"，这是麻黄汤证，而医生却是用了攻下的办法。第 2 条是医生见患者发汗后，出现发热不恶寒的症状，就误认为患者的病情已经转入阳明，而使用承气汤之类的寒药来攻下；而大黄黄连泻心汤证的条文，医生先用苦寒之药对患者进行攻下，然后又用发汗方法，导致患者不仅胃寒，而且出现津液亏损的亡阳病证。这三条条文讲的都是医生辨证不明，误用寒药攻下，导致患者出现了胃寒的症状。

寒药入胃，首先受寒的就是胃，胃一受寒就无法把食物真正地磨成糜状，直接进入肠中，肠就不得不加速蠕动来磨碎食物，就会表现为肠功能亢进，这就是肠虚热；肠无法真正磨碎食物，就会发酵腐败生成气体，积在肠胃之中，就会出现"腹胀"，这就是"**胃中寒，则腹胀**"，气体越积越多，积在肠胃之中，就会出现膨胀增大，就会出现"**心下痞**"的症状。

这里的"**心中**"和"**心下**"，都是指胃的位置。"**心下痞**"是指患者的胃肠部因为气体充盈而出现的痞硬症状，所以条文说"**心下痞，按之濡**"。

这里面，"**按之濡**"是指患者虽然胃部胀满膨大难受，可是按起来却是濡软而且不痛的，这和小陷胸汤证的"**按之则痛**"做一个鉴别。

除了"**心下痞**"这个主要症状之外，还可能出现以下症状：

①饮食后出现嗳生食气、噫气频作、呕吐酸苦

因为胃肠本来就是胀满的，人一饮食，胃中又增加了东西，就会出现嗳生食气、噫气频作的症状；"上者越之"，胃中胀满，身体自然就会出现呕吐反应，所以就会出现呕吐酸苦的症状。

②病程较长的患者可能会出现营养不良

胃肠有病，患者难以从肠中吸收营养，所以就会出现营养不良的症状。

③大便不畅

胃肠胀满，反过来也会影响肠的蠕动排空，加上患者肠中的积滞，所以患者就会出现大便不畅的症状。

栀子豉汤的病理虽说是胃热肠寒，但更多是因为胃热而表现出来的肠寒，大黄黄连泻心汤证也一样，虽说是胃寒肠热，但更多的是因为是肠热而表现出来的胃寒，就是说，大黄黄连泻心证的病理，胃寒肠热是肯定的，但是，在胃寒与肠热的关系中，肠热表现得更为突出，也是因为肠热的突出，更加反映出患者的胃寒。

（二）大黄黄连泻心汤的药理和运用

大黄黄连泻心汤的组成：

大黄 15 克，黄连 8 克。

方后注：**麻沸汤渍之须臾，去滓温服。**

大黄黄连泻心汤只有两味药，就是大黄和黄连。

1. 大黄的药理

大黄，味苦，性寒，归脾、胃、大肠、肝、心包经，功效是泻下攻积、清热泻火、凉血解毒、逐瘀通经、利湿退黄，主治实热积滞、便秘、血热吐衄、目赤咽肿、痈肿疔疮、肠痈腹痛、瘀血经闭、产后瘀阻、跌打损伤、湿热痢疾、黄疸尿赤、淋证、水肿等症。现代药理研究表明，大黄有先泻后便秘、增加血小板、促进血液凝固等止血作用、有利胆、排石和增进消化作用、有降压作用、有抗肠痉挛作用、有降低血清高胆固醇的作用、有利尿作用、有抗菌作用。

《神农本草经》说："下瘀血，血闭，寒热，破癥瘕积聚，留饮宿食，荡涤肠胃，推陈致新，通利水谷，调中化食，安和五脏。"

《名医别录》说："平胃，下气，除痰实，肠间结热，心腹胀满，女子寒血闭胀，小腹痛，诸老血留结。"

《药性论》说："主寒热，消食，炼五脏，通女子经候，利水肿，破痰实，冷热积聚，宿食，利大小肠，贴热毒肿，主小儿寒热时疾，烦热，蚀脓，破留血。"

《日华子本草》说："通宣一切气，调血脉，利关节，泄壅滞、水气，四肢冷热不调，温瘴热痰，利大小便，并敷一切疮疖痈毒。"

《本草纲目》说："主治下痢赤白，里急腹痛，小便淋沥，实热燥结，潮热谵语，黄疸，诸火疮。"

《本草经疏》说："凡血闭由于血枯，而不由于热积；寒热由于阴虚，而不由于瘀血；癥瘕由于脾胃虚弱，而不由于积滞停留；便秘由于血少肠燥，而不由于热结不通；心腹胀满由于脾虚中气不运，而不由于饮食停滞；女子少腹痛由于厥阴血虚，而不由于经阻老血瘀结；吐、衄血由于阴虚火起于下，炎烁乎上，血热妄行，溢出上窍，而不由于血分实热；偏坠由于肾虚，湿邪乘虚客之而成，而不由于湿热实邪所犯；乳痈肿毒由于肝家气逆，郁郁不舒，以致营气不从，逆于肉里，乃生痈肿，而不由于膏粱之变，足生大疔，血分积热所发，法咸忌之，以其损伤胃气故耳。"

综合以上讲解，大黄的功效可以总结为四个方面，一是泻下攻积；二是止吐血衄血；三是活血祛瘀；四是利尿通淋。

（1）泻下攻积

现代药理研究表明：大黄的煎取液或是热水浸出液，能够直接刺激大肠局部或黏膜下神经丛，以及深部肌肉的神经丛，从而使肠运动亢进，达到肠蠕动加强的目的，同时能够通过抑制肠部水分的吸收（较正常时增加45%），产生容积性致泻作用。简单点说，大黄的攻积作用是因为大黄能增强肠的蠕动，肠蠕动增强就能把胃肠中的容积物排出，这就是攻积的作用；大黄能泻下，是因为大黄能通过增强胃肠的蠕动，把人体体腔内的水分收集到肠管之中，同时通过抑制肠管吸收水分的功能，从而达到肠管积满水分的目的，肠管积满水分而且蠕动加强，所以就有了泻下的功能，因此，也可以称之为植物性的泻药。

大黄泻下作用的强弱程度跟煎煮时间有关系，如果大黄煎的时间长，泻下的作用较缓，这就是"先下泻力缓"；如果大黄煎的时间适中，泻下的作用就是中等，这就是"同下泻力中"；如果大黄煎的时间短，它的泻下作用就强，这就是"后下泻力峻"。这里面，大黄的泻下作用随煎煮时间的增加而减弱，应该是因为大黄中致泻作用的成分随煎煮时间的增加而受到破坏，从而导致泻下作用的减弱。

现代药理研究还表明，大黄除了含有泻下药物的成分之外，还含有苦味质和鞣酸，所以，如果少量运用，不但不泻下，反有止泻健胃的功效；这里面，苦味质有健胃消炎的作用，这一点，跟黄连作为健胃剂是一样的道理；因为能健胃消炎，所以又有治恶心、嗳气的效果；而鞣酸则有止泻的作用。所以，当大黄少量运用时，更多是表现为健胃消炎而止泻的作用；当大黄较大量和大量运用时，则表现为泻下的作用，而且，大黄导致泻下的成分比止泻的成分更容易排出体外，所以，大黄对患者来说是先泻下后止泻，不会失去控制，是治便秘的良药。

日本医学家汉医森岛说："（大黄）内服因为含鞣酸及苦味质，有收敛健胃的作用，适合于胃肠炎。大量则有缓下作用，六至十时间，下糜粥状之薄便，其作用极为缓和，适合于小儿，暨贫血衰弱之病者及恢复等。又常习便秘，久服至年余者，有效，但废药则反致便秘，此为其含有鞣酸也。"

《民国医学杂志》载刘曜曦先生的经验说："大黄用少时，能健胃，而尤以消化不良兼便秘时用之为佳，并有止泻作用，用其大量时，则能奏泻下之功，更大量时则具有强大的泻下作用，尤以病弱者老人及小儿等最宜，再此药久用之无害，故对于常习性便秘者，最适宜也。"

（2）止吐血衄血

《药物学》中说："生地汁磨大黄内服，则治血分有热，口臭唇绽，或齿缝出血者，皆良法也。大黄可应用于吐血症，若病者吐血盈碗，潮涌而至，古人多谓大黄苦寒折热，故用之也，持此说者，为明李中梓。其辞曰：予以诸血证之始，论以大黄、桃仁、红花行血破瘀之剂，折其锐气，而后区别之，虽获中病，然犹不得其所以然也。后遇四明故人苏伊举，论诸家之术，伊举曰：吾乡有善医者，每治失血妄行，必先以快药下之。或问失血复下，虚何以当？则曰：血既妄行，迷失故道，若不去蓄利瘀，则以妄为常，曷以乱御之，且去者自去，生者自生，何虚之有。按大黄治吐血证，确所以奏效之理由，则因植物性下剂有诱导之作用故也，凡吐血盈碗，则上部必有炎症或充血等因，大黄能亢进肠之蠕动，使腹腔脏器充血，因此可减少身体其他部分因炎症或充血之血量，一转移间，吐血自止，故吐血服大黄有效也。吾师拙巢先生好以大黄治脑膜炎，其理由以为西医之脑膜炎，即仲景阳明篇**"目中不了了，睛不和，急下之，宜大承气之证"**；编者亦曾如先生之教，以大黄、黄连、黄芩、芒硝、龙胆治脑膜炎而效，后乃思及，亦诱导之效也。"

大黄能治吐血、衄血，是因为大黄能使肠部充血，从而减少身体上部的出血而已，这就是章次公先生所说的诱导作用。

（3）活血祛瘀

《医学衷中参西录》说："大黄味苦气香性凉，能入血分，破一切瘀血。为其气香，故兼入气分，少用之亦能调气，治气郁作疼，其力沉而不浮，以攻决为用，下一切癥瘕积聚……性虽趋下而又善清在上之热，故目疼齿疼，用之皆为要药；又善解疮疡热毒，以治疔毒尤为特效之药，若疔毒甚剧，他药不效者，当重用大黄以能其大便自愈。其性能降胃热并能引胃气下行，故善止吐衄，仲景治吐衄有泻心汤，大黄与黄连、黄芩同用。《本经》谓其能推陈出新，因有黄良之名；仲景治虚劳血痹，有大黄䗪虫丸、有百劳丸，方中皆有大黄，是真能深悟推陈出新之旨也。"

余听鸿先生说："余读《金匮》仲圣有瘀血在少腹，或水与血结于血室，大黄甘遂汤、下瘀血汤、抵当汤，皆非大黄不可，因大黄是血分之下药也。此症若不遵古训，而不用大黄，虽山棱、莪术千剂，亦徒然也。所以仲景之书，不可不读也。"

现代药理研究表明，大黄具有很强的抗感染作用、抗衰老、抗氧化作用，能够调节免疫，有抗炎、解热作用，有抗病原微生物作用，有降血脂、止血的作用，有抗胃及十二指肠溃疡、促进胰液分泌、抑制胰酶活性、利胆、保肝、泻下等作用。

（4）利尿通淋

《医学衷中参西录》中说："大黄，其香窜透窍之力又兼利小便，凡服大黄，其小便即为大黄之色，即为其明证也。"

2."麻沸汤"的用法原理

大黄黄连汤的用法比较特殊，是"**麻沸汤渍之须臾，去滓温服**"。简单点说，就是用开水泡一会儿就喝，跟我们平常煮中药的方式是不一样的。

大部分书对此的解释是："此处用麻沸汤浸渍目的，是在取其气而薄其味，让轻扬之气清淡泄热以除上焦之邪，而不在泻下里实，免致药过病所。"

《曹氏伤寒发微》中说："大黄、黄连气味苦寒，其性善泄，生则易行，热则迟缓，故麻沸汤渍之。"

《伤寒论今释》说："不煮但汤渍者，以大黄之树胶质护膜质，经高热则分解，此质分解，则大黄之有效成分被胃吸收，肠黏膜之刺激因而减少，肠蠕动不能亢进，即不能达诱导之目的故也。"

陆渊雷先生意思就是说，不用煮的方法是因为煮的时候，会破坏大黄的树胶保护层，那么，大黄使肠部蠕动亢进的物质就会被胃吸收而不能到达肠部。

个人认为，这其实就是"浊药轻投"的办法，用开水泡药后饮用，其目的主要有两个：①用作健胃剂。黄连和大黄，如果少量运用则是苦味健胃剂，都有健胃消炎的作用，能健胃消炎，增强胃动力。②用于清肠虚热。大黄黄连泻心汤证肠热较轻，病轻则药轻。所以用开水泡药就是最好的办法了。

3. 大黄黄连泻心汤的运用

陆渊雷先生说："急性胃炎，中医名曰伤食，时医例用山楂、鸡内金、神曲、麦芽等药，古方则以芩、连为主，诸泻心汤是也。用山楂等药，不过防止胃内容物之发酵腐败，必须芩、连，方能消除炎症，因发炎部必充血故也。古方、时方之优劣，于此可见一斑。"

（三）医案点评

案一：《刘渡舟临床验案精选》

王某，女，42岁。患者心下痞满，按之不痛，不欲饮食，小便短赤，大便偏干，心烦，口干，头晕耳鸣。西医诊为"植物神经功能紊乱"。其舌质红，苔白滑，脉来沉弦小数，此乃无形热邪痞于心下之证。治当泄热消痞，当法《伤寒论》"大黄黄连泻心汤"之法。大黄3克，黄连10克。沸水浸泡片刻，去滓而饮。服3次后，则心下痞满诸证爽然而愈。

[点评] 本案中，患者心下痞满，按之不痛和不欲饮食，这些都是胃寒的表现；而小便短赤，大便偏干，心烦，口干，舌质红，这些都是肠热的表现；而苔白滑和脉沉弦小数则又表示肠热不严重，所以综合起来就是胃寒肠虚热，就是大黄黄连泻心汤证。

案二：《通俗伤寒论讲话》

孙某，男，60岁。鼻衄而心烦，心下痞满，小便色黄，大便不爽，舌苔黄，脉寸关皆数。辨为心胃之火，上犯阳络，胃气有余，搏而成痞。用大黄9克，黄连6克，黄芩6克。经麻沸汤浸药，只饮一碗，其病应手而愈。

[点评] 本案跟上个医案相似，只是多了鼻衄的症状。不仅是鼻衄，还有眼红赤、面热、全身烘热都属于这个范围。

个人也常用开水泡大黄来治面部发热以及饮酒过量、服人参导致的全身烘热，还用来治红眼病，都取得了很好的效果。

三、附子泻心汤证

（一）附子泻心汤证的病理和症状

附子泻心汤证的病理是里则胃寒肠虚热、表则血运不畅。

【条文】

心下痞而复恶寒，汗出者，附子泻心汤主之。

【解读】

这条条文跟大黄黄连泻心汤证的条文基本相同。

大黄黄连泻心汤的条文是："伤寒大下后，复发汗，心下痞，恶寒者，表未解也，不可攻痞，当先解表，表解乃可攻痞，解表宜桂枝汤，攻痞宜大黄黄连泻心汤。"

这里面，"心下痞"就是大黄黄连泻心汤证，"恶寒"则是桂枝汤证，而附子泻心汤证的条文中，"心下痞"同样是大黄黄连泻心汤证，而"恶寒""汗出"同样也是桂枝汤证。

所以，对于本条条文的症状来说，可以先解表后攻里，就是先用桂枝汤，再用大黄黄连泻心汤，而本条条文给出的则是表里同治的办法。

（二）附子泻心汤的药理和运用

附子泻心汤的组成：

大黄 15 克，黄连 8 克，黄芩 8 克，炮附子 8 克。

方后注：用麻沸汤渍前三味药，须臾绞去滓，内附子煎汁即成。

本方就是用大黄黄连泻心汤加黄芩和附子而成。

附子的药理

附子，味辛、甘，性大热，有毒，归心、脾、肾经，功效是回阳救逆、补火助阳、散寒止痛，主治是亡阳虚脱、肢冷脉微、心阳不足、胸痹心痛、虚寒吐泻、脘腹冷痛、肾阳虚衰、阳痿宫冷、阴寒水肿、阳虚外感、寒湿痹痛等。现代药理研究表明，附子有增强心肌收缩力、加快心率、增加心输出量、增加心肌耗氧量；有扩张血管、增加血流、改善血液循环作用；对血压的影响既有升压又有降压作用；有强心抗休克即回阳救逆作用；有显著的抗缓慢型心律失常作用；对急性炎症模型有明显抑制作用。

《汤液本草》说："附子，入手少阳三焦、命门之剂，浮中沉，无所不至，味辛太热，为阳中之阳，故行而不止，非若干姜止而不行也。非身表凉而四肢厥者不可僭用，如用之者以其治逆也。"

《伤寒蕴要》说："附子，乃阴证要药，凡伤寒传变三阴及中寒夹阴，虽身大热而脉沉者必用之，或厥冷腹痛，脉沉细，甚则唇青囊缩者，急须用之，有退阴回阳之力，起死回生之功。近世阴证伤寒，往往疑似不敢用附子，直待阴极阳竭而用之已迟矣。且夹阴伤寒，内外皆阴，阳气顿衰，必须急用人参健脉以益其原，佐以附子，温经散寒，舍此不用，将何以救之。"

《本草经读》说："附子，味辛气温，火性迅发，无所不到，故为回阳救逆第一品药。《本经》云，风寒咳逆邪气，是寒邪之逆于上焦也。寒湿踒躄，拘挛膝痛，不能行步，是寒邪着于下焦筋骨也。癥坚积聚血瘕，是寒气凝结，血滞于中也。考《大观本草》，咳逆邪气句下有温中金疮四字，以中寒得暖而温，血肉得暖而合也，大意上而心肺，下而肝肾，中而脾胃，以及血肉筋骨营卫，因寒湿而病者，无有不宜。即阳气不足，寒自内生，大汗、大泻、大喘，中风卒倒等症，亦必仗此大气大力之品，方可挽回，此《本经》言外意也。"

《本草正义》说："附子，本是辛温大热，其性善走，故为通行十二经纯阳之要药，外则达皮毛而除表寒，里则达下元而温痼冷，彻内彻外，凡三焦经络，诸脏诸腑，果有真寒，无不可治。但生者尤烈，如其群阴用事，汩没真阳，地加于天；仓促暴症之肢冷肤清，脉微欲绝，或上吐下泻，澄澈不臭者，非生用不为功。而其他寒症之尚可缓缓图功者，则皆宜熟用较为驯良。唯此物善腐，市肆中皆是盐制之药，而又浸之水中，去净咸味，实则辛温气味，既一制于盐之咸，复再制于水之浸，久久炮制，真性几于尽失，故用明附片者，必以干姜、吴萸等相助为现，方有功用，独以钱许，其力甚缓。寿颐尝于临症之余，实地体验，附片二钱，尚不如桂枝三、五分之易于桴应，盖真性久已淘汰，所存者寡矣。是以苟遇大症，非用至一、二钱，不能有效，甚者必三、五钱，非敢孟浪从事，实缘物理之真，自有非此不可之势。若用生附，或兼用乌头、草乌，终嫌毒气太烈，非敢操必胜之券矣。"

综合以上的讲解，附子的功效可以总结为强心促血运和辛温振功能。

1. 强心促血运

现代药理研究表明，附子有强心的作用，就是说，附子能增强心肌收缩力，加快心率，增加心输出量，增加心肌耗氧量；同时有扩张血管，增加血流，改善血液循环作用。它对血压的影响既有升压又有降压作用，这和它所含成分有关。研究证明，附子中的去甲乌药碱是降压的有效成分，附子中氯化甲基多巴胺则有升压的作用。

因为附子有强心、收缩血管、升高血压，以及扩张血管、改善循环等的作用，所以附子又有抗休克、抗心律失常和保护心肌的作用。

2. 辛温振功能

附子性辛温大热，我们前面讲过，药性的寒热是针对人体全身的功能偏差而言的，附子能强心活血、补阳回暖，兴奋人体的各项功能，所以说附子辛温大热。

现代药理研究表明，附子有刺激神经的作用，它能刺激局部皮肤、黏膜和感觉神经末梢，先是兴奋，产生瘙痒与热感，然后是麻醉，丧失知觉。同时还有抗寒冷、促进葡萄糖氧化、促进蛋白质合成等作用，也就是说，附子有兴奋身体功能的作用。

例如，附子能回阳救逆，能散寒止痛，能治汗多亡阳，是因为附子能增强心脏的功能，使血运趋表，血运达表，自然四肢能温，所以说附子能回阳救逆；肢体得温，自然寒去痛止，所以说附子能散寒止痛；附子能使血运达表，温暖肌肤，使皮肤毛窍恢复正常，因此能固表止汗，汗止则热量的大量流失也随之停止，体温因之也得到补充回暖，所以说附子能治汗多亡阳；其他的如治肢冷脉微，心阳不足，胸痹心痛，虚寒吐泻，脘腹冷痛，肾阳虚衰，阳痿宫冷，阴寒水肿，阳虚外感，寒湿痹痛等也同样变得很容易理解了。

不过，因为附子辛温有毒，它的毒性主要来自附子中所含的乌头碱。乌头碱的毒性极强，口服 0.2 毫克即能使人中毒，口服 3～5 毫克即可致死，不过，乌头碱经煎煮后，能水解成毒性较弱的苯酰乌头原碱和乙酸，苯酰乌头原碱又可进一步分解为毒性极低微的乌头原碱和苯甲酸，煎煮时间越长，毒性越低，经 3～4 小时的煎煮，乌头碱基本被完全破坏，所以，只要炮制得法，就能够相对的大量运用，我们复方当中，附子常和甘草、干姜同煮，也是为了降低附子的毒性。根据陈潮祖教授的经验，附子每增加10克先煎20分钟，先煎时间随药量而增减，10克以内一般就不用先煎了。

附子泻心汤的药理是用附子助血运，使内外温而发热恶寒汗出自止，三黄合用则肠虚热平而痞自消。

因为附子泻心汤有活血温表，清里消胀之功，所以，《类聚方广义》说："老人停食，瞀闷晕倒，不省人事，心下满，四肢厥冷，面无血色，额上冷汗，脉伏如绝，其状仿佛中风者，谓之食郁食厥，宜附子泻心汤。"

（三）医案点评

案一：《遁园医案》

宁乡学生某，得外感数月，屡治不愈。延诊时，自云"胸满、上身热而汗出，腰以下恶风"，时夏历六月，以被围绕。取视前所服方，皆时俗清利、搔不着痒之品。舌苔淡黄，脉弦。与附子泻心汤，阅二日复诊，云药完二剂，疾如失矣。为疏善后方而归。

[点评] 本案中，首先，患者胸满就是条文中的"**心下痞**"；其次，患者恶风、汗出，六月围被，就是表受寒郁，是太阳中风的病证。所以，患者是外有寒郁，内有胃寒肠热的病理，所以用附子泻心汤两剂而愈。

本案中，如果先用桂枝汤，后用大黄黄连泻心汤，也是可以的，前面已讲过了。

案二：《刘渡舟临证验案精选》

韩某，男，28岁。未婚，宁夏回族自治区人。患背热如焚，上身多汗，齿衄，烦躁不安。但自小腹以下发凉，如浴水中，阴缩囊抽，大便溏薄，尿急尿频，每周梦遗2～3次。在当地易数医治疗无效，专程来京请刘老诊治。视其舌质偏红，舌苔根部白腻，切其脉滑而缓。刘老曰：此上热下寒之证，当清上温下，然观患者所服之方，率皆补肾固涩之品，故难取效。刘老处以附子泻心汤：黄芩6克，黄连6克，大黄3克（沸水浸泡十分钟去渣），炮附子12克（文火煎40分钟，然后兑"三黄"药汤，加温合服）。药服3剂，大便已成形，背热减轻，汗出止，小腹转暖，阴囊上抽消失。又续服3剂而愈。

[点评] 本案跟上个医案相近，只是描述得更为详细而已。本案中，患者"背热如焚，齿衄，烦躁不安"，这些都是大黄的主治，跟鼻衄、眼红、身体烘热是一样的，而"上身多汗、小腹以下发凉，如浴水中，阴缩囊抽，大便溏薄，尿急尿频"等症状则是阳虚里寒的表现，所以，用附子温里固表，用三黄轻渍除虚热就能药到病除。

案三：《名老中医之路·回忆吴悼仙老师》

民国初年，重庆军阀混战，时为六月炎暑，士卒日夜蹲于战壕中，寒湿侵袭，病倒者甚众。病者谓寒冷难耐，虽复以重被，仍战栗不已。扪之则身若燔炭，汗出淋漓病不退。经治不愈。乃延先师诊治。思忖良久，乃悟"患者身大热，反欲得近衣者，热在皮肤，寒在骨髓也；身大寒，反不欲近衣者，寒在皮肤，热在骨髓也"之理。《伤寒论》原文之后无方药，先师乃据古人论述，立案云："病原酷暑出征，枕戈露卧，以致寒伤骨髓，热淫皮肤。法宜专煎附子以祛寒，轻渍三黄，以涤浮热。当否，可请高明论证。拟方：制附子八钱，黄芩、黄连、大黄各三钱。按古法先煎附子二小时，以不麻口为度。将三黄待水沸时浸半分钟，将药液滤出，合附子汁混合，微温即饮之。"服三次，表热退，寒战止，一剂乃瘥。

[点评] 本案跟上面两个医案病理相同，症状相似。

四、半夏泻心汤证

（一）半夏泻心汤证的病理和症状

半夏泻心汤证的病理是胃寒肠热兼而水饮，本方证的胃寒比大黄黄连泻心汤证的胃寒更为严重。

【条文】

呕而肠鸣，心下痞者，半夏泻心汤主之。

【解读】

胃寒肠热则"心下痞"，半夏泻心汤证与大黄黄连泻心汤证的不同之处，在于增加了"呕"和"肠鸣"的症状。前面讲过，大黄黄连泻心汤证也有"呕"的症状，所以，半夏泻心汤证跟大黄黄连泻心汤证相比，其最大的区别就在于"肠鸣"。

"肠鸣"是因为胃寒肠热,不能运化水饮引起的。

陆渊雷先生说:"患急性热病者,以正气专力于抗病之故,胃功能常比较衰弱,于是食物停滞,发酵分解而成种种气体,凡固体液体变为气体,必增大其容积,则令胃腔扩张,而为心下痞硬。气体上出于气管,则为干噫食臭。患胃扩张者,常因化学的物理的刺激,引起幽门梗阻,于是胃中水分不得下输于肠,胃又无吸收水分之功能,水遂停而不去,是为胁下有水气。停滞之食物腐败发酵,产生种种有机物,刺激胃壁,引起胃炎,结果益减退其运动消化功能,而扩张愈益增大。炎症蔓延至于十二指肠小肠,遂为雷鸣下利,由是言之,生姜泻心汤者,治胃扩张及胃肠炎之剂也,唯用法标准,仍当据此条之证候,不能用以治一切胃扩张及胃肠炎也。又百五十六条之半夏泻心汤,证候甚略,学者但记取半夏泻心汤方中,减干姜二两,加生姜四两,即为生姜泻心汤。方既略同,则半夏泻心之证候,自可知已。"

陆渊雷先生的讲解,把半夏泻心汤证和后面的生姜泻心汤证的病理讲得非常清楚,"肠鸣"因为胃肠中有水饮,加上肠热蠕动加强而发出的声音,一般也叫"肠鸣音"。

明白了以上的病理原因,那么,其他的症状如"呕""心下痞",以及因肠热引起的"脉数、小便黄赤"和因胃不和引发的"失眠"就都在情理之中。

(二)半夏泻心汤的药理和运用

半夏泻心汤的组成:

半夏 21 克,干姜 15 克,人参 15 克,黄芩 15 克,黄连 5 克,炙甘草 15 克,大枣 4 枚。

半夏泻心汤是由半夏、干姜和黄芩、黄连以及人参、大枣、甘草组成的,参、夏、姜、枣、草是一个温胃阳的组合,所以,半夏泻心汤也可以看成黄连、黄芩加上参、夏、姜、枣、草。

半夏的药理:

半夏,味辛,性温,归脾、胃、肺经,功效是燥湿化痰、降逆止呕、消痞散结，主治湿痰寒痰、咳喘痰多、痰饮眩悸、风痰眩晕、痰厥头痛、呕吐反胃、胸脘痞闷、梅核气等。现代药理研究表明，半夏有镇咳、镇吐、降压、镇静催眠、抗溃疡、抗心律失常、抗凝血、抗早孕、抑制腺体分泌等作用。

《本草衍义》说："半夏，今人唯知去痰，不言益脾，盖能分水故也。脾恶湿，湿则濡而困，困则不能制水。《经》曰：湿胜则泻。一男子夜数如厕，或教以生姜一两碎之，半夏汤洗，与大枣各三十枚，水一升，瓷瓶中慢火烧为熟水，时时呷，数日便已。"

《本草会编》："俗以半夏性燥有毒，多以贝母代之，贝母乃太阴肺经之药，半夏乃太阴脾经、阳明胃经之药，何可代也。夫咳嗽吐痰，虚劳吐血，或痰中见血，诸郁咽痛喉痹，肺痈，肺痿，痈疽，妇人乳难，此皆贝母为向导，半夏乃禁用之药。若涎者脾之液，美味膏粱炙爆，皆能生脾胃湿热，故涎化为痰，久则痰火上攻，令人昏愦口噤，偏废僵仆，蹇涩不语，生死旦夕，自非半夏、南星曷可治乎？若以贝母代之，则翘首待毙矣。"

《药征》说："余尝读《本草纲目》半夏条曰，孕妇忌半夏，为其燥津液也。不思之甚矣。古语有之曰，有故无殒，此证而用此药，夫何忌之有。妊娠呕吐不止者，仲景氏用干姜人参半夏丸，余亦尝治孕妇留饮掣痛者，与十枣汤数剂，及期而娩，母子无害也。"

《本草经读》说："今人以半夏功专祛痰，概用白矾煮之，服者往往致吐，且致酸心少食，制法相沿之陋也。古人只用汤洗七次，去涎，今人畏其麻口，不敢从之。此药是太阴、阳明、少阳之大药，祛痰却非专长，故仲景诸方加减，俱云呕者加半夏，痰多者加茯苓，未闻以痰多加半夏也。张寿颐：半夏味辛，辛能泄散，而多涎甚滑，则又速降，《本经》以主伤寒寒热，是取其辛散之义，又治心下坚满而下气者，亦辛以开泄其坚满，而滑能降达逆气也。咽喉肿痛，头眩咳逆，皆气逆上冲，多升少降使然，滑而善降，是以主之。胸胀即心下之坚满，肠鸣乃腹里之窒塞，固无一非泄降开通之效用。止汗者，汗出多属气火上逆为病，此能抑而平之，所以可止，固非肌腠空疏，卫气不固之虚汗可知。后人止知半夏为消痰主将，而《本经》乃无一字及于痰饮，然后知此物之长，全在于开宣滑降四字，初非以治痰专长，其所以能荡涤痰浊者，盖即其开泄滑下之作用。《本经》主治，皆就其力量之所以然者而诠次之。至《别录》

主治，大率皆与《本经》同义，唯多痈肿萎黄两症，盖痈肿仍是脉络之结滞，萎黄又多湿热之不通，此能主之，亦犹是开泄之力。悦泽面目，则外敷之面脂药也。俗本医书，皆谓半夏专治湿痰，贝母专治燥痰，此其说实自汪讱庵开之。究之古用半夏治痰，唯取其涩多而滑降，且兼取其味辛而开泄，本未有燥湿之意，唯其涩苓甚，激刺之力甚猛，故为有毒之品，多服者必有喉痛之患，而生姜则专解此毒。古无制药之法，凡方有半夏者，必合生姜用之，正取其克制之义。而六朝以降，始讲制药，且制法日以益密，而于此物之制造，则尤百出而不穷，于是浸之又浸，捣之又捣，药物本真，久已消灭，甚至重用白矾，罨之悠久，而辛开滑降之实，竟无丝毫留存，乃一变而为大燥之渣滓，则古人所称种种功用，皆不可恃，此所谓矫枉而过其正。或者又疑古书之不可信，不亦冤耶。古书每谓半夏善治风痰，说者辄以辛能散风作解，遂谓治大人中风，小儿惊痫，皆其治风散风之功。其实半夏泄降，唯积痰生热，积热气升，而内风自动者，此能降气开痰，则风阳自息，决非可以发散外感之风。"

综合以上讲解，半夏的功效可以总结为温胃阳、化痰饮。

1.温胃阳

半夏味辛性温，能温胃行气治胃寒，胃寒则胀、则呕、则生水饮；半夏能温胃去胃寒，所以，半夏能降逆止呕、消痞散结，能去因胃寒引发的各种水饮。现代药理研究也表明，半夏的水煎醇沉液能减少胃液分泌，降低胃液游离酸度和总酸度，抑制胃蛋白酶活性，保护胃黏膜，促进胃黏膜的修复，具有抗大鼠幽门结扎性溃疡、消炎痛性溃疡及应激性溃疡的作用。就是说，半夏也有消炎止痛祛溃疡的作用。

《医学衷中参西录》说："半夏有三禁，渴家、汗家、血家也。病人渴甚而呕者，乃阳明热邪炽盛，劫其津液，故渴，邪火上升，故呕，半夏辛苦温燥，故而所宜。"

张锡纯先生这里说的"渴家"是指胃热而渴的"渴家"，而不是说"渴"就不能用半夏，津液停滞引发的"渴"，也是可以用半夏的。

2.化痰饮

这个作用既是半夏温胃行气的发展，也是半夏的特性之一。因为半夏能化痰饮，所以说半夏能燥湿化痰，能治湿痰寒痰、咳喘痰多、痰饮眩悸、风痰眩晕、痰厥头痛、梅核气等症。现代药理研究也表明，半夏有镇咳、祛痰的作用，就是说，半夏中生物碱能抑制咳嗽中枢产生镇咳作用，它的提取物也有祛痰的作用。

《医学衷中参西录》说："半夏、橘红皆为利痰之药，然宜于湿寒之痰，不宜于燥热之痰，至阳虚生热有痰、外感温热有痰尤所当忌，究之伍药得当，半夏犹可用，是以竹叶石膏汤、麦门冬汤皆用之，至橘红则无论伍以何药皆不宜用，盖橘红为虚劳温病禁药，误用之则诸药之功皆为掩矣。故他药虽对症，服之则丝毫无功，医者往往不明所以，数更其方无效而诿为不治也。"

张锡纯先生的这段话，也直接点明了半夏是治胃寒引发的痰饮的。

半夏泻心汤用半夏、干姜、人参温胃阳，炙甘草、大枣补胃阴，胃功能正常，水饮得化，则呕与肠鸣皆止；用黄连、黄芩清肠热、消肠积，则食积与水饮俱得下，胃寒得除，肠热得平，则诸证皆消。

本方在临床运用的范围非常广泛，这是因为现代人生活节奏快，而且经常饮食不节，所以，很多人都有或轻或重的胃病。这个方子，还有生姜泻心汤、甘草泻心汤都是常用的治胃病的方子。

章次公先生说："湿温证之闷，大别有二：热度高时心脏不强之闷，其脉多虚弱；热不高亦闷者，营养缺乏居多，仲景称为虚痞（此实为胃肠不健，不能吸收营养，入胃之食发酵而为之气痞也）。此二者党参皆能治，厚朴、郁金之治闷，纯是健胃作用，因其芳香挥发，多少有催动血行之故，对于心脏不强稍有助益，用于虚痞则无效。病者多汗，面色不华，虚象居多，芳香类药不宜常服。世人只解芳香化浊，不解甘温健脾并用之法，如泻心汤，仲景之说，衰佚久矣。"

半夏泻心汤中有干姜，对于胃寒或是肠寒引发的腹胀都有很好的效果，而对于腹胀严重的，也可以加入厚朴和枳实，因为这两味药能宽肠下气，能促进肠之蠕动，所以，效果相对会更好一些。

这里要特别强调的是，半夏泻心汤证的"肠热"，虽然比大黄黄连泻心汤证的"肠热"要重一点，但还是"虚热"，所以，黄连的用量要轻，临床以不超过 5 克为度，才能取得良好的效果；如果过用黄连，反而会导致肠寒下利。

（三）医案点评

案一:《伤寒论选读》

梁某，女，31岁。因出勤时渴甚，遂在河里饮生水，抵家，觉肠鸣腹痛，继之腹泻日十余行。曾先后经中、西医药治疗，腹泻无好转，腹中肠鸣更甚，痞满不舒，所下为黄色水液，奔波下注，转请中医治疗，其下利更多，病情急剧发展。症状：六脉小数，心下痞，肠鸣，持脉未毕，病者则须大便，口干欲引饮，喜凉，舌苔边白，中现微黄，肠鸣辘辘可闻，腹部疼痛，体温38.6℃。处方：半夏泻心汤，果一剂而泻愈病痊。

[点评] 本案中，患者的情况主要是腹部痞满不舒，即心下痞，这是胃寒的表现；其次就是肠鸣下利，肠鸣辘辘可闻，口干欲引饮，喜凉，这些都是肠热的表现。

案二:《伤寒解惑论》

李某，女性，年约六旬，山东大学干部家属。1970年春，失眠复发，屡治不愈，日渐严重，竟至烦躁不食，昼夜不眠，每日只得服安眠药片，才能勉强略睡一时。当时我院在曲阜办学，应邀往诊。按其脉涩而不流利，舌苔黄厚黏腻，显系内蕴湿热。因问其胃脘满闷否？答曰：非常满闷。并云大便数日未行，腹部并无胀痛。我认为，这就是"胃不和则卧不安"。要使安眠，先要和胃。处方：半夏泻心汤加枳实。傍晚服下，当晚即酣睡一整夜，满闷烦躁，都大见好转。接着又服几剂，终至食欲恢复，大便畅行，一切基本正常。

[点评] 本案中，患者舌苔黄厚黏腻，以及大便不行，都是比较典型的肠热表现；而胃脘满闷则是胃寒的表现；胃寒肠热，自然就是半夏泻心汤证。

案三:《临证实验录》

李某，男，45岁，市委宣传部干部，中文系毕业，读尽三坟五典，文章锦绣生辉。1984年1月12日初诊。头痛15年余，时轻时重，时缓时急。轻缓时胀闷如裹，尚可工作；重急时剧烈难忍，伏案少动。日发二三次，每次持续1小时左右，书不能读，笔难以舞。作脑电图、脑CT检查，未见异常。服药针灸，总不得愈。询知素日脘腹痞闷，恶心嗳逆，头痛剧时，脘胀呕恶尤为突出，纳谷不香，二便尚可，口干，口苦，食冷则脘胀不适。舌苔黄腻，脉象沉缓不足，诊腹心下痞，脐周无压痛。脉症相参，此中虚而痰湿壅盛证也。《素问·通评虚实论》云："头痛，耳鸣，九窍不利，肠胃之所生也。"盖脾胃居中州，主运化，可升降，虚则运化无力，生痰成饮，升降失职，则清浊无序，故有头痛及上热下寒诸症之发生。治宜补脾胃、化痰饮，方如半夏白术天麻汤。考半夏白术天麻汤有二：一为程钟龄制（半夏、天麻、白术、甘草、蔓荆子），一为李东垣创（半夏、天麻、白术、黄柏、干姜、苍术、神曲、陈皮、麦芽、党参、泽泻、黄芪、茯苓）。余于体虚脉弱、寒热夹杂者用东垣方；虚弱不甚，寒热不显者用钟龄方。本案心下痞满，上热下寒，此二方显然不若半夏泻心汤为妥。半夏泻心汤，可健脾胃、化痰饮、调寒热、启痞结，虽不言治头痛，然中气健运，升降有序，头痛岂能独存？拟：半夏15克，黄芩6克，黄连4.5克，干姜6克，党参10克，炙甘草6克，藿香10克，生姜6片，红枣6枚。3剂。并嘱节晚餐，少肥甘。二诊：头胀痛明显减轻，胃纳增加，脘腹呕恶止，脉舌同前，守方续服3剂。三诊：头痛止，诸症悉减，苔仍腻，嘱守方续服，苔净药停。

[点评] 本案跟上个医案很相近，脘腹痞闷、恶心嗳逆、头痛剧时、脘胀呕恶尤为突出、纳谷不香，这些症状都是胃寒的表现，吴茱萸汤证也是因为胃寒而引起的呕逆和头痛，道理都是相通的；而口干、口苦、舌苔黄腻这些症状则是肠热的表现。胃寒肠热的病理清楚了，使用半夏泻心汤也就无疑义了。

案四：《谢映庐医案》

黄平福，形瘦面白，时当暑热，得呕吐泄泻之病。医见口渴溺赤，与竹叶石膏汤，而呕泄未止，反加心胸胀满，神气自昏，躁扰不安，势甚危急。诊之脉来浮数，肌热灼指，舌边红刺，满舌白苔，中心黄黑。伊父绍邦，年老独子，求治甚切。因慰之曰：俟吾以二法治之，毋庸惧也。先与连理汤，继进半夏泻心汤，果得呕泄顿止，热退纳食而安。门人问曰：吾师治病，每预定安危，令人莫测，此症先定二法，服下丝毫不爽，其理安在？答曰：业医必揣摩有素，方有把握。《内经》有云：肠中热、胃中寒，胃中热、肠中寒。肠中热，则出黄如糜；胃中热，消谷善饥；胃中寒，则腹胀；肠中寒，则肠鸣飧泄；胃中寒、肠中热，则胀而且泄；胃中热、肠中寒，则疾饥小腹痛胀。斯人斯症，合乎胃中寒、肠中热，故胀而且泻也。然胃中之寒，始先盛暑逼于外，阴冷伏其中，而医又以大寒之药清胃，则胃愈寒矣。故虽寒热错杂，不得不先与连理汤调其胃气分其阴阳也。然阳邪内陷，已成痞结，非苦以泻之，辛以通之，其何以解寒热错杂之邪耶？世医治病，但守寒以热治，热以寒治，倘遇寒热错杂之邪，不知《内经》胃热肠寒、胃寒肠热之旨，及仲景诸泻心、嘉言进退黄连汤者，其何以肩斯任也？

[点评] 本案就是本讲开头的内容。

五、生姜泻心汤证

（一）生姜泻心汤证的病理和症状

生姜泻心汤证的病理是胃寒肠热兼水饮，但是胃寒更为严重，是半夏泻心汤证的进一步。

【条文】

伤寒汗出，解之后，胃中不和，心下痞硬，干噫食臭，胁下有水气，腹中雷鸣，下利者，生姜泻心汤主之。

【解读】

这条条文跟半夏泻心汤证的条文做个对比，它们之间的区别就非常明显了。

对于半夏泻心汤证来说，它是胃寒，症状表现是"呕"和"心下痞"，而到了生姜泻心汤证这里，就变成了"胃中不和，心下痞硬"和"干噫食臭"；对于半夏泻心汤证的肠热有水饮来说，它的表现是"肠鸣"，而对于生姜泻心汤证来说，就变成了"胁下有水气，腹中雷鸣"的"下利"。

所以，生姜泻心汤证的病理和半夏泻心汤证的病理相近，但是，它的胃寒程度比半夏泻心汤证更重，胃更寒，则呕更多，水饮更多，所以，患者不仅心下痞硬、腹中雷鸣、干噫食臭、胁下有水气，还可能出现频频呕逆，浮肿，小便不利等证，所以，要在半夏泻心汤方中加入温胃阳、止呕、逐水气的生姜。

（二）生姜泻心汤的药理和运用

生姜泻心汤的组成：

半夏 21 克，干姜 15 克，人参 15 克，黄芩 15 克，黄连 5 克，炙甘草 15 克，大枣 4 枚，生姜 20 克。

这个方子跟半夏泻心汤比较，增加生姜 20 克。

（三）医案点评

案一：《岳美中医案集》

胡某，男性，患慢性胃炎。自觉心下有膨闷感，经年累月，当饱食后嗳生食气，所谓"干噫食臭"；腹中常有走注之雷鸣声。体形瘦削，面少光泽。认为胃肠功能衰弱，食物停滞，腐败成气，增大容积，所谓"心下痞硬"；胃中停水不去，有时下走肠间，所谓"腹中雷鸣"。以上种种见证，都符合仲景生姜泻心汤证，因疏方予之：生姜 12 克，炙甘草 9 克，党参 9 克，干姜 9 克，黄芩 9 克，黄连 3 克（忌用大量），半夏 9 克，大枣 4 枚（擘）。以水 8 盅，煎至 4 盅，去滓再煎，取 2 盅，分 2 次温服。服 1 周后，所有症状基本消失，唯食欲不振，投以加味六君子汤，胃纳见佳。

[点评] 本案中患者有着典型的生姜泻心汤证，故生姜泻心汤运用起来也没什么问题。

案二：《刘渡舟临证验案精选》

潘某，女，49 岁，湖北潜江人。主诉心下痞满，噫气频作，呕吐酸苦，小便少而大便稀溏，每日三四次，肠鸣辘辘，饮食少思。望其人体质肥胖，面部浮肿，色青黄而不泽。视其心下隆起一包，按之不痛，抬手即起。舌苔带水，脉滑无力。辨为脾胃之气不和，以致升降失序，中夹水饮，而成水气之痞。气聚不散则心下隆起，然按着柔软无物，但气痞耳。遵仲景之法为与生姜泻心汤加茯苓。生姜 12 克，干姜 3 克，黄连 6 克，黄芩 6 克，党参 9 克，半夏 10 克，炙甘草 6 克，大枣 12 枚，茯苓 20 克。连服 8 剂，则痞消，大便成形而愈。

[点评] 本案跟上个医案相近，只是多了下利的症状而已。

六、甘草泻心汤证

（一）甘草泻心汤证的病理和症状

甘草泻心汤证的病理是胃寒肠热兼水饮、津伤不足，它是生姜泻心汤证的进一步。

【条文】

1.伤寒中风，医反下之，其人下利日数十行，谷不化，腹中雷鸣，心下痞硬而满，干呕，心烦不得安，医见心下痞，谓病不尽，复下之，其痞益甚，此非结热，但以胃中虚，客气上逆，故使硬也，甘草泻心汤主之。

2.狐惑之为病，状如伤寒，默默欲眠，目不得闭，卧起不安，蚀于喉为惑，蚀于阴为狐，不欲饮食，恶闻食臭，其面目乍赤、乍黑、乍白，蚀于上部则声嗄，甘草泻心汤主之。

【解读】

第1条条文中，患者的病状跟生姜泻心汤证的症状一样，只是下利更为严重，生姜泻心汤证只是"**下利**"，而甘草泻心汤证则是"**下利日数十行**"的症状；而胃寒的症状也更为严重，出现了"**谷不化**"的症状，下利严重，就会导致津液亏损严重，津液无法濡养神经，患者就会出现"**心烦不得安**"的症状，再加上胃寒严重所导致的"**胃不和则卧不安**"，所以，甘草泻心汤证所出现的失眠症状，要远比生姜泻心汤证来得严重。

第2条条文，患者胃寒肠热，肠热就会下利，下利太甚，津液就无法进入三焦濡养全身，而导致患者全身津液大缺，前面讲过，人体内但凡黏膜多的地方都是需要津液多的地方，如口腔、咽喉、胃、肠、外阴等，这些地方的黏膜很多，津液一缺，黏膜就会生病变，咽喉不得津则为惑，就是口腔、咽喉部痛而溃疡；肠热而又津缺则下阴而为狐，就是肛门、外阴部溃疡，所以，患者常常是下利和口腔等处溃疡同时出现；不仅如此，人体津液大缺，则水运不畅，所以患者也可能出现面部水液骤多骤少，所以会出现面目乍赤、乍黑、乍白；肠热津伤，神经失养，所以，临床所见黏膜破损的，经常伴有心烦失眠。

就是说，这里的"狐惑"病，其实是因为津液大伤所引起的黏膜溃疡病。理解了这一点，条文的内容就理解了。

（二）甘草泻心汤的药理和运用

甘草泻心汤的组成：

半夏21克，干姜15克，人参15克，黄芩15克，黄连5克，炙甘草20克，大枣4枚。

该方除用温胃阳、祛肠热之药物外，又重用炙甘草来安肠补液，兼修复各处之黏膜溃疡，津液得补、溃疡得愈，则诸症及狐惑自愈。

所以，临床上这个方子也经常用于复发型口腔溃疡、慢性胃炎、胃溃疡、结肠炎、阴道溃疡等黏膜破损的病变。

《临床应用汉方处方解说》说此方能治梦游。个人认为，梦游，也可以归于卧起不安一类，多是因为精神压力大、神经过分紧张所致，甘草泻心汤能治胃寒肠热，兼能补津以濡养神经，所以能治。当然，胃不和则卧不安，甘草泻心汤只是治胃寒肠热的"卧不安"，所以，对于梦游的治疗，临床还要细辨病机，然后依证而择方，不能死搬硬套。

胃有神经上通于脑，胃寒和胃热都能导致患者津伤血病，从而导致患者的脑部神经得不到血与津的濡养，所以，患者就会出现神经方面的病变，轻者是卧不安，重者则是头痛、神昏、烦躁，所以，胃热、肠热、肺热、胃热肠寒、胃寒肠热等都可以引发"失眠"。承气汤证引发的失眠烦躁和吴茱萸汤证引发的失眠烦躁也是这个道理。

（三）医案点评

案一：《赵锡武医疗经验》

郭某，女，36岁。口腔及外阴溃疡半年，在某院确诊为口、眼、生殖器综合征，曾用激素治疗，效果不好。据其脉证，诊为狐惑病。采用甘草泻心汤加味，方用：生甘草30克，党参18克，生姜6克，干姜3克，半夏12克，黄连6克，黄芩9克，大枣7枚（擘），生地30克，水煎服12剂。另用生甘草12克，苦参12克，4剂煎水，外洗阴部。复诊时口腔及外阴溃疡已基本愈合。仍按前方再服 14 剂，外洗方 4 剂，患者未再复诊。

[点评] 本案中，患者出现了各处黏膜溃疡，这就是甘草泻心汤证的一种表现，患者应该还是其他胃寒肠热的症状。

案二:《唐福舟医验汇粹》

陈儿，男，11 岁，蚌埠市人。1953 年夏，母携来就诊。问其病况，儿笑而不答。其母云:"儿生奇病，每夜窃起开灯，整理课本和文具，检查毕，仍将书包放原处，即关灯就寝。多夜若此，不改常度，日间读书，依然如故。问其所以，则愕然不信，岂非邪灵？"乃诊其脉，沉弦有力，关前尤甚。余告之曰:"非邪灵也，乃梦游病也。"与半夏泻心汤 2 剂而愈。处方:半夏 6 克，黄芩 6 克，黄连 2.4 克，党参 4.5 克，干姜 3 克，甘草 6 克，大枣 4.5 克。2 剂。水煎服。

[点评] 本案中，唐福舟先生虽然说是半夏泻心汤证，但是，看一下方子中甘草的用量就知道，这个方子其实是甘草泻心汤。

案三:《六经辨证实用解》

陈某，男，45 岁。患慢性肠炎两年余，每日腹泻五、六次。自觉腹中痞胀不舒，肠鸣有声，所泄皆为不消化之食物。曾服多种止泻药皆不效，后又服某中医之中药 20 余剂，亦不见效，又更医以消化不良论治，改服山楂、麦芽、榔片等，病更剧。乃诊其脉沉而弱，更见面容憔悴、色黄、无神、舌上黄白苔、舌体胖大，触其腹胀满，按之痞硬，不痛，乃处方:炙甘草 30 克，党参 30 克，干姜 15 克，黄芩 10 克，川黄连 3 克，清半夏 10 克，大枣 4 枚，水煎服，日 2 次，4 剂。二诊:利已止，腹胀消，脉仍沉弱，处方:党参 30 克，白术 10 克，炙甘草 30 克，茯苓 20 克，桂枝 10 克，白芍 6 克，生姜 10 克，大枣 4 枚。水煎服，日服 2 次，4 剂，服后病愈。

[点评] 本案中，患者本来是生姜泻心汤证，但是因为腹泻严重，出现了每日腹泻五六次的情况，因为下利严重，津液亏损较多，所以选用了甘草泻心汤。

案四:《伤寒论与临证》

邢某，女，30 岁，1985 年 7 月初诊。患口腔溃疡 10 余年之久，反复发作，每至月经之前，口腔溃疡复发，少则一处，多则数处，溃疡大小如黄豆，或如米粒，口干，心烦，不欲饮食，脉沉弦略数，舌根部苔厚而淡黄，治以补中清热消痛，用甘草泻心汤加炒苡仁、茯苓、山栀等。守方化裁，服药 30 余剂，溃疡痊愈。

[点评] 本案中，患者的溃疡是津液亏损不足的表现，而口干、心烦、舌根部苔厚而淡黄则是肠热的表现；不欲饮食则是胃寒的表现；胃寒肠热、津液亏损严重，自然就选用甘草泻心汤了。

案五：笔者医案

黄某，经常性口腔溃疡，腹鸣下利，自知胃寒，平素不敢多吃，稍多则消化不良、腹胀，因口腔溃疡前来问诊，询知其胃寒、肠鸣、下利，小便赤，视其舌红，知其为胃寒肠热引发之口腔溃疡，方用甘草泻心汤，一剂而愈。

第二十三讲 胃寒肠热（二）

一、黄连汤证

（一）黄连汤证的病理和症状

黄连汤证的病理是胃寒肠实热兼有表证。

【条文】

伤寒，胸中有热，胃中有邪气，腹中痛，欲呕吐者，黄连汤主之。

【解读】

条文中的"胸中有热"有可能是传抄错误，正确的条文应该是"胸中有寒"，理由主要有以下四方面：

1.《勿误药室方函口诀》说："此方本文，虽云胸中有热，胃中有邪气，然喻嘉言谓：'湿家下之，舌上如苔者，丹田有热，胸中有寒（《金匮痉湿暍篇》）。'仲景也用此方治之，舌上如苔四字，信而有征。盖此证，虽舌根苔厚，而鲜带黄色，故杂病干呕，舌上有滑润之苔，诸治不效者，虽无腹痛，用此必效，若有腹痛，则其效如神。"

这里面引用了明末清初医学家喻嘉言的话，从一个侧面证明了黄连汤证的病理应该是"丹田有热，胸中有寒"，"丹田"是肠的位置，而"胸中"则是胃的位置，这样一来，胃寒肠实热就可以解释得通了。

喻嘉言引用条文的原文是：

湿家之为病，一身尽疼，发热，身色如熏黄也。湿家，其人但头汗出，背强，欲得被覆向火。若下之早则哕，或胸满，小便不利，舌上如胎者，以丹田有热，胸上有寒，渴欲得饮而不能饮，则口燥烦也。

前面讲过，下法是指用苦寒攻下之法，"下之早"是指攻下过早，胃中受寒，患者就可能出现"哕"和"胸满"的症状，这就是"胃寒则胀"的原理。

2.《方极》说："黄连汤，治心烦，心下痞，欲呕吐，上冲者。"

"心下痞，欲呕吐"是胃寒比较典型的症状，而"心烦"则是肠实热的一个重要表现。这也从一个侧面证明黄连汤证的病理为胃寒肠实热。

3. 日本医学家丹波元坚说："此方自半夏泻心汤变来，然彼冷热在一位而相结，此冷热各异其位，故彼要药性温凉混合，所以再煎，此则要温凉各别立功，所以但煮而不再煎。此方余常用治霍乱吐泻腹痛，应效如神，盖以其逐邪安正，能和阴阳也。"

前面讲过，半夏泻心汤是胃寒肠虚热，说本方是从半夏泻心汤变化而来，也证明了本方的病理是胃寒肠热，而不是胃热或是一些医学家所说的上热下寒之类的。

4. 从黄连汤的用药来看，黄连汤中重用黄连 9 克，这是治肠实热的用法；而方中的其他药，人参、半夏、干姜、大枣等，则都是温胃的药，而桂枝则是解表的药。

综合以上四方面的理由，黄连汤证的病理是胃寒肠实热，条文中的"胸中有热"应该是"胸中有寒"的传抄错误。所以，黄连汤证的正确条文是：

伤寒，胸中有寒，胃中有邪气，腹中痛，欲呕吐者，黄连汤主之。

这样，整个条文的内容就非常通顺了，病理是胃寒肠实热兼有表证。

首先，条文直接说"伤寒"，就是说患者外有表证，所以，患者有恶寒、微发热之类的症状。

这一点跟附子泻心汤证和桂枝人参汤证相近。因为患者外有表证，所以在黄连汤中用了桂枝，这一点跟桂枝人参汤道理一样，不过，桂枝人参汤证的病理是胃肠虚寒兼有表证，而黄连汤证则是胃寒肠热兼有表证。

其次，黄连汤证的病理是胃寒肠实热，条文中的"胸中有寒""胃有邪气""欲呕吐"，说的就是患者出现的胃寒症状，其他的症状如心下痞、胸闷、呕吐、时有冲气上逆、口不知味等也都在情理之中；而肠实热的症状，如

"腹中痛"也是情理之中，其他的如热利、小便黄、舌尖红燥等症状的出现，也就很正常。

因为肠部是人体吸收津液的地方，热郁不行，患者就可能出现湿热的情况，所以，患者的舌象除了舌尖红燥之外，还会出现苔腻的症状，这就是引用条文中的"舌上如胎"。

最后，前面讲过，患者胃肠功能不协调，患者也会出现烦乱扰结，时时恶心想吐的情形。

这一点跟栀子豉汤证也有点类似；再加上患者外有表证，也存在着"欲呕吐"的症状，所以，"欲呕吐"也是黄连汤证的一个重要症状。

（二）黄连汤的药理和运用

黄连汤的组成：

黄连 9 克，桂枝 9 克，半夏 21 克，干姜 9 克，人参 6 克，炙甘草 9 克，大枣 3 枚。

方后注：日三夜二服。

本方就是半夏泻心汤把黄芩换成桂枝，同时加大黄连的药量而成，就是说，本方是黄连、桂枝加参夏姜枣草这个组合而成。

这里面有两个要点：

第一，为什么要减去黄芩?

主要原因有两个：

1. 黄芩和黄连两味药相似，但是，黄连清热消炎、除湿热的功能比黄芩更强，这里既然因为肠实热，增大了黄连的药量，再用黄芩就重复了。

2. 黄连和黄芩相比，黄连更加偏重于肠的局部，而黄芩更加偏重全身的各个局部，就是说，黄连主要用于肠热，或是因为肠热引发的热盛津伤而表现在其他部位的热象症状；而黄芩就可以用于全身各个局部出现的热象症状。在本方中，因为患者更多的是表现为肠热腹痛，所以，本方就单用黄连而减去黄芩。

《神农本草经》认为黄连"苦、寒。主热气，目痛，眦伤泣出，明目，肠澼腹痛，下利，妇人阴中肿痛，久服令人不忘"，而黄芩"苦、寒，主诸热，黄疸肠澼泄利，逐水，下血闭，恶疮疽蚀火疡"。

《神农本草经》说黄连"主热气"，是指黄连主要用于肠热或是肠热引发的热盛津伤证，是作用于肠这个局部；而黄芩，《神农本草经》说它"主诸热气"，就是说它作用于全身各个局部的热象。这就是黄连和黄芩的重要区别。

冉雪峰先生说："黄连清心清肝清目，其功能虽昭于上，其作用实起于下，诸家释黄连，多以上中下无所不治为言，犹笼统失真际。或谓黄连入阴分、入血分固已。而《本经》所叙主治，开始即冠以主治热气四字，何也？曰此正《本经》特笔，各注均轻轻掠过。盖黄连益阴，阴平而阳自秘。涤血，血洁而气自清。不曰入阴分入血分，不曰主血热，而曰主热气，从功用方面推阐也，从人所难知着笔也。主目痛眦伤泣出不明，是治热气；主肠澼腹痛下利，是治热气；主妇人阴中肿痛，亦是治热气；即久服不忘，心体湛然，宁静致远，亦何莫非治热气。……西说谓凡苦味质，均能促助胃液，刺激肠黏膜，增殖白细胞，奋起人身体工抗素，故将黄连列入健胃剂，此与《本经》列上品一例，是则黄连之所以调胃厚肠者可知矣。"

这里所说的"热气"，其实就是肠热，肠热则腹痛下利，其他的如目痛、眦伤、泣出、不明等，都是因为肠热盛而津液损伤引起的。所以说，黄连更多的是作用于肠部。

冉雪峰先生又说："黄芩与黄连、黄柏，虽同为味苦性寒色黄，而黄芩之色素较淡，苦味较薄，寒性较轻，故黄连、黄柏均主热气，而黄芩则主诸热。盖黄芩除热之功，较黄连、黄柏为逊。就药理通则言，微寒微苦，适合于冲阳少火之治。就药理与生理相合言，少阳为游部，上中下表里内外，无所不到。又得仲景善用，以故功效广漠，大有左右逢源之妙。主治黄疸肠澼泄利，与黄连、黄柏同，主治恶疮疽火疡，亦与黄连大同小异。黄疸为诸热郁蒸外发；肠澼泄利为诸热壅遏下迫；恶疮疽蚀火疡为诸之外注于下而结于外。黄芩之味苦性寒，是以统治。其逐水，亦诸热壅遏水道之水；下血闭，亦诸热壅遏血道之血。非凡水证血证，均可治也。水得寒则易滞，血得寒则易凝，故《金匮》谓诸有水者，当以温药化之。而通经之剂，古人谓之大温经汤、小温经汤。是黄芩之以苦寒逐水，苦寒下血，实为变例变法也。再征之仲景治疗凡例，小柴胡汤证，腹中痛者，去黄芩加芍药，腹中痛为血气，芍药为行血，黄芩为下血闭者，何以去之？盖黄芩能下血因热结之闭，不能下无热血之自闭也。心下悸，小便不利者，去黄芩加茯苓者，小便不利而心下悸，为有水气，茯苓为去水，黄芩亦系逐水者，何以去之？盖黄芩能逐因热闭结之水，不能逐无热水之自结也。而血因寒闭，水因寒结者，更无论已，然则黄芩之所以逐水下血闭者可知矣。《本经》所叙条文，开宗明义，即标主治诸热四字，煞是大眼目。"

《神农本草经》说黄连"主热气"，是指黄连主要用于肠热或是因为肠热引发的热盛津伤症状，是作用于肠这个局部；而黄芩，《神农本草经》说它"主诸热气"，就是说它作用于全身各个局部的热象症状。这就是黄连和黄芩的重要区别所在了。

第二，为什么要加桂枝？

这里加桂枝，最主要的原因是外有表证，除此之外，桂枝能驱血达表，能减轻肠部的充血症状，从而达到减少肠热的目的。黄连汤用干姜、半夏、人参以温胃则胃寒得除；重用黄连以清肠热则肠热得清、腹痛得除；用桂枝驱血达表则表寒得解；用甘草、大枣以补肠胃津液则津液得补，方药对症，则诸证皆消。

（三）医案点评

案一：《治验回忆录》

陈某，男，25岁。久泻愈后，又复呕吐，医者以为虚也，进以参、术、砂、半；又以为热也，复进竹茹、麦冬、芦根，诸药杂投，终属无效。其症身微热，呕吐清水，水入则不纳，时有冲气上逆，胸略痞闷，口不知味，舌尖红燥，苔腻，不渴，脉阴沉而阳则浮数，乃上热中虚之证。治以黄连汤。此用姜、桂、参、草温脾胃而降冲逆，黄连清胸热，半夏止呕吐，为一寒热错综之良方。服药后呕吐渐止，再剂，症全除，能进稀糜，后用异功散加生姜温胃益气而安。

[点评] 本案中，"呕吐清水，水入则不纳，时有冲气上逆，胸略痞闷，口不知味"，这些是胃寒的症状；"舌尖红燥，苔腻，不渴"，这些则是肠热的症状；"身微热"，这就是表有寒郁的症状，所以用黄连汤自然就无疑义。

案二:《临证实验录》

孙某,男,55 岁,南高村人,脘腹疼痛,已历年余。痛时按之不减,起床睡觉,衣被稍冷便腹痛泄泻,杂治不效。查阅所服之方,皆有干姜、肉桂等温中之品,既属寒证,何以服之不效?再询之,知其干呕恶心,口苦思饮。视其舌,边尖红赤,苔黄厚腻。诊其脉,脉象弦滑。证候分析:受冷则腹痛泄泻为肠寒之证,然口苦思饮、舌红苔黄则属胃热之象。由此视之,当系上热下寒,中脘痞塞之证,故屡投温药不效也。宜寒热并用,苦辛同施,拟黄连汤原方:黄连 4.5 克,党参 15 克,肉桂 6 克,半夏 10 克,炙甘草 4.5 克,红枣 3 枚。三剂。二诊:脘痛大减,畏寒亦轻,纳运仍差,原方加神曲 10 克,连服五剂而愈。

[点评] 本案是典型的胃寒肠热症状,而不是胃热肠寒。另外,方中用的是肉桂而不是桂枝,这是因为患者并无表证,而且有腹痛泄泻,肉桂与黄连同用,就是交泰丸,黄连治肠热,肉桂治腹泻,符合"药性之寒热可以相夺,药味之功能可以相成"的原理。

二、干姜黄芩黄连人参汤证

(一)干姜黄芩黄连人参汤证的病理和症状

干姜黄芩黄连汤证的病理是胃寒肠热,但是胃寒较黄连汤证轻,肠热较黄连汤证重,且无有表证。

【条文】

伤寒本自寒下,医复吐下之,寒格,更逆吐,若食入口即吐,干姜黄芩黄连人参汤主之。

【解读】

对于这条条文,"寒下""复下"导致的结果就是"寒格,更逆吐,食入口即吐"。

"寒下""复下"这种苦寒攻下的办法导致胃寒。

条文中,"更逆吐"和"食入口即吐"就是对"寒格"症状的描述。

"寒格"的意思就是胃寒肠热，上寒下热，互相格拒，导致食入即吐、逆吐的一种病。

关于"寒格"，很多书都把它解释为上热下寒，胃热肠寒。这种解释其实是错的，是对胃肠的寒热辨证不清所导致的。胃寒、胃热、肠寒、肠热都有可能出现呕吐的症状，胃热导致呕吐的，患者多是食欲旺盛而恶热汗出，其呕吐物多是酸臭腐败的，用药是栀子、石膏之类的；胃寒导致呕吐的，患者多见纳呆而恶寒无汗，其呕吐物多为不消化之食物，用药多是干姜、半夏、吴茱萸、桂枝、人参之类的；例如，桂枝汤证，就是胃肠虚寒引发呕吐的，栀子豉汤证、白虎汤证就是胃热导致呕吐的；吴茱萸汤证，就是单纯的胃寒导致呕吐的，大黄甘草汤证就是肠热导致呕吐的；大建中汤证也是胃肠寒导致呕吐的。

干姜黄芩黄连人参汤证的病理是胃寒肠热，胃寒则体虚神疲、纳呆呕吐，肠热则口苦思冷、舌红少津、小便短赤、大便干秘或热利。

因为它和黄连汤证的病理都是胃寒肠热，所以，《方极》说它的主治跟黄连汤相近，也是治心烦、心下痞硬、呕吐的。

（二）干姜黄芩黄连人参汤的药理和运用

干姜黄芩黄连人参汤的组成：

干姜15克，人参15克，黄芩15克，黄连15克。

本方跟黄连汤相比，是桂枝换成黄芩，同时减去半夏、大枣和甘草，这里面主要有以下三方面的原因：

1. 因为胃寒较黄连汤证为轻同时没有表证，所以减去桂枝、半夏。当然，如果胃寒较重，也可加回去，呕吐严重的，也可以加生姜。

2. 因为肠热更重，所以增加黄连的用量，同时加入黄芩。

3. 因为肠热更重，又减去了大枣和甘草的缓和之药。

（三）医案点评

案一：《临证实验录》

杨某，女，27岁。董村售货员。夏秋间患痢疾、呕吐，经治疗，痢疾痊愈而呕吐不止，杂治不效，已历月余。患者倦怠神疲，面黄色淡，饮食入口，顷刻即吐。纳少胸满，口干口苦，大便干秘，二三日始一行。舌淡红，苔白腻，脉滑无力。腹诊，心下拒按。呕吐始于痢疾，至今仍苔腻脉滑，显系湿热未净，浊气上逆，心下不压不痛，压之则痛，为湿热互结之结胸也。拟小陷胸汤治之。瓜蒌30克，半夏15克，黄连6克，生姜6片。2剂。二诊：呕吐仍不止，大便干秘带血，心下仍拒压，口干口苦，不思饮，不思冷，下肢不温，脉舌同前。此中虚而寒热相格也。拟干姜黄芩黄连汤合小半夏汤：干姜6克，黄芩10克，黄连6克，党参10克，半夏15克，生姜5片。2剂。三诊：一剂呕吐止，二剂大便畅，诸症消失。嘱令饮食调理。按：上有热，下有寒，寒热相格，故拒食不入，入即吐焉。寒热痞阻，升降失序，故胸闷便秘。《方函口诀》本方后注云："此方治膈有热，吐逆不受食者，与半夏、生姜诸止呕吐药无寸效者有特效。"由此信然。

[点评] 本案中，患者纳少胸满是胃寒的表现；口干口苦，大便干秘则是肠热的表现；上寒下热，寒热错杂，寒热相格，所以格食呕吐，病理寒热错杂，所以用药也就寒热并用了。

案二:《伤寒汇要分析》

林某，50岁，患胃病已久。近来时常呕吐，胸间痞闷，一见食物便产生恶心感，有时勉强进食少许，有时食下即呕，口微燥，大便溏泄，一日2～3次，脉虚数。与干姜黄芩黄连人参汤。处方：潞党参15克，北干姜9克，黄芩6克，黄连4.5克。水煎分4次服。本案属上热下寒，如单用苦寒，必致下泄更甚大，单用辛热，必致口燥、呕吐增剧。因此只宜寒热苦辛并用，调和其上下阴阳。又因素来胃寒，且脉微弱，故以潞党参甘温为君，扶其中气。药液不冷不热分4次服，是含"少少与微和之"之意。因胸间痞闷热烙，如果顿服，虑药被拒不入。服1剂后，呕吐泄泻均愈。因病者中寒为本，上热为标；现标已愈，应扶其本，乃仿《内经》"寒淫于内，治以甘热"之旨，嘱病者购生姜、红枣各一斤，切碎和捣，于每日三餐蒸饭时，量取一酒盏，置米上蒸熟，饭后服食。取生姜辛热散寒和胃气，大枣甘温健脾补中，置米上蒸熟，是取得谷气而养中土。服一个疗程后，胃病几瘥大半，食欲大振。后病者又照法服用一疗程，胃病因而获愈。

[点评] 本案跟上个医案相近，也是属于寒热错杂，寒热格拒。

三、乌梅丸证

（一）乌梅丸证的病理和症状

乌梅丸证的病理是胃寒肠热，是干姜黄芩黄连人参汤证的进一步。

【条文】

伤寒，脉微而厥，至七八日，肤冷，其人躁无暂安时者，此为脏厥，非蛔厥也。蛔厥者，其人当吐蛔，今病者静而复时烦者，此为脏寒，蛔上入其膈，故烦，须臾复止，得食而呕，又烦者，蛔闻食臭出，其人常自吐蛔。蛔厥者，乌梅丸主之。又主久利。

【解读】

条文说乌梅丸是治"蛔厥"和"久利"的。

1."蛔厥"

（1）蛔虫病

【条文】

问曰：病腹痛有虫，其脉何以别之？师曰：腹中痛，其脉当沉，若弦，反洪大，故有蛔虫。

蛔虫之为病，令人吐涎，心痛发作有时。毒药不止，甘草粉蜜汤主之。

【解读】

蛔虫病在以前生活条件较差的农村中是比较多见的，现在人们生活的卫生条件有了极大的改观，这种病已经不多见了。

蛔虫病主要是因为患者个人的饮食和生活卫生不注意，摄入感染性虫卵所致。蛔虫虫卵在人体十二指肠孵化，产出的幼虫钻入小肠壁，然后经血循环移行至心和肺，由肺沿支气管上行至口咽部被吞下回到小肠，在小肠发育为成虫。约在 2 个月内完成生活史，成虫的寿命一般为 6～12 个月。

蛔虫病的临床表现因虫体的寄生部位和发育阶段不同而异。主要有以下三种表现：

①蛔蚴移行症

就是蛔虫幼虫在人体内移行时引起发热、全身不适、荨麻疹等症状。当蛔虫幼虫抵达肺脏后引起咳嗽、哮喘、痰中带血丝等症状，重者可有胸痛、呼吸困难和发绀的症状。一些患者的痰中也可以查到蛔虫幼虫。

②肠蛔虫症

这是最常见，也是最主要的蛔虫病症状。它主要表现为脐周疼痛、食欲不振、善饥、腹泻、便秘、荨麻疹等，儿童有流涎、磨牙、烦躁不安等，重者出现营养不良。一旦寄生环境发生变化如高热时，蛔虫可在肠腔内扭结成团，阻塞肠腔而形成蛔虫性肠梗阻，患者出现剧烈的阵发性腹部绞痛，以脐部为甚，伴有恶心、呕吐，并可吐出蛔虫，腹部可触及能移动的腊肠样肿物。有时蛔虫性肠梗阻可发展成绞窄性肠梗阻、肠扭转或套叠，必须及早手术治疗。蛔虫也可穿过肠壁，引起肠穿孔及腹膜炎，若不及时手术可导致死亡。

③异位蛔虫症

因为蛔虫有钻孔的习性，所以，当肠道寄生环境改变时，也可离开肠道进入其他带孔的脏器，引起异位蛔虫症，常见以下 3 种：a. 胆道蛔虫症，以儿童、青壮年及女性较为常见，诱因有高热、腹泻、妊娠、分娩等。对于女性来说，因为妊娠时胃酸减少，膨大的子宫迫使肠道移位，分娩时强烈的宫缩诱发肠蠕动增加等，都可促使蛔虫向胆管逆行。这种异位蛔虫病，发病骤然，右上腹偏中有剧烈阵发性绞痛，钻凿样感，患者辗转不安、恶心、呕吐，可吐出蛔虫。发作间期无疼痛或仅感轻微疼痛。如果蛔虫钻入肝脏，也可引发蛔虫性肝脓肿，必须及早手术治疗。b. 胰管蛔虫症，多并发于胆道蛔虫症，临床征象似急性胰腺炎。c. 阑尾蛔虫症，这种病多见于幼儿。因小儿阑尾根部的口径较宽，蛔虫易钻入。其临床征象似急性阑尾炎，但腹痛性质为绞痛，并呕吐频繁，易发生穿孔，宜及早手术治疗。

现在的驱虫药和西医的手术治疗已经非常成熟而有效，而且检查手段也非常先进，对于蛔虫病的确诊和治疗效果都非常好。

对于中医来说，在检查患者的时候，如果发现患者阵发性腹痛、经常口吐涎沫、唇内有白点或是下唇有粟粒疹、白眼球有蓝斑等，也可大致判断患者是患有蛔虫病了。而且，如果患者体内有蛔虫，那么，每到吃饭的时候，往往往会烦躁不安，这是蛔虫闻食而动的原因，这就是条文中所说的"**蛔上入其膈，故烦，须臾复止，得食而呕**"，如果是小孩患有蛔虫病，因为小孩表达能力差，难以准确表达身体的不适，所以，如果发现小孩表现为临食时烦躁不安，甚至乱咬自身或他物，也要考虑孩子是不是患有蛔虫病了。

对于条文提到的甘草粉蜜汤中的"粉"，多数医家都偏向于"米粉"，而且运用在临床当中，也取得了较好的效果。进而也证明了"粉"是"米粉"，而不是"铅粉"。而条文中，"**毒药不止**"后，才用甘草粉蜜汤，也说明了"粉"是"米粉"，而不应该是"铅粉"。

因为甘草粉蜜汤能和胃补中，缓急止痛，所以，对于虚寒性的胃脘痛也有较好的疗效。

《金匮要略今释》中引用医学家方舆輗的话说："此本治虫痛之方，吾辈活用于水饮腹痛，得效甚多，此药应，则手足身体发肿，此胃气复之佳兆也，不可以浮肿而遽用利水剂，经日自消，若或不消，与肾气丸可也。大凡一旦肿而愈者，永不再发，百试百效，真可谓神方。此事古书未曾道及，余不自秘惜，记之以备同志学士之识见。"

对于甘草粉蜜汤的这个运用经验，确实听起来挺神奇的，我个人没有用过，录之备考，也许大家有一天碰到类似患者了，验证一下也好。

（2）"厥"

【条文】

凡厥者，阴阳气不相顺接，便为厥。厥者，手足逆冷是也。

【解读】

"厥"的意思就是手足逆冷，简单点说，"厥"就是因为人体气血不畅，导致手足供血不足，从而引起手足逆冷的一种症状，它跟"四逆"的意思是相同的。

引起手足逆冷的原因很多，如桂枝汤证、四逆汤证等，胃肠虚寒，血运不畅，就有可能引发手脚冰凉不温；白虎汤证，热郁于内，手足供血不足，也可以引起手足逆冷。

陆渊雷先生说："手足逆冷之故，有因生温功能低减，不能传达四肢者；有因体温放散过速，不及补充者；有因血中水分被夺，血液浓厚，循环不利，体温因而不传达者，此皆寒厥之因，其因仍互相关联，故寒厥多非因单纯一因所致。若夫热厥，则因腹里有某种急剧病变，气血内趋，以事救济，血不外行，因见厥冷耳。此云阴阳不相顺接，语颇浮泛，山田氏以阴阳为动脉、静脉，谓循环有一痞塞，则出者不入，入者不出，厥冷于是乎生，脉动于是乎绝，以此释不相顺接，虽似稳帖，然血管非属平行状，而为网状，一所痞塞，固不到厥冷脉绝，若厥冷之故由于循环痞塞，则厥冷无有不死者矣。"

陆渊雷先生的话，对于"厥"，即四肢逆冷的病因就说得非常清楚。同时，陆先生反驳日本医家山田氏用动脉、静脉来解释"不相顺接"的言论，可谓一针见血。

事实上，条文中"阴阳气不相顺接"，也只是想表达四肢气血不畅而已，不用过度解读，更不能上升为理论，弄出一大套证明乌梅丸是厥阴病主方的想象理论。

（3）蛔厥

明白了"厥"的意思，那么"蛔厥"的意思也就清楚了。"蛔厥"就是胃寒肠热的患者患有蛔虫病，又出现手脚逆冷的一种病。

首先，上面讲过，"蛔虫病"是因为饮食和生活卫生不注意，感染蛔虫卵而引起的，所以，"蛔虫病"每个人都有可能发生；而"蛔厥病"则是指"蛔虫病"发生在那些胃寒肠热患者身上而引发的症状，它既有"蛔虫病"的症状，也有胃寒肠热的症状，也就是说，"蛔虫病"是一般性，而"蛔厥病"则是特殊性。

其次，为什么说它的病理是胃寒肠热呢？

①从乌梅丸证的症状来分析：从条文中提到的症状来分析，如"消渴""厥""下利""饥不欲食""得食而呕"，只能得出患者是寒热错杂之证，是无法明确患者是胃热肠寒还是胃寒肠热的，但是，从前贤的一些著述中，却可以非常明确地认定乌梅丸证是胃寒肠热的。

《张卿子伤寒论》说："尝见厥阴消渴数证，舌尽红赤，脉微，手足厥冷，渴甚，服白虎、黄连等汤，皆不救，盖厥阴消渴，皆是寒热错杂之证，岂白虎、黄连等药所能治乎？"

这段话中，患者的症状是"舌尽红赤""脉微""手足厥冷""消渴"，其中，"手足厥冷"和"消渴"，胃热和肠热都有可能出现，但是，"舌尽红赤"却是肠热所特有的。同时，因为蛔厥本来就是胃寒肠热，用黄连汤也许有一定效果，用白虎汤那肯定就是南辕北辙了。

不仅如此，在很多关于乌梅丸运用的医案中，都有类似如"舌质红""舌边尖红"等关于肠热的描述，同时也有类似如"饥不欲食，食则腹胀"的胃寒描述。

②从乌梅丸的用药来分析：乌梅丸的用药组成中，有乌梅、黄连、黄柏治肠部湿热，热盛津伤的药，也有干姜、川椒、人参等温胃补中的药，也有附子、桂枝、当归、细辛等活血运、水运、除寒湿，驱血与津达四肢之末以解厥逆的药。

日本医家丹波元简说："此方主胃虚而寒热错杂，以致蛔厥者，故药亦用寒热错杂之品治之。而有胃虚以偏以寒而动蛔者，陶华因立安蛔理中汤主之（即理中汤加乌梅、花椒，出《全生集》）；而有胃不虚以偏于热而动蛔者，汪琥因制清中安蛔汤主之（黄连、黄柏、枳实、乌梅、川椒，出《伤寒集注》）。此各取本方之半，而各治其所偏，对证施之，皆有奇效。"

丹波元简的话就非常明确了，就是说，乌梅丸的基本方是乌梅和川椒，只是因为患者胃寒，所以，乌梅丸中用了理中汤；因为患者肠热，所以，乌梅丸用了黄连、黄柏。而安蛔理中汤和清中安蛔汤都是半个乌梅丸，只是一个重点针对胃寒，一个重点针对肠热而已。

③从条文的描述来分析：今病者静而复时烦者，此为脏寒，蛔上入其膈，故烦。

其中"脏寒"，说的就是胃寒，《伤寒论今释》中引用希哲的话说："脏寒者，胃寒也，古书有指腑为脏者，不可拘泥也。"意思就是说，这里的"脏"（有的书也写为"藏"），其实就是脏器、内脏的意思，是一种统称。不能因为胃、肠是属于"六腑"的，然后就根据"脏寒"两个字，把乌梅丸证强行拉入厥阴篇中，把它当作是厥阴病的主方，这其实是一个错误的理解。

那些把乌梅丸当作厥阴病主方进行解释的，都是用比较玄乎气化理论去解释的，甚至有的是异想天开，说乌梅是一面旗帜，说用乌梅的酸来统领各个经脉的热药，达到帮厥阴木气突破阴缚实现阴阳相接的效果，这些都只是自己的天马行空想象而已。

以上三点理解了，乌梅丸证胃寒肠热的病理也就清楚了，因为胃寒严重，患者出现了寒湿的情况；因为肠热严重，患者出现了热盛津伤的情况。同时，因为患者是胃寒肠热，这么生理内环境特别适合蛔虫的生存，所以，如果患者体内有蛔虫的话，也可以表现为"蛔厥"病证。

【条文】

厥阴之为病，消渴，气上撞心，心中疼热，饥而不欲食，食则吐蛔，下之利不止。

【解读】

对于这条条文，可以说是聚讼千年了，大部分的医家都把本条列为厥阴病的提纲，并且以寒热错杂，上热下寒或是胃热肠寒进行解释和分析。

而对于本条条文，个人认为其不应该是厥阴的提纲，厥阴病应该是指"脏厥"，而本条讲的应该是"蛔厥"，所以，条文中的"厥阴之为病"应该是"蛔厥之为病"的传写错误。

理由主要有以下三点：

①厥阴病就是脏厥病：前面讲过，人体功能低微至极就称之为厥阴，若病情发展到厥阴阶段，即最后阶段，人体的功能就每每做最后的抵抗，若抵抗成功，人体功能恢复就能生还，反之就必死无疑，这就是古人所说的"阴尽阳生"。

所以，厥阴病就是书中所说的"脏厥"，即条文：

伤寒，脉微而厥，至七八日，肤冷，其人躁无暂安时者，此为脏厥。

②条文所说的症状跟脏厥病不同，跟蛔厥病相同：条文中的症状，"消渴，气上撞心，心中疼热，饥而不欲食，食则吐蛔，下之利不止"。

上面讲过，蛔虫本寄生于小肠，但因其有喜温避寒、喜钻孔洞且对居住环境极其敏感，当其生活环境改变时，即不安其处而钻入胃或胆道，因胃为酸性环境，不适宜蛔虫之生存，所以，就可能出现"食则吐蛔"的症状；如果蛔虫钻入胆道，就会出现钻顶样疼痛及灼痛感，这就是"气上撞心，心中疼热"。从这一点来分析，就可以非常明确地说，这条条文说的是"蛔厥"，而不是"脏厥"，不是厥阴病。

③条文无法作为病的提纲："六经"就是"六病"，就是太阳病、阳明病、少阳病、少阴病、太阴病和厥阴病，是指人体对抗疾病时表现出来的六个不同阶段的状态。从这个概念来看，厥阴病是不可能拿一个"蛔厥"的条文来做提纲的。

综合以上三个理由，"**厥阴之为病**"应该是"**蛔厥之为病**"的传写错误。

陆渊雷先生说："脏厥，犹是少阴病之剧者，蛔厥，则是消化器之寄生虫病，二者迥殊。"

所以，正确的条文应该是：

蛔厥之为病，消渴，气上撞心，心中疼热，饥而不欲食，食则吐蛔，下之利不止。

这样一来，不仅病理清楚，症状也非常清楚了，"饥而不欲食"是胃寒的表现；"消渴""心中疼热"是肠热的表现；"气上撞心，心中疼"则是蛔虫病的表现。

2. 主久利

关于下利，前面讲了很多，从胃肠虚寒下利的桂枝汤证、葛根汤类方证，到肠热的葛根芩连汤证等，到现在胃寒肠热的黄连汤证等，都有可能出现下利的情况。《内经》说："善诊者，察色按脉，先别阴阳。"所以，只要分清患者的下利是寒利，还是热利，还是寒热错杂的下利，根据患者的情况，随证择方，也就大致不谬了。这里的"主久利"，其实是指寒热错杂、胃寒肠热的久利。患者胃寒肠热导致下利，如果方药妥帖，自然就能数剂而愈，但是，如果辨证错误，医药杂进，下利不能治愈之外，反而会因为下利时间长，出现利下伤津导致津脱于下，加上肠热时间一长，热盛津伤，也会出现极度伤津，患者就可能出现张卿子所说的"尝见厥阴消渴数证，舌尽红赤，脉微，手足厥冷，渴甚"的这种病理状况。

患者"舌尽红赤"和"渴"，这是肠热津伤极为严重的表现，也正是因为患者肠热津伤，长期下来，患者经常是面黄肌瘦的，因此李士懋先生把这种脸色称为"杨桃皮脸"，意思就是说患者脸色青黄混杂，兼有少许光泽，犹如杨桃皮的颜色；而"脉微""手足厥冷"则是胃寒致四肢不温的表现，李士懋先生把这种现象形象地称为"冰棍手"；这两者合起来就是典型的严重的胃寒肠热表现，所以，乌梅丸就是对症的药物了。

因为这种情况比较特殊，所以，条文强调说"又主久利"。

（二）乌梅丸的药理和运用

乌梅丸的组成：

炮附子 90 克，干姜 150 克，桂枝 90 克，蜀椒 60 克，人参 90 克，当归 60 克，细辛 90 克，黄连 250 克，黄柏 90 克，乌梅 300 枚。

方后注：上为末，异捣筛，合治之，以苦酒渍乌梅一宿，去核，蒸之五升米下，饭熟，捣成泥，和药令相得，蜜丸如梧桐子大，先食饮，服十丸，日三服，稍加至二十丸，禁生冷，滑物，臭食等。

这个方子集合了主要的寒药和热药，所以，也有人说这个方子用药繁杂，怀疑它不是《伤寒论》里面原有的方子，而是后世加进去的方子。

其实，只要大家理解了乌梅丸的病理、方中组成药物的药理和前面所讲的组方原理，就会明白这个方子的结构是非常清晰的。

1. 乌梅的药理

乌梅，味酸，性平，归肝、脾、肺、大肠经，功效是敛肺、涩肠、生津、安蛔，主治肺虚久咳、虚热烦渴、久疟、久泻、痢疾、便血、尿血、血崩、蛔厥腹痛、呕吐、钩虫病等。现代药理研究表明，乌梅能抑制肠管的运动、有轻度收缩胆囊促进胆汁分泌、抑制蛔虫活动、抑制多种致病性细菌及皮肤真菌、增强机体免疫功能等作用。

《神农本草经》说："主下气，除热烦满，安心，止肢体痛、偏枯不仁，死肌。"

《本草经疏》说："梅实，即今之乌梅也，最酸。《经》曰：热伤气，邪客于胸中，则气上逆而烦满，心为之不安。乌梅味酸，能敛浮热，能吸气归元，故主下气，除热烦满及安心也。下痢者，大肠虚脱也；好唾口干者，虚火上炎，津液不足也；酸能敛虚火，化津液，固肠脱，所以主之也。其主肢体痛，偏枯不仁者，盖因湿气浸于经络，则筋脉弛纵，或疼痛不仁；肝主筋，酸入肝而养筋，肝得所养，则骨正筋柔，机关通利而前证除矣。"

《本草新编》说："乌梅，止痢断疟，每有速效。"

《本草求真》说："乌梅，酸涩而温，似有类于木瓜，但此入肺则收，入肠则涩，入筋与骨则软，入虫则伏，入于死肌、恶肉、恶痣则除，刺入肉中则拔，故于久泻久痢，气逆烦满，反胃骨蒸，无不因其收涩之性，而使下脱上逆皆治。且于痈毒可敷，中风牙关紧闭可开，蛔虫上攻眩仆可治，口渴可止，宁不为酸涩收敛之一验乎。不似木瓜功专疏泄脾胃筋骨湿热，收敛脾肺耗散之元，而于他症则不及也。但肝喜散恶收，久服酸味亦伐生气，且于诸症初起切忌。"

综合以上讲解，乌梅的功效可以总结为四个：一是生津止渴；二是涩肠止泻；三是安蛔止痛；四是抑制真菌。

（1）生津止渴：因为乌梅的酸味很浓，能够刺激黏膜，促进分泌，柔和神经，所以能散结软坚。所以，乌梅对于热盛津伤的肠热症状非常合适。

同时，乌梅能增加胃酸又能促进胆汁的分泌，所以，乌梅又有促进消化和止呕的功能。

（2）涩肠止泻：因为乌梅能抑制肠管的运动，所以能止泻，这就是前人所说的酸能收敛。所以，乌梅对肠热泄泻的症状也非常适合。

（3）安蛔止痛：因为乌梅能抑制蛔虫的活动，又能柔和肠的神经，达到止痛的目的，所以，乌梅又能安蛔止痛。

（4）抑制真菌：因为乌梅能抑制真菌，所以，又能用于真菌性皮肤病，如各种顽癣。

2. 川椒的药理

蜀椒，即川椒，味辛、麻，性温，归脾、胃、肾经，功效是芳香健胃、温中散寒、除湿止痛、杀虫解毒、止痒解腥，主治脘腹冷痛、呕吐泄泻、虫积腹痛、蛔虫症，外治湿疹瘙痒。现代药理研究表明，川椒有促进唾液分泌、增加食欲、局部麻醉止痛、杀灭蛔虫、抑制多种致病菌及某些皮肤真菌的作用，同时小剂量的川椒能增强肠蠕动，大剂量则能抑制蠕动。

《神农本草经》说："主邪气咳逆，温中，逐骨节皮肤死肌，寒湿痹痛，下气。"

《本草新编》说："蜀椒，味辛，气温、大热，浮也，阳中之阳，有毒。入心、脾、肾之经。却心腹疼痛及寒温痹疼，杀鬼疰蛊毒并虫鱼毒蛇，除皮肤骨节死肌，疗伤寒温疟，退两目翳膜，驱六腑沉寒，通气脉，开鬼门，乃调关节，坚齿发，暖腰膝，尤缩小便，理风邪，禁咳逆之邪，治噫气，养中和之气，消水肿、黄胆，止肠癖、痢红。多食乏气失明，久服黑发耐老。功用实多，不只书上所载。然而少用则益，多用则转损。入于补阴之药，可以久服；入于补阳之剂，未可常施也。"

综合以上讲解，川椒的功效可以总结为四个：一是健胃消食；二是温中散寒；三是杀虫止痛；四是抑制真菌。

（1）健胃消食：因为川椒能促进唾液分泌，增加食欲，所以也有一定的生津止渴作用。这一点，对于胃寒和津伤都有一定的用处。

（2）温中散寒：因为川椒能温暖脾胃，同时，大量使用能抑制肠的蠕动，所以能治脾胃虚寒，脘腹冷痛、呕吐，又能治久痢泄泻。川椒的这一功能，对于胃寒同时有泄泻的也是恰到好处。

（3）杀虫止痛：因为川椒有杀虫的功效，所以，对于蛔虫引起的腹痛、呕吐、吐蛔等症状也是非常适用的。

（4）抑制真菌：因为川椒有抑制真菌、除湿止痒的功效，所以，又能用于皮肤湿疹瘙痒等真菌性皮肤病。

与川椒功能相近的有胡椒，二者都是温中散寒，但两者的运用却有一定的不同。

冉雪峰先生说："蜀椒、胡椒，均温中散寒，但胡椒纯于辛温，蜀椒乃一种酸涩变味，嚼之麻唇麻舌。蜀人夏季冷食多用之，以为解暑，食后口中感觉一种轻快凉气。……陈存仁《医学辞典》，不沿蜀椒之旧，名曰花椒，与胡椒划分，煞有见地。《新本草纲目》，蜀椒名山椒，列杀虫药，用为解毒杀虫药，而胡椒则列健胃类，用为健胃消化药，均分析颇清。……大抵温中暖胃，用蜀椒不如用胡椒；解毒杀虫，用胡椒不如用蜀椒。是则升麻鳖甲汤当用蜀椒，大建中汤可变通为胡椒矣。"

大家看到了，乌梅和川椒的功效是非常相似的，只是侧重点不一样，其中，乌梅偏重于补津，川椒偏重于温胃，所以说，乌梅和川椒用于胃寒肠热、热盛津伤，同时兼有蛔虫的症状可以说恰如其分了。

3. 乌梅丸的组方结构

（1）乌梅丸的基本结构组成是乌梅和川椒：上面讲乌梅丸的病理时，提到了安蛔理中汤和清中安蛔汤，安蛔理中汤和清中安蛔汤都是半个乌梅丸，只是一个重点针对胃寒，一个重点针对肠热。而对于两个方子的组成，一些细心的朋友可能就会发现，其实，安蛔理中汤和清中安蛔汤的共同药物是乌梅和川椒，这就说明了，乌梅和川椒就是乌梅丸的骨干。

李克绍先生说："运用经方治病，首要审察病机，尚需牢记方中主药，乌梅丸中诸药皆可去掉，唯乌梅、川椒为其主干，不可弃之。"

（2）乌梅丸中用黄连、黄柏是因为肠热：黄连、黄柏是治肠热的，所以，当患者肠热严重时，就加用黄连、黄柏。

乌梅丸中，除了乌梅和川椒，剩下的药物量最大的就是黄连和干姜，黄连是治肠热的，干姜是治胃寒的，从这一点上看，也可以证明乌梅丸是胃寒肠热的。如果不明白这一点，不加辨证，随意的减去，或是减量运用，就得不到应有的效果。

《黄河医话》中张感深先生说："厥阴之病，寒热错杂，肝木升发过旺，最易化火，吐利，消渴，痛热之症临床常多见，故仲景方中黄连用十六两，仅次于乌梅。有谓黄连苦寒不宜用，不知内有姜、附、椒、桂之温，虽清热而不伤脾胃之阳，况苦能清热，亦能燥湿，虽大剂运用，亦无妨害。"用本方时，张感深先生黄连常用 9～18 克，多能应手取效。

周连三先生则说："厥热胜负之理，贵阳而贱阴。干姜虽燥烈，然是无毒之品，常食尚未见害，对于中寒之证，焉有不用之理。"所以，周连三先生在运用本方的时候，常去黄连、黄柏，名减味乌梅丸，治疗脾胃虚寒之久泻久痢，每能应手取效。干姜常用量 9～15 克，大剂量应用时可用到 30 克。

张、周两位先生的话和经验看似相反，其实，如果明白了胃寒肠热的病理，也就不难理解了。

（3）乌梅丸用干姜、人参是因为胃寒：干姜、人参的功效是温胃，所以，当病因为胃寒严重时，就要加干姜、人参。

干姜、人参、黄连、黄柏，这四味药加在一起，就和上面讲过的干姜黄芩黄连人参汤一模一样了，所以，乌梅丸证是干姜黄芩黄连人参汤证的进一步。

如果胃寒更加严重，就可能出现头痛的症状，这时候就可以再加吴茱萸；这一点和吴茱萸汤证是一样的，有人把它称为"厥阴头痛"。个人认为，这种称呼其实是不对的，之所以会头痛，是因为胃有神经上通于脑，胃寒严重就会出现呕吐、头痛的症状，跟厥阴关系并不是特别大。

（4）乌梅丸中用桂枝、当归、细辛、附子、人参是因为四肢厥冷：当归四逆汤是治厥逆的，因为胃寒肠热，血运不畅，手足厥逆，所以用桂枝、当归、细辛这个当归四逆汤的骨干来驱血运达表、温暖手足，而附子不仅能强心、使血运达表，同时也有温暖全身脏器的作用，而人参除了强心促血运，还有补津液的作用，对于胃寒津伤的症状也是非常对症的。

简单点说，乌梅丸是治胃寒肠热津伤的，如果患者患有蛔虫病，或是长久下利，而且有胃寒肠热的病机，那么，乌梅丸就是对症的方药。

在乌梅丸的组方中，乌梅和川椒是骨干，如果患者肠热严重，就要加大黄连、黄柏的用量，反之，如果患者肠热不严重，也可以减少黄连、黄柏的用量甚至不用；同理，如果患者胃寒严重，就可以加大干姜的用量甚至加入吴茱萸，反之，如果患者胃寒不严重，也可以减少干姜的用量甚至不用；同样的，如果患者手足厥冷严重，可以适当增加桂枝、附子、细辛、人参、当归等的药量，反之，如果患者手足不厥冷，也可以减少药物的用量甚至不用。

因为乌梅和川椒都有抑制真菌的作用，方中黄连、黄柏也有较强的抑菌作用，加上方中的桂枝、细辛辛温走窜、通络开闭，从里逐邪，透达于外，附子、干姜振奋脾肾之阳，人参、当归养气益血，共同鼓舞人体正气，正气充盛则邪无容留之地，脉络通畅则邪有外出之路，抑菌力专则邪无再生之理，所以，乌梅丸对癣疾也有较好的疗效。这是陈潮祖教授的经验。

最后，不管是用乌梅丸治蛔厥、下利，还是用乌梅丸治癣疾，或是用于治遗精等其他疾病，最重要的是要辨明患者的病理是胃寒肠热才能使用。

如果患者的病理不是胃寒肠热，而是肝胆实火上炎，蛔虫窜入胆道，患者就会出现呕吐黄绿色苦水，大便秘结，四肢虽冷但腹中灼热等类似于蛔厥的症状，这时候就不能简单套用乌梅丸了，但是，可以单用乌梅、川椒、甘草，如下面要讲的李克绍先生的医案，或者四逆散合乌梅、川椒、黄连、甘草，或者用小陷胸汤合乌梅、川椒、甘草，或者用大黄附子汤，或是学习徐建勋先生的经验用当归龙荟丸加减（加猪牙皂5克，去麝香、青黛），都是可以的。

同时，用的时候也要注意方子加减，例如，如果患者疼痛剧烈，可以加延胡索、川楝；发热的，可以再加黄芩；发黄疸的，可以加栀子、茵陈；便秘的可以加芒硝、大黄；痛缓后可以加使君子、槟榔、苦楝皮等增强杀虫驱蛔的效果。

（三）医案点评

案一:《黄河医话》李克绍先生医案

1977年，余随李克绍教授在附院门诊，遇一济南郊区老媪，68岁。自述5天前因误食生冷之物，遂感上腹部阵发性绞痛，甚则向肩胛部发射，并伴四肢不温，恶心呕吐，不欲食，曾吐蛔2条。切脉沉弦稍弱，舌淡而苔白。李老遂用：乌梅12克，川花椒6克，炙甘草6克。嘱其取药3剂，煎汤温服。余疑其药少价廉，难奏速效，急追至门外，乃告其子曰:"老人系胆道蛔虫，非同小可，但愿此药能解除病情。若有他病，定要赴医院救治，不可贻误。"3日后，患者欣喜复诊。自云服药1剂，疼痛顿时减轻，3剂尽而疼痛竟全消失，并便下蛔虫数条。继经香砂六君子汤2剂善后。

[点评] 本案中患者的肠热不明显，所以李老减去了黄连、黄柏，胃寒不严重，只是表现为恶心呕吐、不欲食，所以减去了干姜，因为四肢厥冷不严重，只是表现为手脚不温，所以，减去了桂枝、当归、细辛、附子、人参等药。

案二:《诊余集》

常熟西弄徐仲鸣幼女杏宝，年八岁，始以寒热腹痛痉厥，经某医以牛蒡、豆豉、枳实、槟榔等味，无效。又经一医以石斛、珠粉、钩藤、羚羊、石决等味，腹痛痉厥更甚，腹痛即厥而痉，痛平则痉厥亦止，一日夜三四十次，症已危险。黄昏邀余过诊，其脉细而微弦，舌心焦黑，舌边干白，目眶低陷，神倦音喑，两目少神，腹痛痉厥，时作时止，身无寒热。余细思热病痉厥，当神昏而腹不痛。若是寒厥，四肢厥冷，只有转筋而无痉。此乃腹痛与痉厥并见，定是寒热阴阳杂乱于中。夫温病之厥，关乎手厥阴者，多宜寒凉。寒病之厥，关乎足厥阴者，多宜温凉并进。此症皆不离厥阴一经。先煎仲景乌梅丸三钱，连渣灌下，越一时即吐出白痰半碗。再服，又吐白痰半碗。再服再呕。约服药汁三分之二，而腹痛痉厥亦止，即能安寐。明日复诊，舌黑亦润，喜笑如常，唯腹中略痛而已。余即进乌梅丸原法，再服小剂一剂，即饮食如常矣。

[点评] 手足厥冷跟腹痛是有直接联系的，肠热腹痛，导致热郁于内，加上患者胃寒，气血不畅，导致手足厥冷。如果肠热稍平，则腹痛稍舒，气血稍为正常，则手足厥冷情况转好。

案三：《陈潮祖学术经验研究》

李某，女，29 岁。1992 年 7 月 4 日，以圆癣反复发作三年就诊。自述：3 年前春夏之交，颈部两侧散发团片状红色痒疹，初未经意，约半个月后有钱币样癣斑形成，随之渐发渐多，延及四肢、胸腹，外用癣药水，内服凉血解毒祛风除湿中草药，住院接受西医药等治疗，百无一效。经人介绍，从数百里外，专程来求吾师诊治。观患者全身红色癣斑大如钱币，斑斑相连，体无完肤，舌润，散在绛红点，询知红斑处皮下隐隐有刺痒感而不甚，便溏纳减，神疲心烦，审六脉沉细数。诊断：圆癣。辨证：脾肾阳虚，湿热郁滞。治法：温阳益气，通络解毒。方药：乌梅丸。乌梅 30 克，黄柏 10 克，黄连 10 克，干姜 10 克，桂枝 10 克，人参 10 克，当归 10 克，川椒 3 克，细辛 5 克，附子 20 克（先煎 20 分钟）。上方水煎服，连服 1 周后，全身癣斑退尽，嘱继服 1 周。以防复发。至今已四年余，该患者病情从未复发。

[点评] 本案中"便溏纳减"，说明患者的病理是胃寒肠热了。

案四：《杏林医选》傅再希先生医案

吾乡杨有元之妻，患洒淅寒热，咳嗽痰沫，不久痰中出现蛆虫，蠕蠕活动，百治无效，骨瘦如柴，人多谓痨虫，亲人亦不敢与之接触。后求治于先师李圃孙先生，先生诊之，笑曰：非痨虫也。乃处以乌梅丸，不数剂而愈，远近俱以为神。迟十余年，先师已去世，此病又发。其乃求余为之诊治，出示先师昔日原方，即乌梅丸作汤剂服，不曾加减一味。余遂照抄一遍，亦未加减，嘱其照服，亦数剂而愈。可见乌梅丸之疗效，不仅限于吐蛔一端，其他虫症，推广用之，亦能有效。

[**点评**] 这个医案比较特别，患者的洒淅寒热，咳嗽痰沫，有可能是胃寒肠热、寒热错杂引起的，而且乌梅丸本来就有杀虫的作用，所以用后效果好。

第二十四讲　胃肠皆热（一）

一、调胃承气汤证

（一）调胃承气汤证的病理和症状

调胃承气汤证的病理是胃肠热盛导致肠部燥结，属于胃肠热较盛而肠部燥结较轻的情形。

【条文】

1. 伤寒脉浮，自汗出，小便数，心烦，微恶寒，脚挛急，反与桂枝汤，欲攻其表，此误也。得之便厥，咽中干，烦躁，吐逆者，作甘草干姜汤与之，以复其阳，若厥愈，足温者，更作芍药甘草汤与之，其脚即伸，若胃气不和，谵语者，少与调胃承气汤，若重发汗，复加烧针者，四逆汤主之。

2. 问曰：证象阳旦，按法治之而增剧，厥逆，咽中干，两胫拘急而谵语。

师曰：夜半手足当温，两脚当伸，后如师言。何以知此？寸口脉浮而大，浮则为风，大则为虚，风则生微热，虚则两胫挛，病证象桂枝，因加附子参其间，增桂令汗出，附子温经，亡阳故也，厥逆咽中干，烦躁，阳明内结，谵语，烦乱，更饮甘草干姜汤，夜半阳气还，两足当热，胫尚微拘急，重与芍药甘草汤，尔乃胫伸，以承气汤，微溏，则止其谵语，故知病可愈。

3. 太阳病三日，发汗不解，蒸蒸发热者，属胃也，调胃承气汤主之。

4. 发汗后，恶寒，虚故也，不恶寒，但热者，实也，当和胃气，与调胃承气汤。

5. 太阳病未解，脉阴阳俱微，必先振栗，汗出而解，但阳脉微者，先发汗而解，但阴脉微者，下之而解，若欲下之，宜调胃承气汤主之。

6. 阳明病，不吐、不下、心烦者，可与调胃承气汤。

7. 伤寒吐后，腹胀满者，与调胃承气汤。

8. 太阳病，过经十余日，心下温温欲吐，而胸中痛，大便反溏，腹微满，郁郁微烦，先此时，自极吐下者，与调胃承气汤，若不尔者，不可与，但欲呕者，胸中痛，微溏者，此非柴胡汤证，以呕故知极吐下也。

9. 伤寒十三日，过经，谵语者，以有热也，当以汤下之，或小便利者，大便当硬，而反下利，脉调和者，知医以丸药下之，非其治也。若自下利者，脉当微厥，今反和者，此为内实，调胃承气汤主之。

【解读】

上面9条条文，可以归纳出调胃承气汤的症状，属于胃热的有"发汗不解，蒸蒸发热""但热者，实也""胃气不和，谵语""烦乱""郁郁微烦"等描述，属于肠热燥结的有"此为内实""腹胀满""大便反溏"和"反下利"等描述。

胃热的症状，前面讲过了，它主要表现为发热、口渴和烦乱。

前面讲过，如果是胃部热盛的话，就会蒸迫胃中的津液进入三焦而变为汗出，所以，这种汗出是那种如蒸笼般的，所以称为"蒸蒸汗出"，这也是胃热的最基本表现之一；胃肠热盛，热盛津伤，患者急于引水自救，所以就会表现为"大渴引饮"；胃肠热盛，热盛津伤，神经得不到血与津的濡养，就会表现为颧上胀痛、眩晕、烦躁，较重者则表现为神昏谵语，更重者则表现为满头剧痛，甚则发狂喜妄，更甚者则为目中不了了、睛不和。古人把这些症状称为"阳明燥气上冲"，是因为人体的胃肠本来就布满神经，而且上连于脑，是胃肠实热，热灼神经所引起的。

余伯陶先生说："阳明之火蒸腾入脑即神昏矣，是则神经之昏，乃是神经受热，仍由阳明而来。盖人迎胃脉，由胃过颈后入脑，悍气即循此脉上冲。"

姜佐景先生说："夫满头剧痛，病所在脑也。一下而愈，病源在肠也。合而言之，所谓上病下取，治求其本也。盖肠中既燥，胃居其上，声气互通，乃亦化热。胃有神经上通于脑，辗转相传，脑神经受热熏灼，故发为满头剧痛。抑又肠胃燥实，周身血液亦随之化热，其敷陈于血管壁间之诸神经，自受同一之影响。而脑部为全身神经之总汇，枢机重要，所系更钜，故非特满头剧痛，甚至神昏谵语，发狂喜妄。考与抵当汤证有发狂之象，桃核承气汤证有如狂之状，此皆血热影响于脑神经之明证。故用药总不离乎硝黄，无非脱胎于承气汤，深足长思也。然肠热有易犯脑者，则其人之神经脆弱与否为一大主因，要以脆弱者易被犯，……又小儿神经脆弱，故惊厥之病特多。"

曹颖甫先生说："其阳明证之头痛，其始则在阙上，甚则满头皆痛，不独承气汤证有之，即白虎汤证也有之，且阳明府实证燥气上冲，多致脑中神经错乱，而见谵语头痛，或反在大便之后，无根之热毒上冒，如大便已，头卓然而痛可证也。唯肠中湿热蕴蒸，其气易于犯脑，为水气易于流动，正如汤沸于下，蒸气于上，不似燥矢之凝结必待下后而气乃上冲也。此证但下浊水，即可证明湿热之蕴蒸阳明。不然，目中不了了，无表里证，大便难，身微热者，何以法当急下乎？"

患者出现的各种脑部病证，都是因为胃肠热盛，热灼神经引起的，一般情况下，只要用承气汤类方祛除胃肠热这个病源，病就能够得到痊愈。但是，如果用承气汤之后，病源虽去，但脑部病证仍在，就要用张锡纯先生的方法了，就是用羚羊角、犀角之类的药物来凉和神经，用萸肉的酸温来营养滋润神经，这就是古人所说的治"肝风内动"的法子。

《经方实验录》说："所谓肝者、筋者，即神经也。热毒熏灼神经，则见痉挛抽搐，是即所谓肝风动阳。羚羊角能凉和神经，使之舒静，故用之得法合量，可以治大承气汤所不能治之证。他药如石决、钩藤、蝎尾、蜈蚣，皆可以为佐。张氏锡纯善用本药，余心折之。"

肠热的症状最主要的表现为便秘或是肠热下利。这些前面讲葛根芩连汤等治肠热的方剂时也讲过了。

前面讲过，胃肠热盛，热盛津伤，肠部缺乏水分，大便就会变硬，这就是"便秘"了，古人称之为"肠燥结"，热盛津伤，大便燥结，患者就会表现为舌苔黄厚，《金匮要略》说"**舌黄未下者，下之黄自去**"就是这个意思。如果热迫于内，患者引水自救而表现为热从利出，这时就会出现"下利"，古人称之为"热利"。

所以，如果患者重点只表现为胃热的话，那就是白虎汤这一类方子；如果患者重点表现为肠热的话，那就是葛根芩连汤一系列的方子；如果患者同时表现为胃热、肠热的话，那就是承气汤这一系列的方子；如果患者同时有各个方证的症状表现，根据患者情况的不同，也可以合用。

譬如说，如果患者表现为胃肠热盛而且胃热的症状非常严重的话，这时，就可以用承气汤合白虎汤来使用，同理，如果患者是胃肠热盛而且是肠热非常严重的话，那你就可以用承气汤合葛根芩连汤来使用了，类似等等。只要理解了这个原则，就可以进退自如。

最后，还有三个问题：

第一，谵语和郑声。

【条文】

伤寒四五日，脉沉而喘者，沉为在里，而反汗出，津液外越，大便为难，表虚里实，久则谵语。

阳明病，其人多汗，以津液外出，胃中燥，大便必硬，硬则谵语，小承气汤主之，若一服谵语止，再莫复服。

伤寒四五日，脉沉而喘满，沉为在里，而反发其汗，津液越出，大便为难，表虚里实，久则谵语（夫实则谵语，虚则郑声，郑声者，重语也），直视谵语，喘满者死，下利者亦死。

【解读】

"谵语"就是因为胃肠热盛，热盛津伤，神经得不到血与津的濡养而出现的一种脑病，它的症状是胡言乱语，它的特点是声壮气粗、扬手掷足。

这是因为患者热盛津伤、热灼神经、热盛神昏，所以处于一种似睡非睡的半蒙眬状态，这时候，如果你大声叫醒他，也能暂时说些清楚的话，但一闭目就又开始答非所问，狂言乱语，说话没有条理性，严重的话也许就不管是睁开眼还是闭着目，都是胡言乱语，乱说一通。

因为"谵语"是热盛津伤引起的，患者处于体气壮实的阳明病阶段，所以称之为"实则谵语"。

条文说"郑声者，重语也"，"郑声"是指患者表现的症状为语言重复，语声低弱，表现出一种若断若续的危重征象。疾病到了厥阴病阶段，即处于疾病晚期。

因为正气虚衰，阴津匮乏，神经得不到血与津的濡养，同样会出现精神散乱的情形，所以，患者就表现出声低气怯，呢喃重复，气息不续的病态。因为患者是处于体气衰竭的厥阴阶段，所以称之为"虚则郑声"。

"谵语"和"郑声"的区别，其实就是患者体气的区别，因为这二者表现近似，但实际却截然相反，如果临床时对这两者判断错误，应对失宜，犯虚虚实实之诫，那么，就有可能引发不可收拾的问题。

第二，慎用下法。"攻下"之法，用之得当，立竿见影，但如果攻下失当，也可能带来一系列的麻烦。

《恽铁樵伤寒金匮研究》说："同是攻下，病不同则药不同，且攻药苟不对病，虽泻而积不去，即可知误攻之无益而有损。余因此悟得，凡当用大柴胡汤者，不得用三承气汤，当用调胃承气汤者，不得用大、小承气汤也。攻之不及，积固不下，攻之太峻，则反不能尽下也。此亦物理之易知者，是调胃承气中甘草一味，不仅为缓和硝、黄而设，可以心知其故矣。"

恽铁樵先生的意思就是说，如果要用"攻下"之法，不仅要慎之又慎，更要恰如其分，因为不管是攻下过当还是攻下不及，都可能会导致患者出现肠胃"积聚"的疾病。

恽铁樵先生认为，肠胃的积聚病是患者饮食不节，加上误用泻药引起的。而导致患者饮食不节的原因主要有三种：

①用脑过当：主要是一些脑力劳动者。因为过度用脑，导致消耗过多，所以，胃就会感到饥饿。如果这时候饮食不节制的话，长期地、过多地食用一些较甜的饼食（因为饼食不仅甜而且油腻），患者易出现消化不良的情况。因为消化不良，所以就出现了"前者未消，后者继至，则胃为之撑大，而消化力乃益薄弱，于是有胃呆、满闷、便闭诸病"。

②神经过敏：神经过敏是指那些平时精神压力过大而出现肝郁的人。前

面讲过，中医的肝气，其实是指神经，这也是"肝主筋"的体现。因为精神压力较大的人，其脉多为弦脉，也就是肝脉，这些人因为神经紧张，压力过大，所以也会出现容易饥饿的情况。这时候如果不注意饮食，也会出现因为饮食不节制而导致的消化不良。

③吸食鸦片者：这一类人现在基本消失不见。因为吸食鸦片，刺激神经，导致出现容易饥饿的情况，所以，吸食鸦片的人也喜欢甜食，也会出现消化不良的情况。

对于因为饮食不节而导致消化不良、便闭的患者，只要调整饮食习惯，并且根据患者的实际情况，用一些消导的药，也不是很难治。只是，如果医生不加辨证，见患者便秘就用"攻下"之法，或是患者受到铺天盖地的泻药广告的影响，自己就服用了泻药，反而会引起肠胃的"积聚"病。

恽铁樵先生说："见其胃呆、满闷、便秘，而乞灵于泻药，得畅便则觉病瘥，然此非推陈致新自然之体功。所谓自然之体功者，食物腐化之后，由胃入肠，一路吸收精华以营养四肢百体，同时即将糟粕下逼，使之排泄体外。今以泻药下之，则胃壁、肠壁既无从吸收食物之精华，而糟粕之下降由于药力，亦非肠胃自然工作。于是有一部分为泻药所驱逐，必有一部分遗留于回肠屈曲之处，当得畅便之后，胃中骤空，则非更以食物填补不可。而用脑不已，饥饿愈甚。食物愈多，停积亦愈剧，而泻药之需用变愈殷。于是转泻转填，转填转积，久而久之，遂成积聚。"

所以，肠胃的"积聚"病是因为不辨体气且滥用泻药的恶性循环所引起的，这和正常运用"攻下"之法是有天壤之别的。

恽铁樵先生说："凡有此病者，其脉必沉。此吾所谓病在里则沉脉应之也。其人多瘠，而面有痤，即《灵枢》所谓皮肤薄而不泽；其人舌苔必不匀，或一边有一边无，或满舌如常人而有苔一块不化，病浅者偶见之，病深者无时不见，而吸鸦片者尤显。吸鸦片之舌常中心或根际一块光滑，初步如小豆，继而圆而小银币，余处之苔如积垢。凡具以上见证者，可直断其人有积聚病，百不爽一。所谓能合色脉，可以万全，古人望色知病，皆以此也。浅者用骑墙语刺探，俗所谓江湖术品，斯下矣。积聚病治法当攻下，《内经》仅言大积大聚可犯，衰其大半而止，未言若何攻法，唯《千金》常言大风而积聚之法治类用风药。孙真人论病，凡积久者，泰半皆以风为主用药，亦多毒虫。故余有杜撰名词，凡舌苔不匀，大便不爽，如上文所云者，名曰风积。因此病用他药攻之，虽得大泻特泻，所下之粪色黄，且病者总觉大便不能畅快，即用燕医生补丸，虽得大泻特泻，所下之粪总属黄色，且病者于泻后自觉腹有余积，唯用风药，则所下之粪色黑且胶黏奇臭，经三数次攻下，嗣后遂继续自下黑粪，而胃纳日增，精神日见爽慧，故同是攻下，病不同则药不同也。"

饮食不节以及滥用泻药的情况，不仅在恽铁樵先生的时代有，现在也普遍存在，恽铁樵先生所讲解的内容对于现阶段的中医诊治有着非常大的现实意义。

第三，丸药下之。

第9条条文提到了"**小便利者，大便当硬，而反下利，脉调和者，知医以丸药下之，非其治也**"。

这里的"**丸药**"，经过众医家的考证，是指汉代医生常用的一种含有巴豆的泻药，因为巴豆性热，虽然能通便，却不能清胃肠热，所以，服用含有巴豆的泻药之后，患者虽出现了泻利，却因为胃肠热仍在，所以"**谵语**"的症状仍在，这也是条文中"**谵语**"与"**下利**"同时存在的原因。而条文说"**非其治也**"，就是指医生不辨体质，见病治病的错误行为。

（二）调胃承气汤的药理和运用

调胃承气汤的组成：

酒大黄 20 克，芒硝 40 克，炙甘草 10 克。

方后注：*水三升，煮取一升，去滓，内芒硝，更上火微煮令沸，少少温服之。*

调胃承气汤的药方组成只有大黄、芒硝、甘草三味药。

芒硝的药理

芒硝，味咸，性寒，归胃、大肠经，功效是泻下通便、润燥软坚、清火消肿，主治实热积滞、腹满胀痛、大便燥结、肠痈肿痛，外治乳痈、痔疮肿痛。现代药理研究表明，芒硝有泻下、减轻阑尾炎症、引起肠道神经反射、消肿止痛、利尿等作用。它与朴硝、马牙硝、风化硝、甜硝、玄明粉，其实是同一种物质，都是含水硫酸钠，是一种盐类性泻药，可利小便药。

《本草别录》说："主五脏积聚，久热胃闭，除邪气，破留血，腹中痰实结搏，通经脉，利大小便及月水，破五淋，推陈致新。"

《药性论》说："通女子月闭癥瘕，下瘰疬，黄疸病，主堕胎；患漆疮，汁敷之；主时疾热壅，能散恶血。"

《医学启源》说："《主治秘诀》云，治热淫于内，去肠内宿垢，破坚积热块。"

《本草再新》说："涤三焦肠胃湿热，推陈致新，伤寒疫痢，积聚结癖，停痰淋闭，瘰疬疮肿，目赤障翳，通经堕胎。"

《本草求原》说："马牙硝，治齿痛，食蟹龈肿，喉痹肿痛，重舌口疮，鹅口。"

综合以上讲解，芒硝的功效可以总结为三个：一是清胃肠热；二是泻下攻积；三是利尿通淋。

（1）清胃肠热

因为芒硝性寒，又归胃、大肠经。芒硝性寒，就是说芒硝能清热，芒硝归胃、大肠经，就是说芒硝的作用部位是在胃和大肠，所以说，芒硝重点是清胃和大肠的热，因为药性是作用于全身的，所以，也会影响全身，对于体气虚衰的，就需进行药物配伍后使用。

从这一点上来说，它和大黄是一样的。

（2）泻下攻积

芒硝性寒味咸，能吸引大量水液至肠中，所以，不仅能泄热通结，又能增液润燥，即在清胃肠热同时，又能甘寒生津以补津的缺失。芒硝的这一功能也与大黄一样。

章次公先生说："芒硝为盐类性泻剂，此种泻剂，不乏腹痛，故通常便秘，畏大黄之列者，颇宜芒硝。常人虽有便秘数日至数周，而不感痛苦者，然因便秘而诱发各种证候者，亦所恒见，故遇头痛头晕，胃中压闷者，如询得便秘已久，则以芒硝一下即愈。盖此等症状，由宿便之化学刺激所致，宿便既去，则一切症状，自然瓦解。"

（3）利尿通淋

《药物学》说："（芒硝）用量过少，则反为肠吸收，奏利尿之作用，且能增盛肝门脉系之血行，而亢进组织之流灌，改善肝脏之营养。"

又说："《别录》谓芒硝利大小便，事实上少量之芒硝，不致泻下，反由吸收而利尿，故能治因心肝肾病而发生之水肿。又淋病之初起者，因芒硝利尿而尿量多，得收冲刷之效。吾乡某医者，恒以芒硝治淋病，小有其效，实也利尿之作用而已。"

事实上，芒硝利尿通淋的效果也跟大黄差不多。

从以上芒硝与大黄功效的对比可以发现：芒硝与大黄的功效是基本相同的，所以，这二者合用是协同增强的作用。

调胃承气汤用大黄、芒硝的性寒来清胃肠的热盛，用大黄、芒硝的泻下攻积来清肠部的燥结，用炙甘草安肠生津，同时，减缓大黄、芒硝的攻下之力。所以，恽铁樵先生强调说，调胃承气汤中之所以要用甘草，就是要使药的运用恰如其分。

（三）医案点评

案一:《宋元明清名医类案·罗谦甫医案》

李君长子年十九,四月病伤寒九日,医作阴证治之,与附子理中丸数服,其证增剧,更医又作阳证,议论差互,不敢服药,决疑于罗。罗至宾客满坐,罗不欲直言其证,但细为分解,使自度之。凡阳证者,身须大热,而手足不厥,卧则坦然,起则有力,不恶寒,反恶热,不呕不泻,渴而饮之,烦躁不得眠,能食而多语,其脉浮大而数者,阳证也;凡阴证者,身不热,而手足厥冷,恶寒,蜷卧,面向壁卧,恶闻人声,或自引衣盖覆,不烦渴,不欲食,小便自利,大便反快,其脉沉细或微迟者,皆阴证也。今诊得其脉沉数得六七至,夜叫呼不绝,全不得睡,又喜饮冰水,阳证悉具,且三日不见大便,宜急下之,乃以酒煨大黄六钱,炙甘草二钱,芒硝五钱。煎服。至夕下数行,去燥粪20余块,是夜汗大出,次日又往视之,身凉脉静矣。

[点评] 本案中提到的大部分知识都是前面讲过的。

案二：《刘绍武三部六病传讲录》

张某，女，21 岁。太原河西区一女孩，于 1972 年秋，来太原市中医研究所就诊，秋天气闷，她却戴着一个大口罩，摘下口罩后，见少女的嘴唇肿胀如碗，患者羞愧难言，告知刘老，口唇肿痛已 20 余日，用抗生素、消炎药，皆不见效，病者痛苦不堪，无奈求刘老一诊。刘老观其脉证，见脉象洪滑，舌苔黄，时自汗出，口臭明显，遂开调胃承气汤二剂，大黄 5 钱，芒硝 3 钱，甘草 3 钱。令其急煎 20 分钟，分次温服，患者取药如法服用，2 日后复诊，少女面容恢复如初，刘老复开两剂调胃汤以协调胃肠余热，患者高兴持方而去，不复再来。事后刘老讲，治病如用钥匙开锁，锁钥相符，一打即开，如影随形，很快取效，此女素常恣食干食脆麻辣烫食品，脾胃积热益甚，唇为脾之余，脾胃有火上冲于唇，故肿胀难消，方选调胃承气汤，引热出里，大黄清里部之热，芒硝泻脾胃之实，甘草健脾和中，三药为经，使里部之热，急速出里，很快就收到治疗之功。临床用承气汤，调胃承气汤以治热，小承气汤以治满，大承气汤治实热、腹满、躁、实、坚，桃仁承气汤泻血治瘀，四承气汤各有妙用，运用得当，药到病除。

［点评］ 本案非常有代表性，也很能说明问题。

案三：《伤寒十四讲》

1960 年曾治一例心烦不寐的患者，脉滑数，舌苔黄厚，我辨为火热扰心，心神不安之证。屡投芩连等清热药物而病不愈，舌苔仍不退。偶忆《金匮要略》有"舌黄未下者，下之黄自去"的记载。乃用调胃承气汤。服药后，大便泻下，味极臭秽，然心烦顿解，夜睡甚酣。以镜照舌，则黄苔已去。

［点评］ "舌黄未下者，下之黄自去"这句话是临床判断患者是否有肠燥结的一个重要标准，非常有代表性。

案四：《经方实验录》

沈宝宝，病延四十余日，大便不通，口燥渴，此即阳明主中土，无所复传之明证。前日经用泻叶下后，大便先硬后溏，稍稍安睡，此即病之转机。下后，腹中尚痛，余滞未清，脉仍滑数，宜调胃承气汤小和之。生大黄二钱（后入），生甘草三钱，芒硝一钱（冲）。

［点评］ 本案中，调胃承气汤是用在泻下之后、余热未清的，这也说明调

胃承气汤在承气类汤中是药力最轻的。

案五：吕志杰先生医案（《四川中医》1991 年）

杨某，女，32 岁。1987 年 3 月 17 日诊。胃痛反复发作 8 年，消化道钡餐证实为十二指肠溃疡。今春胃痛复发，服益气、养阴、制酸、止痛等药 20 余剂，效差。现胃脘部灼热样持续性疼痛，夜间痛甚，喜按，恶心不欲食，食已即吐，口干苦不欲饮，大便 9 日未行，溲黄，舌红苔薄黄，脉弦细。证属胃阴不足，肠脏不通。拟胃痛治肠，通腑达标法。处方：大黄 12 克，炙甘草、芒硝各 6 克，白芍 18 克。以水 600 毫升，煎取 200 毫升，放入芒硝，再微煎令沸，分 5～6 次少少温服之。服药，当晚大便通，便下如羊屎，便后胃痛减，食已不吐。改拟甘寒养阴润肠以治本。

[点评] 本案中，患者食已即吐、大便 9 日未行，这是大黄甘草汤证；在这里，因为患者便秘时间长，又有胃脘部灼热样持续性疼痛的症状，西医检查又有溃疡的症状，所以在方中加入了芒硝增强通便以及消炎止痛的功效。

二、小承气汤证

（一）小承气汤证的病理和症状

小承气汤证的病理是胃肠热盛导致肠部燥结，属于胃肠热较轻而肠部燥结较重的情形。

就是说，小承气汤证的病理和调胃承气汤证相近，不过，它的胃肠热程度较调胃承气汤证的病理较轻，但是，肠部燥结的程度却比调胃承气汤证的病理重。换句话说，就是小承气汤的清热能力比调胃承气汤差，但是攻下、通便能力却比调胃承气汤强。

【条文】

1. 阳明病，若腹大满不通者，可与小承气汤。微和胃气，勿令大泄下。

2. 太阳病，若吐、若下、若发汗，微烦，小便数，大便因硬者，与小承气汤和之即愈。

3. 阳明病，其人多汗，以津液外出，胃中燥，大便必硬，硬则谵语，小承气汤主之，若一服谵语止，再莫复服。

4. 阳明病，谵语发潮热，脉滑而疾者，小承气汤主之，因与承气汤一升，腹中转矢气者，更服一升，若不转矢气者，勿更与之，明日不大便，脉反微涩者，里虚也，为难治，不可更与承气汤也。

【解读】

以上 4 条条文和调胃承气汤证的条文比较就会发现以下三点：

第一，对于肠部燥结的程度，调胃承气汤证的描述是"此为内实""腹胀满""大便反溏"和"反下利"；而小承气汤证的描述则是"腹大满不通""大便因硬""大便必硬""不转矢气"等，这样一比较就会发现，小承气汤证的肠部燥结程度是要比调胃承气汤证严重。

第二，对于胃肠热的描述，调胃承气汤证的描述是"发汗不解，蒸蒸发热""但热者，实也""胃气不和，谵语""烦乱""郁郁微烦"等；而小承气汤证的描述是"微烦""多汗""谵语发潮热"，这一比较，就会发现小承气汤证的胃肠热程度比调胃承气汤证要轻。

第三，小承气汤主治的条文，和调胃承气汤主治的条文描述，相同的症状有"谵语""微烦"，这也说明了小承气汤证和调胃承气汤证的胃肠热导致热盛津伤的程度相近。

了解了小承气汤证和调胃承气汤证的病理区别，那么，关于小承气汤证的病理和症状，也就基本讲清楚了。

调胃承气汤证有可能会出现"热利"，就是条文中所说的"反下利"，事实上，因为病理相近，小承气汤证的症状中，也有可能出现"热利"的情况，它也是葛根芩连汤证的进一步表现，如果患者的表现是下利黏秽不爽，腹痛拒按，也就是说，如果临证遇泄泻的患者，腹诊之后，出现脐周拒按而痛，又有胃肠热的表现，就有可能是小承气汤证。

（二）小承气汤的药理和运用

小承气汤的组成：

酒大黄 20 克，厚朴 3 克，枳实 10 克。

小承气汤和调胃承气汤相比，少了芒硝、甘草，多了厚朴、枳实。

1. 厚朴的药理

厚朴，味苦、辛，性温，归脾、胃、肺、大肠经，功效是行气消积、燥湿除满、降逆平喘，主治食积气滞、腹胀便秘、湿阻中焦、脘痞吐泻、痰壅气逆、胸满喘咳等症。现代药理研究表明，厚朴主要有以下七方面的作用：一是能刺激味觉，反射性地引起唾液、胃液分泌和胃肠蠕动加快，有健胃助消化、抗胃溃疡、抑制肠痉挛的作用；二是对葡萄球菌、溶血性链球菌、肺炎球菌、百日咳杆菌等革兰阳性菌和炭疽杆菌、痢疾杆菌、伤寒杆菌、副伤寒杆菌、霍乱弧菌、大肠杆菌、变形杆菌、枯草杆菌等革兰阴性杆菌均有抗菌作用；三是有骨骼肌松弛作用，且无快速耐受现象；四是有明显的镇静作用；五是有明显的降压、强心作用；六是对气管平滑肌有兴奋作用；七是能消除鼓肠现象，即能消除肠部内的积气。

《汤液本草》说："《本经》云厚朴治中风、伤寒头痛，温中益气，消痰下气，厚肠胃，去腹胀满。果泄气乎？果益气乎？若与枳实、大黄同用，则能泄实满，《本经》谓消痰下气者是也。若与橘皮、苍术同用，则能除湿满，《本经》谓温中益气者是也。与解利药同用，则治伤寒头痛。与治痢药同用，则厚肠胃。大抵苦温，用苦则泄，用温则补。"

《本草经疏》说："厚朴，主中风、伤寒头痛、寒热，气血痹死肌者，盖以风寒外邪，伤于阳分，则为寒热头痛；风寒湿入腠理，则气血凝涩而成痹，甚则肌肉不仁，此药辛能散结，苦能燥湿，温热能祛风寒，故悉主之也。《别录》又主温中、消痰、下气，疗霍乱，及腹痛胀满，胃中冷逆，胸中呕不止，泄痢心烦满者，何莫非肠胃气逆壅滞，及痰饮留结，饮食生冷所致？得此下泄开通，温热暖肾，则诸证不求其止而止矣。至于淋露，虽属下焦为病，然多因胃家湿热下流；三虫亦肠胃湿热所生，苦能燥湿杀虫，故亦主之也。《本经》又主惊悸，及《别录》除惊去留热者，皆非其所宜。惊悸属心虚，于脾胃绝无相干，气味大温之药，又岂能去留热哉。至益气厚肠胃，盖亦指邪气去正气自益之谓，积滞消肠胃自厚之意耳，非消散之外，复有补益之功也，用者详之。"

《本草经读》说："厚朴，气味厚而主降，降则温而专于散，苦而专于泄，故所主皆为实症。中风有便溺阻隔症，伤寒有下之微喘症，有发汗后腹胀满症，大便鞕症，头痛有浊气上冲症，俱宜主以厚朴也。至于温能散寒，苦能泄热，能散能泄，则可以解气逆之惊悸。能散则气行，能泄则血行，故可以治气血痹及死肌也。宽胀下气，《经》无明文，仲景因其气味苦温而取用之，得《本经》言外之旨也。"

《医学衷中参西录》说："厚朴，治胃气上逆，恶心呕哕，胃气郁结胀满疼痛，为温中下气之要药。为其性温味又兼辛，其力不但下行，又能上升外达，故《本经》谓其主中风、伤寒头痛，《金匮》厚朴麻黄汤用治咳而脉浮。与橘、夏并用，善除湿满；与姜、术并用，善开寒痰凝结；与硝、黄并用，善通大便燥结；与乌药并用，善治小便因寒白浊。味之辛者，又能入肺以治外感咳逆；且能入肝，平肝之横恣，以愈胁下撖疼……兼入血分，甄权谓其破宿血，古方治月闭亦有单用之者。诸家多谓其误服能脱元气，独叶香岩谓多用则破气，少用则通阳，诚为确当之论。"

综合以上讲解，厚朴的功效可以总结为四个：一是祛痰平喘；二是宽肠下气；三是强心祛瘀；四是抗菌杀菌。

（1）祛痰平喘：厚朴有刺激胃、肠、支气管黏膜促进分泌的作用，所以能使附着在胃、肠、支气管壁上的附着物剥离，所以，厚朴有祛痰平喘的功效。

周伯度说："半夏厚朴汤，治妇人咽中如有炙脔，非胸满，非腹满，亦无表邪，又何以用厚朴哉？夫厚朴者，消痰下气，力厚气雄，于四物外别树一帜，此厚朴所以匹半夏而并标之欤。"

（2）宽肠下气：厚朴能促进胃、肠、支气管的蠕动，又有刺激胃、肠、支气管黏膜促进分泌的作用，所以，厚朴既能排泄肠内的气体，又能消痰下气，肠壁宽放加上蠕动，自然能排出燥矢和矢，这就是为什么在小承气汤和大承气汤条文中经常提到的"转矢气"的原因。因此，《本草经读》称它能"宽胀下气"。

《经方实验录》说："盖厚朴为肠药，能直达肠部，宽放肠壁。彼肠结甚者，燥矢与肠壁几密合无间，硝黄虽下，莫能施其技，故必用厚朴以宽其肠壁，而逐其矢气，如是燥矢方受攻而得去。"

（3）强心祛瘀：现代药理研究表明，少剂量的厚朴有强心祛瘀血的功能，大剂量的厚朴反有抑制心脏和肌肉松弛作用。

《医学衷中参西录》说:"(厚朴)其色紫含有油质,故兼入血分,《甄权》谓其破宿血,古方治月闭亦有单用之者。诸家多谓其误服能脱元气,独叶香岩谓多用则破气,少用则通阳,诚为确当之论。"

又说:"厚朴气温味辛,若多用之,能损人真气,而其性又能横行达表,发人之热汗,故若过量用之,能使人热汗遍体,似喘非喘,气弱不足以息而亡也,故用时宜以二钱为度。"

(4)抗菌杀菌:现代药理研究表明,厚朴有抗多种真菌的作用,又有杀菌的作用,所以,临床常用于阿米巴痢疾。

2. 枳实的药理

枳实,味苦、辛,性微温,归脾、胃、肝、大肠、心经。功效是破气消积、化痰散痞,主治积滞内停、痞满胀痛、大便秘结、泻痢后重、结胸、胃下垂、子宫脱垂、脱肛。现代药理研究表明,枳实主要有六方面的功效,一是能使胃肠收缩节律有力;二是有强心、增加心输出量、收缩血管、提高总外周阻力,有提高血压、增加脉压的作用;三是能使子宫收缩有力;四是有镇静作用;五是有利尿作用;六是对肠、子宫、末梢血管有收缩作用。

《本草衍义》说:"枳实、枳壳,一物也。小则其性酷而速,大则其性和而缓。故张仲景治伤寒仓卒之病,承气汤中用枳实,此其意也;皆取其疏通、决泄、破结实之义。他方但导败风壅之气,可常服者,故用枳壳,其意如此。"

《用药心法》说:"枳实,洁古用去脾经积血,故能去心下痞,脾无积血,则心下不痞。"

《汤液本草》说:"枳实,益气则佐之以人参、干姜、白术;破气则佐之以大黄、牵牛、芒硝;此《本经》所以言益气而复言消痞也。非白术不能去湿,非枳实不能除痞。壳主高而实主下,高者主气,下者主血,主气者在胸膈,主血者在心腹。"

综合以上讲解,枳实的功效可以归纳为三个:一是化痰平喘;二是消胀祛痞;三是强心祛瘀。

枳实的功效跟厚朴的功效基本相似,也正是因为它们的作用相似,所以,它们就经常在一起配合使用。

前贤说："枳实与厚朴均能治食积便秘，去有形实满，又能治湿滞伤中，散无形湿满。然枳实苦降下行，气锐力猛，尤善逐宿食，通便闭，以治实满为优。厚朴苦温燥湿，散满力强，又长于燥湿化痰，以治湿满为优。"

最后，关于枳实的药性，可以说是众说纷纭，有的说枳实性寒，也有的说枳实性微寒，也有的说枳实性温，皆是各说各有理。

个人更加倾向于枳实性微温，因为它们与陈皮、青皮同为柑橘属，而且，根据它的药理，更多的是表现为促进肌体功能增强的功能，现代药理研究表明，枳实煎剂能收缩血管，具有显著迅速升压作用，就是说，枳实有加速血运的作用。

祝味菊先生说："药之四性，寒热温凉，作用于全体者也。温药有强壮之功，热药具兴奋之效，凉药镇静，其效缓和，寒能抑制，近乎麻醉。"

根据祝味菊先生的这段话，就能判断枳实的药性应该是微温的，也正是因为枳实能强心促血运，所以，对于患者出现脉数的，就要小心辨证使用了。

3. 小承气汤的药理

小承气汤和调胃承气汤相比，少了芒硝、甘草，多了厚朴、枳实。

第一，减去芒硝。小承气汤证胃肠热的程度比调胃承气汤证的病理程度要轻，所以，小承气汤单用大黄就够了，不用再用芒硝。

因为芒硝的功能和大黄相近，根据药性可以叠加的原理，胃肠热的程度较轻，所以，也要相应减少寒药的用量。

第二，减去甘草。调胃承气汤中的甘草是为了确保攻下的效果恰到好处，而小承气汤证的肠部燥结程度比调胃承气汤证要严重，为了达到更好的攻下效果，甘草就没有存在的必要。

第三，增加厚朴和枳实。增加厚朴和枳实，是因为小承气汤证的肠燥结程度要比调胃承气汤证严重，所以，要用厚朴、枳实来宽肠下气、通便消痞。

就是说，小承气汤证因为胃肠实热程度不及调胃承气汤证，所以，要减去芒硝；因为大便燥结的程度要强过调胃承气汤证，所以要增加厚朴、枳实，同时减去甘草。也就是说，小承气汤的药理就是本方用大黄荡涤胃的实热，攻下肠的积滞；并用枳实、厚朴增强胃、肠的蠕动，达到帮助胃肠排空，下气逐便祛肠积的功效，就是说，大黄、厚朴、枳实三者合用，能通肠祛结、清胃肠实热。

（三）医案点评

案一:《蒲辅周医案》

梁某，男，28岁。住某医院，诊断为流行性乙型脑炎。病已6日，曾连服中药清热、解毒、养阴之剂，病热有增无减。会诊时体温高达40.3℃，脉象沉数有力，腹满微硬，哕声连续，目赤不闭，无汗，手足妄动，烦躁不宁，有欲狂之势，神昏谵语，四肢微厥，昨日下利纯青黑水，此虽病邪羁踞阳明，热结旁流之象，便未至大实满，而且舌苔秽腻，色不老黄，未可与大承气汤，乃用小承气汤法微和之。服药后，哕止便通，汗出厥回，神清热退，诸证豁然，再以养阴和胃之剂调理而愈。

[点评] 本案中，患者胃肠热盛表现为"哕声连续，目赤不闭，无汗，手足妄动，烦躁不宁，有欲狂之势，神昏谵语，四肢微厥"，肠部燥结表现为一开始是"腹满微硬"，然后是"下利纯青黑水"的热结旁流症状，因为患者症状尚达不到大承气汤证的程度，所以就选用小承气汤。

案二:《临证实验录》

岳某，男，21岁，学生。腹痛、泄泻四十余日，一日多则五六次，少则两三行，便前腹痛，便后痛减，嗳腐纳呆，饮食稍多则痛泻加剧。校医先后予氟哌酸、庆大霉素、理中丸、人参健脾丸，服之不效。病历日久，神疲形瘦，面黄少华，自谓已成痼疾，遂萌辍学之念。其舅余乡人，今日导引来诊。视其舌，淡红苔黄。诊其脉，沉滑有力，触其腹，腹胀如鼓，脐左右拒压。观其脉症，知为伤食泄泻。体虽虚，证则实，所谓大实呈羸状是也。当攻下以治，攻即扶正，泻实补也。若以形瘦神疲予以温补，恐难有愈期矣。拟小承气汤。大黄10克，枳实10克，厚朴6克。1剂。药后大便黏秽四五次，痛泻遂止。嘱服参苓白术散半月，并须调其饮食，适其寒温，以护脾胃。

[点评] 本案与案一，患者的肠热和肠燥结表现并不是便秘，而是下利，是热结旁流，所以患者出现了"触其腹，腹胀如鼓，脐左右拒压"的症状，所以，这个医案也非常有代表性，告诉了我们关于腹诊的重要性。

另外，患者患病日久，所以众医都当作寒治，这其实也是辨证不清的缘故，闫老先生辨证准确，一剂而愈，确是医中高手。

案三：《经方实验录》

史左，脘上痛，胃中气机不顺，前医投平胃散不应，当必有停滞之宿食，纳谷日减，殆以此也。拟小承气以和之。生大黄三钱（后入），中川朴三钱，枳实四钱。拙巢注：服此应手。

[点评] 本案中，患者出现"脘上痛"，这是胃肠热的表现，而患者"纳谷日减"是因为内有宿食，而不是胃寒不欲食，这一点从患者出现"脘上痛"的症状就可以确定，胃寒是不可能出现"脘上痛"症状的。宿食不消也是肠燥结的一种，严重的就要用大承气汤来治。

三、大承气汤证

（一）大承气汤证的病理和症状

大承气汤证的病理是胃肠热盛与肠部燥结同时存在，属于胃肠热盛同时肠部燥结严重的情形。

【条文】

1. 二阳并病，太阳证罢，但发潮热，手足漐漐汗出，大便难而谵语者，下之则愈，宜大承气汤。

2. 阳明病脉迟，虽汗出，不恶寒者，其身必重，短气腹满而喘，有潮热者，此外欲解，可攻里也。手足濈然而汗出者，此大便已硬也，大承气汤主之。

3. 伤寒若吐、若下后，不解，不大便五六日，上至十余日，日晡所发潮热，不恶寒，独语如见鬼状，若剧者，发则不识人，循衣摸床，惕而不安，微喘直视，脉弦者生，涩者死，微者但发热谵语者，大承气汤主之，若一服利，止后服。

4. 病解能食，七八日更发热者，此为胃实，大承气汤主之。

5. 病人烦热，汗出则解，又如疟状，日晡所发热者，属阳明也，脉实者宜下之，脉浮虚者宜发汗，下之与大承气汤，发汗宜桂枝汤。

6. 伤寒六七日，目中不了了、睛不和，无表里证，大便难，身微热者，此为实也，急下之，宜大承气汤。

7.阳明发热，汗多者，急下之，宜大承气汤。

8.痉病，本属太阳，若发热汗出，脉弦而实者，转属阳明也，宜承气辈与之。痉病，胸满，口噤，卧不着席，脚挛急，必龂齿，可与大承气汤。

9.伤寒四五日，脉沉而喘者，沉为在里，而反汗出，津液外越，大便为难，表虚里实，久则谵语。伤寒四五日，脉沉而喘满，沉为在里，而反发其汗，津液越出，大便为难，表虚里实，久则谵语（夫实则谵语，虚则郑声，郑声者，重语也），直视谵语，喘满者死，下利者亦死。

10.病人不大便五六日，绕脐痛，烦躁，发作有时者，此有燥屎，故使不大便也。

11.阳明病，谵语有潮热，反不能食者，胃中必有燥屎五六枚，宜大承气下之。若能食者，但硬耳。

12.汗出谵语者，以有燥屎在胃中，此为风也，须下之，宜大承气汤，下之则愈。过经乃可下之，下之若早，语言必乱，以表虚里实故也。

13.汗家，重发汗，必恍惚，心乱，小便已，阴疼（宜大承气汤）。

14.产后七八日，无太阳证，少腹坚痛，此恶露不尽，不大便，烦躁发热，切脉微实，再倍发热，日晡时烦躁，不食，食则谵语，至夜即愈，宜大承气汤。

15.病人小便不利，大便乍难乍易，时有微热，喘冒不能卧者，有燥屎也，宜大承气汤。

16.病腹中满痛者，此为实也，当下之，宜大承气汤。

17.发汗不解，腹满痛者，急下之，宜大承气汤。

18.腹满不减，减不足言，当下之，宜大承气汤。

19.阳明病，下之，心中懊憹而烦，胃中有燥屎可攻，腹微满，初头硬，后必溏，不可攻之，若有燥屎者，宜大承气汤。

20.问曰：人病宿食，何以别之？

师曰：寸口脉浮而大，按之反濡，尺中亦微而涩，故知有宿食，大承气汤主之。

21. 脉数而滑者，实也，有宿食也，当下之，宜大承气汤。

22. 大下后，六七日不大便，烦不解，腹满痛者，此为有燥屎也，所以然者，本有宿食也，宜大承气汤。

23. 阳明与少阳合病，必下利，其脉不负者，顺也，负者，失也，互相克贼，名为负也，脉滑而数者，有宿食也，当下之，宜大承气汤。

24. 脉双弦而迟者，必心下硬。脉大而紧者，阳中有阴也，可以下之，宜大承气汤。

25. 下利，不欲食者，以有宿食故也，当宜下之，宜大承气汤。

26. 下利，脉迟而滑者，内实也。利未欲止，当下之，宜大承气汤。

27. 下利，脉反滑者，当有所去，下乃愈，宜大承气汤。

28. 下利，三部脉皆平，按之心下坚，急下之，宜大承气汤。

29. 下利瘥后，至其年月日复发者，以病不尽故也，当下之，宜大承气汤。

30. 少阴病，得之二三日，口燥咽干，急下之，宜大承气汤。

31. 少阴病，自利清水，色纯青，心下必痛，口干燥者，急下之，宜大承气汤。

32. 少阴病，六七日，腹胀不大便者，急下之，宜大承气汤。

33. 阳明病，若汗多微发热恶寒者，外未解也，其热不潮者，未可与承气汤，若腹大满不通者，可与小承气汤，微和胃气，勿令大泄下。

34. 得病二三日，脉弱，无太阳柴胡证，烦躁，心下硬，至四五日，虽能食，以小承气汤少少与，微和之，令小安，至六日，与承气汤一升，若不大便六七日，小便少者，虽不能食，但初头硬，后必溏，未定成硬，攻之必溏，须小便利，屎定硬，乃可攻之，宜大承气汤。

35. 阳明病，潮热，大便微硬者，可与大承气汤，不硬者，不可与之，若不大便六七日，恐有燥屎，欲知之法，少与小承气汤，汤入腹中，转矢气者，此有燥屎，乃可攻之，若不转矢气者，此但初头硬，后必溏，不可攻之，攻之必胀满不能食也。

36.欲饮水者，与水则哕，其后发热者，必大便复硬而少也，以小承气和之，不转矢气者，慎不可攻。

【解读】

大承气汤证的条文足足有36条之多，这相对于其他汤证来说是非常罕见的。

大承气汤证的病理是胃肠热盛、肠燥结已实，条文中对其症状的描述主要有以下六方面：

（1）脉象出现洪大、弦、实、滑的阳脉，也有可能出现沉脉、迟脉、平脉、弱脉的阴脉。

这里面，第2条的"阳明病脉迟"、第5条的"脉实"、第8条的"脉弦而实"、第14条的"切脉微实"、第21条的"脉数而滑"、第24条的"脉大而紧"、第27条的"脉反滑"说的就是大承气汤证出现阳脉的情况。

第9条的"脉沉"、第20条的"寸口脉浮而大，按之反濡，尺中亦微而涩，故知有宿食"，第26条的"下利，脉迟而滑者"、第28条的"三部脉皆平"、第34条的"脉弱"说的就是大承气汤证出现阴脉的情况。

因为胃肠热盛，热逼血行，所以，脉象一般就会洪大而实。

当热逼血行到了极点，这时候，血反倒可能因此充盈于血管中，血行不畅而出现各种阴脉的脉象，这就是脉与症不相符的情况，这时就要舍脉从症。

（2）发热、潮热

第1条的"但发潮热"、第2条的"有潮热者"、第3条的"日晡所发潮热"、第5条的"日晡所发热者"、第7和8条的"发热"、第11条的"谵语有潮热"、第14条的"再倍发热，日晡时烦躁"、第15条的"时有微热"、第33条的"其热不潮者，未可与承气汤"、第35条提到的"阳明病，潮热"说的就是发热和潮热的情况。

胃肠热盛，发热多汗容易理解。"潮热"是指发病按时而至，如潮水按时来潮一样，所以称之为"潮热"。

人的胃肠功能旺于申时、酉时，申时是下午3时至5时，又称为晡时、日铺、夕食等。因为这个时段人的胃肠功能亢进，所以就出现发热现象增强的特点，这就是"日晡潮热"现象，这是大承气汤证的特点之一，所以条文也强调说"其热不潮，未可与承气汤"。

（3）多汗

第1条的"手足漐漐汗出"、第2条的"手足濈然而汗出者"，以及第5、8和12条的"汗出"，第7和33条的"汗多"，说的就是多汗的情形。

"阳明多汗"，因为患者胃肠热盛、蒸迫汗出引起。

（4）大便燥结和热结旁流

第1和6条的"大便难"、第2条的"腹满"、第3条的"不大便五六日，上至十余日"、第9条的"大便为难"、第10条的"不大便""燥屎"、第11条的"胃中必有燥屎五六枚"、第12条的"有燥屎在胃中"、第14条的"不大便"，以及第15、19、22和35条的"有燥屎"，第16条的"腹中满痛"、第17和22条的"腹满痛"、第18条的"腹满不减"，与第20、21和25条的"宿食"、第24条的"心下硬"、第32条的"腹胀不大便"、第33条的"腹大满不通"、第34条的"屎定硬"等讲的都是大便燥结、腹中有燥屎的情况。

这里面，"腹满""腹大满""腹胀"和"宿食""心下硬"都是指大便燥结、腹中有燥屎，对于这个问题，条文强调说"腹满痛者，此为有燥屎也，所以然者，本有宿食也"和"腹胀不大便"。

而第25、26、27、28、29条条文中所说的"下利"、第31条条文的"自利清水，色纯青"指的则是热结旁流、肠中有燥屎。

大便燥结、肠中有燥屎相对容易理解，而"下利清水"和"热结旁流"就相对难以理解。

"下利清水"和"热结旁流"是一样的，是因为肠中燥屎未除，所饮之水由燥屎间隙中下流，而出现的一种热利的表现，一般是罹患热病二三十日后才会出现这种情况。

这种"下利清水""热结旁流"的情形常常出现在疫气流行的患者身上，根据《伤寒一得》一书中刘绍武先生的经验，其所利下的都是淡绿色的清水，而且不是很臭秽，同时，没见过一例是黑色污水的，这时候，用大承气汤逐下燥屎后，正气自复，病就逐渐痊愈。

前面讲过，下利用大承气汤，是因为热结旁流或热利当下，其病因是胃肠热盛，是葛根芩连汤证的进一步表现。

陆渊雷先生说："一，辨之于腹诊，腹硬满拒按，脐下热者，阳证可下；腹不满或虽满而软，不拒按，脐下清冷者，阴证不可下。二，辨之于屎，屎色焦黄热臭，或于稀薄水中杂有小结块，或下利清水水色纯青者，皆阳证可下；屎色淡黄或白或青黑，或完谷不化，或如米泔水，其气不甚臭，或臭如鱼腥者，皆阴证不可下。三，辨之于小便，小便赤涩者，阳证可下也；清白不涩者，阴证不可下。更参以脉舌气息好恶，虽不能洞垣一方，亦可以十得八九也。"

要确定患者是否属于"下利之可下证"，首先，要辨明患者的下利是寒利还是热利，这就是陆渊雷先生所说的第二、三点，就是关于大小便的辨别；其次，确定患者是热利之后，再根据患者腹诊的情况和大便的情况，确定患者下利其胃肠热盛的程度远比葛根芩连汤证的胃肠热盛程度要高，就可以用承气汤类方来攻下了。

（5）热盛津伤，筋脉失养，有两种情况：

①小便已、阴疼：指的是小便后出现下阴部痉挛疼痛的情况，这就是第13条"汗家，重发汗，必恍惚，心乱，小便已，阴疼（宜大承气汤）"所讲的内容。

曹颖甫先生认为："汗家"，在这里是指"阳明多汗"的情形，说的是患者长期胃肠热盛、蒸迫汗出，而医家却不明其理而更发其汗，就会导致患者津伤更甚；条文中提到的"恍惚、心乱"，实际就是谵语妄言了，而"小便已、阴疼"，就是因为津伤而阴部不得养引起的。

曹颖甫先生的意思就是说，如果患者胃肠热盛，津液大亏，那么，肠燥结、小便短少、黄赤，严重的则小便已而阴痛，都是可能出现的。

在临床上，因为热盛津伤、津伤失养导致的"小便已，阴疼"并不少见。它的治法就是清热生津，也就是前面讲过的治胃热、肠热一类的方子，最严重的就应当选大承气汤了。

②痉病：第8条条文"痉病，本属太阳，若发热汗出，脉弦而实者，转属阳明也，宜承气辈与之。痉病，胸满，口噤，卧不着席，脚挛急，

必龄齿，可与大承气汤"，说的就是这种情况。

"痉病"是津液亏损最为严重的一种情况，正如条文中所说的"痉病，本属太阳"，本来就是太阳病的葛根汤类方证，用葛根汤类方治就好了。但如果治不如法，病情由太阳病转为阳明病，出现热盛津伤、津伤失养的情况，这时候，就要用大承气汤。

（6）烦、满头剧痛、神昏谵语、恍惚心乱、发狂喜妄和目中不了了、睛不和。

第1、3、9、11、12、14条的"谵语"、第3条的"独语如见鬼状，若剧者，发则不识人，循衣摸床，惕而不安，微喘直视"，第5、10和34条的"烦躁"、第6条的"目中不了了、睛不和"、第13条的"必恍惚，心乱"、第19条的"心中懊憹而烦"、第22条的"烦不解"说的就是这种情况。

这些是热盛津伤、不能濡养脑神经所引起的，也就是阳明燥气上冲及脑影响脑神经所致，这里面，影响程度由轻到重的顺序是"烦躁""谵语""必恍惚，心乱""目中不了了、睛不和""发则不识人，循衣摸床，惕而不安，微喘直视"。

范文甫先生说："查钱仲阳小儿直诀，云手循衣领及捻物者，肝热也。此者仲景列在阳明病，盖阳明属胃，肝有热邪则犯于胃经。余以承气汤下之，以其已经下过，故用小承气汤微下之。果然下后而脉转弦，则肝平而胃不受克，故许其可治。"

范老先生的说法跟上面讲的并无二致，脉转弦者，其实是津液来复，生机萌发，所以断其可治。

《经方发挥》说：凡遇到热邪伤津而致的视力不佳，眼光朦胧缭乱的患者，投以大承气汤，大多能收到满意的效果。

赵明锐先生的这个经验，是对大承气汤条文所说"目中不了了、睛不和"最好的注解。

除了以上六大类症状之外，大承气汤证还可能出现阙上痛、右髀有筋牵掣、右膝外旁痛、舌苔黄而燥厚腻、大渴引饮等症状。

这里面，阙上痛的症状前面讲过了；舌苔黄而燥厚腻、大渴引饮的症状也相对容易理解；而右髀有筋牵掣、右膝外旁痛则是曹颖甫先生的经验。

《经方实验录》说："若求大承气汤证之全部症状，当为：一，大便不行，腹痛拒按，此以胃中有燥矢故也。二，阙上痛，《内经》以阙上属喉间痛，此概以气色言之，若阳明燥气上冲及脑，则阙上必痛，其不甚者则但胀耳，王慎轩先生首言之，而吾师亲验之。三，右髀有筋牵掣，右膝外旁痛，此为吾师所独验而得之者。四，脉洪大而实，然亦有心者。五，日晡潮热。他若舌苔黄厚腻，大渴引饮，当在应有之例。然此不过言其常耳，若下列诸案所引，则其变也，知常知变，乃可与言大道。"

个人认为，这是因为大肠有病，严重的就会影响右足，而小肠生病则会影响左脚。如大肠痈的大黄牡丹证，就有可能出现右足屈而不伸的症状，所以，大肠痈又俗称"缩脚痈"；如果是小肠生痈，就有可能出现左脚屈而不伸的症状。

（二）大承气汤的药理和运用

大承气汤的组成：

酒大黄 20 克，芒硝 15 克，厚朴 6 克，枳实 15 克。

大承气汤只有四味药，就是大黄、芒硝和厚朴、枳实，它其实就是小承气汤加上芒硝而已，这是因为大承气汤证跟小承气汤证、调胃承气汤证相比，程度要严重得多，不仅胃肠热盛，而且肠部燥结严重，所以，就会用调胃承气汤和小承气汤的合方，并且减去甘草。减去甘草的目的是防止甘草影响急下的效果，也就是常说的"急下存阴"。

（三）医案点评

案一：《经方实验录》

若华，忽病头痛，干呕，服吴茱萸汤，痛益甚，眠则稍轻，坐则满头剧痛，咳嗽引腹中痛，按之，则益不可忍，身无热，脉微弱，但恶见火光，口中燥，不类阳明腑实证状。盖病不专系肠中，而所重在脑，此张隐庵所谓阳明悍热之气上循入脑之证，按：即西医所谓脑膜炎之类。及其身无热、脉微弱之时，而急下之，所谓釜底抽薪也。若身大热、脉大而实，然后论治，晚矣。生大黄三钱，芒硝三钱，枳实四钱，厚朴一钱。佐景按：若华女士服本方后约三小时，即下，所下非燥矢，盖水浊也，而恙乃悉除，不须再诊。

[点评] 本案中提到的吴茱萸汤，是用来治胃极寒导致的干呕、头痛的，与本案病情的胃肠极热引发的干呕、头痛病理刚好相反，但是症状却非常相近，而且吴茱萸汤证出现呕吐时，其脉象也是洪数的，这是个人所经历的。

案二：《治验回忆录》

吾师蔡仁山先生邃于医学，时起大病，殁虽四十年，人犹称之。特录本案，以见一斑。豪绅宁翁，自奉甚奢，以不慎酒食，由泻转痢。翁时以体虚为言，而医不究病因，从而阿附，不敢尽攻逐之能事，仅以痢门套方加参、归杂进，渐致腹胀痛，利频不爽，脓血杂下，日夜无度，因而卧莫能兴，尚进归、地、枳、朴诸品，企图缓解，病更不廉，家人惧，飞舆迎吾师。诊脉沉实，舌苔黄燥，腹痛里急，下利脓血，口微渴，小便黄。师曰："此大承气、白头翁汤证。人虽虚，证则实，当急攻之以存阴，不可养痈以贻患。攻即养正，何惧之有。"疏方：厚朴四钱，大黄五钱，枳实、黄连、黄柏各三钱，元明粉三钱（另兑），去秦皮，加红藤、隔山消各二两，浓煎顿服，一日二剂。其家惊为药重。师曰："病重宜药重，药轻何益，服此可立愈。"药后，脓血大下，腹痛锐减，再剂脓血少，食知味，腹已舒，可起床自便。是时病势大挫，不宜重药，改服清导滋阴之白头翁、金银花、连翘、枳实、厚朴、归尾、生地、芍药等品，又三剂，诸证悉退，再略事清补收功。然前医明知证实而不敢攻，因循坐大，其势日亟。吾师见病知源，毅然攻逐，实胆大而心细也。非吾师经验之富，曷克臻此。

[点评] 本案中，患者是"脉沉实，舌苔黄燥，腹痛里急，下利脓血，口微渴，小便黄"。前面讲过，舌苔黄燥是腹中有燥屎的表现，小便黄则是肠热的表现，所以，患者就是胃肠俱热且腹有燥屎的，是大承气汤证；而腹痛里急，下利脓血，则是白头翁汤证，所以蔡先生辨为大承气兼白头翁汤证，攻下除痢而愈。

案三：《医宗必读》

社友韩茂远，伤寒，九日以来，口不能言，目不能视，体不能动，四肢俱冷，众皆曰阴证。比余诊之，六脉皆无，以手按腹，两手护之，眉皱作楚，按其趺阳，大则有力，乃知腹有燥屎也。欲与大承气汤，病家惶惧不敢进。余曰：吾郡能辨是证者，唯施笠泽耳。延至诊之，与余言若全符节，遂下之，得燥屎六七枚，口能言，体能动矣。故按手不及足，何以救此垂绝之证耶？

[点评] 本案中，要学的就是腹诊的重要性，对于患者的症状，如果一时难于辨别，腹诊的重要性就展现出来了。

另外，医案中"目不能视"就是条文所说的"**目中不了了、睛不和**"，这是大承气汤证所特有的症状之一。

案四：许仕纳先生医案（《中医杂志》1995 年第 2 期）

1971 年笔者在乡村行医，见患者黄某某，女，56 岁，因感时邪，吐泻交作，导致脱水，后经救治，吐泻停止。但随后即见口干、口苦、便秘难下。继而身热、心烦，双目红赤，眼压增高，视力模糊，舌红苔黄，脉弦而数。2 周后病情更剧，大便不下，脐周阵痛，拒按，双眼赤剧痛，烦躁不安，舌红绛、苔黄燥，脉细数。中药历用增液汤、承气汤、增液承气汤等，便结终未得通。后经一老中医处以大剂增液承气汤加吴茱萸 2 克，竟肠鸣辘辘，泻下燥矢，诸证缓解。按：此因吐下兼以药物燥下太过而转化为阳明腑实证，病证转化复因失于速下而进展到腑热炽盛、肝肾阴竭的地步。后期虽大剂增液、承气之类而燥矢不下，其燥热坚实程度可想而知。吴茱萸，《本草便读》谓："其性下气最速，极能宣散。"《本草备要》载："利大肠壅气。"笔者认为：本品辛升苦降，善于入肝解郁是其主要功能所在。肝郁气逆则诸气皆逆，非单纯胃肠行气导滞所能除。医者善于调肝，乃善治百病。此后临床虽未再遇此类险恶病证，但受其启发，对肝、脾、胃、肠疾患，症见腹胀、腹痛、呕恶、嘈杂、吞酸等出现肝郁气逆者，在对症处方基础上，根据病情辄加吴茱萸 1～3 克，可收到良好的下气散结效果。

[点评] 本案中，患者虽然有津伤的症状，但因为本来就是大承气汤证，直接用大承气汤攻下，也许就能达到攻下燥屎、清除胃肠热的目的，但是前后接诊的医生都没有用大承气汤，而是用增液承气汤，增液承气汤就是用大剂量的玄参、生地黄、麦冬加上少量的大黄、芒硝而成，祝味菊先生说过，"育阴增液之品，最难运化"。本病本应是"急下存阴"，而医者不用，反用增液之法，所以，攻下无效也在情理之中，至于老中医在增液承气汤中加入吴茱萸，

是因为吴茱萸味苦性热，能温胃而增强胃肠蠕动，所以用之有效，这是"药性可以相夺，药味可以相成"的原理。

案五：《三湘医萃医话》

40年前，余随岳叔应诊，治一阳明腑实患者，症见壮热谵语，大便秘结，5日未通，腹痞满胀痛，按之坚硬，口干，舌燥，苔黄，脉沉迟有力。前医与以大承气汤加芦荟等药，连服2剂，秘结未通。倍大黄、芒硝再进1剂，仍不见下。腹满胀痛，烦躁欲死，改用导便方法，亦不效，群医束手矣。岳叔寻思良久，偶忆《医学衷中参西录》有服大承气汤治便秘不通，某医单用威灵仙三钱，煎汤服后大便即下之记载。依法与之，腹中鸣而转矢气，便仍不下。乃加牛膝三钱，两药合煎药，服后便通，病祛大半。

威灵仙与牛膝，虽均为宣导下行之药，但通便之力，何以胜于大承气汤？后读《医学衷中参西录》，方知是先后所用之药，相辅相成，相得益彰之故。盖先服大承气汤，因脏腑气机阻滞，药力亦随之停顿，便既未能，药储腹内，用善于走窜下行之威灵仙等药为向导，通其滞而引药下行，大承气汤借其势而荡涤积聚，故便得通。威灵仙性急善走，能宣通脏腑；牛膝性质滑利，而善下行。以此二味追施于大承气汤之后，确有推波助澜之功。余以此法用于临床数十年，屡奏其效。但不属伤寒热入阳明而致便秘不通，或非实热燥结者，均不宜用。

[点评] 本案跟上面那个医案相近，本案用大承气汤加威灵仙、牛膝之法，可师可法，可补大承气汤的不足。

威灵仙，据现代药理研究证实，其有解除食管、支气管、输尿管、胃及胆道等处平滑肌痉挛的作用，能直接作用于平滑肌，使兴奋性增强，由节律收缩变成蠕动。个人常利用它作用于平滑肌的功能，用来治鱼刺鲠喉；也利用它作用于输尿管，有利尿的功能，用它来治痛风；利用它解除肌肉痉挛止疼痛的功能，用它来治风湿骨痛；利用它促进胃肠蠕动通便的功能来治便秘，效果都非常好，所以，威灵仙是一味非常有用的药。

至于牛膝，现代药理研究也表明，牛膝可使肠管兴奋，紧张性提高，收缩力加强，同样有兴奋平滑肌的作用，有利尿通淋、活血祛瘀、强筋舒筋，止痛排脓的功能。《本草衍义》说："与苁蓉浸酒服，益肾；竹木刺入肉，捣烂罨之，即出。"总的来说，它的功能跟威灵仙还是有点相近的，所以，两者也经常合用，特别是治痛风的时候，就常两者合用。

案六：《伤寒一得》

赵某，男，57岁。1961年春节期间，忽作绕脐隐隐作痛，腹胀不适，日便二三行，便稀而多杂黏液，然食纳如常。唯稍觉疲困乏力，入夏则痛泻渐愈。自是逢春则发，入夏则愈，无一年不作。每春皆做治疗，均不能止其再发。延至1968年2月27日，始来我所就诊于吾师。诊得脉平，舌苔白而少腻。思得《金匮要略》所载："下利已瘥，于其年月日复发者，以病不尽故也，当下之，宜大承气汤。"与此证尽合，遂问病发之前一年曾作利否？病者略思而云："曾作热痢，但很快即泻止而愈。"此病本未除，故应岁时之变而发，以胶黏之物久蓄肠中故也。观其往昔，皆以温中止痛，健脾燥湿为治，病本不除，终无已时，遂疏大承气汤与服。方用大黄12克，芒硝9克，厚朴30克，枳实15克，先煎药三味，去滓，纳芒硝，分温二服。药后日便三行，先腹痛而后泻，所下黏液极多。连服三帖，大便减为日二行，腹痛已除，遂停药。1980年因外感痛来诊，询得其病再未发。按：暴病多实，久病多虚，所言为常。今湿热之邪，胶着于肠，应时而发，七年不除，是为之变。为医者必知常识变，治病必务求本源。

[点评] 第29条条文说"下利瘥后，至其年月日复发者，以病不尽故也，当下之，宜大承气汤"。个人一直不明其理，也心生疑虑，但事实证明却是真实存在的。

至于病定时复发的原因，医案中说："病本未除，故应岁时之变而发，以胶黏之物久蓄肠中故也。"

个人认为，可能是因为患者肠中的燥结相对较轻，夏季的时候天气转暖，全身气血趋表，肠热以及肠燥结的影响相对减轻，所以，病就不会发作；反之，到了冬春的时候，天气较冷，气血趋里，肠热与肠燥结的症状就表现出来了，所以，病就发作了。这跟前面讲过的"春夏养阳、秋冬养阴"是同一个道理的。

第二十五讲　胃肠皆热（二）

一、麻子仁丸证

（一）麻子仁丸证的病理和症状

麻子仁丸证的病理是胃肠有热导致津亏便秘。

【条文】

1. 脉阳微而汗出少者，为自和也，汗出多者，为太过，阳脉实，因发其汗出多者，亦为太过，太过为阳绝于里，亡津液，大便因硬也。

2. 脉浮而芤，浮为阳，芤为阴，浮芤相抟，胃气生热，其阳则绝。

3. 趺阳脉浮而涩，浮则胃气强，涩则小便数，涩数相抟，大便则硬，其脾为约，麻子仁丸主之。

【解读】

上面3条条文关于麻子仁丸证的病理描述是"胃气生热，其阳则绝""太过为阳绝于里，亡津液，大便因硬也"和"浮则胃气强，涩则小便数，涩数相抟，大便则硬，其脾为约"。

这里面，"胃气生热""胃气强"说的就是胃肠有热，"亡津液""小便数"和"大便则硬"说的就是津亏便秘。

这里面有三个要点：

第一，病理是胃肠有热。

麻子仁丸证的条文描述中，对于胃肠有热导致汗多、小便数的描述是"胃气生热""胃气强"和"汗出多者""亡津液""小便数"，而不是承气汤类方证的"发汗不解，蒸蒸发热""但热者，实也""胃气不和，谵语""烦乱""郁郁微烦"，以及"日晡所发热者""谵语有潮热""手足漐漐汗出""手足濈然而汗出者""目中不了了、睛不和""独语如见鬼状，若剧者，发则不识人，循衣摸床，惕而不安，微喘直视"，这说明麻子仁丸证胃肠热的程度要远比承气汤类方证胃肠热的程度要轻，所以，对于麻子仁丸证的胃肠热，是用胃肠有热来表达，而对于承气汤类方证，则是用胃肠热盛来表达，这就是二者的区别。

第二，胃肠有热就会导致津亏便秘。

前面讲过，"气"是指功能，如果一个人胃功能亢进，就是"胃有热"，也就是条文所说的"胃气生热""胃气强"，胃肠中的津液就会被蒸迫入三焦之中，变为汗和小便，就是说，患者会出现小便数而汗多的症状，而汗多和小便数，就会直接导致体内津液缺乏，从而出现大便硬的症状。

第三，其脾为约。

"其脾为约"就是"脾约"。

《内经》说："饮入于胃，游溢精气，上输于脾，脾气散精，上归于肺，通调水道，下输于膀胱，水精四布，五经并行。"

这段话说的就是"脾气"，也就是脾的功能是为胃行津液。

【条文】

跌阳脉浮而涩，浮则胃气强，涩则小便数，涩数相抟，大便则硬，其脾为约。

这里面，"跌阳"指足背冲阳穴，属足阳明胃经，古人用它来候脾胃的，跌阳脉浮而数，就表示有胃热，就是"胃气生热""胃气强"，胃热，则会出现汗与小便皆多，汗与小便多就会导致体内津液匮乏，体内津液匮乏，脉象就会出现涩脉，所以条文说"涩则小便数"。

条文中所说的"涩数相抟"，就是说，涩脉与数脉两种脉象相合，这里面，"抟"就是"合"的意思，原来的条文中写作"搏"，"搏"是搏击的意思，文义并不相符。

整条条文就是说，患者出现了汗多、小便数、大便硬的情况，是因为

"胃气强"，所以，"脾气"也就是脾的功能受到了制约，不能为胃行其津液，所以说"其脾为约"。

《伤寒论今释》说："细绎古书所谓脾，本指小肠之吸收作用，推而广之，一切脏器组织之吸收毛细动脉血以自养，淋巴管之吸收组织液，莫不谓之脾焉。脾约云者，肠部吸收肠管中水分之力强，故小便数而大便硬，然其吸收动脉血以自养之力弱，故肠管之自身，无液为养，有似乎约束也，于是肠黏膜不能分泌黏液，以滑润其大便，又有似乎约束也。"

所以，麻子仁丸证的病理就是胃肠有热导致津亏便秘，至于"脾约"，只是一个形象的说法而已。

（二）麻子仁丸的药理和运用

麻子仁丸的组成：

大黄 240 克，枳实 120 克，厚朴 60 克，芍药 120 克，麻仁 240 克，杏仁 90 克。

方后注：为末，炼蜜为丸，如桐子大，每服十丸。

麻子仁丸是由小承气汤加上麻仁、白芍、杏仁和蜂蜜而成。

麻子仁的药理

麻子仁，又叫火麻仁，味甘，性平，归脾、胃、大肠经，功效是润肠通便、滋阴补血、润燥杀虫，主治血虚津亏、肠燥便秘。

《本草经疏》说："麻子，性最滑利。甘能补中，中得补则气自益，甘能益血，血脉复则积血破，乳妇产后余疾皆除矣。风并于卫，则卫实而荣虚，荣者，血也、阴也。《经》曰，阴弱者汗自出。麻仁益血补阴，使调和，风邪去而汗自止也。逐水利小便者，滑利下行，引水气从小便而出也。"

《药品化义》说："麻仁，能润肠，体润能去燥，专利大肠气结便闭。凡老年血液枯燥，产后气血不顺，病后元气未复，或禀弱不能运行皆治。大肠闭结不通，不宜推荡，亦不容久闭，以此同紫菀、杏仁润其肺气，滋其大肠，则便自利矣。"

《本草述》说："麻子仁，非血药而有化血之液，不益气而有行气之用，故于大肠之风燥最宜。麻仁之所疗者风，然属血中之风，非漫治风也，而其所以疗风者，以其脂润而除燥，盖由于至阳而宣至阴之化，非泛泛以脂润为功也。"

《本草思辨录》说："仲景麻仁丸证，是脾受胃强之累而约而不舒。于是脾不散精于肺，肺之降令亦失，肺与脾胃俱困而便何能下。麻仁甘平滑利，柔中有刚，能入脾滋其阴津，化其燥气。但脾至于约，其中之坚结可知，麻仁能扩之不能破之，芍药乃脾家破血中之气药，合施之而脾其庶几不约矣乎。夫脾约由于胃强，治脾焉得不兼治胃，胃不独降，有资于肺，肺亦焉得不顾，故又佐以大黄、枳、朴攻胃，杏仁抑肺，病由胃生，而以脾约标名者，以此为太阳阳明非正阳阳明也。兼太阳故小便数，小便数故大便难，治法以起脾阴化燥气为主。燥气除而太阳不治自愈，故麻仁为要药。"

黄宫绣说："火麻仁，即今作布火麻所产之子也，与胡麻之麻，绝不相似，味甘性润，按书皆载缓脾利肠润燥，如伤寒阳明胃热汗多便秘，治多用此。盖以胃府燥结，非此不解，更能止渴通乳，及妇人难产，老人血虚，产后便闭最宜。于云初服作泻，其说固是。久服令人肥健，有补中益气之功，是亦燥除血补，而气自益之意。"

冉雪峰先生说："麻仁味甘性平，臭香质润，能涵濡液泽，滋沃燥熯。麻仁中含脂肪丰富，故能润肠通便，其臭芳香，兼能醒脾，缓其燥急，沃其燥结，增其分泌，助其蠕动，为血虚液减，大肠不腴，和缓通便之要药。枣仁犹带收性，李仁犹带泻性，唯本品甘平和缓，以补为能，又滋而不腻。许学士谓用于产后便难，及老人诸虚风秘最宜，病理药性畅晓明白。"

综合以上的讲解，火麻仁的功效可以总结为两个：一是润肠通便；二是滋阴补津。

麻子仁丸是由小承气汤加麻子仁、芍药、杏仁和蜂蜜组成的，这里面，因为病理是胃肠有热导致津亏便秘，胃肠有热，所以用大黄清胃肠热；便秘程度较强，所以就是厚朴、枳实宽肠通便；津亏便秘，所以就用火麻仁、杏仁、白芍、蜂蜜滋阴通便；胃肠热的程度不强，所以，改汤剂为丸剂，又每次只服梧桐子大的 10 颗，也就是 9 克左右。

麻子仁丸主要用于那些津液不足导致大便困难的病症，其主要表现是大便干结难下，小便数多，可以伴有轻度腹满，常有口臭、口干、口渴、口腔溃疡、口唇干裂、头晕、寐差、消瘦、舌红少津等症状。

对于这种胃肠有热、津亏便秘的情况，我更喜欢用白芍 30 克、当归 12 克、生地黄 30 克，这个方子效果更好，而且弊病更少。

（三）医案点评

案一：《伤寒论通俗讲话》

刘某某，男，28 岁。大便燥结，五六日一行。每次大便困难异常，往往因用力太过而汗出如雨。口唇发干，以舌津舐之则起厚皮如痂，撕则唇破血出。其脉沉滑，舌苔干黄，是属胃强脾弱之脾约证。因脾荣在唇，故脾阴不足，则唇燥干裂，为疏麻仁丸一料，服之而愈。

[点评] 本案中，患者大便时汗出如雨且口唇发干、唇部起茧，这些都是比较典型的胃肠有热导致脾阴不足的表现，所以，麻子仁丸就是对证的方药。

案二：《经方实验录》

徐左，能食，夜卧则汗出，不寐，脉大，大便难，此为脾约。脾约麻仁丸一两，作三服，开水送下。

[点评] 本案中，患者的特点也是大便难而汗多，汗多是麻子仁丸证的一个判断标准。

二、大黄甘草汤证

（一）大黄甘草汤证的病理和症状

大黄甘草汤证的病理是胃肠有热、肠部燥结引起的呕吐，它和大半夏汤证胃肠有寒、肠部燥结引起的呕吐刚好相反。

【条文】

食已即吐者，大黄甘草汤主之。

【解读】

这条条文比较简单，只是说"食已即吐"。

这里的"食已即吐"，和大半夏汤证的"朝食暮吐，暮食朝吐"是相对应的，说得就是一个时间差的问题，"食已即吐"的时间短，就是吃完后不久就呕吐，而"朝食暮吐，暮食朝吐"的时间长，就是吃完后要经过差不多一天的时间后才呕吐。

《医宗金鉴》说："朝食暮吐者，寒也，食已而吐者，火也。"

这里的"寒"和"火"，说的就是这二者的本质区别。就是说，一个是因为胃肠有寒、肠部燥结引起的呕吐；一个是因为胃肠有热、肠部燥结引起的呕吐。也就是说，这两者呕吐的区别，其实并不在时间差上，而是在寒、热上。

《金匮要略今释》说："此因大便不通，肠中阻塞，胃中不能复容，故食已即吐，所谓闭塞性呕吐也。其为因食而吐，与大半夏证同。唯彼属虚，此属实。虚实之辨，当细察脉证以决之。古人皆谓朝食暮吐属寒，食已即吐属热，此特言其大概耳。朝食暮吐者，病多在幽门，食已即吐者，病多在食管，安见幽门病之必寒，食管病之必属热哉？急性热病发呕吐者甚多，如葛根加半夏汤证，小柴胡汤证、黄芩加半夏生姜汤证，其病皆属热然，其呕无时，不因饮食而起。假令远食而呕，将谓之寒乎。且胃反之吐，有朝食午吐，有暮食而子夜吐者，将谓之非寒非热乎。唯食久而吐，吐出之食物仍不消化者，斯为胃寒无疑，要之。经文食已即吐，重在'食'字，谓因食而吐。注家则看重'即'字，与朝食暮吐对勘，遂有此误。"

陆渊雷先生的讲解，把大黄甘草汤的病理解释得非常清楚，却反对把"食已即吐"与"朝食暮吐，暮食朝吐"作为对勘，临床上，"食已即吐"者确实大多数属热，"朝食暮吐，暮食朝吐"者确实大多数属寒，把"食已即吐"的大黄甘草汤与"朝食暮吐，暮食朝吐"的大半夏汤作为对勘，并没有错，而且，陆先生也说了"古人皆谓朝食暮吐属寒，食已即吐属热，此特言其大概耳"。

但是，正如陆渊雷先生所说的，如果认死理，认为"食已即吐"就是热，而"朝食暮吐，暮食朝吐"就是寒，这种教条主义的说法，当然是错的。

"善诊者，察色按脉，先别阴阳"，不管是"食已即吐"，还是"朝食暮吐，暮食朝吐"都只是一个参考的标准，还是要四诊合参，就像上面说的"虚实之辨，当细察脉证以决之"。

刘绍武先生说："临床辨证，首分寒热虚实，判定寒热的真谛，就是看'两口子'，上看口鼻，出气寒热，因气从肺出，肺居胸中，胸腔是人体极热之地，以气判寒热，是其一；再看口渴与不渴，真热者口渴，假热者口渴不，这是看上口；二是看大便是否坚硬，小便是否黄赤，如假热，小便白也，这是看下口。"

大黄甘草汤证的病理就是胃肠有热、肠部燥结引起的呕吐之症，所以，患者出现大便不通、烦躁、面赤、腹中胀满、舌苔黄厚、小便黄热等症状也就在情理之中了。

（二）大黄甘草汤的药理和运用

大黄甘草汤的组成：

大黄 30 克，甘草 8 克。

大黄甘草汤只有大黄、甘草两味药，它的药理就是用大黄清胃肠热、逐积滞，用甘草安肠补液。

《方函口诀》说："此方即所谓欲求南薰，先开北牖之意，导胃中壅闭之大便，以止上逆之呕吐也。妊娠恶阻，大便不通者，有效，亦同此理。丹溪治小便不通，用吐法开提肺气，使上窍通而下窍亦通。与此方，法虽异而理则同。此外，一切呕吐属肠胃之热者，皆可用。欲辨胃热，大便秘结，或食已即吐，或手足心热，或目黄赤，或上气头痛者，可知胃热。以上冲证为目的而用之，而大误矣。虚证大便久燥结者，用此方，为权道，必不可胶柱。"

王修善老中医运用本方时，则常合四物汤用之，并称之为"寓攻于补"。

四物汤就是当归、白芍、生地黄和川芎，前面讲过，当归、白芍、生地黄三者合用，有滋阴通便的功能，把它和大黄甘草汤配合使用，是非常妥帖的。

（三）医案点评

案一：周青云先生医案（《山东中医杂志》1995 年）

新生儿出生 24 小时尚不能吮乳者，即为病态，称为"不乳"。因在出生过程中吞入秽浊郁积肠胃，或因胎粪不下，秽热壅结，气机不运，腑气不通，导致不乳，证见烦躁、面赤、啼哭声粗，大便不通或呕吐，腹部胀满，舌苔黄厚，指纹紫滞。可用本方。如张某，男，出生 56 小时，不吮乳，呕吐，烦躁，腹胀，面赤，舌苔黄厚，指纹紫。证属秽热积肥于肠胃而致不乳，处方：

大黄5克，甘草3克。一剂，大便通，始吮乳，"六腑以通为顺"，诸证消失，病愈。

[点评] 周青云先生的经验非常有代表性，也充分地阐明了大黄甘草汤的运用。

案二:《王修善临证笔记》

一少妇妊娠三、四月，患食已即吐，吃甚吐甚，吐尽则止。医以妊娠恶阻健脾暖胃治之，其吐更甚。诊之，脉滑而数。此经所谓"一阳病发，其传为膈；三焦火盛，食入还出"，予四物加甘草大黄汤二剂而安。此仿古人寓攻于补之意。医贵通变，不可胶柱鼓瑟。处方：熟地黄、生地黄、当归各9克，甘草、白芍各4克，大黄12克，川芎4克。水煎服。

[点评] 本案中，原来的医生就是没有"先别阴阳"，患了见呕止呕的毛病，见患者怀孕，又呕吐了，就不加辨证地用治妊娠呕吐的套方，也就难怪无效了。

案三:《范文甫专辑》

唐晋泉，痔疮，湿热下趋，结而蕴酿，以致不得流通。生甘草梢30克，生大黄9克。按：该案当为痔疮湿热蕴酿之际，肛门灼热疼痛，大便不爽。故以甘草梢清热止痛，生大黄泄热通便，祛瘀消肿。药仅二味，配伍精当。

[点评] 本案是活用大黄甘草汤来治痔疮的。

三、厚朴三物汤证

（一）厚朴三物汤证的病理和症状

厚朴三物汤证的病理是胃肠有热导致肠中燥屎与矢气闭结于肠中，是小承气汤证的进一步。

【条文】

痛而闭者，厚朴三物汤主之。

【解读】

这条条文对于症状的描述只用了三个字，就是"痛而闭"。

"闭"，就是肠闭不行，就是肠部不能蠕动，矢气和大便都"闭"于肠中的意思。

"痛"，就是腹满胀痛，这是因为矢气和大便闭于肠中，没办法排出去，引起腹部胀满而痛。

矢气比大便更容易产生，如果肠闭不行，不能正常地排出矢气，很快地就会觉得腹部胀满。

判断一个人的肠部蠕动是否正常，就要看他是否能正常地排出矢气。肠闭不行，大便与矢气皆不得出，腹部胀痛就自然在情理之中。

【条文】

阳明病，谵语发潮热，脉滑而疾者，小承气汤主之，因与承气汤一升，腹中转矢气者，更服一升，若不转矢气者，勿更与之，明日不大便，脉反微涩者，里虚也，为难治，不可更与承气汤也。

【解读】

这条条文说明小承气汤能刺激肠部的蠕动，从而排出"矢气"，但是因为小承气汤证的重点是肠部有燥屎，是燥屎与肠壁紧密相连无法排出，而不是肠闭，就是说，它的肠部蠕动还是正常的，还能正常地排出矢气，服用小承气汤后，之所以会出现"腹中转矢气"，那是因为小承气汤有刺激肠部蠕动的作用。也正是因为这样，小承气汤证才没有出现"痛而闭"的情形。

就是说，如果小承气汤证出现"痛而闭"的情况，就要用厚朴三物汤。

《方极》说："厚朴三物汤，治小承气汤证而腹满甚者。"

《方机》说："（厚朴三物汤）治腹满，心下痛，而大便不通者，屡所经验了也。又治心下满痛，吐出水者。"

《方极》和《方机》所说的就是小承气汤证和厚朴三物汤证的区别，也就是说，厚朴三物汤其实是小承气汤证的进一步。

（二）厚朴三物汤的药理和运用

厚朴三物汤的组成：

厚朴 40 克，大黄 20 克，枳实 20 克。

厚朴三物汤跟小承气汤的组成是一样的，只不过，小承气汤的主药是大黄，而厚朴三物汤的主药是厚朴和枳实。这是因为病理的侧重点不同，用药也轻重有别而已。

厚朴三物汤证的病理是胃肠有热导致肠中燥屎与矢气闭结于肠中。它的重点是肠闭不行，就是肠的蠕动不行，所以，它的主药要换成宽肠壁、助肠蠕动的厚朴和枳实，厚朴能消除鼓肠现象，即能消除肠部内的积气，而枳实的功效跟厚朴相近。

（三）医案点评

案一：张宗圣先生医案（《山东中医杂志》）

某男，57 岁，1993 年 3 月 20 日就诊，有胃痛史 20 余年，间歇性发作，伴烧心泛酸，有时大便呈黑色。4 天前突然发热恶寒、头身疼痛，2 天后寒热渐平，但腹痛胀满，呈阵发性加剧，呕吐频作，每因进食或饮食而诱发，呕吐物初为食物和黏液，后为黄绿色液体，经 X 线腹部透视，发现肠腔内有大量气体和液平面。诊断：完全性单纯性肠梗阻。建议立即手术治疗，病人惧怕手术，邀吾师赵广安诊治。证见：患者烦躁不安，腹胀、疼痛、自觉有气体在腹内冲动，右上腹时疼痛剧烈，大便 2 天未行，亦无矢气，小便量少色赤。切诊腹痛拒按，听诊肠蠕动音高亢。舌质略赤，苔黄燥，脉沉滑。辨证：初为寒邪袭表，入里化热，与胃肠邪热搏结，致使肠道内燥屎内结而腑气不通。《金匮要略》云："痛而闭者，厚朴三物汤主之。"急用厚朴三物汤通腑下气、泻热导滞。处方：厚朴 100 克，枳实 30 克，大黄 15 克（后入）。水煎分二次服。一剂后腹中矢气频频，随后泻下燥屎及黏液。三剂后诸症消失，再予健脾和胃药，三剂调理而愈。

[点评] 本案中，患者的病情是小承气汤证加上肠闭腹满胀痛的情形，用厚朴三物汤，自然也是情理之中。另外，下面胃肠热闭，上面就可能"呕吐频作"。

案二：《夏锦堂教授治验》

王某某，男，42 岁。腹部胀满三天，几天来腹部胀痛，拒按，日益加重，连及胃脘、两胁，嗳气不止，呕吐黏痰，口干口苦，脉弦数。西医诊断：急性胰腺炎。此为湿热夹食滞交结肠胃，通降失常。法当行气通腑。处方：川厚朴

18 克，炒枳实 12 克，生大黄 6 克。水煎服。服药二剂后，大便二次，先干后溏，脘、腹胀痛及嗳气、呕吐大减，黄厚苔转薄。守原意减其量再进：厚朴 6 克，枳实 6 克，熟大黄 4 克。二剂。三诊：服药后，日行软便二次，腹胀痛已除，嗳、呕亦止。唯仍觉胃脘痞闷，食少，转为健脾和胃，用枳术汤：炒枳实 6 克，炒白术 12 克，三剂。药后症状消退。

[点评] 本医案跟上案相近，重点关注后面的调理方法。

四、蜜煎导方证

（一）蜜煎导方证的病理和症状

蜜煎导方证的病理是患者内无实热而肠有燥屎。

【条文】

阳明病，自汗出，（若发汗）小便自利者，此为津液内竭，虽硬不可攻之，当须自欲大便，宜蜜煎导而通之。

【解读】

条文前段说的"阳明病，自汗出，（若发汗）小便自利者，此为津液内竭"。

这一段很多注家都说不清，更多的人是偏向于条文有错漏。

个人认为，条文的重点应该是在后面一句，就是"虽硬不可攻之，当须自欲大便"。

这里面有两个问题：

（1）大便硬

这里的"硬"，说的就是大便硬，就是说，患者肠部有燥屎，出现多日不排便的情况。

（2）不可攻之

"不可攻之"指的是那些患者已经没有了的胃肠实热的病理。

从调胃承气汤证到厚朴三物汤证，每个方中都有大黄，就是说，这些方证中，患者都有胃肠热的表现，而大黄，就是最常用的下攻之药。

前面讲过，要慎用下法。意思就是患者没有胃肠实热的，是不能用下法的，用下法之后，虽然可能通利一时，反而可能出现积聚之病。

《医宗金鉴》说："虽大便硬，而无满痛之苦，不可攻之，当待津液还胃，自欲大便，燥屎已至直肠，难出肛门之时，则用蜜煎润窍滋燥，导而利之。或土瓜根宣气通燥，或猪胆汁清热润燥，皆可为引导法也，择而用之可也。"

《医宗金鉴》说的这种胃肠无实热而大便秘结的情形，在临床上并不少见。

像恽铁樵先生所讲的那些情况；本条文所说的**"津液内竭"**导致肠部津液不足引起便秘的；以及大病之后、津液大伤导致的便秘，也就是陆渊雷先生所说的"大病恢复期中往往见之"的便秘都是属于慎下的范围。

（二）蜜煎导方的药理和运用

蜜煎导方的组成：

以蜜七合一味，内铜器中微火煎之，稍凝似饴状，搅之勿令焦著，欲可丸，并手捻作挺，令头锐，大如指，长二寸许，当热时急作，冷则硬。以内谷道中，以手急抱，欲大便时乃去之。

又若土瓜根及大猪胆，皆可为导，以大猪胆一枚，泻汁，和醋少许，以灌谷道中，如一食顷，当大便出。

蜜煎导方的药理就是便秘的外治法，相当于现在的开塞露。

方后所说的猪胆汁导方，当诸法无效的时候，可以考虑试一下。就是说，如果患者便秘严重，又内无胃肠实热，不能用攻下之法，而用开塞露又没有效果的时候，可以考虑用猪胆汁导方。对于普通的家庭来说，找猪胆汁和醋是比较容易的，找到之后，可以用开塞露的容器，把猪胆汁和醋吸进去之后，注于直肠之中，来达到通便的目的。

（三）医案点评

案：《经方实验录》

师曰：门人张永年述其戚陈姓一证，四明医家周某用猪胆汁导法奏效，可备参究。其言曰：陈姓始病咯血，其色紫黑，经西医用止血针，血遂中止。翌日病者腹满，困顿日甚，延至半月，大便不行。始用蜜导不行，用灌肠法，又不行。复用一切通大便之西药，终不行。或告陈曰：同乡周某，良医也。陈喜，使人延周，时不大便已一月矣。周至，察其脉无病，病独在肠。乃令病家觅得猪胆，倾于盂，调以醋，借西医灌肠器以灌之。甫灌之，转矢气不绝，不逾时，而大便出。凡三寸许，掷于地，有声，击以石，不稍损。乃浸以清水，半日许，盂水尽赤。乃知向日所吐之血，本为瘀血，因西医用针止住，反下结大肠，而为病也。越七日，又不大便，复用前法，下燥矢数枚，皆三寸许，病乃告痊。予于此悟蜜煎导法唯证情较轻者宜之，土瓜根又不易得，唯猪胆汁随时随地皆有。近世医家弃良方而不用，为可惜也。

[**点评**] 本案中，医生就是用猪胆汁导方，治蜜导及西医灌肠无法治的便秘，所以，这是个值得学习的应急之法。

第二十六讲　热盛致瘀（一）

胃肠热盛，就会热迫血行，从而出现脉象洪数，如果血运持续亢进，就有可能从血管最脆弱的地方溢出，这就是衄血、吐血的由来；如果溢出血管的血不能及时地去除，积于体内就变成了瘀血。

一、瘀血的病理与症状

【条文】

1. 病人胸满，唇痿舌青，口燥，但欲漱水，不欲咽，无寒热。脉微大来迟，腹不满，其人言我满，为有瘀血。

2. 病者如热状，烦满，口干燥而渴，其脉反无热，此为阴伏，是为瘀血也，当下之。

【解读】

这里面，第 1 条说的是瘀血的特征。

《金匮要略今释》说："唇痿者，血不华而失色也，痿者萎黄也。舌青或舌有紫斑如皮下溢血者，皆瘀血之证，甚则舌静脉胀大显露焉。口燥欲漱水，因口腔内血液之供给不足，无以濡润故也。不欲咽，胃中之血循环不病也。无寒热示以上诸证皆非外感卒病也。此瘀血在身半以上，故自觉胸满也。脉微大来迟，心脏大作张缩，欲冲去血管之栓塞也，张缩大则力不继，故济之以迟。腹不满其人言我满，有自觉证，无他觉证也。瘀血在腹部内脏，故自觉其满，而不见于外，若承气证有燥屎。沈氏所谓气分热盛者，当有他觉之腹满矣，此瘀血在腹部也。此条当分两截。无寒热以上，言身半以上瘀血。脉微大以下，言腹部之瘀血。《小品》《千金》，皆截脉微大以下为别一证，可征也。"

就是说，瘀血的特征有以下4点：

（1）烦满：烦满是一种自觉的症状，就是说，患者自己觉得"烦"，觉得"胸满"或是"腹满"，是患者自己的感觉，如果他不说，外人是无法觉察到的。

"烦"是因为体内有瘀血，血郁发热，所以觉得"烦"，而"胸满"和"腹满"的不同，是因为瘀血的位置不一样。

（2）唇痿舌青："唇痿"是指患者唇无血色，"舌青"是指患者舌下静脉曲张；因为静脉的血是青黑色的，所以称之为"舌青"。

（3）口燥渴：体内有瘀血，血不利则为水，就是说，血运不畅也会影响水运不畅，从而导致津液供应不足，从而出现"口燥渴"的特点。

《长江医话》说："1961年春，云南曾流行一种严重的咽干口燥喝水的疾病，患者的皮肤渐至枯黑，上下肢不能活动而死亡。患者的症状为：自谓喉咙极为干燥，饮水为滋润咽干，食物因咽干无法吞咽；咽部不红不肿而色白，舌质多淡，六脉细涩或沉弱，肌肤冰冷，服生石膏制剂及养阴滋液剂无效。诸葛连祥先生即根据本条文，认为本病是由于瘀血阻滞，咽干食物不入，气血生化之源断绝，遂致肌肉脱削，皮肤枯黑，肝肾精血日亏，筋骨经脉运行不利，出现上下肢痿软，以致不能活动，其病机为热瘀互结，经络阻滞，故选用当归、丹参、桃仁、红花活血化瘀，用连翘清热通心散经脉结气，用桑寄生入腰脊、资养血脉。方用当归、丹参、桃仁、红花、连翘、桑寄生各10克，含漱慢咽而愈。"

体内瘀血发热，是可以引起"口燥渴"的，就是说，"口燥渴"不一定是热盛津伤引起的。

金寿山先生认为"口燥，但欲漱水，不欲咽者"因口中黏腻，所以根本不渴，而不是说"渴不欲饮"，而且说肝硬化患者多有这种症状，这也是一个值得学习的经验。

（4）脉微大来迟：对于脉微大来迟，陆渊雷先生的解释是："心脏大作张缩，欲冲去血管之栓塞也，张缩大则力不继，故济之以迟。"

血运快就脉数，血运缓就脉迟，患者体内有瘀血，自然血运不畅，所以，出现脉迟是很自然的。

《伤寒论临证杂录》说："窃思瘀血之证，左少腹必有坚结压痛，除非发热，脉必不数。而今腹无触痛，显非血瘀入络之象，地鳖虫、王不留行、没药岂可使用乎？又思血瘀乃血液凝结阻滞，既属凝结，脉当迟缓，今见数象，血在脉管中奔驰可以想见，运行既速而又瘀滞于里不合，用地鳖虫、王不留行、没药无疑是推波助澜，与虎作伥，病不可剧才怪。这是一次沉痛的教训，附记在此以示不忘。由此可知，临证凡见数脉，须作活血化瘀时宜小心谨慎，少用或不用活血药为妙。用药如用兵，一着不慎满盘皆输，岂容粗枝大叶哉。"

第2条跟第1条相近，重点是在"*病者如热状*"和"*其脉反无热，此为阴伏*"这两句。

这里面，"*其脉反无热，此为阴伏*"跟第1条的"*脉微大来迟*"的意思相同，也是脉迟缓的意思，不是数脉的意思。

而"*病者如热状*"是瘀血发热的情形。《诸病源候论》说："血瘀在内，则时时体热面黄。"所以发热和面黄也是诊断瘀血证的指征之一。

在这里，条文明确地说是"*如热状*"，而不是说"*发热*"或是"*热盛*"，就是要大家明白这种区别。

陈慎吾先生说"新瘀血证似少阳，久瘀血证似阳明"，说的就是这种"*如热状*"。

"新瘀血证似少阳"，意思就是新瘀血证如桃核承气汤证，当病处于血热初结的时候，除有少腹急结、如狂等症状外，还可能出现口苦、咽干、目眩、胸胁苦满、不欲饮食、心烦等小柴胡汤证少阳病发热症状，所以，临床遇到小柴胡汤证而用小柴胡汤治而不愈的，就要考虑患者是不是桃核承气汤证了。据陈老的弟子孙志浩先生说，脑震荡后遗症患者、胸外伤患者，除有特殊头痛、胸痛外，临床也经常出现少阳病的特征。

而"久瘀血证似阳明"，意思就是说，久瘀血证如抵当汤证，除了少腹硬满、发狂之外，还可能有发热、便秘、消谷善饥等与阳明热盛相近的发热症状。

那为什么新瘀血会出现少阳病症状、久瘀血会出现阳明病症状呢？

这是因为"血不利即为水",当体内初有瘀血的时候,即陈老说的"新瘀"时,因为体内有瘀血,所以,就会出现血液运行不畅,这势必引起水液运行不畅,自然就会出现少阳病症状,所以,这时用小柴胡汤来达到改善三焦的水液循环的目的,自然是效果不佳的,只有用桃核承气汤,治其病之本,即抓住问题的根本所在,除去体内的瘀血,瘀血去,自然血运畅,血运畅,自然水运也畅,少阳病的症状自然也就消失了。

而如果人体体内久有瘀血,血运不畅影响水运不畅的时间较长,肠部因水运不畅则可出现燥屎,即大便硬,而且,水运不畅既久,又可能出现身黄、少腹硬满等阳明病症状。

所以,只要明白"血不利即为水"的道理,就明白"如热状"的病理。

二、泻心汤证

(一)泻心汤证的病理和症状

泻心汤证的病理是胃肠热盛,血运加速而迫血妄出。

【条文】

心气不定,吐血、衄血,泻心汤主之。

【解读】

条文原文是"心气不足,吐血、衄血,泻心汤主之",但是,"心气不足",用黄芩、黄连、大黄苦寒攻伐,明显是不对症的,所以,陆渊雷先生引用《千金·心虚实门》的条文,考证订正为"心气不定"。

陆渊雷先生说:"心气不足而用大黄、芩、连苦寒攻伐。旧注随文曲解,终不能怡然理顺。《金鉴》改'不足'为'有余',云是传写之讹。然'不足'字与'有余'字,形音俱远,何由得讹。是《金鉴》之改,其义虽是,犹未得古书之旧面也。《千金》作'不定',列于心实热项下。乃知'足'字本是'定'字,因形近而讹。心气不定,谓心下动悸,即今人所谓心悸亢进,而是芩、连所主也。由是言之,此证因心张缩强盛,血压亢进,身半以上充血,故今吐衄,治以泻心汤者,平其心悸,移其血液于身半以下,则吐衄自止,此所谓原因疗法,非若柏叶、黄土诸汤专以止血为事也。若上半身血压不亢进者,泻心汤慎不可用。黄元御谓亡血皆虚寒病，此用三黄者，即《经》所谓急则治其标，此方可谓谬妄。夫标病之急，有甚于虚寒者乎，而可先用三黄耶。"

这段话，不仅考证了"**心气不足**"，其实是"**心气不定**"之误，也阐明了泻心汤证的病理，同时，也驳斥了黄元御关于泻心汤是"急则治标"的言论，有理有据。"**心气不定**"就是患者心胃火炽、胃肠热盛的意思，心胃火炽、胃肠热盛，自然就会热迫血行，血运加速，血液妄行，就可能从身体各处血管壁最薄的地方溢出，那么，"**吐血**""**衄血**"也就随时有可能出现了。

心胃火炽，胃肠热盛，就有口渴心烦，溲赤便秘，舌红苔黄，脉数有力等症状。

（二）泻心汤的药理和运用

泻心汤的组成：

大黄 30 克，黄连 15 克，黄芩 15 克。

方后注：**顿服之。**

泻心汤的组成就是大黄、黄连和黄芩。

本方用大黄、黄连、黄芩抑制胃肠功能的亢进，使胃肠功能恢复正常，胃肠功能正常了，自然血运也就正常了，血运正常，自然吐血、衄血及其他因为胃肠热盛引起的各种症状也就消失了。

本方不仅能治吐血、衄血，还能治便秘、积热、目赤、口疮以及热毒炽盛引起的痈肿等。

现代药理研究也表明，大黄、黄芩、黄连都有止血的功效，其中，黄连能保护血小板使其不易破碎，黄芩能改善毛细血管之通透性，大黄能增加血小板，促进血凝，所以，这三者合用，不仅能治胃肠功能亢进，又能止血。而这三味药中，止血功效最大的当属大黄。

（三）医案点评

案一：《门纯德中医临证要录》

何某，男，26 岁。偶患鼻腔大量出血，流之不止，其母予棉堵之，则满口流溢。邻人传一法，以凉毛巾敷前额，仍不止，急召余治，视其面部潮红，脉象洪大，急拟大黄 9 克，川黄连 6 克，黄芩 12 克，茜草 9 克，令煎好听用，并以川黄连、大黄、黄芩各 3 克，令速炒为焦炭，研末，以前汤药一次送服之。服后一刻许，衄血停止，上床安卧，睡醒未复流血，只觉头晕，遂令其停药养息。

[**点评**] 本案中，患者是大量出血，脉洪数，加上面部潮红，而面部潮红，也是胃热的一种表现，这跟"面热如醉"是同一个道理。因为患者有了这种胃肠热盛，热迫血行的典型症状，所以，门老先生用泻心汤加味，一剂而愈。

门老先生非常善于使用泻心汤，他经常用本方治高血压病的脑充血或脑溢血的急症期；用本方加茜草、阿胶治肺结核出血；用本方加石膏、麻黄治急性充血性眼病；用本方加归尾治舌炎；用本方加怀牛膝、当归治经行吐衄（即倒经）；用本方加石膏治充血性头痛；用本方加白芍治急性热痢；用本方加金银花、蝉蜕、赤芍治火毒疮疖；用本方加龙胆草、栀子、柴胡、滑石治肝郁化火证；用本方研末外敷治湿疮、湿疹，都取得了非常好的效果。门老先生强调说："本方为治疗实热火毒之急症、重症，临症往往只投一二剂则效，切不可久服之。"

案二:《福建中医药》(1964 年)

柯某某，男，48 岁，干部。于 1962 年 5 月 21 日入院，患者于 30 岁时曾患肺炎。三年前曾与肺结核患者长期接触，以后逐渐发生咳嗽。于去年春间咳嗽加剧，并有寒热发生，咯少量血，在家疗养至秋季后病情未见改善。今年三月间，咳吐脓血痰。经某医院 X 光透视，诊断为空洞型肺结核。患者面色苍黄，两颧微赤，舌苔粗白微黄，溺白便秘，痰出白腻，而带腥臭，发音微嘶。脉弦滑数，右手特大，甚则滑动搏指。治疗经过：入院五小时复大量出血，约有 500 毫升。当即灌服童便及十灰散，继与肃肺保金豁痰止血方剂。血止后觉胸中热痛，怔忡盗汗，音低而嘶，又进养阴清肺、咸寒降火宁心方五剂，仍复大量出血，且较第一次更剧。经急救止血后，尚频频咳痰带血，脉洪数滑动，胸痛心烦。最后改用大剂苦寒泻火法，用泻心汤（大黄五钱，黄芩三钱，黄连四钱，生栀子四钱），如脉洪数实，心烦不眠，则加石膏、竹茹；右脉见芤，则去石膏加西洋参，如是出入加减连服十二剂，血止，咳逆胸痛平，脉转缓滑，眠稳餐加，于 6 月 11 日出院。追踪访视两月余（时当炎暑立秋季节），未见再出血，体健肌丰，能参加轻体力劳动。再两月后第二次胸透，肺部病灶已愈合。

[点评] 本案记录得非常详细，也很有实用性。

三、桃核承气汤证

（一）桃核承气汤证的病理和症状

桃核承气汤证的病理是人体功能反抗过度，导致血运加速，血液妄行，溢出血管，变成瘀血，主要瘀于下腹部器官中。

【条文】

太阳病不解，热结膀胱，其人如狂，血自下，下者愈。其外不解者，尚未可攻，当先解外；外解已，但少腹急结者，乃可攻之，宜桃核承气汤。

【解读】

条文分为三句：

第一，太阳病不解，热结膀胱，其人如狂，血自下，下者愈。

患者出现太阳病，如果人体功能反抗过度，热迫血行，血运加速，就有可能出现衄血。所以，才有"血自下"的说法。

当衄血出现在下腹之处，瘀热相结，就可能出现"热结膀胱，其人如狂"的症状，当患者出现这样的症状时，就说明病已从太阳病转为阳明病了；而当病情转入阳明病之后，如果出现衄血从大便或其他途径排出，热随血出，也可能病因此而愈，所以说"下者愈"。

这里面，"热结膀胱"是指衄血和瘀血发生在人体的下腹，主要是在肠部或是女子的子宫，所以称为"热结膀胱"。

这里的"膀胱"是一个泛指，意思是说膀胱所在的地方，而膀胱所在的地方，就是指下腹。所以，"热结膀胱"，准确地讲应该是"热结少腹"，也就是"少腹急结"的意思。

《皇汉医学》说："师虽曰热结膀胱，又称少腹急结，以余多年经验，此急结常不在膀胱部位，而在下行结肠部位（少腹左边）。以指尖沿下行结肠之横径，向腹底擦过面强按压之，触知坚结物，患者诉急痛，是即少腹急结之正证也。急结之大小广狭长短，种种无定，时或上迫于左季胁上，及心下部，致下半身之际，又或下降于左肠骨窝，及膀胱部，致下半身之疾，诊察之际，必须细意周到也。"

少腹急结主要表现在少腹左边有压痛，但实际并不仅仅是这个部位，也有可能遍及小腹的各个部位，如下瘀血汤证就是"腹中有干血着脐下"。

《伤寒论临证杂录》说："原文所指少腹并非脐下膀胱部，脐下俗称小腹，而少腹位于小腹左右，凡在小腹左侧具备硬满压痛并排除粪便燥结所致者，即为瘀血之体征。特别是脐左邻近处按压呈现疼痛即可确定。此说对中医学贡献甚巨，许多疑难杂病诊断不明，只要脐左发现压痛而投以活血行瘀，往往其效如响。"

而"其人如狂"指的是患者烦躁不安、狂躁不宁，但还没达到发狂的地步，所以称之为"如狂"，这就是"烦满"中的"烦"，也是调胃承气汤证的"胃气不和，谵语""烦乱"和"郁郁微烦"。

患者出现这样的症状，就说明病情已由太阳病转化为阳明病了。

而"血自下，下者愈"，是指患者的瘀血在肠管或女子的子宫中，如果在肠中，就可能随着肠内容物排泄而下，如果在子宫中，也可能随着宫血排出体外，热随血泄，从而恢复正常，所以说"下者愈"。

这种自愈跟麻黄汤证的自愈一样，都是热随血出而愈，如下面这两条：

1. 太阳病，脉浮紧，发热身无汗，自衄者愈。

2. 太阳病，脉浮紧，无汗，发热，身疼痛，八九日不解，表证仍在，此当发其汗，麻黄汤主之。服药已，微除，其人发烦，目瞑，剧者必衄，衄乃解，所以然者，阳气重故也。

第二，其外不解者，尚未可攻，当先解外。

当患者出现"热结膀胱，其人如狂"的症状，这就说明病情已转入阳明病，如果这时候患者还有表证，就是条文所说的"其外不解者"，那么，患者的病情就是太阳与阳明并病。就是说，先有太阳病，太阳病表未解，又转入阳明病，是太阳病与阳明病并存的情况。这就要先解表后攻里，所以条文说："其外不解者，尚未可攻，当先解外。"

第三，外解已，但少腹急结者，乃可攻之，宜桃核承气汤。

这句话的意思是，如果患者的表证已解，又出现第 1 句所说"其人如狂"和本句的"少腹急结"症状。这时候因为病情已全部转入阳明，所以就可以用攻下的办法来治了，所以条文说"乃可攻之"。

这里要强调的是，条文"但少腹急结者"并不是说只有"少腹急结"的症状。这里面，"热结膀胱，其人如狂"是前提条件，这里的"但"是潜台词，是指患者少腹只有"少腹急结"的症状，没有小便不利的症状，就是说，患者的小腹只出现"急结"的症状，没有小便不利的其他症状。

瘀血蓄于下腹部，因为病不犯膀胱，所以一般情况下，小便是正常的，而且膀胱本来就是储尿之器，尿液不久便出，所以，就算是肾病，也只是尿血，不会蓄在膀胱。

所以，对于腹部有瘀血证的"少腹急结"或是"少腹满"来说，患者的小便是正常的。

因为如果患者不是腹部有瘀血证，而是膀胱因热而闭引起的淋病，即小便短少而痛，这时候，患者也可能出现"少腹急结"或是"少腹满"的症状，就是说，不仅有"少腹急结"或是"少腹满"的症状，还有小便不利的情况。所以，桃核承气汤的条文为了进行鉴别，才强调说是"但少腹急结者"。

所以，小便的通利与不利，就可以成为小腹是瘀血还是膀胱热闭的判断标准，就是说，当患者出现"少腹急结"或是"少腹满"的时候，如果是小便通利，就有可能是少腹瘀血，如果是小便不利，就有可能是膀胱热闭。

另外，这里的"少腹急结"是指患者下腹部胀满、疼痛、拘急不舒，这里面既有大便秘结的原因，也有瘀血瘀于下腹部的原因。

下腹部中出现瘀血，最大的可能就是肠部和子宫，而且，因为病已转入阳明，所以，这时候一般是大便秘结的，大便秘结加上有瘀血，就出现了"少腹急结"或是"少腹满"的症状。

除了出现"少腹急结"或是"少腹满"的症状外，最有可能出现的症状就是便血了，因为瘀血积于肠中，大便行则部分瘀血就会随之而下，所以出现便血。

瘀血可以引发便血，脾虚也可能引发便血，不过，脾虚便血的多为大便溏泄，而蓄血证的便血就多为大便燥硬，这就是这两者的区别。

如果瘀血蓄于子宫，最有可能出现的症状就是"倒经"。因为血瘀于子宫，每月行宫之时，为达到祛瘀的目的，人体血运就会较平时加速，就有可能出现鼻衄，这就是"倒经"。

（二）桃核承气汤的药理和运用

桃核承气汤的组成：

桃仁 8 克，桂枝 10 克，大黄 20 克，芒硝 10 克，炙甘草 10 克。

桃核承气汤就是调胃承气汤加上桃仁和桂枝。

桃仁的药理：

桃仁，也叫桃核仁，味苦、甘，性平；归心、肝、大肠、肺、脾经，功效是破血行瘀、润燥滑肠，主治经闭、癥瘕、热病蓄血、风痹、疟疾、跌打损伤、瘀血肿痛、血燥便秘等。现代药理研究表明，桃仁有祛瘀血、抗炎、抗过敏、止咳、止痛等作用。

《药品化义》说："桃仁，味苦能泻血热，体润能滋肠燥。若连皮研碎多用，走肝经，主破蓄血，逐月水，及遍身疼痛，四肢木痹，左半身不遂，左足痛甚者，以其舒经活血行血，有祛瘀生新之功，若去皮捣烂少用，入大肠，治血枯便闭，血燥便难，以其濡润凉血和血，有开结通滞之力。"

《本经逢原》说："桃仁，为血瘀血闭之专药。苦以泄滞血，甘以生新血。毕竟破血之功居多，观《本经》主治可知。仲景桃核承气、抵当汤，皆取破血之用。又治热入血室，瘀积癥瘕，经闭，疟母，心腹痛，大肠秘结，亦取散肝经之血结。熬香治癞疝痛痒，《千金》法也。"

《本草思辨录》说："桃仁，主攻瘀血而为肝药，兼疏肤腠之瘀。唯其为肝药，故桃核承气汤、抵当汤、抵当丸治在少腹，鳖甲煎丸治在胁下，大黄牡丹皮汤治在大肠，桂枝茯苓丸治在癥痼，下瘀血汤治在脐下。唯其兼疏肤腠之瘀，故大黄䗪虫丸治肌肤甲错，《千金》苇茎汤治胸中甲错，王海藏以桂枝红花汤加海蛤、桃仁治妇人血结胸，桃仁之用尽于是矣。"

综合以上讲解，桃仁的功效可以总结为三个：一是活血祛瘀；二是止咳止痛；三是润肠通便。

1. 活血化瘀

现代药理研究表明，在活血祛瘀方面，桃仁能增加血流量，抑制血液凝固，22种活血祛瘀药中，桃仁增加血流量作用最强，镇痛作用较强，所以，桃仁能治骨蒸（即肺结核）瘰疬等病；还能促进初产妇的子宫收缩以及帮助子宫止血，同时还有抗炎和抗过敏的作用。

因为桃仁活血祛瘀作用强，可用于治瘀血阻滞各种病症，是治疗内痈如肺痈、肠痈的重要药物之一，一般情况下，常配芦根、薏苡仁治肺痈；配大黄、牡丹皮治肠痈；配大黄、䗪虫治癥瘕结块；配柴胡、穿山甲治跌仆伤痛；配红花、当归治经闭痛经；配当归、炮姜治产后瘀痛。

因为桃仁祛瘀的作用非常好，所以章次公先生非常推崇桃仁，他在《药物学》中说："本品（桃仁）为攻瘀血之要药，功效卓著。然病理上之瘀血，其定义究若何？《汤本求真》谓瘀血即非正常之血液。就编者个人之意见，以为瘀血之说，异常复难，凡凝着之病理上产物，古人多归之于瘀血。循名责实，唯血栓、血塞，庶几近之；其次则内脏之肿疡肿瘤，古人亦以为瘀血所致。大抵驱瘀之药，对血行之障碍，及血管之变化，有相当之作用，故往往有效。然顽固之肿疡肿瘤，驱瘀剂亦无能为力。《汤本求真》谓妇人经闭与经行不畅，足以引起诸般病证，驱瘀之药，能引起子宫充血，故能治经闭、经行不畅，则驱瘀剂在治疗上，确是要着。编者忆曩年侍曹拙巢先生诊病，一妇人病干血已久，予抵当汤、丸数服，桃仁用至七八钱，斯妇经行后，复抱子。此证若经时医疗治，必斤斤于两头尖、归尾、红花等轻剂是尚，结果可决其不良也。吾家太炎先生尝论骨蒸（肺结核）之治，当以祛瘀为第一义，先生所说，时下医工闻之，未有不骇怪以为妄者。其实李时珍谓桃仁主治骨蒸，堪相印证。曩年西藏白普仁大师（白喇嘛）来华，为人治肺病，服红花，病者难之，大师告以须瘀去而鲜血生，方愈也，此更可为上说之佐证。然则肺病之攻瘀一法，亦有采用之价值，唯水蛭、虻虫，病者栗栗不敢服，赤芍、红花其力又薄弱不堪用，就中唯桃仁是此等病症之专品耳。且桃仁以新说言之，谓有镇咳之效，于新旧学理，俱无背戾。但桃仁之性，虽平于水蛭、虻虫，亦易来时医之攻击，招病家之疑忌，可与知道者，难为俗人言也。广东有印赠善书者，末附恶核奇方，以桃仁为主药，余亦驱瘀之品。比来治一形瘦中年男子，颈际瘰病，大如龙眼，凡三四枚成串，治瘰疬普通方剂，如滋阴养肝，降火消痰，前医均已与服，不得不别出途径，遂以桃仁为主药，而以赤芍、丹皮、鳖甲片佐之，药数服，瘰疬由硬而软。嗣以便利起见，日服大黄䗪虫丸，而以昆布、海藻、夏枯草煎汤送丸，效大见。附志于此，为诸君将来使用桃仁，多一法门尔。"

2. 止咳止痛

现代药理研究表明，桃仁里面含有跟杏仁一样的苦杏仁苷成分，所以，它跟杏仁一样，有镇咳和止痛的作用。

《食医心镜》里面有一个方子，就是用桃仁三两，去皮、尖，以水一大升，研汁，和粳米二合，煮粥食来治上气咳嗽、胸膈痞满、气喘。另外，前面讲过的苇茎汤中使用桃仁，除了祛瘀排脓之外，镇咳止痛同样是它的主要功效。

3. 润肠通便

现代药理研究表明，桃仁跟杏仁一样，同样富含各种油脂，所以，桃仁也有润肠通便的功效，这一点也跟杏仁相同。

《汤液本草》里面有一个方子，用桃仁、柏子仁、火麻仁、松子仁各等分，同研，熔白蜡和丸如桐子大，以少黄丹汤下来治老人虚秘。

桃仁的功效跟杏仁有很大的相似之处，这二者都是果仁，都有止咳、止痛和通便的作用，最大的区别是杏仁是开肺行水运，而桃仁则是活血化瘀，一个是行水运，一个是活血运而已。所以，只要记住桃仁跟杏仁相近，区别在于水运和血运，桃仁的功效就比较容易记住。

理解了桃仁的药理，桃核承气汤的药理也就清楚了。

桃核承气汤证的病理是下腹有瘀血，而且是阳明热盛、大便秘结，所以桃核承气汤用桃仁、桂枝、大黄活血化瘀，用桃仁、大黄、芒硝清热通便，用甘草安肠补津，自然瘀血得去、大便得通、阳明热清，诸证皆愈。

因为本方能活血化瘀、清热通便，所以本方又可治因烫伤、跌伤、铁钉刺伤致毒菌进入血液化脓高热等症；又可治血中有瘀热所致之顽癣、荨麻疹、紫癜风、口臭、牙龈出血、血淋、经期发狂、瘀血作痛等症。

《汉方治疗实际》说："此方用于月经不调、月经量少、月经闭止等；体格健壮，肌肉丰满，习惯性便秘，或妇人之头痛。此时，最大目标为特异腹证，即触及左髂骨窝表浅性之素状物。此处，用指迅速擦过之，立即屈腿，眉头紧皱，疼痛难忍。检查此腹证，两腿必伸直，如屈膝则误诊。医者食指、中指、无名指置于左髂骨窝，向髂骨结方向切之，并迅速移动，此时患者主诉跳跃性疼痛。古人称此种腹证为少腹急结，乃瘀血之征候也。"

《医学达变》说："如太阳症邪热不得汗泄，随经而入营分，致血不荣于经，身目发黄，谵语如狂，喜忘，漱口不欲咽，若小便自利，小腹硬痛者，此为蓄血也，以桃仁承气汤下。大抵发黄知为湿热郁蒸阳明太阴症者多，而不知尚有太阳经热邪不得汗泄，热蓄血分而发黄者，故特录之。陶节庵谓伤寒蓄血医多不识，识则垂手取效。"

（三）医案点评

案一：《经方实验录》

罗夫人，七月二十三日，腹满胀，转矢气则稍平，夜不安寐。大便行，则血随之下。以证状论，有似脾虚不能统血。然大便硬，则决非脾脏之虚，以脾虚者便必溏也。脉弦，宜桃仁承气汤。桃仁泥三钱，生大黄二钱（后下），川桂枝三钱，生草一钱，芒硝钱半（冲）。佐景按：病者服二剂后，大便畅而血止矣。

[点评] 本案中瘀血在肠部，所以，除了"腹满胀，转矢气则稍平"之外，还出现了"大便行，则血随之下"的症状，因为内有瘀血，所以易出现夜间发热而导致"夜不安寐"。而案中提到的脾虚便血与肠部燥结瘀血的区别，也是需关注的重点。

案二：《经方实验录》

师曰：住毛家街鸿兴里门人沈石顽之妹，年未二十，体颇羸弱。一日外出市物，骤受惊吓，归即发狂，逢人乱殴，力大无穷。石顽亦被击伤腰部，因不能起。数日后，乃邀余诊。病已七八日矣，狂仍如故。石顽扶伤出见。问之，方知病者经事二月未行。遂乘睡入室诊察，脉沉紧，少腹似胀。因出谓石顽曰：此蓄血证也，下之可愈。遂疏桃核承气汤与之。桃仁一两，生大黄五钱，芒硝二钱，炙甘草二钱，桂枝二钱，枳实三钱。翌日问之，知服后下黑血甚多，狂止，体亦不疲，且能啜粥，见人羞避不出。乃书一善后之方与之，不复再诊。

[点评] 上医案是瘀血在肠部，本案是瘀血在子宫，"经事二月未行"以及发狂的症状，就是典型的瘀血发狂症状。

案三：《伤寒论类方法案汇参》

小女芳姿 11 岁时，胸腹为热汤所伤，腐烂流水，越二日身发高热，余认为创面染有毒菌穿入血液，分泌毒素而发热，用桃核承气汤以排除血中毒素，使从大便出，果一剂而热全退。长男重庆，膝部跌伤，越日化脓溃烂，高热不退，亦用前方一剂热退，膝旋愈。邻儿足为钉刺，创口失于清洁，毒菌穿入血液，分泌毒素而发高热，亦投前汤一剂，热退创愈。

[点评] 本案讲的就是瘀血发热。

四、抵当汤证和抵当丸证

（一）抵当汤证与抵当丸证的病理和症状

抵当汤证和抵当丸证的病理是病因与桃核承气汤证相同，但血瘀于下腹时间较久，病情更为严重。

【条文】

1. 太阳病六七日，表证仍在，脉微而沉，反不结胸，其人如狂者，以热在下焦，少腹当硬满，小便自利者，下血乃愈，所以然者，以太阳随经瘀热在里故也，抵当汤主之。

2. 太阳病，身黄，脉沉结，少腹硬，小便不利者，为无血也，小便自利者，其人如狂者，血证谛也，抵当汤主之。

3. 阳明病，其人喜忘者，必有蓄血，所以然者，本有久瘀血，故令喜忘，屎虽硬，大便反易，其色必黑，宜抵当汤下之。

4. 病人无表里证，发热七八日，虽脉浮数者，可下之，假令已下，脉数不解，合热则消谷善饥，至六七日不大便者，有瘀血，宜抵当汤。若脉数不解，而下不止，必协热而便脓血也。

5. 妇人经水不利下，抵当汤主之。亦治男子膀胱满急有瘀血者。

6. 伤寒有热，少腹满，应小便不利，今反利者，为有血也，当下之，不可余药，抵当丸主之。

【解读】

抵当汤证和抵当丸证跟桃核承气汤证一样，主要有以下 4 种症状：

（1）大便燥结

第 3 条的"屎虽硬"、第 4 条的"至六七日不大便"说的就是这种情况。

（2）下腹部有瘀血

第 1 条的"少腹当硬满"、第 2 条的"少腹硬"、第 3 条的"必有蓄血""大便反易，其色必黑"、第 4 和第 5 条的"有瘀血"、第 5 条的"妇人经水不利下"、第 6 条的"少腹满"说的就是这种情况。

这里面，第 3 条的"大便反易，其色必黑"是肠部瘀血、便血的表现；第 5 条的"妇人经水不利下"是子宫瘀血的表现；这也证明了患者少腹部瘀血主要是在肠部及妇女子宫部，而不是膀胱部，也就证明了"热结膀胱"指的是热结少腹。

而第 1 条的"下血乃愈，所以然者，以太阳随经瘀热在里故也"也跟桃核承气汤证一样，有的人可能会因为热随血出而自愈。

（3）小便通利

第 1 和第 2 条的"小便自利"、第 6 条的"今反利"说的就是这种情况。

小便是否通利是判断少腹瘀血的标准，在抵当汤证和抵当丸证的条文中，就非常明确地提出了，如第 2 条的"小便自利者，其人如狂者，血证谛也"、第 6 条的"今反利者，为有血也"。

（4）如狂、喜忘

第 1、2 条的"其人如狂"、第 3 条的"喜忘"说的就是这种情况。

这种症状跟桃核承气汤证一样，也是体内有瘀血的表现，所以条文说"其人喜忘者，必有蓄血，所以然者，本有久瘀血，故令人喜忘"。

除了以上 4 种症状之外，其他的如发热、脉数、脉沉结之类，也都是正常存在的。条文中所说的"脉沉结"是指其脉沉且结，这里面，"结"是结实、凝结的意思，并不是脉结代，这也和前面讲过的"脉微大来迟"和"其脉反无热，此为阴伏"的意思相同。

所以，抵当汤证和抵当丸证的条文中所讲的症状，跟桃核承气汤证如出一辙，它们的病理也一样，只要把桃核承气汤证的条文与抵当汤证和抵当丸证的条文放在一起，相互比较，很多关于少腹瘀血的病理、症状就清楚了，包括用小便是否通利来判断患者是否有蓄血等，也都非常清楚了。

那为什么说桃核承气汤证是新瘀，而抵当汤证、抵当丸证是久瘀呢？主要有 3 个原因：

第一，在抵当汤证、抵当丸证的条文中，明确地提到了"太阳病六七日""发热七八日"以及"至六七日不大便者"，这说明病的时间比桃核承气汤证的时间要长。阳明热盛，时间越长则症状越严重，抵当汤证、抵当丸证的瘀血程度是要比桃核承气汤证严重，所以，桃核承气汤证是新瘀，抵当汤证、抵当丸证是久瘀。

第二，在抵当汤证、抵当丸证的条文中，有"血证谛也""必有蓄血""本有久瘀血""有瘀血"和"为有血也"等明确表示患者体内有瘀血的描述，特别是"本有久瘀血"一句，更是明确地讲明了抵当汤、抵当丸是属于体内久有瘀血的方证。

第三，从桃核承气汤和抵当汤、抵当丸的用药对比来看，桃核承气汤的用药全是植物药；而抵当汤、抵当丸的用药则加用了动物药，除了用祛瘀血效果最好的动物药牛虻和水蛭外，还用了祛瘀血效果最好的植物药桃仁和大黄，这也说明，抵当汤证、抵当丸证要比桃核承气汤证严重得多，而且也是属于久瘀的。

366

（二）抵当汤、抵当丸的药理和应用

抵当汤、抵当丸的组成：

抵当汤方：

水蛭（熬）8 克，虻虫（熬）8 克，桃仁 4 克，大黄 15 克。

抵当丸方：

水蛭（熬）12 克，虻虫（熬）12 克，桃仁 8 克，大黄 15 克。

方后注：四味杵分四丸，以水煮一丸，取七合服之，晬时当下血，若不下者，更服。

抵当汤和抵当丸的药物组成是一样的，都是水蛭、虻虫和桃仁、大黄。

1. 水蛭的药理

水蛭，俗名蚂蟥，味咸、苦，性平，有毒，归肝、膀胱经，功效是破血、逐瘀、通经，主治月经闭止、癥瘕腹痛、蓄血、跌打损伤、瘀血作痛、痈肿丹毒、目痛云翳等症。现代药理研究表明，水蛭体内含有水蛭素，有抗凝血、抗栓、降血脂、降血压等作用，是已知的最强的凝血酶天然抑制剂，对动脉血栓及静脉血栓等各种血栓性疾病及弥散性血管内凝血均有很好的预防及治疗效果。同时，水蛭还能缓解动脉的痉挛，降低血压的黏着力，能显著减轻高血压的症状。

《神农本草经》说："主逐恶血、瘀血、月闭，破血瘕积聚，无子，利水道。"

《本草经疏》说："水蛭，味咸苦气平，有大毒，其用与虻虫相似，故仲景方中往往与之并施。咸入血走血，苦泄结，咸苦并行，故治妇人恶血、瘀血、月闭、血瘕积聚，因而无子者。血蓄膀胱，则水道不通，血散而膀胱得气化之职，水道不求其利而自利矣。堕胎者，以具有毒善破血也。"

《本草汇言》说："水蛭，逐恶血、瘀血之药也。方龙潭曰，按《药性论》言，此药行畜血、血症、积聚，善治女子月闭无子而成干血痨者，此皆血留而滞，任脉不通，月事不以时下而无子。月事不以时下，而为壅为瘀，渐成为热、为咳、为黄、为瘦，斯干血痨病成矣。调其冲任，辟而成娠，血通而痨去矣。故仲景方入大黄蟅虫丸而治干血、骨蒸、皮肤甲错、咳嗽成劳者；入鳖甲煎丸而治久疟疟母、寒热面黄、腹胀而似劳者；入抵当汤、丸而治伤寒小腹硬满、小便自利、发狂而属蓄血证者。"

《本草经百种录》说："凡人身瘀血方阻，尚有生气者易治，阻之久，则无生气而难治。盖血既离经，与正气全不相属，投之轻药，则拒而不纳，药过峻，又反能伤未败之血，故治之极难。水蛭最喜食人之血，而性又迟缓善入，迟缓则生血不伤，善入则坚积易破，借其力以攻积久之滞，自有利而无害也。"

《冉雪峰本草讲义》说："水蛭能使血液凝固缓慢，反而观之，即是能稀释血液，濡燥沃干而去痹着死血，但止血反非所长，故他血药活血多止血，而本条不言止，破血力亦不强。”

综合以上讲解，水蛭的功效可以总结为破血逐瘀。用法上，条文里注明是"熬"，"熬"就是炒、焙，也就是炙，原来的医书多认为必须炙透方可用，《医学衷中参西录》则认为宜生用不宜炙用，并举例说，曾单用生水蛭末一两治一妇人少腹有癥瘕之病，药未服完而癥瘕已消，反之，炙用则无效。

2. 虻虫的药理

虻虫，又称牛蝱、牛虻、牛蚊子、中华虻、白斑虻、灰虻，属虻科昆虫，味苦，性寒，有毒，归肝经，功效是逐瘀、破积、通经，主治癥瘕、积聚，少腹蓄血，血滞经闭，仆损瘀血。现代药理研究表明，虻虫有抗凝血、抗炎、镇痛、兴奋子宫等作用，在抗凝血作用方面，虻虫可能通过降低血液的"黏、浓、凝、聚"，从而发挥活血、逐瘀、破积和通经的作用。

《神农本草经》说："主逐瘀血，破下血积、坚痞、癥瘕，寒热，通利血脉及九窍。"

《本草经疏》说："蜚虻，其用大略与䗪虫相似，而此则苦胜，苦能泄结，性善啮牛、马诸畜血，味应有咸，咸能走血。故主积聚癥瘕一切血结为病，如《经》所言也。苦寒又能泄三焦火邪迫血上壅，闭塞咽喉，故主喉痹结塞也。今人以其有毒多不用，然仲景抵当汤、丸，大黄䗪虫丸中咸入之，以其散脏腑宿血结积有效也。"

《本经逢原》说："虻虫，《本经》治癥瘕寒热，是因癥瘕而发寒热，与䗪蟷治腹胀寒热不殊。仲景抵当汤、丸，水蛭、虻虫虽当并用，二物之纯险悬殊。其治经闭，用四物加蜚虻作丸服，以破瘀而不伤血也。苦走血，血结不行者，以苦攻之，其性虽缓，亦能堕胎。"

《药征续编》说："按用虻虫之方，曰破积血，曰下血，曰畜血，曰有久瘀血，曰有瘀血，曰妇人经水不利下，曰为有血，曰当下血，曰瘀热在里，曰如狂，曰喜忘，是皆为血证谛也。然不谓一身瘀血也，但少腹有瘀血者，此物能下之，故少腹硬满，或曰少腹满，不问有瘀血否，是所以为其证也。"

《冉雪峰本草讲义》说："他血药仅能去瘀血，不能去死血，虻虫则既能去死血，又可去瘀血。"

综合以上讲解，虻虫的功效跟水蛭相似，不过，虻虫的攻血破结之力相对峻猛，急而短暂，而水蛭破血之力则较为迟缓，且稳而持久，所以，这二药配伍非常合拍，是一个常用药对，两者合用具有很强的破血逐瘀功效。虻虫的用法，在条文中注明"熬"，"熬"即炙焙，现代则多主张微炒减轻其毒性即可。

抵当汤和抵当丸的药理，就是用虻虫、水蛭祛瘀血除死血，用桃仁、大黄活血化瘀、清热通便。瘀血得去、便通热清，自然诸证皆愈。

至于汤与丸的区别，只是丸药吸收较汤药缓慢，所以攻下瘀血之力和缓，药力绵长，所以有服药后"晬时当下血"的注解。"晬时"就是一周时、一整天，即 24 小时后的意思。

（三）医案点评

案一：《经方实验录》

师曰：蓄血一证，见于女子者伙矣，男子患者鲜。某年，余诊一红十会某姓男子，少腹胀痛，小便清长，且目不识物。论证确为蓄血，而心窃疑之。乃姑投以桃核承气汤，服后片时，即下黑粪，而病证如故。再投二剂，加重其量，病又依然，心更惊奇。因思此证若非蓄血，服下药三剂，亦宜变成坏。若果属是证，何以不见少差，此必药轻病重之故也。时门人章次公在侧，曰：与抵当丸何如？余曰：考其证，非轻剂可瘳，乃决以抵当汤下之。服后，黑粪夹宿血齐下，更进一剂，病者即能伏榻静卧，腹胀平，痛亦安。知药已中病，仍以前方减轻其量，计虻虫二钱、水蛭钱半、桃仁五钱、大黄五钱，后复减至虻虫、水蛭各四分，桃仁、大黄各钱半。由章次公调理而愈。后更询病者，盖尝因劳力负重，致血凝而结成蓄血证也。

[点评] 从本案可以清楚地认识到桃核承气汤和抵当汤的区别，本质就是轻与重、新与久的区别。

案二：《上海中医药杂志》（1980 年）

宋某某，女，18 岁。患癫狂，目光异常，时而若有所思，时而若有所见，时而模仿戏剧人物，独自动作吟唱。入夜尤甚，妄言躁狂欲走。病至半月，病势危笃，卧床不起，饮食不进有数日。脉之，六部数疾，尺滑有力，按之，少腹上及脐旁坚硬急结。询其经事，家人回答初病正值经期。大便周余未解，小溲尚通。舌黯红干燥……脉症合参，属瘀热发狂，急宜泄热破瘀，疏抵当汤：桃仁 25 克，大黄 10 克，水蛭 10 克，虻虫 10 克。适缺虻虫，嘱先服下。翌日诊视，药后大便得通，症无进退。曰："证属瘀热发狂无疑，抵当汤何以不效？殆缺虻虫之故。"仍用前方，亟令觅得虻虫。时值夏月，家人乃自捕虻虫 20 余枚合药。服后三时许，果从前阴下瘀血紫黑，夹有血丝血块，大便亦解胶黑之屎。令以冰糖水饮之，沉沉睡去，嘱勿扰唤。翌晨，神清素食，唯觉困乏。疏方：生地、白薇、丹参、莲心、荷叶、琥珀调之，竟愈，未再复发。

[点评] 本案中，患者是瘀血并不难诊断，患者的脉象是"六部数疾，尺滑有力"，跟瘀血的脉象"脉微大来迟"与"脉阴伏""脉沉结"似乎不同，因为患者已经是由瘀生热，热灼神经，所以发狂，热迫血行，虽体内有瘀，但仍然会出现脉数的现象，条文"病人无表里证，发热七八日，虽脉浮数者，可下之，假令已下，脉数不解，合热则消谷善饥，至六七日不大便者，有瘀血，宜抵当汤。若脉数不解，而下不止，必协热而便脓血也"说的就是这种情况。

案三：《伤寒论临证杂录》

鄙人（张常春）40 年前曾无故间断咯血，有时对着镜子张口观望，只见鲜血从鼻咽部降下，持续数月，其他症征一概缺如。自思此种情景绝非寻常，恐日后有恶变之虑，而本人业医，深知目前检查手段不能探求其理。乃自行腹诊，发现脐左明显触痛，爱服抵当汤一剂，药后半响腹痛如刀剜，随后便下黑粪得以缓减，继而腹痛又和，复得黑粪若干，如此者数次，脐左压痛消失，咯血竟从此根除。

[点评] 上面三个医案中，服下抵当汤之后，患者都是泻下"黑粪"的，而这个"黑粪"，就是带已干结血块的大便。这跟患者平时拉出黑便，排除染色或是服食血液制成的食品后，一般就可以判断为胃肠出血的道理是相同的。

第二十七讲　热盛致瘀（二）

　　瘀血的分类，根据其轻重、新久、危害，可以分为滞血、留血、闭血、蓄血、干血、老血、死血、败血、恶血、贼血等。这里面，滞血、留血、闭血和瘀血相近，是指血液瘀积不行，滞碍留闭；蓄血除和瘀血同义外，一般多指起病较急，病位在下焦的瘀血证；干血、老血、死血是指瘀积已久，难于在短时间内祛散的瘀血；败血是言其血已败坏而失却正常的生理功能；恶血、贼血则是形容瘀血对人体的危害如恶如贼。

　　不管是滞血、留血、闭血、蓄血，还是干血、老血、死血、败血、恶血、贼血，都是"瘀血"，所以，它们的治疗原则是相同的，都是活血化瘀，只不过要根据瘀血轻重、新久不同，相应地采取活血行血、化瘀通络或是破血散结的方法而已。

一、下瘀血汤证

（一）下瘀血汤证的病理和症状

　　下瘀血汤证的病理是瘀血积于下腹部或妇女子宫中，它的病理和抵当汤证相近。

【条文】

　　师曰：产妇腹痛，法当以枳实芍药散，假令不愈者，此为腹中有干血着脐下，宜下瘀血汤主之。

【解读】

条文提到了"产妇""腹痛"和"腹中有干血着脐下"。

1. 产妇

这里的"产妇"指的是病因。妇人生产后，最容易出现的就是产后恶露不行，恶露就是指产妇分娩后，子宫内遗留的余血和浊液，这是由于产妇生产时气血运行失常，血瘀气滞引起，所以说，恶露不行，就是患者瘀血的来源。

条文中所说的"产妇"只是一个病理前提条件，只是一个举例而已，最重要的是后面那句"腹中有干血着脐下"，就是说，不管患者是产妇，还是其他人，只要病理符合"腹中有干血着脐下"这个条件，就可以用下瘀血汤。

前面讲过，竹叶汤的病理前提也是"产妇"，但那里的"产妇"代表的是血虚津亏的病理状态，只要患者是这个病理状态就可以用竹叶汤了。

2. 腹痛

这里的"腹痛"是症状，这个比较容易理解。

3. 腹中有干血着脐下

这里说的"腹中有干血着脐下"是病理因素，原因可能有多种，本条"产妇腹痛"的病理因素就是子宫中有瘀血，从而引起腹痛。所以，"腹中有干血着脐下"就是指患者的子宫中有积久的瘀血的病理和病因。

这里的"干血"是指瘀积已久，难于在短时间内祛散的瘀血。所以，在这一点上，下瘀血汤证的病理跟抵当汤证的病理是基本相同的。

下瘀血汤和抵当汤的区别是，抵当汤是整个下腹有瘀血都可以用，它的压痛点在下腹，更多的是在左下腹，而下瘀血的瘀血主要是在脐下、在子宫，它的压痛点在脐下。

《方机》说："下瘀血汤，治脐下毒痛，及经水不利者。"雉间焕说："干血着脐下，故其痛不可忍，是以称毒痛，又因经水之变。"又说："治打扑，功次于抵当汤，凡攻瘀血剂皆治打扑。"又说："若无䗪虫，以虻虫代之。"

《皇汉医学》说："如师言，干血着脐下，本方证之瘀血块，密著于脐下部之腹底，按之，则有抵抗压痛，往往为知觉过敏，不能触诊，以此可与他瘀血证鉴别。"

《腹证奇览》说："脐下有瘀血，小腹急痛不可忍，甚则不可近手者，本方所主也。此症诊脐下时，触指觉有坚硬物，患者急痛者，此方之正证也。余考此为大血证，妇人则经水不通，男子亦多有血证，其人或腰痛久不止，或有淋病痔脱肛等患者，或发大建中汤证者，间有此证。"

（二）下瘀血汤的药理和运用

下瘀血汤的组成：

大黄15克，桃仁20克，䗪虫20克。

方后注：蜜为四丸，酒煎服一丸。亦主经水不利。

下瘀血汤的组成跟抵当汤的组成基本一样，只是把虻虫、水蛭换成了䗪虫。

䗪虫的药理：

䗪虫，又名地鳖虫、土元、地乌龟等，味咸、性寒，归肝经，功效是活血散瘀、通经止痛，主治跌打损伤、瘀血肿痛、闭经、产后瘀血腹痛。现代药理研究表明，䗪虫有抗凝血、降压、抗肿瘤、降血脂、提高心肌和脑对缺血的耐受力等作用。

《神农本草经》说："主治心腹寒热洗洗、血积、癥瘕、破坚、下血闭。"

《本草经疏》说："䗪虫，治跌仆损伤，续筋骨有奇效。乃足厥阴经药也。夫血者，身中之真阴也，灌溉百骸，周流经络者也。血若凝滞，则经络不通，阴阳之用互乖，而寒热洗洗生焉。咸寒能入血软坚，故主心腹血积，症瘕血闭诸证。血和而营卫通畅，寒热自除，经脉调匀，月事时至而令妇人生子也，又治疟母为必用之药。"

《长沙药解》说："䗪虫善化瘀血，最补损伤，《金匮》鳖甲煎丸用之治病疟日久，结为癥瘕；大黄䗪虫丸用之治虚劳腹满，内有干血；下瘀血汤用之治产后腹痛，内有瘀血；土瓜根散用之治经水不利，少腹满痛。以其消癥而破瘀也。"

《本草求真》说："䗪虫，古人用此以治跌打损伤，则多合自然铜、龙骨、血竭、乳香、没药、五铢钱、黄荆子、麻皮灰、狗头骨。以治下腹痛、血痛、血闭，则合桃仁、大黄。各随病症所因而用之耳。"

《冉雪峰本草讲义》说："瘀血宜桃仁、红花，干血宜灵脂、干膝，死血宜啮血虫类，借其吸吮钻透之力，以资散通，气血有情之品，自较无情草木为灵异，此虻虫、水蛭所以与本条䗪虫，同以去死血见称于世。"

综合以上讲解，䗪虫（地鳖虫）的功效跟水蛭、牛虻相同，都是活血祛瘀。

（三）医案点评

案一：张谷才先生医案（《辽宁中医杂志》1980 年）

石某，女，37 岁。产后二日，胞衣不下，腹中冷痛，形寒怕冷。脉象弦迟，舌淡苔白。一医认为瘀血内阻，用抵当汤破血泻衣，胞衣不下。一医认为气血亏虚，用八珍汤扶正下衣，少腹胀痛更重。殊不知病因乃客寒外侵，血瘀阻，单用破瘀或纯用扶正，都不能下胞衣。因为寒凝瘀阻，非温阳寒不解，非下瘀胞不下。所以用四逆汤温阳祛寒，下瘀血汤活血化瘀。处方：大黄 10 克，桃仁 10 克，䗪虫 8 克，附子 6 克，干姜 3 克，甘草 4 克，艾叶 5 克。每日服 2 剂，胞衣即下，诸症消失。后用生化汤调治。

[点评] 本案中，第一个医生重点放在了证候而忘了体气，第二个医生重点放在了体气而忘了证候，所以这二位医生都无法把病治好，而张谷才先生不仅注意到患者的证候，又注意到患者的体气，所以就完美地解决了问题。

案二：胡志峰先生医案（《江西中医药》1982 年）

胡某，25 岁。患者因人工流产，漏下不止半月。妇科拟诊胎盘残留，劝其再行清宫术，因惧手术痛苦，而要求中医治疗。患者面色无华，头昏眼花，心悸怔忡，纳谷不香，四肢、腰膝酸软，苔薄白，脉沉。投归脾汤加地榆及胶艾四物汤不应。细审证，见脉沉而涩，漏下之物为黑色血块，遂断为瘀阻胞中，血不归经，急投下瘀血汤加味：制大黄 10 克，桃仁 10 克，䗪虫 6 克，川牛膝 15 克，红参 15 克，甘草 3 克。连服 3 剂，阴道流出黑色血块及血色膜状物，漏下即止，续服归脾汤获愈。

[点评] 本案跟上案相近，用药也相近，只是症状轻重不同，所以用药也略有不同。

二、桂枝茯苓丸证

（一）桂枝茯苓丸证的病理和症状

桂枝茯苓丸证的病理是瘀血停滞，结成癥瘕。

【条文】

妇人宿有癥病，经断未及三月，而得漏下不止，胎动在脐上者，为癥痼害。妊娠六月动者，前三月经水利时，胎也。下血者，后断三月衃也，所以血不止者，其癥不去故也，当下其癥，桂枝茯苓丸主之。

【解读】

桂枝茯苓丸证的病理就是"妇人宿有癥病"。

一般情况下，"癥"和"瘕"是并称的，是指妇人下腹部有结块，伴有疼痛，或胀或满，甚或出血的称为"癥瘕"。

这里面，"癥"是指那种坚硬成块，固定不移，推揉不散，痛有定处，病属血分的病；"瘕"是指那种痞满无形，时聚时散，推揉转动，痛无定处，病属气分的病，一般也称为"气滞"或"气结"。

就临床所见，每有先因气聚，即是"瘕"病，日久则血瘀成"癥"病，因此前人常常"癥瘕"并称。本病包括西医的子宫肌瘤，卵巢囊肿，盆腔炎性包块，陈旧性宫外孕等疾病。

《诸病源候论·瘕病诸候》说："瘕病者，由寒温不适，饮食不消，与脏气相搏，积在腹内，结块瘕痛，随气移动是也。言其虚假不牢，故谓之为瘕也。"

《圣济总录·积聚门》说："浮流腹内，按抑有形，谓之瘕。"

《杂病源流犀烛·积聚癥瘕痃癖痞源流》说："瘕者假也，假血成形，腹中虽硬，其实聚散无常也，亦往往见于脐上。其原由寒暖失宜，饮食少节，脏腑之气先虚，又复多所劳伤，外而感受风寒，停蓄于内，是故正虚邪实，正不能胜邪，邪遂夹其力，反假游行之血，相聚相结，而成颗块，推之而动，按之而走。故名曰瘕。"

《罗氏会约医镜》说："瘕者得之伤血，肋间有块如石，按之痛引少腹，去来无常，肚硬而胀，食减餐泥，假物成形，如血鳖之类。治宜调养脾胃，磨积消瘕，奏效迟缓。"

所以，"瘕"病是指瘀血成块，只是尚未定形、固定于一处而已。

《圣济总录·积聚门》说："牢固推之不移者癥也。"

《诸病源候论·瘕病诸候》说："其病不动者，直名为癥。"

《脉经》说："脉沉重而中散者，因寒食成癥。"

《杂病源流犀烛·积聚癥瘕痃癖痞源流》说："其有脏腑虚弱，寒热失节，或风冷内停，饮食不化，周身运行之血气，适与相值，结而生块，或因跌仆，或因闪挫，气凝而血亦随结，经络壅瘀，血自不散成块，心腹肢胁间苦痛，渐至羸瘦，妨于饮食，此之谓血癥。"

所以，"癥"病的病理就是瘀血成块、固定不移。

"癥瘕"并称是泛指体内一切积聚结块。条文"病疟，以月一日发，当以十五日愈；设不差，当月尽解；如其不差，当云何？师曰：此结为癥瘕，名曰疟母"说的也是这个意思。

因为"癥瘕"的病理因素是瘀血内停，所以，凡是有活血化瘀功效的药，古医书上一般都说能去"癥瘕"，例如麻黄、桂枝、白芍、桃仁、大黄、水蛭、虻虫、䗪虫等，还有牡丹皮、干漆、当归等都有此功效。

因为治"癥瘕"用的是活血化瘀的药，所以一般也称之为"攻逐"之法，但不是说，一见到患者有"癥瘕"就要用"攻逐"之法，还是要根据患者的体气和证候而定的。

桂枝茯苓丸证的病理就是瘀血停滞，结成癥瘕，就是说，桂枝茯苓丸也是治瘀血的。

因为本条原文缠夹不清，根据陆渊雷先生的考证，正确的条文是：

妇人宿有癥病，经断未及三月，而得漏下不止，胎动在脐上者，为癥痼害。所以血不止者，其癥不去故也，当下其癥，桂枝茯苓丸主之。

而原条文中"妊娠六月动者，前三月经水利时，胎也。下血者，后断三月衃也"，这四句是衍文，是后人旁注，传写误入正文的。把这四句拿掉之后，整条条文条理清楚，也变得容易理解了。

这里面"妇人宿有癥病"，是指妇女体内原来就患有西医所说的子宫肌瘤，陆渊雷先生把它称为"子宫肌肿"。

陆渊雷先生说："桂枝茯苓丸为逐瘀血之方，今以治子宫肌肿者，肿疡必因血瘀而起，且子宫肌肿，于解剖上有所谓血管扩张性或腔洞性肌肿者，状如海绵，有许多腔洞，大者如豌豆，皆满贮血液血块，其为瘀血甚明，故治以逐瘀方。"

而子宫肌瘤（子宫肌肿）的临床主要症状是子宫出血和腹部包块及按压疼痛，但是最主要的症状还是子宫出血，半数以上的患者都会出现子宫出血，其中以周期性出血为多，可表现为月经量增多、经期延长或周期缩短，也可表现为不具有月经周期性的阴道流血。患者怀孕后，这种出血的症状仍然存在，所以条文中有"经断未及三月""漏下不止"和"血不止"的说法。

这里面，"经断未及三月"是指患者刚怀孕，尚不足三个月，而"漏下不止"则是指患者子宫出血不上，这是为了和正常妊娠加以区别。

如果患者没有患子宫肌瘤，刚开始怀孕时，也有可能出血，但一般量小易止且不会"胎动在脐上"。现在患者出现"漏下不止"而且怀孕不足三个月就"胎动在脐上"，所以就可以判断患者是"宿有癥病"和"为癥痼害"。

（二）桂枝茯苓丸的药理和运用

桂枝茯苓丸的组成：

桂枝、桃仁、芍药、牡丹皮、茯苓。

方后注：各等分，炼蜜为丸，如兔屎大，每日食前服一丸，不知，加至三丸。

本方的组成是桂枝、桃仁加上芍药、牡丹皮和茯苓。

1. 牡丹皮的药理

牡丹皮，味微苦、辛，性微寒，归心、肝、肾经，功效是清热凉血、活血散瘀，主治温热病热入血分、发斑、吐衄、热病后期热伏阴分发热、阴虚骨蒸潮热、血滞经闭、痛经、痈肿疮毒、跌仆伤痛、风湿热痹。现代药理研究表明，牡丹皮含牡丹酚、牡丹酚苷、牡丹酚原苷、牡丹酚新苷、芍药苷、氧化芍药苷、苯甲酰芍药苷、苯甲酰氧化芍药苷、没食子酸等成分，能增加冠状动脉血流量，减少心输出量，对心肌缺血有明显保护作用，并且持续时间较长，同时降低心肌耗氧量，有解热、抗炎、抑菌、抗凝作用，对体液及细胞免疫均有增强作用。

《本草经疏》说："牡丹皮，其味苦而微辛，其气寒而无毒，辛以散结聚，苦寒除血热，入血分，凉血热之要药也。寒热者，阴虚血热之候也。中风瘈疭、痉、惊痫，皆阴虚内热，营血不足之故。热去则血凉，凉则新血生、阴气复，阴气复则火不炎而无因热生风之证矣，故悉主之。痈疮者，热壅血瘀而成也。凉血行血，故疗痈疮。辛能散血，苦能泻热，故能除血分邪气，及癥坚瘀血留舍肠胃。脏属阴而藏精，喜清而恶热，热除则五脏自安矣。"

《本草汇言》说："沈拜可先生曰：按《深师方》用牡丹皮，同当归、熟地则补血；同莪术、桃仁则破血；同生地、芩、连则凉血；同肉桂、炮姜则暖血；同川芎、白芍药则调血；同牛膝、红花则活血；同枸杞、阿胶则生血；同香附、牛膝、归、芎，又能调气而和血。若夫阴中之火，非配知母、白芍药不能去；产后诸疾，非配归、芎、益母不能行。又欲顺气疏肝，和以青皮、柴胡；达痰开郁，和以贝母、半夏。若用于疡科排脓、托毒、凉血之际，必协乳香、没药、白芷、羌活、连翘、金银花辈，乃有济也。牡丹皮，清心，养肾，和肝，利包络，并治四经血分伏火。血中气药也。善治女人经脉不通，及产后恶血不止。又治衄血吐血，崩漏淋血，跌仆瘀血，凡一切血气为病，统能治之。盖其气香，香可以调气而行血；其味苦，苦可以下气而止血；其性凉，凉可以和血而生血；其味又辛，辛可以推陈血，而致新血也。故甄权方治女人血因热而将枯，腰脊疼痛，夜热烦渴，用四物重加牡丹皮最验。又古方用此以治相火攻冲，阴虚发热。又按《本经》主寒热，中风瘈疭、痉、惊痫邪气诸症，总属血分为眚。然寒热，中风，此指伤寒热入血室之中风，非指老人气虚痰厥之中风也。其文先之以寒热二字，继之以瘈疭惊痫可知已，况瘈疭、惊痫，正血得热而变现，寒热又属少阳所主者也。"

《本经疏证》说："牡丹皮入心，通血脉中壅滞与桂枝颇同，特桂枝气温，故所通者血脉中寒滞，牡丹皮气寒，故所通者血脉中热结。"

综合以上讲解，牡丹皮的功效可以总结为清热凉血、活血散瘀，跟白芍相近。

2. 茯苓的药理

茯苓，味甘淡，性平，归心、肺、脾、肾经，功效是渗湿利水、健脾和胃、宁心安神，主治水肿尿少、痰饮眩悸、脾虚食少、便溏泄泻、心神不安、惊悸失眠。现代药理研究表明，茯苓有明显的利尿、镇静、强心和抗肿瘤、抗癌作用。

《本草经疏》说："茯苓，其味甘平，性则无毒，入手足少阴，手太阳，足太阴、阳明经，阳中之阴也。胸胁逆气，邪在手少阴也；忧恚惊邪，皆心气不足也；恐悸者，肾志不足也；心下结痛，寒热烦满，咳逆，口焦舌干，亦手少阴受邪也。甘能补中，淡而利窍，补中则心脾实，利窍则邪热解，心脾实则忧恚惊邪自止，邪热解则心下结痛、寒热烦满、咳逆、口焦舌干自除，中焦受湿热，则口发渴，湿在脾，脾气弱则好睡，大腹者，脾土虚不能利水，故腹胀大也。淋沥者，脾受湿邪，则水道不利也。膈中痰水水肿，皆缘脾虚所致，中焦者，脾土之所治也，中焦不治，故见斯病，利水实脾，则其证自退矣。开胸腑，调脏气，伐肾邪者，何莫非利水除湿，解热散结之功也。白者入气分，赤者入血分，补心益脾，白优于赤，通利小肠，专除湿热，赤亦胜白。"

《本草正》说："茯苓，能利窍去湿，利窍则开心益智，导浊生津；去湿则逐水燥脾，补中健胃；祛惊痫，厚肠藏，治痰之本，助药之降。以其味有微甘，故曰补阳。但补少利多，故多服最能损目，久弱极不相宜。若以人乳拌晒，乳粉既多，补阴亦妙。"

《医学衷中参西录》说："茯苓，善理脾胃，因脾胃属土，土之味原淡（土味淡之理，徐灵胎曾详论之），是以《内经》谓淡气归胃，而《慎柔五书》上述《内经》之旨，亦谓味淡能养脾阴。盖其性能化胃中痰饮为水液，引之输于脾而达于肺，复下循三焦水道以归膀胱，为渗湿利痰之主药。然其性纯良，泻中有补，虽为渗利之品，实能培土生金，有益于脾胃及肺。且以其得松根有余之气，伏藏地中不外透生苗，故又善敛心气之浮越以安魂定魄，兼能泻心下之水饮以除惊悸，又为心经要药。且其伏藏之性，又能敛抑外越之水气转而下注，不使作汗透出，兼为止汗之要药也。其抱根而生者为茯神，养心之力，较胜于茯苓。茯苓若入煎剂，其切作块者，终日煎之不透，必须切薄片，或捣为末，方能煎透。"

《药物学》说："千年来茯苓之记载，茯苓之方药，美不胜收，今悉略而不详。兹就个人经验，述之如次。《本经》言茯苓主胸胁逆气，忧恚惊邪恐惊。当予初读《本经》，颇不之信，以为茯苓之功用淡渗利水而已，举凡《本经》所言，茯苓何足以当之。年来凡治气从少腹上逆胸膈之奔豚症，始信茯苓之效，确如《本经》所述。其一之病者为妇人，病起自情志不遂，气从少腹上冲胸，延医诊治，服四磨饮、越鞠丸而病不退，友人丐予往诊，本《内经》肝苦急，急食甘以缓之之法，如白芍、枣仁、麦冬、地黄、龙牡等，以其夜烦不寐，乃重用茯神，药后甚舒适，病者旋因其夫悔过自新，不似昔日之抑塞，再以汤药调之，故未几即愈。吾自有此验案后，因悟及仲景所谓奔豚一症，特情志之病而已。嗣阅渡边熙《东洋和汉医学实验集》，亦以奔豚病属诸发作性神经官能疾患。近日又治一症，病者为中年男子，赋悼亡之痛，病发时气从少腹上冲，胸闷气窒，心烦不寐，前医进桂枝加桂汤，病如故，予以柔肝之法治之，以其不寐乃重用茯神。以此悟出古人治奔豚病，每用茯苓，并非用茯苓利水，不过取茯苓之滋养和缓而已。然而予两次治奔豚皆用茯神，而不用茯苓何也？予以为茯苓、茯神功效相同，无庸区别。予之不用茯苓，用茯神者，以茯神在近世观念中谓能安神定魄，且用朱砂炮制，略能镇静；若治不寐而用茯苓，必见嗤于市医，予故从俗用茯神，非神之有异于苓也。"

综合以上讲解，茯苓的功效可以总结为活水运滋阴和强心活血运。

（1）茯苓能活水运又能滋阴：因为茯苓能活水运，所以，茯苓能利水祛湿；因为茯苓能滋阴，所以茯苓能濡养神经，能安神治不寐。

《神农本草经》认为茯苓主胸胁逆气、忧恚惊邪恐惊，章次公先生重用茯苓治出现心烦不寐症状的奔豚证，指的就是茯苓的这个功效。因为"忧恚惊邪恐惊"和"心烦不寐"，其实都是神经得不到津液濡养所出现的症状，茯苓能利水又能滋阴濡养神经，所以有这样的功效。

（2）茯苓能强心活血运：因为茯苓能强心活血运，所以，茯苓能治心悸，能止汗，能抗肿瘤治癌症，因为肿瘤、癌症也属于中医学"癥瘕"范围。

《医学衷中参西录》中引用竹芝熙先生的医案说："茯苓固治心悸之要药，亦治汗出之主药。仲景治伤寒汗出而渴者五苓散，不渴者茯苓甘草汤。伤寒厥而心下悸者宜先治水，当服茯苓甘草汤。可知心悸者汗出过多，心液内涸，肾水上救入心则悸，余药不能治水，故用茯苓以镇之。是证心悸不寐，其不寐由心悸而来，即心悸亦从汗出而来，其壮热口渴不引饮、脉滑，皆有水气之象，今幸遇种苓家，否则汗出不止，终当亡阳，水气凌心，必当灭火，是谁之过欤？"

在这个医案，竹芷熙先生把心悸解释为"肾水上救入心则悸"，这种说法只是一种想象而已，茯苓能治心悸，是因为茯苓能强心利水；茯苓能止汗，是因为茯苓能强心，自然能温阳止汗，这一点其实跟附子是一样的，只不过茯苓气味俱淡，如果不重用，自然无效了，这也是竹先生医案中茯苓一次性用四五两的原因。

桂枝茯苓丸中之所以用茯苓，是因为"血不利则为水"，因为瘀血既久，血运不畅，就会导致水运也运行不畅，出现水液停滞的情况。茯苓既能活水运，又能活血运，这是再恰当不过的事情了。不过，茯苓更重要的是活水运而不是血运，所以，在这个方子里面，茯苓就成了活水运的代表。

因为茯苓气味俱淡，临床运用宜重用才有效，而且要像张锡纯先生说的那样，要敲碎入煎，当然，如果是茯苓片而且切得薄的就不用敲碎了。个人经验，对于那些湿浊内停的、大便黏滞的，用茯苓后，效果是很好的。

桃核承气汤是桂枝、桃仁加上调胃承气汤，桃核承气汤证证的主要症状中，有很大一部分是调胃承气汤证的症状，其祛瘀血的作用主要落在桂枝和桃仁身上。而对于桂枝茯苓丸证的症状来说，它没有调胃承气汤证的症状，但是它出现瘀血的时间和严重程度却要比桃核承气汤证要强，所以，方子就在桂枝、桃仁的基础上，又加了芍药、牡丹皮和茯苓，当然，如果患者有肠部的症状，如肠痈、肠风下血、大便秘结之类的，再加大黄也有必要。所以，本方用桂枝、桃仁活动脉血运，用芍药、牡丹皮活静脉血运，用茯苓活水运兼活血运，所以用药后血运、水运畅通，那么，瘀血和因为瘀血内停而出现的"癥瘕"也会随之消失。

桂枝茯苓丸的组成药物可以分成两类，就是活血运的药和活水运的药，活血运的药就是桂枝、桃仁、白芍和牡丹皮，活水运的药就是茯苓；而在活血运的药中，桂枝和桃仁就是活动脉血运的，是阳药；白芍和牡丹皮就是活静脉血运的，是阴药，这样一来，对桂枝茯苓丸的药理就容易掌握多了。

因为本方能活人体的血运、水运，所以，对人体属血瘀、水瘀的病，如瘀血痛经、瘀血导致月经淋漓（漏下不止）、瘀血导致的经期失常以及卵巢囊肿、瘀血发热等症，都有很好的效果。

《方函口诀》说："此方主祛瘀血所成之癥瘕，故可活用于瘀血所生诸证。原南阳加甘草大黄，治肠痈；余门加大黄附子，治血沥痛及打仆疼痛，加车前子茅根，治血分肿及产后水气。又，此方与桃核承气汤之别，桃承为如狂小腹急结，此方则以其癥不去为目的，又不若温经汤之上热下寒。"

《陈伯涛仲景方与临床》说："桂枝茯苓丸治血凝气滞之痛经，颇有卓效，辨证时，凡小腹不痛胀，或痛胀甚轻微，经行量多色红，先期而至，脉数舌红，阴虚有热者忌用。反之，小腹痛胀，经行量少色紫或带黑，夹有小瘀血块，脉迟苔白者，无论先期而至或衍期而来的，都适用之。灵活运用，可使月经不调者调整，痛经者不痛，不孕者得孕。以此方加减，治疗妇科病中血凝气滞而内有寒者之痛经，子宫功能性出血，及漏下不止，与人工流产后之阴道出血，淋漓不断，属瘀滞不净者，颇有卓效。"

（三）医案点评

案一:《经方发挥》

张某某，45 岁。半年前发现腹部有一肿块渐增，并伴有腹痛，月经不调，白带多等症。近来肿块日益增大，有 8 厘米 ×8 厘米 ×10 厘米大小，经妇科检查，确诊为子宫肌瘤，建议手术治疗。患者拟大医院手术，因床位过紧，故先试以中药治疗。以桂枝茯苓丸合当归芍药散剂制丸药一付，服用一月，服完后，到妇科检查，肿块缩小到 3 厘米 ×3 厘米 ×5 厘米，已无手术必要，又照前方继服二付药，肿块消失，诸症皆愈。

[点评] 本案中，子宫肌瘤就是"妇人宿有癥病"，这是桂枝茯苓丸的主治，而当归芍药散的主治则是腹痛，患者既有子宫肌瘤，又有腹痛，所以就两个方子合用。

案二:《陈伯涛仲景方与临床》

尹某，女，28 岁。闭经 3 个月，1977 年 10 月 2 日，始有少量的经行，色紫黑，伴有血块，少腹胀痛较剧，腰痛。于 1977 年 10 月 8 日来诊，诊得脉细紧，舌苔厚黄滞，此乃血寒气滞，冲任失调之候，予桂枝茯苓丸改汤法。川桂枝 5 克，云茯苓 12 克，牡丹皮 6 克，桃仁泥 9 克，炒白芍 9 克，制香附 9

克，全当归9克，大川芎5克，淡附片3克，祁艾叶9克。附注：1978年1月30日，以他病来诊，告以服上方2剂而愈。

[**点评**] 本案是标本兼治的好案。

案三：《经方临证指南》

宋某，女，30岁。患月经淋漓不断，少腹胀痛不堪。妇科诊断为"功能性子宫出血"。脉沉滑，舌苔薄白。此瘀血积在胞宫，阻闭经脉，新血不得归经。桂枝6克，茯苓12克，桃仁6克，红花6克，川芎6克，当归10克，赤芍10克，生地10克。3剂。嘱告医家，服药后当下血块，血来反多，此乃瘀血去而新血方能归经之佳象。不几日，果然经血自止。

[**点评**] 本案中，患者瘀血不去，新血不生，所以方用桂枝茯苓丸祛瘀，四物汤祛瘀生新、活血补血。

案四：《治验回忆录》

谢菊生之子秋光，年2岁。体健天真，聪明可爱。昨夜倏然高热，口不渴，人清醒，家人虑热极生风，致生他变，夜半延唐医治之，进以清热解肌剂。天明热退，白日嬉戏如常。至夜复热，间有妄语，医又认作见兼积滞，用青蒿、薄荷、连翘、神曲、焦楂之属，解热消食，病亦不退，此后夜热无少间，儿体则日呈虚象。今晨儿母携来就诊，指纹青滞，舌尖红无苔，夜热无汗，尿黄便和，但发热之前不恶寒，指纹青，既非外感伤风，则属受惊生热所致。乃母曰："前夕儿从床坠地次日即病，其以是欤？"如此则病因惊而发，惊则气血不和，影响经脉，因而发热，是热自内生，故非解表可治者，治宜安神和血即得之矣。处金匮桂枝茯苓丸而变通为用：桂枝钱半，丹皮三钱，桃仁二钱，茯神（辰砂拌）三钱，龙骨、牡蛎各三钱。午后服完一帖，当夜热大减，再剂热不复发，遂嬉笑如常矣。观此，则知发热多端，不宜局限于清热解表之成法。

[**点评**] 本案是瘀血发热的典型医案，因为瘀血较轻，所以，夜间气血归里的时候就出现发热，这跟桃核承气汤证的瘀血发热是不一样的。

三、大黄䗪虫丸证

（一）大黄䗪虫丸证的病理和症状

大黄䗪虫丸证的病理是瘀血内停，变成干血结于体内。

【条文】

五劳，虚极羸瘦腹满，不能饮食。食伤、忧伤、饮伤、房室伤、饥伤、劳伤、经络荣卫气伤，内有干血，肌肤甲错，两目黯黑，当缓中补虚，大黄䗪虫丸主之。

【解读】

这条条文缠夹不清，不过，意思总体还是比较明确的，是说患者因为"五劳七伤"导致内有干血，从而出现一系列症状，这种病要用大黄䗪虫丸来治。

根据这个大致意思，个人认为，条文可能因为传抄的问题，句子出现次序颠倒的错误，其条文的正确排序应该是：

五劳、食伤、忧伤、饮伤、房室伤、饥伤、劳伤、经络荣卫气伤，内有干血，肌肤甲错，两目黯黑，虚极羸瘦腹满，不能饮食。当缓中补虚，大黄䗪虫丸主之。

这样一来，句子就非常通顺，而且意思也非常清楚明白。

1.五劳、食伤、忧伤、饮伤、房室伤、饥伤、劳伤、经络荣卫气伤，内有干血

这是第一段，是指患者因为"五劳七伤"导致体内瘀血内停，积久变成干血。

"五劳七伤"是指各种疾病和致病因素。这里面，五劳就是五种劳损，包括肝劳、心劳、脾劳、肺劳、肾劳。

《素问·宣明五气》对五种体力性疲劳，也称之为"五劳"，这个"五劳"就是"久视伤血，久卧伤气，久坐伤肉，久立伤骨，久行伤筋"。

而"七伤"一般是指七种伤害身心的因素，包括大饱伤脾、大怒伤肝、强力受湿伤肾、形寒伤肺、忧思伤心、风雨寒暑伤形、大恐伤志。

这跟条文中的"食伤、忧伤、饮伤、房室伤、饥伤、劳伤、经络荣卫气伤"基本一致。

总而言之，条文中列举的种种"五劳七伤"是指各种疾病和致病因素，导致了患者出现瘀血内停，最后变成了"干血"积于体内。

2. 肌肤甲错，两目黯黑，虚极羸瘦腹满，不能饮食

第二段说的是患者体内有干血而出现的症状。

这里面，"肌肤甲错"是因为体内有干血，血运与水运都不能畅通顺达，所以肌肤得不到足够的营养，从而出现皮肤干燥角化如鱼鳞状。

"两目黯黑"是因为两眼眼眶部周围呈黯黑色，这是因为人眼部微细血管丰富，体内有瘀血，显现出来就会出现这样的症状。

"虚极羸瘦腹满，不能饮食"是因为体内有干血，直接影响人体对营养的吸收，所以患者出现了虚羸而瘦，腹部胀大，青筋暴露，不能饮食的症状。

3. 当缓中补虚，大黄䗪虫丸主之

这里的"当缓中补虚"说的是治疗的原则。

从上面的症状描述，患者已经出现"虚极羸瘦腹满，不能饮食"的状态了，症状的表现是患者体内有瘀血、干血，必须用活血化瘀、攻逐之法才能祛除，只有干血去掉了，新血才能产生。

但是，患者的体气却表现为"虚极羸瘦"，虚则当补，如果过分攻逐，极有可能出现患者的病还没治好，却已经不任攻逐而死亡的情况，所以，治这种病时，必须活血化瘀与缓中补虚同时进行，而大黄䗪虫丸就是这样的方子。

《金匮要略论注》说："（本方）以干漆、桃仁、四虫破其血，然瘀久必生热，气滞乃不行，故以黄芩清热，杏仁利气，大黄以行之，而以甘芍地黄救其元阴，则中之因此而里急者可以渐缓，虚之因此而劳极者可以渐补，故名缓中补虚大黄䗪虫丸。"

这段话认为"缓中补虚"是缓中焦之里急，补劳极之虚损，并通过破血、清热、利气等药物综合作用来实现的。

《金匮要略新解》说："缓中，中满紧急，紧者当缓，故曰治当缓中。补虚，阴血虚，阳气亦虚，故治当双补气血之虚。中气满为阴血干，热独与阳和，故凉血破血，使阴寒于阳则阳能和，阳能和于阴，则中焦胀满紧急可缓。

凉血有大黄、黄芩、生地；破血有大黄、桃仁、芍药、干漆、虻虫、水蛭、蟅虫，补血用生地，补气用杏仁、甘草。"

当然，对于本条条文，也有不同的意见，有人认为，条文正确的排序应该是：

五劳虚极，羸瘦腹满，不能饮食，当缓中补虚。食伤、忧伤、饮伤、房劳伤、饥伤、劳伤、经络荣卫气伤，内有干血，肌肤甲错，两目黯黑，大黄蟅虫丸主之。

这种看法认为大黄蟅虫丸是治体内有干血的，而不是治虚劳的，治虚劳的法则是缓中补虚，跟大黄蟅虫丸无关。

这种说法表面上看也说得通，但其实是小看了大黄蟅虫丸的功效，是没有对大黄蟅虫丸的药物组成进行仔细分析的结果，也是对患者"体气""症状"分析不清的结果。

（二）大黄蟅虫丸的药理和运用

大黄蟅虫丸的组成：

大黄40克（蒸），桃仁50克，水蛭60克，虻虫16克，蟅虫25克，蛴螬50克，干漆15克，生地150克，黄芩30克，芍药60克，杏仁50克，甘草45克。

方后注：末之，炼蜜和丸小豆大，酒饮服五丸，日三服。

1. 蛴螬的药理

蛴螬，别名白土蚕、地蚕、核桃虫，是金龟子的幼虫。性微温，味咸，归肝经，功效是破瘀、散结、止痛、解毒，主治血瘀经闭、癥瘕、折伤瘀痛、痛风、破伤风、喉痹、痈肿、丹毒。现代药理研究表明，蛴螬有兴奋心脏、子宫，有收缩血管和利尿的作用。

2. 干漆的药理

干漆，性温、味辛，归肝、脾经，功效是破瘀血，消积、杀虫，主治妇女闭经、瘀血、癥瘕、虫积腹痛。

《本草讲义》说："此列于通瘀者，漆之特性，能化血为水，死血痹者，非此黏韧变质者，不能以补为攻，故本和于痨瘵死血，即败血化虫为多，与他项纯攻纯下纯破纯行者不同。各隐僻啮虫药，真者难得，本品力量较大，亦血药中之不得不备者也。《本经》谓无毒，系用干漆，何以知之，条末曰生者去长虫，别言生者，则前述之用干者可知。曰生者去虫，则生者有毒，干者毒减，炒烟尽则无毒可知。如人之畏漆者，畏生漆也，若干漆未闻有见而生疮者，执柯伐柯，亦良好佐证也。"

对本方来说，它其实是抵当丸的加味，本方可以看成是三部分组成的：

第一部分：就是抵当丸方，就是大黄、桃仁、水蛭、虻虫。

第二部分：为了增加祛瘀血的效果，增加了下瘀血汤的䗪虫，再加了有类似功效的蛴螬、干漆。

第三部分：为了祛瘀血除烦热，再加上三物黄芩汤，并减去其中苦寒败胃的苦参，加上活血利水补津的芍药、杏仁、甘草。

下中川故氏说："神仙病（谓不食，日本俗名），世未有得其治者，防州福井驿福田某者，尝遇此疾，考究久之，遂知瘀血，与大黄䗪虫丸，大得其效。尔后每遇此症，必用此治之。"

（三）医案点评

案一:《冉雪峰医案》

陈镜湖，万县人，半业医，半开药铺，有女年十七，患干血痨。经停逾年，潮热，盗汗，咳逆，不安寐，皮肉消脱，肌肤甲错，腹皮急，唇舌过赤，津少，自医无效，住医院亦无效，抬至我处，困疲不能下轿，因就轿诊视。脉躁急不宁，虚弦虚数。予曰：脉数，身热，不寐，为痨病大忌，今三者俱全，又加皮脱肉瘪，几如风消，精华消磨殆尽，殊难着手……究之死血不去，好血无由营周，干血不除，新血无由灌溉，观大黄䗪虫丸，多攻破逐瘀之品，自注虚劳诸不足，乃拟方：白芍18克，当归12克，生地12克，鳖甲15克，白薇、紫菀、百部各9克，甘草3克，大黄䗪虫丸10粒，煎剂分2次服。丸药即2次用药汁送下。10日后复诊，咳逆减缓，潮热盗汗渐减，原方去紫菀、百部，加藏红花、琥珀末各2.5克，丸药米酒送下。又10日复诊，腹皮急日见宽舒，潮热盗汗止，能安寐，食思渐佳，必复脉汤，嘱守方久服，越三月……已面色有色泽，体态丰腴，不似以前羸瘦……

[点评] 本案中，患者的症状是"经停逾年，潮热，盗汗，咳逆，不安寐，皮肉消脱，肌肤甲错，腹皮急，唇舌过赤，津少"，这就是条文说的"肌肤甲错，两目黯黑，虚极羸瘦腹满，不能饮食"。

本案中，冉雪峰先生讲解说"究之死血不去，好血无由营周，干血不除，新血无由灌溉，观大黄䗪虫丸，多攻破逐瘀之品，自注虚劳诸不足"，这段话，就是大黄䗪虫丸"缓中补虚"的最好注解了。

案二：《刘渡舟临证验案精选》

王某，女，28岁，未婚，住北京市海淀区。闭经3个月，肌内注射黄体酮无效。患者常感周身乏力，心烦，性情急躁，少腹拘急，大便干结不爽，小便赤黄，口唇干燥，不进舐润，望其两目黯青，面色不荣，皮肤干燥角化，舌色红绛，无苔，中有裂纹。刘老辨为血热相搏，日久变成干血内结。治当泻热逐瘀，嘱患者购服同仁堂产的大黄䗪虫丸180克，每次6克，每日服3次。二诊，服药不久，月经来潮，周期5天，经量中等，颜色暗红，其他诸症亦随之减轻。视其舌色仍然红绛，脉沉而略涩，此乃干血尚未尽化，瘀热犹存之象，令其仍服"大黄䗪虫丸"。……观其诸症皆愈，又疏"圣愈汤"一方（党参、黄芪、生地、川芎、白芍、当归）3剂，以善其后。

[点评] 本案跟上案相近，不过，病情相对较轻，也是用大黄䗪虫丸治愈。

四、鳖甲煎丸证

（一）鳖甲煎丸证的病理和症状

鳖甲煎丸证的病理是血运、水运不畅，血与水瘀结于一处。

【条文】

病疟结为癥瘕，如其不差，当云何？师曰：名曰疟母，急治之，以月一日发，当十五日愈，设不差，当月尽解。鳖甲煎丸主之。

【解读】

条文"病疟结为癥瘕"说的就是鳖甲煎丸证的病理。

前面讲过，"疟病"说的就是患者寒热往来的一种病证，是因为人水运不畅所引起的；而"癥瘕"是因为瘀血内停引起的，"血不利则为水"，同样的，

"水不利则为血"，血运与水运是相互影响的，所以，才有"**病疟结为癥瘕**"这种情况的出现。

这种病症，条文中称之为"**疟母**"，据陆渊雷先生考证，"**疟母**"就是现在所说的"**脾脏肿大**"。

《金匮要略今释》说："疟母，即脾脏肿大也。脾脏肿大为急性热病所常有事，而疟病尤甚，发热则肿，按之坚而痛，热退则肿消。疟母者，病久而脾肿不消也。据西医之说，则因疟而脾肿，非因脾肿而发疟也。然疟病热退之时，血液中孢子虫绝少，反于脾脏骨髓等深部，营分裂生殖，且脾肿不消而疟不差，则谓久疟由于脾肿也，亦宜。"

又说："脾脏肿大，虽为急性传染病，然其所以肿，则因脾动脉生血栓，或竟栓塞，或因急性瘀血而起。西医于血栓栓塞，尚无特效治法，中医不知脾肿，谓之疟母，然治之以鳖甲煎丸，方中药味，大要是行血消瘀之品，所以溶解血栓，涤除瘀血，正适应脾肿，正适合原因疗法，此亦中医医中之一大奇迹也。"

（二）鳖甲煎丸的药理和运用

鳖甲煎丸的组成：

鳖甲 12 份（炙），桃仁 2 份，大黄 3 份，䗪虫 5 份（熬），赤硝 12 份，蜣螂 6 份（熬），蜂窝 4 份（炙），鼠妇 3 份（熬），丹皮 5 份，阿胶 3 份，柴胡 6 份，黄芩 3 份，桂枝 3 份，芍药 5 份，人参 1 份，半夏 1 份，干姜 3 份，紫葳 3 份，葶苈 1 份（熬），乌扇 3 份（烧），瞿麦 2 份，石韦 3 份（去毛），厚朴 3 份。

方后注：上 23 味，为末，取煅灶下灰一斗，清酒一斛五斗，浸灰，候酒尽一半，着鳖甲于中，煮令泛烂如胶漆，绞取汁，内诸药，煎为丸，如梧子大，空心服七丸，日三服。

1. 鳖甲的药理

鳖甲，味咸，性寒，归肝、肾经，功效是滋阴潜阳、软坚散结、退热除蒸，主治阴虚发热、劳热骨蒸、虚风内动、经闭、癥瘕、久疟疟母。现代药理研究表明，鳖甲能够散瘀血、消脾肿、除痨、调月经等，具有强壮、抗肿瘤和抑制结缔组织增生，消失结块，并具有增加血浆蛋白的作用，可用于肝病所致的贫血。

因为鳖甲能滋阴退热，又能行血散瘀，所以，对于阴虚内热者，投之效果甚好。又能治痨瘵，即现代所说的结核病，特别是对于表现为咳嗽盗汗、纳呆神疲等气阴两伤者，用之效果更佳。

不过，使用时要注意，鳖甲行血散瘀之力较强，所以，虚而无热者禁用。

《本经逢原》说："鳖甲，凡骨蒸劳热自汗皆用之，为其能滋肝经之火岜。然究竟是削肝之剂，非补肝药也。妊妇忌用，以其能伐肝破血也。肝虚无热禁之。极灰研极细末，疗汤火伤皮绽肉烂者并效，干则麻油调敷，湿则干掺，其痛立止，其解火毒，疗骨蒸、杀瘵虫之功，可默悟矣。"

张锡纯先生说："（鳖甲）开破之力极强，肝虚者不可用之，用之可致心怔忡。"

张锡纯先生所说的肝虚，其实就是血与津虚极导致神经不得养，所以，血虚津伤无热的，如果用鳖甲、柴胡之类的药物活血运、水运，就有可能出现汗出过多，从而出现心怔忡、大汗淋漓等症状，所以才有鳖甲开破、柴胡劫肝阴的说法。

牡蛎、鳖甲、龟甲并称"三甲"，三者都是清热药，都有活血行水的功效，但牡蛎更偏于收敛和行水运，吴鞠通称它能"存阴，又涩大便，且清在里之余热，一物而三用之"。所以，牡蛎更多用于痰饮、盗汗、大便溏泄、瘰疬颈核之类的病证，而鳖甲与龟甲则更偏重于活血运，所以，鳖甲与龟甲更多用于劳热骨蒸、癥瘕之类的病证。

2. 赤硝的药理

赤硝是赤朴硝，主要成分为硝酸钾，味咸、苦，性寒，归足厥阴肝、足太阳膀胱经，功效是软坚破积、化癖消癥、利尿泻下、解毒消肿，主治痧胀、心腹疼痛、吐泻、黄疸、淋病、便秘、目赤、喉痹、疔毒、痈肿。

3. 蜣螂的药理

蜣螂，就是我们常说的屎壳郎，味咸，性寒，功效是定惊、破瘀、通便、攻毒，主治惊痫、癫狂、癥瘕、噎膈反胃、腹胀便结、淋病、疳积、血痢、痔漏、疔肿、恶疮。

4. 鼠妇的药理

鼠妇，俗名地虱，西瓜虫、潮虫，味酸，性微寒，归肝、肾经，功效是破血、利水、解毒、止痛，主治久疟疟母、经闭、癥瘕、小便不通、惊风撮口、口齿疼痛、鹅口诸疮。

5. 蜂窝的药理

蜂窝，味苦咸、微甘，性平，归肝、肾、胃经，功效是祛风定痉、解毒疗疮、散肿定痛、兴阳起痹，主治关节肿痛、恶核癌肿、阳痿遗尿、痈疽瘰疬病。现代药理研究表明，蜂房有强心、利尿、止血、驱虫等作用。《名医别录》说它能"治恶疽、附骨痛，根在脏腑"，可使"诸毒均瘥"。

理解了上面几味药的药理后，鳖甲煎丸的组成同样可分为三部分：

第一部分：就是鳖甲、桃仁、大黄、蟅虫、赤硝、蜣螂、蜂窝、鼠妇、牡丹皮、阿胶。

这是下瘀血汤加鳖甲、赤硝、蜣螂、鼠妇、蜂窝、阿胶、牡丹皮等一系列活血祛瘀药组成。

第二部分：就是柴胡、黄芩、桂枝、芍药、人参、半夏、干姜。

这是柴胡桂枝汤，是治太少合病的，就是血运与水运都不利的情况下运用的。

第三部分：就是紫葳、葶苈、乌扇、瞿麦、石韦、厚朴。

这几样都是活水运的药。

（三）医案点评

案：《经方发挥》

郭某某，女，52岁。五年前曾定期发寒热往来，经县医院诊断为"疟疾"，运用各种抗疟疗法治疗，症状缓解，但遗留经常发潮热。半年后，经医生检查，发现脾脏肿大2～3厘米，予各种疗疟法，效果不佳，脾脏继续肿大。近一年来逐渐消瘦，贫血，不规则发热，腹胀如釜，胀痛绵绵，午后更甚。食欲不振，消化迟滞，胸满气促，脾大至肋下10厘米，肝未触及，下肢浮肿，脉数而弱，舌胖有齿痕。据此脉症，属《金匮》所载之疟母，试以鳖甲煎丸治之。鳖甲120克，黄芩30克，柴胡60克，鼠妇（即地虱）30克，干姜 30 克，大黄 30 克，芍药 45 克，桂枝 30 克，葶苈 15 克，厚朴 30 克，牡丹皮 45 克，瞿麦 15 克，凌霄花 30 克，半夏 15 克，人参 15 克，䗪虫 60 克，阿胶 30 克，蜂房（炙）45 克，芒硝 90 克，蜣螂 60 克，桃仁 15 克，射干 20 克。以上诸药，蜜制为丸，每丸重 10 克，日服 2 丸。服完一剂后各种症状有不同程度好转，下肢浮肿消失。此后又服一剂，诸症悉平，脾脏逐渐缩小，至肋下约 6 厘米，各种自觉症状均消失，故不足为患。遂停药，自行调养。

[点评] 本案把患者病情发生、发展、转归的过程都介绍得非常详细，有很高的临床参考价值。

第二十八讲　肠痈

一、肠痈的病理、分期与转归

（一）肠痈的病理

肠痈的病理是血瘀发热，积聚成痈。

【条文】

肠痈者，少腹肿痞，按之即痛如淋，小便自调，时时发热，自汗出，复恶寒，其脉迟紧者，脓未成，可下之，当有血。脉洪数者，脓已成，当急下之。

【解读】

这里面，"少腹肿痞，按之即痛如淋，小便自调"指的就是肠部有瘀血的表现，这一点跟桃核承气汤证一样；而"时时发热，自汗出，复恶寒"则是内热成痈的表现，这一点跟肺痈的表现一样；而条文明确地说"脉洪数者，脓已成，当急下之"则是肠痈末期痈肿已成的表现。

前面讲过，肺热到了一定的程度，血热积聚，肺热就会变成肺痈。同样的，肠热积热既久，肠热也就会变成肠痈的。

前面讲过："热之所过，血为之凝滞，蓄结痈脓。"《内经》也说："热盛则肉腐，肉腐则成脓。"道理是相通的，肺痈的病理是这样，肠痈也一样，都是因为积热过盛，血热积聚，从而出现痈肿的情形。

《方函口诀》说："大黄牡丹皮汤，虽为用于肠痈脓溃以前之方，其方与桃核承气汤相似，故先辈运用于瘀血冲逆，凡桃核承气汤证而小便不利者，宜用此方。其他，用于内痔毒淋便毒，有效，皆以有排血利尿之效故也。又：痢病下如鱼脑者，用此方奏效，其虚者用舟车丸（黄连、干姜、当归、阿胶，出《千金要方》）之类。凡痢疾久不愈者，视为肠胃腐烂而下赤白，后藤艮山所发明，奥村良筑本其说，于阳证用此方，阴证用薏苡附子败酱散，可谓发古今所未发。"

桃核承气汤证的特点是血瘀发热、少腹急结、小便通利，是瘀血蓄于下腹，而且是属于出血量多、瘀血严重的那种。大黄牡丹皮汤等方证则是属于出血量少、瘀久热盛化脓的那种，这两种方证有相近之处，也有不同的地方，因此，《方函口诀》中才有"凡桃核承气汤证而小便不利者，宜用此方"的说法。

（二）肠痈的分期

根据肠痈的形成过程，即从肠部瘀血到积聚成痈的整个过程，肠痈大致可以分为肠痈初期、肠痈中期、肠痈末期。

肠痈初期是赤小豆当归散证、枳实芍药散证，肠痈中期是大黄牡丹皮汤证、排脓散证、排脓汤证，肠痈末期是薏苡附子败酱散证。

因为枳实芍药散、赤小豆当归散这两个方证在《金匮要略》中不是放在肠痈篇的，而排脓散、排脓汤这两个方证虽然放在同一篇，但更多的是用来治疮痈的，所以，为了更好地突出重点，同时使大家容易理解和掌握，我就没有按照肠痈的形成过程的前后顺序来讲，而是先讲大黄牡丹皮汤证和薏苡附子败酱散证，其他的方证则是穿插进行讲解。

（三）肠痈的转归

《金匮要略今释》说："（肠痈）病的转归，约分为三类，其一，逐渐复原，约一星期后而病状全退，唯易复发。其二，成局部脓肿，则肿痛日以扩大，全身症状亦日重，此即《金匮》本条之证（指我们下面要讲的薏苡附子败酱散证条文），而薏苡附子败酱散所主也。唯溃脓处穿破时，有极大危险，或引起第三种转归之泛性腹膜炎；或化脓菌入于血循环，而成败血病；或则血管被穿破；或引起门静脉炎，若是者多致命。其三，发广泛性腹膜炎，盲肠及阑尾穿破时，固易引起，亦有不穿破而腹膜同时受病者，肠痈之死，多由于此。"

二、大黄牡丹皮汤证

（一）大黄牡丹皮汤证的病理和症状

大黄牡丹皮汤证的病理是肠部瘀血积久、热盛成痈，属于肠痈初期阶段。

【条文】

肠痈者，少腹肿痞，按之即痛如淋，小便自调，时时发热，自汗出，复恶寒，其脉迟紧者，脓未成，可下之，当有血。脉洪数者，脓已成，当急下之。大黄牡丹皮汤主之。

【解读】

这条条文，其实也用了倒装的手法，它的真正排序是：

肠痈者，少腹肿痞，按之即痛如淋，小便自调，时时发热，自汗出，复恶寒，其脉迟紧者，脓未成，可下之，当有血。大黄牡丹皮汤主之。脉洪数者，脓已成，当急下之。

第1句到"大黄牡丹皮汤主之"这一段，才是真正的大黄牡丹皮汤证的条文。"脉洪数者，脓已成，当急下之"这一段是后面要讲的薏苡附子败酱散证的条文。

大黄牡丹皮汤证的条文可以分为4句：

1. 肠痈者，少腹肿痞，按之即痛如淋，小便自调。

2. 时时发热，自汗出，复恶寒。

3. 其脉迟紧者，脓未成，可下之，当有血。

4. 脉洪数者，脓已成，当急下之。

这里面，第1、3句说的是患者肠部瘀血的情况，它和桃核承气汤证的症状是相近的。

第2句，说的是内有痈肿的情况，它跟肺痈症状相近。

第4句，是痈肿已化脓，它是肠痈末期薏苡附子败酱散证的症状。

对于第1句，把它跟桃核承气汤证比较就会发现：桃核承气汤证的症状是"少腹急结"而且是小便正常的；而大黄牡丹皮汤证的症状是"少腹肿痞，按之即痛如淋"和"小便自调"。

这里面，首先，位置是一样的，是"少腹"，但是轻重却不一样，一个是"急结"，一个是"按之即痛如淋"；而在小便正常方面，也是一样的，都是"小便自调"，这里强调"小便自调"也是为了和淋病相区别，所以，才有"痛如淋"的提法。

对于第3句，把它跟桃核承气汤证对比就会发现：桃核承气汤证是"血自下，下者愈"，大黄牡丹皮汤证的条文是"可下之，当有血"，而且在方后注中又说"有脓当下，如无脓当下血"，这就非常明显的说，患者肠痈初期是因为肠部有瘀血引起的。

方后注"顿服之，有脓当下，如无脓当下血"则证明了第4句指的是薏苡附子败酱散证，因为大黄牡丹皮汤证是脓与瘀血夹杂，所以才有"有脓当下，如无脓当下血"的说法；而薏苡附子败酱散证是"脓成"，"脓成"是"有脓"的进一步发展。

就是说，大黄牡丹皮汤证和桃核承气汤证在下腹的症状非常相近，是因为它们的病理原因一样，只不过是轻重和新旧有别而已。

对于第2句，把它跟肺痈条文对比就会发现：肺痈的条文说"寸口脉微而数，微则为风，数则为热，微则汗出，数则恶寒"，而第2句的条文则是"时时发热，自汗出，复恶寒"。这两条条文所描述的症状是一样的，都是发热、汗出、恶寒，而这种发热、汗出、恶寒不是桂枝汤证，而是因为内有痈肿引起的。

通过上面的比对，就清楚地了解了大黄牡丹皮汤证的病理和症状。

而对于肠痈，除了上面所讲的症状表现之外，还有以下两个比较明显的表现，可以用来辅助判断：

①患者仰卧时，常屈起右脚来缓解疼痛，所以，肠痈也被称为"缩脚肠痈"。这是因为肠痈的患者右侧腹直肌会出现挛急。

②麦氏点压痛明显。麦氏点就是自脐部至右腹角引一直线，该线与右腹直肌边线相交的那个点。患者如果出现肠痈，按这个点会出现剧痛，这是个很好的判断方法。

对于第4句，条文所说的"脉洪数者，脓已成，当急下之"是肠痈末期薏苡附子败酱散证的症状，在这里提及也是做一个相互比对，让大家有一个鉴别判断的标准。

这里的"**脉洪数**"，对于内生痈疽有着相当大的诊断意义。

《脉经》说："平人饮食如常，形体不变，而脉象急数，多为痈疽。"

《金匮要略》说："师曰：诸浮数脉，应当发热，而反洒淅恶寒，若有痛处，当发其痈。"

《中医实践经验录》说："外痈，发于外，尚有外形可见，唯内痈，更宜留心。故无论胸胁腰背，皆要按其痛处，若按之知痛，每夜发寒热，要防内痈，以其外不现形，最能误人。故知咳嗽胸痛之肺痈，胁痛寒热之肝胆痈，能食胃痛夜间寒热之胃痈，腹痛脚不能伸之肠痈，还有身痛寒热，将发流注，腿痛内溃之附骨疽等，皆须细心辨证，防有内科性外科病，要防生内痈。辨之明确，治以温通气血，忌用寒凉药遏伏。"

这段话所说的意思，就把痈肿的脉数跟普通外感内伤的脉数给区分开来。

一般来说，外感内伤的脉数，多是骤然而至，而饮食也随之减退。而痈疽的脉数，一般来说是饮食如常，而且形体也不变。所以，凡是遇到饮食如常，形体不变，而脉急数的患者，就应该加强警惕，注意观察，细心诊断他是否患有内痈之类的疾病。

不过，条文的第 4 句中，用脓成与否来判断肠痈的初期和末期是可以的，但是，如果只是拿脉象数迟来判断似乎就有点不对了。因为患者内有痈肿，其病理都是血瘀发热、热盛肉腐化脓。这种病理就决定了患者的脉象是数脉的，包括肺痈的脉象，也是一样的，都是数脉。

最后，内有痈肿的患者，他的血压是比较高的。

《伤寒论临证杂录》说："凡能影响心脏输出量的有关因素以及血管内外的环境都能影响血压，特别是血管外周的阻力对舒张压的影响更为明显。外周阻力大，血液的流速就会变慢，心脏舒张时，动脉内的积血必然增多，从而使舒张压水涨船高；反之，外周阻力小，血液的流速就会加快，心脏舒张时，动脉内的积血相对减少，舒张压相对减少，舒张压也随之降低了。而子宫肌瘤、卵巢囊肿、乳腺增生以及各种肿瘤等病理赘生物，势必挤压血管，舒张压如何不升高呢？倘若应用中药消除了这些病灶，血管的负载得到缓解，舒张压当然便能即刻下降，这或许就是舒张压降低显示疾病消退的原理。"

（二）大黄牡丹皮汤的药理和运用

大黄牡丹皮汤的组成：

大黄 20 克，芒硝 15 克（后下），冬瓜子 30 克，牡丹皮 15 克。

方后注：顿服之，有脓当下，如无脓当下血。

大黄牡丹皮汤是由大黄、芒硝、冬瓜子、牡丹皮四味药组成。

本方是各取桃核承气汤和苇茎汤的一半来组成的，就是说，本方是选用桃核承气汤的大黄、芒硝和苇茎汤的冬瓜子，再加上牡丹皮而成。

这里用大黄，是因为大黄能逐肠积、祛瘀血；用芒硝，是因为芒硝咸寒软坚能使瘀血与便同下；用冬瓜子，是因为冬瓜能润肺、化痰、消痈、利水，能润肠通便又能清肺热，使肺热有下行之路，可以防止肠燥热上攻于肺；用牡丹皮，是因为牡丹皮能清热凉血、活血散瘀。

门纯德老中医常用此方加金银花、蒲公英、败酱草治疗各种感染性疾患，包括局限性腹膜炎兼有便秘结者，男性急性尿道炎、前列腺炎、附睾炎，肛门周围炎，急性阑尾炎，妇女子宫及附属器官炎及子宫宫腔脓肿等，效果都很好。

门老的经验是方中必加金银花，而且，如果患者有脓肿时，就加大量的金银花，剂量从 40 克到 210 克不等。门老认为，用金银花治脓肿如肝脓肿、肺脓肿、宫腔脓肿时，必须大剂量使用，量小则无效，其经验来自《石室秘录》一书。

而余无言先生运用本方治肠痈及肠痈化脓时，则根据杨栗山《伤寒温疫条辨》中"肠痈秘方"（先用红藤 30 克，酒二碗，煎一碗服之，服后痛必渐止为效）的启示，自拟红藤丹皮大黄汤，取得了很好的效果。

其方用：红藤 30 克，粉丹皮、锦纹大黄各 15 克，桃仁泥 12 克，元明粉 12 克分冲，瓜蒌仁 12 克，京赤芍 9 克，加酒一杯煎服。服药一至二剂后，减大黄加紫花地丁、金银花等味。

（三）医案点评

案一:《古方新用》

颜某，男，64 岁，兰州市人。1978 年 9 月 14 日初诊。患者右下腹疼痛，按之则疼痛加剧，某医院以阑尾周围脓肿收入住院。入院后，经检查，发现有高血压病和高血压心脏病，不宜手术治疗，遂采取非手术疗法，效果不佳。故邀中医会诊：右下腹有 10 厘米×14 厘米包块，疼痛拒按，大便不畅，脉浮大数硬。方用：大黄 12 克，牡丹皮 3 克，桃仁 9 克，冬瓜仁 12 克，芒硝 9 克，水煎前四味，去渣入芒硝溶解后顿服。一剂。二诊：患者服上方一剂后，大便一日七次，便内有脓血，便后腹痛减轻，肿块缩小，但脉仍浮数有力。继用上方，再服一剂。三诊：患者服上药，又大便一日七次，便内仍有脓血，便后腹痛继续好转，肿块已摸不清楚。但右下腹部仍有压痛，脉仍浮数而力始平。即停药调养，取其"大毒治病，十去其七"之意。

体会：后人对本方原文的理解，认为"其脉迟紧者，脓未成可下之"宜用此方，"脉洪数者，脓已成不可下也"，即不宜用本方。但在方后又说，服此方后"有脓当下，如无脓，当下血"。通过本例患者的脉浮数有力和服药后下脓血来看，本方对阑尾炎成脓与不成脓者均可使用。

[点评] 本案中患者的症状，就是脓与瘀血夹杂的，这也证明了大黄牡丹皮汤证就是肠痈的初期，是从瘀血发展到痈肿的过程，另外，医案中患者的脉象是"脉浮大数硬"，这就是内有痈肿，脉象是数脉。

案二:《汉方诊疗三十年》

一青年 20 岁，从 2 年前开始每月发高热，体温近 40℃，其热 2～3 日后自退，发热原因不明。腹诊所见，右下腹回盲肠部至胁腹有轻度压痛，此乃大黄牡丹皮汤之腹证。可是，患者为虚证，不能用大黄和芒硝下之。所以与大黄牡丹皮汤去大黄、芒硝，加薏苡仁 10 克，约 10 日后，从小便曾排出小砂粒，为肾砂。其后患者再未发高热，身体完全恢复健康。

[点评] 本案中，患者下腹部瘀血发热，因为体虚而且没有大便燥硬的症状，所以，大黄和芒硝可以减去不用。

三、薏苡附子败酱散证

（一）薏苡附子败酱散证的病理与症状

薏苡附子败酱散证的病理是肠部瘀血积久，肠部热盛成痈，且已化脓，是肠痈末期。

【条文】

肠痈之为病，其身甲错，腹皮急，按之濡，如肿状，腹无积聚，身无热，脉数，此为腹内有痈脓，薏苡附子败酱散主之。

【解读】

这里面，"腹皮急，按之濡，如肿状，腹无积聚，身无热，脉数"这些症状前面讲过了。

判断患者是肠痈末期最关键的症状，就是条文中说的"其身甲错"和"腹皮急，按之濡，如肿状"。

肺痈证是"胸中甲错"，是因为长期有热，加上血运水运不畅，胸部肌肤得不到血与津养，就会表现为暗红、干燥等皮肤症状。大黄䗪虫丸证是"肌肤甲错"，是因为体内有干血，血运与水运都不能畅通顺达，肌肤得不到足够的营养，才会出现皮肤干燥角化如鱼鳞状。而这里，原因一样，患者体内有瘀血，血运水运不畅，皮肤长期得不到濡养，就会出现"其身甲错"的症状了。

可是，身体皮肤出现"甲错"如鱼鳞或干燥如蛇皮的症状，是要相当长的一段时间才会出现的，也就是说，通过这段时间病情的发展，痈肿逐渐化脓成熟，所以，"其身甲错"是从时间的长度来判断肠痈的发展的。

大黄牡丹皮汤证的腹部症状是"少腹肿痞，按之即痛如淋"，但是，随着时间的推移和肠痈脓肿的逐步成熟，患者的腹部症状也从"少腹肿痞，按之即痛如淋"变为"腹皮急，按之濡，如肿状"。这就是通过腹诊手感的不同，来判断病情的发展。

最后，随着病情的发展，患者的体气也在逐渐变差。也就是说，病证要开始从阳证转化为阴证。

所以，大黄牡丹皮汤证是急性发作期，而薏苡附子败酱散证是慢性发作期。

（二）薏苡附子败酱散的药理和运用

薏苡附子败酱散的组成：

薏苡仁10份，败酱草5份，附子2份。

方后注：杵为末，取6～9克，水400毫升，煎200毫升，顿服。

薏苡附子败酱散只有三味药，就是薏苡仁、败酱草和附子三味。

败酱草的药理

败酱草，味辛、苦，性凉，归胃、大肠、肝经，功效是清热解毒、消痈排脓、活血行瘀，主治肠痈、肺痈、疮痈肿毒、实热瘀滞所致的胸腹疼痛、产后瘀滞腹痛等症。

本方用薏苡仁健脾渗湿、清热排脓；用败酱草清热解毒、消痈排脓、活血行瘀；用附子强心、促血运、祛瘀血并且扶掖体气，达到既治病又治人的目的。

因为附子过于辛热，与患者内有瘀热不甚相宜，这里用附子，主要是用于扶掖患者的体气，也正是出于这种考虑，方中附子的量是最少的，只是薏苡仁的1/5，败酱草的2/5。当然，这也不是公式化的东西，患者的体气不同，附子的量也就应该不同。

临床运用中，本方常改用汤剂，附子一般不超过10克，当然，如果患者阴寒明显，附子也可用至15克甚至更多。而对于湿热症状严重而体气较好的患者，除了附子的量要相对少之外，薏苡仁可用至60克，甚至120克，败酱草也可用至30克甚至以上。

因为本方能清热解毒、利湿排脓、消肿止痛、扶掖体气，所以，本方又被用来治重症鹅掌风、肌肤甲错、右少腹痛等病。

（三）医案点评

案一：《经方发挥》

胡某某，女，60岁。患慢性阑尾炎五六年，右少腹疼痛，每遇饮食不当，或受寒、劳累即加重，反复发作，缠绵不愈。经运用青霉素、链霉素等消炎治疗，效果不佳。建议手术治疗，因患者考虑年老体衰，而要求服中药治疗。切诊时呈慢性病容，精神欠佳，形体瘦弱，恶寒喜热，手足厥冷，右少腹阑尾点压痛明显，舌淡苔白，脉沉弱。患者平素阳虚寒甚，患阑尾炎后，数年来久服寒凉之药，使阳虚衰而寒愈甚，致成沉疴痼疾，困于阴寒，治宜温化为方。处方：熟附子15克，薏苡仁30克，鲜败酱全草15根。水煎服，共服6剂，腹痛消失，随访2年，概未复发。

[点评] 本案中，首先，患者的病期是很长的，可有五六年之久；其次，患者的体气很差，是精神欠佳、恶寒喜热、手足厥冷的。像这种体气差的患者，自然附子的量要增多，而败酱草的量反而要少一点。

案二：《黄河医话》

忆1963年夏季，同乡潘某之岳父，年五旬余，偶因腹中急痛，以"慢性阑尾炎急性发作"入院。治以抗生素，效不著，医欲行手术治疗，患者畏惧手术，故用中药治疗。症见屈腿侧卧，两手捧腹，愁容满面，呻吟不止。令其移位仰卧，右下腹剧烈疼痛，腹肌挛急，按之肿痞盈手，但其右腿则痛更剧。大便虽行，量少而黏，舌布白苔，微罩黄色，脉象弦数，两尺涩滞，此乃肠腑阻滞、气血凝泣而成缩脚肠痈之疾。处以金银花45克，连翘30克，桃仁9克，牡丹皮9克，冬瓜仁30克，赤芍9克，当归9克，乳香9克，没药9克，粉甘草6克。嘱服2剂。服上方后，痛未减，病依旧。次日他医又以黄连解毒汤加活血止痛之品，服1剂。至第3日，腹痛更甚，病情转剧，邀西医会诊，诊为阑尾化脓穿孔，形成脓包。即行手术，亦失其时机，恐难为力。余心惭颜赤。忽忆仲师言肠痈"其身甲错，腹皮急，按之濡，如肿状，腹如积聚，身无热，脉数，此为肠内有痈脓"。本病肿痞盈手、按之濡软，身无寒热，其脉弦数，为脓已成也，遂处薏苡附子败酱散。炒薏苡60克，败酱草60克，熟附子6克。1剂，开水煎服。

傍晚服头煎，两小时后煎服二煎，药后全身温暖有汗意，随即额及胸背微有小汗；二时许，遍身漐漐汗出，如洗浴之状，衣衾尽湿，持续一时许，汗收。除渴欲频饮外，再无任何不适，医感不解，患者旋即熟寐。翌晨，患者自觉精神爽朗，肢体轻快，腹部平适，更无痛楚，手扪右腹肿痛处痞肿皆无，令其弯腰鼓腹，亦无丝毫痛苦。此大疾重病一夜之间顿然若失，医生、患者均觉诧异，亦出乎余之意料。再经详查，确已病愈。令其糜粥自养，观察8日未见复发之象，遂坦然返家。

薏苡附子败酱散排脓消肿，服后为何汗出？清代魏念庭记本方："服后以小便下为度者，小便者，气化也，气通则痈肿结者可开，滞者可行……肠痈已矣。"据此，药后以小便下或以汗出为度，皆是痈脓消散，结开滞行，阳通气化之象，虽反映形式不同，究其机制则一。方中薏苡仁利湿消痈，败酱草活血排脓，为消散痈脓之要药，附子辛热通阳散结，开行郁滞之气，加强本方消肿排脓之功。

[点评] 本案中，首先，患者确诊为"慢性阑尾炎急性发作"，说明患者已经病了相当长一段时间了，体气较差和脓已成都在情理之中；其次，患者的腹诊是"腹肌挛急，按之肿痞盈手"，这也说明患者的脓已成，所以，这里用薏苡附子败酱散是对症之法。

四、赤小豆当归散证

（一）赤小豆当归散证的病理和症状

赤小豆当归散证的病理是肠部瘀血、热盛成痈，是大黄牡丹皮汤证的前期，也属于肠痈初期阶段。赤小豆当归散证是新瘀，而大黄牡丹皮汤证则是久瘀。

【条文】

1.病者脉数，无热微烦，默默但欲卧，汗出，初得之三四日，目赤如鸠眼；七八日，目四眦黑。若能食者，脓已成也。赤小豆当归散主之。

2.下血，先血后便，此近血也，赤小豆当归散主之。

【解读】

第1条跟大黄牡丹皮汤证的条文一样，也是倒装的手法，它的正确排序是：

病者脉数，无热微烦，默默但欲卧，汗出，初得之三四日，目赤如鸠眼；七八日，目四眦黑，赤小豆当归散主之。若能食者，脓已成也。

这里面，最后一句，"若能食者，脓已成也"就是薏苡附子败酱散证的证治。

"病者脉数"，热迫血行，自然脉数，这一点跟大黄牡丹皮汤证是一样的。

"无热微烦，默默但欲卧，汗出"，大黄牡丹皮汤证和肺痈者，都是内热，所以，患者也可能表现出发热、汗出、恶寒的症状，这里的"无热"，跟麻杏石甘汤证一样，是无表热有内热的表现。

第2条的"下血"跟大黄牡丹皮汤证的"下血"症状是一样的，都是热迫血行、血溢脉外的结果。

所以，赤小豆当归散证和大黄牡丹皮汤证的病理相近，都是热迫血行，血溢脉外，瘀于肠部的。

为什么赤小豆当归散证是新瘀，而大黄牡丹皮汤证是久瘀呢？

第1条所说"初得"和"三四日""七八日"，这些时间的描述就知道患者是刚得病的，而"目赤如鸠眼"和"目四眦黑"则形象地描述了患者热迫血行，血溢脉外的表现。

人体的眼睛处和肠部，都是属于动脉细脆而且易于破裂的地方，例如，产妇生产时，因为用力过度，眼部附近的微动脉往往会破裂出血，所以，新产妇的面部，特别是眼睛附近会因为瘀血多而变黑。

赤小豆当归散证的道理也一样，对于眼睛部位来说，动脉血热充炽，会导致眼部动脉充血，初期则表现为"目赤如鸠眼"，继则因血管破裂，血瘀于其处就表现为"目四眦黑"；

而对于肠部来说，同样的，肠部动脉充血，欲大便时受下迫之力所挤即出血，所以会出现"先血后便"，也就是"近血"；而如果患者的肠部瘀血长期不能去除，血瘀发热，热盛则肉腐生痈，那就是大黄牡丹皮汤证，如果积久脓熟，就成了薏苡败酱散证。

所以，肠痈跟肺痈一样，也是分为三期的，第一期是赤小豆当归散证，第二期是大黄牡丹皮汤证，第三期是薏苡败酱散证。

尤在泾说："此一条，注家有目为狐惑病者，有目为阴阳毒者，要之。亦是湿热蕴毒之病，其不腐而为虫者，则积而为痈，不发于面者，则发于肠脏，亦病机自然之势也。仲景意谓与狐惑阴阳毒同源而异流者，故特论列于此钦。"

《张氏医通》说："本方治肠痈便毒，及下部恶血诸疾。"

因为赤小豆当归散被放在《金匮要略》的百合狐惑阴阳毒篇中，为了便于讲解和证明赤小豆当归散是治肠痈的，所以，才放在本篇最后讲解。

（二）赤小豆当归散的药理与应用

赤小豆当归散的组成：

赤小豆600毫升（浸，令芽出，曝干），当归45克。

方后注：上二味，杵为散，浆水服6～9克，日三服。

赤小豆当归散的组成，只有赤小豆和当归两味药，并用浆水送服。

1. 赤小豆的药理

赤小豆，味甘、酸，性平，归心、小肠经，功效是利湿消肿、清热退黄、解毒排脓，主治小便不利、水肿、脚气、黄疸、腹泻、泻痢、便血、产后缺乳、痈肿、痔疮、肠痈等。现代药理研究表明，赤小豆含有皂草苷物质成分，具有通便、利尿和消肿作用，能解酒、解毒，对于肾脏病和心脏病均有一定疗效。

《本草纲目》说："赤小豆，其性下行，通乎小肠，能入阴分，治有形之病。故行津液、利小便，消胀除肿，止吐而治下痢肠澼，解酒病，除寒热痈肿，排脓散血而通乳汁，下胞衣产难，皆病之有形者。久服则降令太过，津液渗泄，所以令肌瘦身重也。其吹鼻瓜蒂散及辟瘟疫用之，亦取其通气除湿散热耳。"

《本草经疏》说："凡水肿、胀满、泄泻，皆湿气伤脾所致，小豆健脾燥湿，故主下水肿胀满，止泄，利小便也。《十剂》云，燥可去湿，赤小豆之属是矣。陶弘景云，小豆逐津液，利小便，久服令人枯燥。凡水肿胀满，总属脾虚，当杂补脾胃药中用之，病已即去，勿过剂也。其治消渴，亦借其能逐胃中热从小便利去，若用之过多，则津液竭而渴愈甚，不可不戒也。"

《本经疏证》说："痈肿脓血，是血分病，水肿是气分病，何以赤小豆均能治之？盖气血皆源于脾，以是知血与水同源而异派，浚其源，其流未有不顺者矣。然凡物之于人，能抑其盛者，不必能起其衰，能起其衰者，不必能抑其盛，痈肿脓血为火之有余，水肿则火之不足，赤小豆两者兼治，既损其盛，又补其衰。"

综合以上讲解，赤小豆的功效可以总结为健脾利湿、清热排脓。就是说，赤小豆的功效跟薏苡仁的功效相近。

2. 当归的药理

当归，味甘、辛，性温，归心、肝、脾经，功效是补血活血、调经止痛、润燥滑肠，主治血虚诸证、月经不调、经闭、痛经、癥瘕结聚、崩漏、虚寒腹痛、痿痹、肌肤麻木、肠燥便难、赤痢后重、痈疽疮疡、跌仆损伤。现代药理研究表明，当归有抗血栓形成、改善血液循环、保护心血管系统、改善冠脉循环、解除平滑肌痉挛、抗炎和镇痛、降血糖、补血以及保护肝、胆、肺、肾等脏器的作用。

《注解伤寒论》说："脉者血之府，诸血皆属心，凡通脉者必先补心益血，故张仲景治手足厥寒，脉细欲绝者，用当归之苦温以助心血。"

《主治秘诀》说："当归，其用有三：心经本药一也，和血二也，治诸病夜甚三也。治上、治外，须以酒浸，可以溃坚，凡血受病须用之。眼痛不可忍者，以黄连、当归根酒浸煎服。"又说："血壅而不流则痛，当归身辛温以散之，使气血各有所归。"

《本草汇言》说："诸病夜甚者，血病也，宜用之，诸病虚冷者，阳无所附也，宜用之。温疟寒热，不在皮肤外肌肉内，而洗在皮肤中，观夫皮肤之中，营气之所会也，温疟延久，营气中虚，寒热交争，汗出洗洗，用血药养营，则营和而与卫调矣，营卫和调，何温疟之不可止乎。"

《本草正》说："当归，其味甘而重，故专能补血，其气轻而辛，故又能行血，补中有动，行中有补，诚血中之气药，亦血中之圣药也。大约佐之以补则补，故能养营养血，补气生精，安五脏，强形体，益神志，凡有形虚损之病，无所不宜。佐之以攻则通，故能祛痛通便，利筋骨，治拘挛、瘫痪、燥、涩等证。营虚而表不解者，佐以柴、葛、麻、桂等剂，大能散表卫热，而表不敛者，佐以大黄之类，又能固表。唯其气辛而动，故欲其静者当避之，性滑善行，大便不固者当避之。凡阴中火盛者，当归能动血，亦非所宜，阴中阳虚者，当归能养血，乃不可少。若血滞而为痢者，正所当用，其要在动、滑两字；若妇人经期血滞，临产催生，及产后儿枕作痛，具当以此为君。"

《医学衷中参西录》说："当归，味甘微辛，气香液浓，性温，为生血活血之主药，而又能宣通气分，使气血各有所归，故名当归。其力能升（因其气厚而温）能降（因其味厚而辛），内润脏腑（因其液浓而甘），外达肌表（因其味辛而温）。能润肺金之燥，故《本经》谓其主咳逆上气；能缓肝木之急，故《金匮》当归芍药散，治妇人腹中诸痛；能补益脾血，使人肌肤华泽；生新兼能化瘀，故能治周身麻痹、肢体疼痛、疮疡肿痛；活血兼能补血，故能治吐血衄血（须用酒炒取其能升也）；润大便兼能利小便，举凡血虚血枯、阴分亏损之证，皆宜用之。凡治痢疾于消导化滞药中，加当归一二钱，大便时必觉通畅，此足证当归润大便之功效。唯虚劳多汗、大便滑泻者，皆禁用。"

综合以上讲解，当归的功效可以总结为三个：一是活血补血；二是消肿散结；三是润肠通便。

当归止夜咳、祛癥瘕、消肿痛、利小便等功效都是活血利水的结果，所以，当患者出现夜咳而大便硬的时候，个人一般会加入当归，效果也非常好。当归用于润肠通便，是因为它能舒缓平滑肌，这一点跟白芍是一样的。所以，临床上遇到津亏便秘的，个人最喜欢用的就是生地黄、当归、白芍三药合用，效果好而且弊病少。而对于大便黏滞不爽或虽然是腹泻但自觉大便不畅的，个人也常在方中加入当归。加入当归之后，大便不畅的感觉就会立即消失。

对于当归，它的用量和煎药方法要根据使用目的的不同，适当地运用。

（1）用量：一般来说，当归12克左右是补血养血，15克以上是活血通脉止痛，用至30克则是润肠通便。

当然，这只是一般的分法，临床只有便秘严重的，当归才用到30克，一般大便不畅的，12～15克也就可以了。

个人经验，用当归、白芍、生地黄三者治便秘时，生地黄和白芍一般用30克，当归一般用12～15克，这样的配伍效果一般都很好，但是，也有不好的时候，如果运用这样配伍出现效果不好的情况，就把当归也加到30克，马上效果就出来。

（2）煎药方法：一般来说，当归用于活血止痛时，宜短煎，不可久熬；

而用于补血、养血、通便时，则当久煎。

临床有用当归治疗痛经的，服药后反而腹痛更甚的，大部分是煎熬太久而达不到止痛效果原因。

3. 浆水的药理

方中的"浆水"，有的书上说是粟米炒后泡水发酵后的水浆，有的说是馊饭加臭韭菜发酵而成，有的说是淘米水发酵，有的说是酸菜汁，有的说是绿豆浆发酵而成，反正是众说纷纭，也各有各的考证。

个人认为，如果将来能确切地考证出来浆水是什么东西，那是最好的，因为那样也许能够更好地发挥赤小豆当归散的功效，如果考证不出来的话，那也就算了，不用就是，因为现在这个方子也很少单用，所以，浆水是什么也不是很重要。

赤小豆当归散能活血利水、消肿止痛，所以用于肠痈早起之类的血郁热痛。

（三）医案点评

案一：《丁甘仁医案》

王左，内痔便血又发，气虚不能摄血，血渗大肠，兼湿热内蕴所致，拟益气养阴而化湿热。赤豆一两，当归二钱，党参一钱五分，荆芥炭八分，炙黄芪二钱，大白芍一钱五分，侧柏炭一钱五分，炙甘草六分，生地炭三钱，槐花炭三钱（包）。

[点评] 痔疮是一种血郁热痛的病，加上患者是气虚不能摄血，有出血的症状。所以，在这里用赤小豆当归散是非常对症的，而其他加减的药如荆芥炭、生地炭、侧柏炭、槐花炭都是止血的药，这些都没有疑义。

案二：《叶熙春医案》

毛某某，男，50岁，昌化人。气滞血瘀，肝络失疏，右胁下胀痛，按之更甚，难以转侧，身热口渴，不时索饮，烦躁不宁。近日来胃纳反而转佳，恐脓已成矣。脉象滑数，舌苔薄黄。拟予化瘀排脓：赤小豆30克（包），酒炒归尾9克，酒赤芍6克，桃仁4.5克（杵），制大黄4.5克，五灵脂9克（包），半枝莲12克，蒲公英15克，金银花9克，净乳香4.5克，净没药4.5克，另吞小金丹 1 粒。

二诊：肝痛已成化脓之候，身热未退，胁部痛势依然，仍难转侧。继宗前法。赤小豆 30 克（包），酒炒归尾 9 克，酒炒赤芍 6 克，桃仁 4.5 克（杵），制大黄 4.5 克，蒲公英 15 克，炒蒲黄 9 克，金银花 9 克，五灵脂 12 克（包），败酱草 15 克，半枝莲 15 克，净乳香 4.5 克，净没药 4.5 克，另吞小金丹 1 粒。

三诊：两进化瘀排脓之剂，便下黑秽甚多，热势顿减，胁部胀疼渐缓，且能转侧安卧。脓去积瘀未净，原法继进。前方去五灵脂，加粉丹皮 4.5 克续服。

[点评] 本案所用方药是赤小豆当归散和桃核承气汤的加减，"近日来胃纳反而转佳，恐脓已成矣"，就是条文**"若能食者，脓已成也"**所要表达的意思，这是胃热引起的，胃功能亢进，自然胃纳转佳。

"脓成"是因为瘀热相因，现在患者积瘀已久，又转见热象明显，所以，才得出"脓已成"的判断。

五、枳实芍药散证

（一）枳实芍药散证的病理和症状

枳实芍药散证的病理是腹部瘀血胀痛。它与赤小豆当归散证相比，都是瘀血，只不过，赤小豆当归散证偏于动脉瘀血，枳实芍药散证偏于静脉瘀血且兼有胃肠蠕动不力，胀气作痛。

【条文】

产后腹痛，烦满不得卧，枳实芍药散主之。

【解读】

条文首先说"产后"，前面讲过，"产后"一般代表血亏津伤兼见血瘀，这就是病理前提。

患者血亏津伤兼见血瘀，血运水运不畅，就有可能出现腹痛。血亏津伤，肠部无力蠕动，就可能出现胃肠积聚，出现腹满的症状。病从阳化，胃肠之热上冲就可能出现烦躁的症状。胃不和则卧不安，就会出现失眠的症状，所以条文说"腹痛，烦满不得卧"。

（二）枳实芍药散的药理和运用

枳实芍药散的组成：

枳实（烧令黑，勿太过），芍药各等分。

方后注：上二味，杵为散，服 6 ～ 9 克，日三服，并主痈脓，以麦粥下之。

枳实芍药散只有两味药，就是枳实和芍药。

本方用枳实强心活血，消肠积、祛瘀血；用芍药活血止痛，润肠通便，二者合用，肠积得祛，血运得畅，自然痛止而满消，胃肠得和自然寐安。

在临床上，枳实芍药散主要有以下四方面的运用：

1. 通便止痛

因为枳实和芍药都能增强胃肠的节律性蠕动，能清肠热，除肠滞，所以能通便止痛。临床所见，如果腹痛而用芍药甘草汤不效，一般加上枳实就会便通而痛止。

2. 治失眠

因为本方能安胃止痛除肠滞，所以又多用于因胃肠不和引起的失眠之症。

3. 止呕除逆

因为枳实、白芍都善于降逆通便，所以又能止呕除呃逆。

4. 疏肝利胆

因为枳实、芍药能增强胃肠的节律性蠕动，从而达到疏通胆汁的排泄功能，所以又有助消化和利胆的作用，而这两味药加上柴胡，就是四逆散。

（三）医案点评

案一：《湖南中医医案选辑》

吴某，24 岁。因产后腹痛，经服祛瘀生新药而愈。继因深夜贪凉，致皮肤浮肿，气息喘急。余意腹痛虽愈，究是瘀血未净，为今病皮肤肿胀之远因，是荣血瘀滞于内，得加外寒滞其卫气，且产后腹痛，病程已久，元气必亏。治应行血而勿伤正，补虚而莫助邪。用《金匮》枳实芍药散，以枳实行气滞，芍药行血滞，大麦粥补养正气，可算面面周到。服完后，肿消喘定，夙疾皆除。

[**点评**] 本案中，患者出现水肿，原因就是"血不利则为水"。

案二:《刘绍武三部六病传讲录》

葛某，女，48 岁。太原坝陵街居民，1973 年来诊，噫气不除，呃逆连连，自诉走遍许多家医院，求治专家，久治无效。呃逆虽不为大病，但呃逆不断，影响情绪，令人心烦，日久不欲见人，令请中医一试。刘老平脉，脉象为典型的聚关脉，如豆状，搏动有力，刘老遂令弟子处以枳实芍药散 1 剂，枳实一两，白芍一两。患者见求医半晌，刘老只给了两味药，立即流露出不满意的情绪，表示怀疑刘老对她不重视。刘老却面带微笑，好言劝说，让其回去煎服，明天再来。次日一早，患者第一个就来到刘老诊室，笑着赔礼道歉说刘老真神医也，1 剂喝下，呃逆立即停止，至今未呃逆一次，要求刘老再开。此时刘老复令弟子处以调胃汤 7 剂，令其 1 周内服下，愈后不复再来，如再有呃逆，可免费诊治。患者一去不返。就此患者，刘老说，此例脉象聚关，在客观上有难言之隐，在主观上有聚敛性思维，长期的目标性思维导致了大脑皮层的高度亢奋，通过下丘脑引起支配生命活动的 12 对脑神经发生兴奋，尤以迷走神经为甚，迷走神经的兴奋引发了胃平滑肌和膈肌的痉挛，故出现了呃逆连续不除之状，欲治之法，枳实平肝破气，白芍柔肝散结，升降相随，酸敛兼施，刚柔相济，使呃逆立除，枳实、芍药攻坚散结，有破气之弊，故一剂病消而止，不可复用，后用调胃汤以善其后，使病得除，体得养，身自健。

[**点评**] 本案中，刘绍武老中医就是用枳实芍药散治呃逆的。

案三:陈景河先生医话（《北方医话》）

啼泣症，仅见于女性。解放前，妇人从人不专主，常受打骂，哭泣入睡，因而罹此疾者不甚罕见。症状为恸哭后，时而抽噎，余悲不止，夜眠往往因抽噎而醒，昼则发作频频不能自禁，本人苦之，他人厌之。余诊之，概从肝郁论治，肝木火炽，反来刑金，肺之志为悲，悲不能胜怒，故抽噎啼泣不止。以《金匮要略》枳实芍药散改为汤剂，枳实、芍药各 50 克，轻则 3 剂，重则 5 剂，无一不愈。

[**点评**] 这里用枳实芍药散，就是疏肝利胆，肝郁会引起情绪抑郁，甚至哭泣，这与后面要讲的四逆散的道理相通。

六、排脓散证

（一）排脓散证的病理和症状

排脓散证的病理是瘀热相因，变成痈脓，它的病理跟枳实芍药散证相同，只是血瘀既久，变为痈脓而已。

【条文】

有脓者，排脓散主之。

【解读】

这条条文叙述非常简单，个人认为，这条应该是放在枳实芍药散的条文后面的。就是说，整条条文应该是：

产后腹痛，烦满不得卧，枳实芍药散主之。有脓者，排脓散主之。

这样一来，文义就非常清晰了。

《类聚方广义》说："产后恶露壅滞，发小腹痛臀痛等，腹拘挛而痛，大便泄利，心下痞塞，不欲饮食而呕咳者，亦宜此方，兼用伯州散。"

这段话前段所说的就是枳实芍药散的方证，而且更重要的是排脓散其实就是枳实、芍药加上桔梗而已，而桔梗有排脓的功效，这一点前面讲过了。

（二）排脓散的药理和运用

排脓散的组成：

枳实 16 份，芍药 6 份，桔梗 2 份。

方后注：杵为散，取鸡子黄一枚，以药散与鸡子黄相等，揉和令相得，饮和服之，日一服。

排脓散的组成就是枳实芍药散加上桔梗。

《临床应用汉方处方解说》说："枳实以行气，缓和患部紧张，软坚散结，治炎症浸润；芍药助枳实除紧张，活血，解肌痉挛，缓解浸润；桔梗专司排脓，或防止化脓；鸡子黄为阳气之结集，故对浸润而无化脓者能促其化脓，或促其排脓，使之很好吸收。诸药配伍，具有通调气血，促进化脓排脓之功。"

又说："本方一般用于化脓性肿物伴有疼痛，气血凝滞，患部紧张，炎性浸润严重、坚硬之诸疾患。主要用于疖、痈、疔、淋巴结炎、瘰疬、面疱、皮下脓疡、蜂窝组织炎、肌炎、扁桃体脓疡、蓄脓症、牙龈炎、齿槽脓漏、眼睑麦粒肿、外耳道炎、肛门周围炎、痔瘘、乳腺炎等浸润甚、排脓困难，全身症状不甚显著者。亦可广泛用于直肠溃疡、直肠子宫窝脓疡、脓血便、肺坏疽、脑肿瘤、瘰疬、皮肤病、梅毒、产后诸症、唾石症等。"

因为排脓散能消肿排脓，所以也是治肠痈的一个常用方。

李翰卿老中医认为：如果患者腹诊的情况是"少腹肿痞，按之即痛如淋"的，就要用大黄牡丹皮汤；如果患者腹诊的情况是"腹皮急，按之濡，如肿状"的，就要用薏苡附子败酱散；如果患者的腹诊情况是"腹痛，烦满不得卧"即腹胀痛的，就要用排脓散，并且临床最好改为汤剂，其中枳实 15 ～ 30克，桔梗 24 ～ 30 克，赤芍 15 克，并加金银花 30 克，白芥子 3 ～ 6 克。

李翰卿老中医还说："阑尾脓肿引起腹膜炎者，用银花 120 克，白芥子 9克，甘草 9 克方有效。曾治一男性患者，腹大如鼓，先用中、西药不效，经用上方后，从脐中排出黄稠脓汁一大痰盂之多，后果愈。"

（三）医案点评

案一：《成绩录》

加贺候之大臣。患脓血便已 5 年，来浪华就医已达 3 年。门人与桂枝加术附汤、七宝丸，但未愈。经先生诊之，发现腹满挛急，少腹硬底部有包块，按之痛。即与排脓散，服后不久，宿疾痊愈。

[点评] 患者患脓血便已 5 年，腹诊的情况是"腹满挛急，少腹硬底部有包块，按之痛"，所以用排脓散，这一点，跟李翰卿老中医所讲的完全一致。

案二：《汉方临床》

47 岁妇女。5 年前两眼视力发生障碍，某大学医院诊断为脑肿瘤，并已手术。开颅观之，脑底视神经处有鸡卵大肿瘤，仅切除一部分，原样缝合，1 个月后完全失明，出院。肥胖，面赤，精神佳，腹部亦充实。每日以排脓散 2 克（以鸡子黄调服），山豆根末 2 克，分 2 次服。1 个月后，视力逐渐恢复，家中生活可以自理。虽未完全恢复，但服此药后全身状态转佳，心情愉快，故继服4 年。此妇女云：以鸡子黄服排脓散，味美。

[**点评**] 本案中的山豆根也是现代治肿瘤的常用药物。

七、排脓汤证

（一）排脓汤证的病理和症状

排脓汤证的病理是热盛津伤、肉腐成脓，它的病理和桔梗甘草汤证相同。

【条文】

有脓者，排脓汤亦主之。

【解读】

这条条文叙述也非常简单，个人认为，这条条文应该是放在桔梗甘草汤的条文后面的。就是说，它的条文应该是：

咳而胸满，振寒，脉数，咽干不渴，时出浊唾腥臭，久久吐脓如米粥者，为肺痈，桔梗汤主之。有脓者，排脓汤亦主之。

这样一来，文义也就非常清晰明白了。

《药征》说："排脓汤之证虽缺，而据桔梗汤观之，则其主治明矣。桔梗证曰'出浊唾腥臭，久久吐脓'，仲景曰'咽痛者，可与甘草汤，不差者与桔梗汤也'。是乃甘草者，缓其毒与急迫也，而浊唾吐脓，非甘草所主，故其不差者，乃加桔梗也。由是观之，肿痛急迫则桔梗汤，浊唾吐脓多则排脓汤。"

桔梗汤证的病理和症状前面讲过了。之所以没有把排脓汤证放在桔梗甘草汤证那里讲解，而是放在这里，原因主要有三点：

1.桔梗甘草汤和排脓汤这两个方子基本是重复的

个人认为，之所以要在桔梗汤中加入生姜、大枣而变成排脓汤，目的是为了安胃护肠，就像前面讲过的一样，如果服药后发现胃肠不舒服的话，在方药中加入生姜、大枣就能很好地解决问题一样。所以，从这个问题反推回去，患者应该有胃肠不舒服的症状。

2.排脓汤也同样可用于肠脓的治疗

肺与大肠相表里，肺热移肠，肠部也能出现肠痈，而排脓汤中的桔梗，既能排肺部的痈脓，同样能排肠部的痈脓；而甘草也同样有清热解毒的功效。

3. 要和排脓散做比较

如果用于肠痈，这两个方子合用是完全没问题的，因为用像排脓散这样的方子，在攻下痈脓的时候，也有可能伤及胃肠，加入生姜、大枣、甘草安胃护肠也是完全有必要的。

（二）排脓汤的药理和运用

排脓汤的组成：

桔梗 24 克，甘草 15 克，生姜 8 克，大枣 5 枚。

排脓汤的组成就是桔梗甘草汤加上生姜、大枣。所以它的主治是有胃肠虚寒又见桔梗甘草汤证。

《古方药囊》说："治诸种化脓症，其部位不定，有发生于手足者，有出现于躯干者，或发生于首者。局部红肿，痛甚者；红肿中心之皮肤起鸡皮疙瘩，压之出脓，反疼痛难忍者。此已转为痛。红肿进一步加重，中心溃破出脓，若压之，则大量出脓，疼痛减轻。凡其疼痛出现急迫症状者，均为本方之证。轻者，服本方自然消散；极重者，突然破溃，脓出而愈。"

《汉方治疗实际》说："排脓散如其方名，专司排脓，其效迅速。用于排脓为目的可顿服，排脓后用内托散、黄芪建中汤等。或用紫云膏。排脓散亦可煎服，散剂用鸡子黄调服，效更佳。排脓汤在排脓散之前应用。排脓散以患部呈半球状隆起变硬者为目标，排脓汤用于隆起尚不显著之初期者。"

（三）医案点评

案一：《续建珠录》

一男子。患肺痈，脓自口、鼻而出，大小便带脓。微热恶寒，体瘦而衰，几不可救药。来此请先生诊治，先生与排脓汤、伯州散。于是逐渐好转，不久痊愈。

[点评] 患者的症状就是肺痈，所以就用桔梗甘草汤，因为患者体瘦而衰，这样的人应该是胃肠虚寒的，所以，又加了生姜、大枣护住肠胃，所以就用排脓汤了。

案二:《古方药囊》

20 岁妇女。某日右手食指指尖肿大,剧痛,整夜不得眠。与排脓汤,1剂痛除肿消,当夜即能安睡,翌日再 1 剂痊愈。

[**点评**] 本案中是用排脓汤来治指尖肿大有脓的,就是用桔梗和甘草来清热解毒、消炎排脓的。

第二十九讲　热盛发黄

一、黄疸

（一）黄疸的病理与症状

黄疸的病理是湿、热、瘀三者相因而成。

【条文】

1. 师曰：病黄疸，发热烦喘，胸满口燥者，以病发时火劫其汗，两热所得。然黄家所得，从湿得之。一身尽发热而黄，肚热，热在里，当下之。

2. 太阳中风，以火劫汗，邪风被火热，血气流溢，失其常度，两阳相熏灼，其身发黄，阳盛则欲衄，阴虚则小便难，阴阳俱虚竭，身体则枯燥，但头汗出，齐颈而还，腹满微喘，口干咽烂，或不大便，久则谵语，甚者至哕，手足躁扰，捻衣摸床，小便利者，其人可治。

3. 阳明病，面合赤色，不可攻之，必发热色黄，小便不利也。

4. 脉沉，渴欲饮水，小便不利者，皆发黄。

5. 寸口脉浮而缓，浮则为风，缓则为痹，痹非中风，四肢苦烦，脾色必黄，瘀热以行。

6. 腹满，舌痿黄，躁不得睡，属黄家。

7. 疸而渴者，其疸难治，疸而不渴者，其疸可治。发于阴部，必呕，阳部，其人振寒而发热也。

8. 黄疸之病，当以十八日为期，治之十日以上瘥，反剧为难治。

从上面8条条文的描述可以得知，黄疸的成因就是湿、热、瘀三者相因而成。

这里面，第1条的"然黄家所得，从湿得之"就直指黄疸的成因是"湿"。

第1条说"以病发时火劫其汗，两热所得"，第2条说"太阳中风，以火劫汗，邪风被火热，血气流溢，失其常度，两阳相熏灼，其身发黄"，这两句话就直指黄疸的成因是阳明病的"热"。

第3条的"阳明病，面合赤色，不可攻之，必发热色黄，小便不利也"，第4条的"渴欲饮水，小便不利者，皆发黄"，这两句话就直指黄疸的成因是"湿"和"热"相因。

第5条的"脾色必黄，瘀热以行"，第6条的"腹满，舌痿黄，躁不得睡"，这两句话就直指黄疸的成因是"瘀"和"热"相因。

以上条文的描述，都直接把黄疸的病因指向了"湿""热""瘀"。

（二）黄疸病的类型

第7条说，"发于阴部，必呕，阳部，其人振寒而发热也"。

这里的"阴部"，说的就是"里"，因为呕是里证；而"阳部"，说的就是"表"，因为振寒而发热是表证。

第8条说，"黄疸之病，当以十八日为期，治之十日以上瘥，反剧为难治"。

这里是以治疗时间的长短来判断病情轻重的。虽然不太合理，但也提出了病情轻重不一的一个判断标准。

前面讲过，阳明病分为太阳阳明、正阳阳明、少阳阳明，因为这三者都具备了阳明病的基本特点，所以都属于阳明病。

正阳阳明证，就是比较单纯地只表现出阳明病的病证，所以称之为"正阳阳明"，就是以热、燥、烦、实为主要表现；少阳阳明证，就是兼具了少阳病病证特点和阳明病病证特点的病，所以称之为"少阳阳明"，就是患者不仅有热、燥、烦、实的表现，还有水湿积滞的病证；太阳阳明证，就是兼具了太阳病表证和阳明病里证的特点，所以称之为"太阳阳明"；而"三阳合病"，就是病情同时具备了太阳、少阳、阳明的病证特点。

对于黄疸病来说，首先，它是阳明病，因为它具备了阳明病的特点，如第1条的，"**一身尽发热而黄，肚热，热在里，当下之**"，条文明确地把它称为阳明病，又如第3条的，"**阳明病，面合赤色，不可攻之，必发热色黄，小便不利也**"。

其次，黄疸病的情况也同样可以分为正阳阳明证、少阳阳明证和太阳阳明证。

例如，栀子大黄汤证、栀子柏皮汤证可以归为正阳阳明证；茵陈蒿汤证、茵陈五苓汤证等可以归为少阳阳明证；麻黄连翘赤小豆汤证可以归为太阳阳明证，这就是表里不同的情形。

最后，黄疸病还要分清轻重。

病有轻重，用药自然有轻重，栀子大黄汤证、栀子柏皮汤证、茵陈蒿汤证、茵陈五苓汤证、麻黄连翘赤小豆汤证，这些都属于黄疸轻证；大黄硝石散、猪膏发煎证以及硝石矾石散证就属于黄疸重证，这就是轻重不一的问题。

《潜厂医话》说："余初习医，适亡友张君寄庵，患胆病。张君亦知医者也，余以为不过茵陈蒿汤耳，讵再三服之而不应；旋遇周姓医，主用泻利，其病遂愈，后读皇汉医学，对治黄疸说：以指重按病之胁肋骨间，放指后，黄散而呈现白色，忽而复黄者轻症，用茵陈蒿汤可治。按重而黄不散者重症；非大黄硝石合茵陈蒿汤不可。盖轻症之黄，不过窜于皮下，重症之黄，则入血分矣！故非泻利，不足以荡涤之功，此为古人之未言者。"

（三）黄疸病的现代研究

对于现代医学来说，黄疸就是因为胆红素代谢障碍而引起的血清内胆红素浓度升高，它的病因主要有两个：

1. 红细胞大量破坏（溶血）后，非结合胆红素形成增多，超过肝脏对非结合胆红素的摄取与结合能力，同时，大量溶血导致的贫血，也使肝细胞摄取、结合非结合胆红素的能力进一步降低，结果导致非结合胆红素在血液中浓度更为增高而出现黄疸。

2.肝胆功能的损坏，导致肝无法结合胆红素，或者胆汁淤积，胆管破裂，使结合胆红素从破裂的胆管溢出，反流入肝淋巴液血液中而发生黄疸。

《金匮要略今释》说："黄疸病者，肌肤遍发黄色之谓。诊察必视其眼结膜，病起则结膜先黄，病解则结膜后退。病重者，肌肤作暗褐色，或暗褐绿色，此即篇中第七条所谓黑疸，亦即后世所谓阴黄矣。解剖视之，全身组织无一不黄，唯脑脊髓如故。此种黄色素一方面沉着而染色于诸组织，一方面混于汗液、小便中，以排出体外。故黄疸病之差解，黄色素亦以汗液、小便为出路。黄疸之病因，必因胆汁成分混入血循环所致。无病之人，肝脏分泌胆汁，由输胆管注入十二指肠，以消化脂肪，且刺激肠壁，促其消化。故胆汁色素杂于大便中排出，无由入于血循环。若胆管有炎症肿疡以及形成结石，致阻塞胆汁之灌输，则胆汁吸收于肝脏之淋巴管，经胸管而入于血循环。若因病原体之传染，致胆囊、胆管、肝脏俱发生病变，则分泌之胆汁不能抑留，直接入于肝静脉毛细管，此皆胆汁混入血循环之原因，亦即发生黄疸之病因。前者名为淤滞性黄疸，后者名为卡他性黄疸，今世所知黄疸之病理如此。"

简单点说，黄疸的直接病因就是胆汁混入血液循环和淋巴循环中，通过血液循环和水液循环到达全身各处，从而表现出全身发黄的症状，而眼睛的结膜和巩膜，之所以最先发黄而最晚消退，就是因为胆红素是一种黄染的色素，需要和蛋白质结合才能较持久地存在于体液、组织和脏器中，由于胆红素和含弹性硬蛋白的组织结合最紧密，所以，眼睛才会最先发黄而最后消退。同样的道理，因为人的唾液、脑脊液蛋白质含量极少，胆红素与蛋白结合的量也极少，所以黄疸患者的唾液和脑脊液就不会发黄。

黄疸是湿、热、瘀三者相因，与西医学黄疸的病因其实并无矛盾，也可以说是基本相同的。

首先，前面讲过，肝、胆和水液循环是属于少阳范围的，肝胆疏泄失职，胆汁不循常道而外溢导致出现黄疸病，这就是"湿"和"瘀"，就是少阳病。

其次，肝胆之所以疏泄失职，更多是因为内有积热，热盛则瘀，湿热相蒸，变成黄疸，这就是"热"和"瘀"，这就是阳明证。

最后，黄疸症主要是通过血液循环和水液循环表现出来的，这就是血运和三焦水运的问题。

（四）黄疸病的治法

因为黄疸的病因是湿、热、瘀三者相因，而且表里轻重不一，所以，黄疸的治法也是根据其具体的表现来治，就是说，如果黄疸是属于正阳阳明证的，那自然就是清热和活血；如果是属于少阳阳明证的，那就是清热、利湿和活血，这里面，利湿就是通小便；如果是属于太阳阳明证的，自然就是发汗、清热和活血。

不管黄疸是哪种类型的，活血化瘀都是必须要做的，就是说，治黄疸必须有活血化瘀的药物。

关幼波先生说："黄疸一病，病在百脉，所谓百脉即周身血脉的意思，肝为血脏，与胆互为表里，黄疸既是血脉受病，哪有不用血分的道理，一般治疗黄疸不离清热祛湿大法，其药多属气分，殊不知黄疸的湿热是已瘀阻入血，不引药入血只是隔靴搔痒。"

关老认为，治黄疸用活血药有三个好处，一是可以缩短退黄的时间；二是有利于肝肿大回退；三是活血即可祛瘀，祛瘀即可生新，因而活血在退黄中是个积极的治疗办法。

关老先生除常用的活血药如赤芍、丹参、红花、益母草、藕节等外，必用泽兰。因为关老认为，泽兰有"通肝脾之血"的特点，而中医的"脾"与西医学的消化功能和水液代谢有着密切关系，泽兰既然能横行于肝脾之间，自然能加速肝脏与消化、泌尿系统之间的血液循环和胆红素的代谢。

这里的黄疸，是指阳黄，是胆汁混入三焦、血液而发黄所致，所以其验在于眼睛，其人眼白必先黄，其次则在小便、汗液。

还有一种黄疸就是阴黄，它的病因跟阳黄完全不同，是由于食积、失血、伤力等引起之血郁不行，继之营养不良，继之血不利则为水而见浮肿，乃渐成黄胖之症，因为是血郁不行，血色素本身变化而充黄的，所以，其验在于手掌，其人手掌必无血色，同时，眼睛和小便都是不黄的，这种病的治法为活血健脾。

二、茵陈蒿汤证

（一）茵陈蒿汤证的病理和症状

茵陈蒿汤证的病理是湿、热、瘀三者相因，且湿热皆重者，是属于少阳阳明证。

【条文】

1.阳明病，发热汗出，此为热越，不能发黄也，但头汗出，身无汗，齐颈而还，小便不利，渴饮水浆，此为瘀热在里，身必发黄，茵陈蒿汤主之。

2.趺阳脉紧而数，数则为热，热则消谷，紧则为寒，食即为满，尺脉浮为伤肾，趺阳脉紧为伤脾，风寒相搏，食谷即眩，谷气不消，胃中苦浊，浊气下流，小便不通，阴被其寒，热流膀胱，身体尽黄，名曰谷疸。

3.阳明病，脉迟者，食难用饱，饱则发烦，头眩，小便必难，此欲作谷疸，虽下之，腹满如故，所以然者，脉迟故也。

4.谷疸之为病，寒热不食，食则头眩，心胸不安，久久发黄为谷疸，茵陈蒿汤主之。

【解读】

第1条明确地说，黄疸是"阳明病"，黄疸病的症状是"但头汗出，身无汗，齐颈而还，小便不利，渴饮水浆"和"身必发黄"，病因是"瘀热在里"，这样一来，病的类型、病的症状和病的病理病因就都交待清楚了。

黄疸是"阳明病"，条文的"发热"和"瘀热在里"也可以证明黄疸是阳明病。

而条文说的"发热汗出，此为热越，不能发黄也"指的是全身汗出就不会发黄，就是说，如果患者出现全身汗出的情况，那么湿、热的致病因素自然就消解了，也就不会出现黄疸病了。

【条文】

小便自利者，不能发黄。

【解读】

这条条文说的就是小便通畅的人，不会发黄。所以，陆渊雷先生说："黄疸病之差解，黄色素亦以汗液、小便为出路。"

从这两条条文所讲的内容反推过去就会知道，黄疸的患者，有无汗和小便不利这两个症状。

这里面，"渴饮水浆"是有内热，"小便不利"是内有湿阻，"但头汗出，身无汗，齐颈而还"是湿热相蒸，热迫汗出，又被湿所困，无法全身出汗，只得汗从头出，所以，才出现"但头汗出"的症状。

这一句条文跟上一句条文所讲的刚好相反，也互相印证。

湿热相蒸，热盛则瘀，就会导致肝胆疏泄失职，胆汁失其常道而溢入血运、水运，从而出现黄疸的症状，所以条文说"瘀热在里，身必发黄"。

第2、3、4条这3条条文说的都是"谷疸"。

"谷疸"是黄疸的一种，是指胃热肠寒、湿热相蒸而引发的一种黄疸。

第2条说"跌阳脉紧而数，数则为热，热则消谷，紧则为寒，食即为满"。

跌阳脉是足阳明胃经的经脉，在足背胫前经脉搏动处，是用来候胃气的，"数则为热，热则消谷"。就是说，跌阳脉脉数，脉数为胃热盛的表现，胃热盛则消谷，"胃中热，消谷善饥"，说的就是胃热症状最重要的特点，也就是消谷善饥。

"紧则为寒，食即为满"就是说，跌阳脉脉紧，是肠寒的表现，肠寒则"食则为满"。这里的"满"就是胀的意思，也就是条文所说的"谷气不消"。

所以，这是"胃中热、肠中寒，则疾饥小腹痛胀"的胃热肠寒症状，也就是栀子豉汤证，即"饥而虚满不能食也"。

条文说："胃中苦浊，浊气下流，小便不通，阴被其寒，热流膀胱，身体尽黄。"这里面，"胃中苦浊，浊气下流"是说胃热盛，胃功能亢进，消谷善饥，人体的胆为了配合消化功能，就会分泌出过多的胆汁进入胃肠中帮助食物的消化。

"小便不通，阴被其寒，热流膀胱，身体尽黄"是指患者因为小便不通、湿热相蒸胆汁因而进入血运、水运，从而出现"身体尽黄"的症状。

这里面，"小便不通"说明患者内有湿阻；"阴被其寒"说的是患者肠部虚寒导致食物无法消化而积于其中。

所以，整句话连起来理解就是：胃功能亢进，胆汁分泌旺盛，流入肠中，却因为肠部虚寒，食物无法消化，加上患者内有湿阻，湿热相蒸，胆汁因而进入血运、水运，从而患者出现黄疸的症状。

而条文中的"食谷即眩"、第3条的"饱则发烦头眩"、第4条的"食则头眩"，这些就是栀子豉汤证中的"虚烦"。

明白了第2条条文的意思，那么第3、4条就容易理解多了。

第3条说："阳明病，脉迟者，食难用饱，饱则发烦，头眩。"

这里面，"阳明病，脉迟"指的就是胃热肠寒，胃热肠寒，患者就会出现"食难用饱"的症状；而这个症状就是栀子豉汤证的"饮而虚满不能食"，也正是因为这个腹满是肠寒的虚满，也就是痞满，所以，条文才会说"虽下之，腹满如故"。如果是实满的话，攻下之后，大便得去，自然就不会出现腹满的症状了；而"小便必难"跟第2条所讲的一样，是小便不通，湿热相蒸，久而久之，就出现胃热肠寒的谷疸病。

第4条说："寒热不食，食则头眩，心胸不安，久久发黄为谷疸。"

这里面，"寒热不食"的意思就是胃热肠寒所导致的"饮而虚满不能食"，它跟第3条的"阳明病，脉迟者，食难用饱"的意思一样；而"食则头眩"则和"饱则发烦头眩"一样；而"心胸不安"，就是栀子豉汤证中的"心中懊恼"。

我们来对比一下栀子豉汤证的条文：

1.阳明病，下之，其外有热，手足温，不结胸，心中懊恼，饥不能食，但头汗出者，栀子豉汤主之。

2.阳明病，无汗，小便不利，心中懊恼者，身必发黄。

对比一下就会发现，谷疸的内容跟上面这两条条文的内容是一样的。就是说，谷疸的病理条件跟栀子豉汤证是一样的，都是胃热肠寒。如果黄疸较轻，用栀子豉汤也是可以的；如果黄疸相对严重的，就要用茵陈蒿汤了。

（二）茵陈蒿汤的药理和运用

茵陈蒿汤的组成：

茵陈蒿 30 克，栀子 10 克，大黄 10 克。

方后注：服后小便当利，尿如皂角汁状色正赤，一宿腹减，黄从小便去也。

茵陈蒿汤的组成只有三味药，就是茵陈、栀子和大黄。

茵陈蒿的药理：

茵陈蒿，味苦，性辛、微寒，归脾、胃、肝、胆经，功效是清热、利湿、退黄，主治黄疸、小便不利、湿疮瘙痒、传染性黄疸型肝炎等。现代药理学研究表明，茵陈蒿有利胆、保护肝功能、解热、抗炎、降血脂、降压、扩冠状动脉、改善微循环等作用。

《本草正义》说："茵陈，味淡利水，乃治脾、胃二家湿热之专药。湿疸、酒疸，身黄溲赤如酱，皆胃土蕴湿积热之证，古今皆以此物为主，其效甚速。荡涤肠胃，外达皮毛，非此不可。盖行水最捷，故凡下焦湿热瘙痒，及足胫跗肿，湿疮流水，并皆治之。其阴黄一证，虽曰虚寒，然亦内有蕴热，故能发见黄色，则以入于温经队中而扫荡之，即仲景茵陈附子之法。唯女劳疸一症，则瘀滞痹着，非仅通利所可奏功，故必以硝石、矾石之峻利者，为刮垢磨光之治，而无取于茵陈也。"

综合以上讲解，茵陈蒿的功效可以总结为清热利湿、祛黄祛瘀。从这一点上看，它跟栀子、大黄的功效是一样的。不过，茵陈蒿利湿通小便的功效要比栀子、大黄强。

茵陈蒿汤的药理就是通过茵陈蒿、栀子、大黄三者的协同作用，达到清热、利湿、活血、退黄的目的。

（三）医案点评

案一：《张仲景方剂学》

王某某，女，41 岁。1 周来全身不适，近几天发热，头眩，脘腹痞满，恶心欲吐，不思饮食，厌食油腻。乡村医生以为"感冒"，对症治疗无效。正值编者（吕志杰）因事回乡，患者求治。问之小便黄如浓茶，大便灰白。肝大肋下约 1.5 厘米，质饮而触痛，肝区叩击痛。舌红苔黄腻，脉滑。经查肝功能异常，诊断为"病毒性肝炎"。告之一二日后必发黄疸，应急服中医以"治未病"。处方：茵陈 45 克，栀子 15 克，大黄 15 克。日 1 剂，水煎服。3 日后复诊：巩膜与周身发黄如橘黄色，而寒热、厌油食、腹满、头眩等症状皆减轻，大小便较前通利。发黄为邪恶有外达之机，故湿热疫毒内蕴的症状减轻。守方略加变通，连服 20 余剂黄疸退净，唯遗留上腹部不适，食欲不振，改拟调和肝脾法而收功，2 个月后复查，肝功能已正常。

[点评] 本案中，患者发热、头眩、腹满、小便黄短即小便不利等症状，都是条文内容，所以，这里用茵陈蒿汤当然是无疑义的。

案二：《汉方与汉药》

26 岁妇女。食炸海虾，当夜出现严重的荨麻疹，痒甚，注射钙剂、服下剂等毫无效果。瘙痒严重不能睡眠。用茵陈蒿汤 3 日，疹基本消失，瘙痒治愈。郁热型荨麻疹用本方，虽有个别例外，但大部分有效。

[点评] 本案用茵陈蒿汤是一种活用的方法。因为这种类型的荨麻疹，它的病理也是湿热相蒸，而茵陈蒿汤能清热利湿祛瘀，所以就是对症的方药。

三、茵陈五苓散证

（一）茵陈五苓散证的病理和症状

茵陈五苓汤证的病理是湿、热相因，且湿重于热，也属于少阳阳明证。

【条文】

黄疸病，茵陈五苓散主之。

【解读】

因为这条条文太过简单了，所以，历代的注家都认为，这条条文肯定是在传抄的过程中遗漏了相关的内容，不过，我们可以从其他的文献中找到一些佐证，来作为这条条文的补充。这些文献主要有：

1. 宋代医家陈无择的《三因极一病证方论》中说："五苓散，治伏暑郁发黄，小便不利，烦渴，茵陈汤调下。"

2. 明代医家王肯堂撰写的《证治准绳》中说："茵陈五苓散，治伤寒温湿热病、感冒后发为黄疸。小便黑赤，烦渴发热，不得安宁。此盖汗下太早，服药不对证。因感温热病，以致遍身发黄。又用生料五苓散一两，加茵陈半两，车前子一钱，木通、柴胡各一钱半。酒后得证，加干葛二钱，灯心五十茎。水一碗，煎八分，连进数服，小便清利为愈。"

3. 日本医家浅田宗伯的《方函口诀》中说："此方用于发黄轻证，主小便不利者也。故《圣济总录》云：此方治阴黄，身如橘色，小便不利云云。阴黄证详见《诸病源候论》。此非阴证，乃言无热状者。若此方证而有热状者。宜选用栀子柏皮汤及茵陈蒿汤，黄胖者兼用铁砂散（铁砂、硫黄、小麦粉、葛粉）。东垣治酒客病用此方，最为得当。平日醉酒，烦闷不止者，发汗利小便。乃其常法也。"

综合以上文献的记载，茵陈五苓散证的临床表现是小便不利、渴、烦热和发黄。

五苓散的功效是温肠燥湿行三焦水运，主治三焦水道瘀滞，小便不利而渴是它的主治之一，那么烦热发黄就是茵陈的主治了。

清代医学家尤在泾说："茵陈散结热，五苓利水去湿也。"尤在泾的这句话，就把五苓散的病理和药理都给讲清了。

（二）茵陈五苓散的药理和运用

茵陈五苓散的组成：

茵陈蒿 10 份，五苓散 5 份。

方后注：每服 6～9 克，日三服。

茵陈五苓散就是由茵陈和五苓散组成的。

（三）医案点评

案一：《刘渡舟临证验案精选》

姜某某，男，26 岁。久居山洼之地，又值春雨连绵，雨渍衣湿，劳而汗出，内外交杂，遂成黄疸。前医用清热利湿退黄之剂，经治月余，毫无功效，几欲不支。就诊时，黄疸指数 85 单位，转氨酶高达 500 单位。察其全身色黄而暗，面色晦滞如垢。问其二便，大便溏，日行二三次，小便甚少。全身虚浮似肿，神疲短气，无汗而身凉，舌质淡、苔白而腻。脉沉迟。脉证合参，辨为寒湿阴黄之证，治宜温阳化湿退黄。疏方：茵陈30克，茯苓15克，泽泻10克，白术15克，桂枝10克，猪苓10克，附子10克，干姜6克。初服日进2剂，3天后诸症好转。继则日服1剂，3周痊愈。化验检查：各项指标均为正常。

[点评] 本案中，面色晦暗、舌白而腻、大便溏、小便少、全身虚肿是五苓散证，发黄色暗是茵陈的主治，这些是患者的证候；而无汗身凉、脉沉迟则因患者过用苦寒，阳气受损所致，是附子、干姜之主治，这些是患者的体气。这是前面一直强调的，临证之时，要重点注意患者的体气与证候。

案二：《医方口诀集》

一商人，五月间乘梅雨往返大阪，自觉身体微热，四肢倦怠。一医作风湿用药，则恶食甚。一医作伤寒治之，则发热甚。医治经月，前证愈甚，舁至敝寓求治。诊之脉沉，问渴乎？曰：渴。小便利乎？曰：不利而色黄。予曰：《金匮》曰：脉沉，渴欲饮水，小便不利者，当发黄。又曰：黄疸病，茵陈五苓散主之。因日晚，唯作汤药与之。一帖而食进，五帖而病如失。后用调理而安。

[点评] 本案中，患者发热、口渴、小便不利，经月不愈，这些都是五苓散证，而本方加茵陈，一是因为患者小便不利而黄，二是因为茵陈本来就有清热利湿的作用。

如果患者热象明显，五苓散是可以减去桂枝的，这就是茵陈四苓散，也就是宋代医家严用和《济生方》中所说的加减五苓散，就是五苓散去桂枝加茵陈，治饮食伏暑郁发黄，烦渴，小便不利。

邹孟城先生的《邹孟城三十年临床经验集》中说："至于利尿祛湿以治肝炎代表方，可借用仲景之五苓散加茵陈，热重者去桂枝之温热，即用茵陈四苓散也。据三十年代太仓名医王雨三汝霖氏之经验，用此方之指征，须见'身热口渴，小便赤涩，左脉沉弦者'始为合辙。余于1989年夏诊一高中学生，于大考后即得甲肝，自觉倦怠纳差，小便色黄如染，其区中心医院嘱其住院治疗三个月，而其暑假仅四十天，为不影响学业谢绝住院，至余门诊，并要求暑假内将其治愈。余诊其脉恰巧左脉沉弦，但无身热之象，故去桂枝，仅投茵陈四苓汤方，药仅五味，服及一周，体力复原，小便转清，服三十剂复查，肝功能恢复正常，后即安然无恙。"

四、栀子大黄汤证

（一）栀子大黄汤证的病理和症状

栀子大黄汤证的病理是湿热发黄且热重于湿，并兼有胃肠积滞，是正阳阳明证。

【条文】

1. 心中懊侬而热，不能食，时欲吐，名曰酒疸。

2. 夫病酒黄疸，必小便不利，其候心中热，足下热，是其证也。

3. 酒黄疸者，或无热，小腹满，欲吐，鼻燥，其脉浮者，先吐之，沉弦者，先下之。

4. 酒疸，心中热，欲呕者，吐之愈。

5. 酒疸下之，久久为黑疸，目青面黑，心中如啖蒜状，大便正黑，皮肤爪之不仁，其脉浮弱，虽黑微黄，故知之。

6. 酒黄疸，心中懊侬，或热痛，栀子大黄汤主之。

【解读】

上面的 6 条是讲酒黄疸和栀子大黄汤证的条文。

酒性湿热，如果酒食过度，脏腑失和，湿热瘀结不散，就可能出现酒疸的症状，主要表现为以下 3 方面：

（1）胃热重

第 1 条的"心中懊侬而热""时欲吐"、第 2 条的"心中热，足下热"、第 3 条的"鼻燥"、第 4 条的"心中热""欲呕者"、第 6 条的"热痛"等，讲的都是胃热重的表现。

（2）胃热肠寒的栀子豉汤证

第 1、6 条的"心中懊侬"、第 5 条的"心中如啖蒜状"就是栀子豉汤证特有的症状；而第 1 条的"不能食"、第 3 条的"腹满"的症状，讲的则是肠寒腹满的症状。

（3）小便不利

第2条的"夫病酒黄疸，必小便不利"说的就是这种情况。

黄疸最重要的成因是湿热相因，瘀热在里，所以，"小便不利"这个症状是一定存在的。

简单点说，栀子大黄汤证的病理基础跟茵陈蒿汤的病理是一样的，都是栀子豉汤证的胃热肠寒，所以，这三个方证的很多地方都是一样的，不过，茵陈蒿汤证跟栀子大黄汤证相比，其湿阻的程度相对更严重而已。

另外，这里的酒黄疸指的也是患者的一种病理状态，并不是说病就是因为喝酒引起的，只要患者具备了酒黄疸的特征，就可以用栀子大黄汤，这一点，跟前面讲过的"产妇"道理是一样，代表的都是一种病理状态，而不是说一定要对号入座。

（二）栀子大黄汤的药理和运用

栀子大黄汤的组成：

栀子10克，大黄5克，枳实25克，豆豉25克。

栀子大黄汤的组成就是枳实栀子汤加大黄。

前面讲枳实栀子汤证时讲过，"若有宿食者，加大黄5克"，就是说，枳实栀子汤加上大黄之后，就是现在的栀子大黄汤，所以，栀子大黄汤所治的病，就是枳实栀子汤证又有"宿食"。

（三）医案点评

案一：《重印全国名医验案类编》

万某某，64岁。此人好饮酒，数斤不醉，适至六月湿暑当令，又饮酒过量，遂致黄疸重症。壮热不退，面目遍身色如老橘，口渴思饮，大小便不利，日渐沉重，卧床不起。六脉沉实而数，舌苔黄燥。察其致病之由，参以脉症，知系湿热阳黄生症也。阳黄症宜清解，因仿仲景茵陈蒿加大黄栀子汤主之……处方：茵陈一两，生绵纹三钱，川朴钱半，炒黑山栀三钱，汉木通钱半。连进二剂，二便均通，黄亦消退，脉象亦较前柔和。仍照原方减去汉木通，加云茯苓三钱，六一散四钱包煎，续进二剂。至4日黄疸已退过半，但年高气弱，不宜过于攻伐，因照原方减去大黄，加薏苡仁四钱，又接服四剂，未 10 日而黄疸逐渐痊愈矣。

[点评] 本案用茵陈蒿汤合栀子大黄汤是因为二者的病理基础一样。

案二：李全治先生医案（《黄河医话》）

1959 年在莱阳中心医院会诊过 11 例黑疸患者，至今记忆犹新。这 11 例黑疸患者均为 40 ～ 50 岁男性壮年，住院 1 个月左右。其面身肤色均黑绿，犹如铁器外涂防锈清漆般的黑亮。白睛皆柳绿色。舌嫩红或瘀暗，苔白厚或黄厚而腻。下肢均有程度不同的水肿。其汗染纸黄色，伴有口苦咽干，逆满泛呕，胃中如吃大蒜，懊恢不舒，胁痛；头晕，易怒多烦，肢楚乏力。大便黑，小便黄。皮肤扪之湿黏。下肢麻木不仁。体温下午 38 ～ 39℃，上午大体正常。通过会诊座谈，确认此病为酒疸误下之黑疸证。酒疸为病，乃酒积湿热之邪郁遏中焦，影响胆液的正常分泌输布，发为黄疸。继见心下热满、泛泛欲呕之征象，此乃酒积之邪欲借酒气上行之热呕出而解，若顺势令其呕出，病情必见好转。医不明此理，反用降逆止呕攻下法治之。迫邪下行、干扰肝肾进而形成黑疸。据此分析，治以解酒清热利湿法为主。宜用东垣之葛花解醒汤，加清利胆家湿热之茵陈五苓散；或用茵陈五苓散加葛花之方。方中葛花、茵陈各 15 克，白术、茯苓、猪苓、泽泻各 10 克，桂枝 3 克，佐以白豆蔻、砂仁各 3 克以温化中焦久郁之湿气。经 1 个月治疗，11 例黑疸患者均先后痊愈出院。

[点评] 本案讲的黑疸就是条文中第 5 条所讲的，而案中的治法就是解酒清热利湿，另用豆蔻、砂仁顾护其肠寒体质。

五、栀子柏皮汤证

（一）栀子柏皮汤证的病理和症状

栀子柏皮汤证的病理是湿热发黄且热重于湿，同样是属于正阳阳明证。

【条文】

伤寒身黄发热者，栀子柏皮汤主之。

【解读】

这条条文很简洁，症状也只提到了两个，一个是"**身黄**"，一个是"**发热**"。

它并没有前面茵陈蒿汤证和栀子大黄汤证所提到的"**心中懊恼**""**心中如啖蒜状**"和"**食即为满**""**腹满**"等典型的胃热肠寒症状，而是比较典型的胃肠热症状，就是"**发热**"。

这说明栀子柏皮汤证的病理基础跟茵陈蒿汤证和栀子大黄汤证的病理基础完全不同，特别是跟栀子大黄汤证相比，虽然都是正阳阳明证，但栀子大黄汤证的病理基础是胃热肠寒，而栀子柏皮汤证则是胃肠皆热，这是两者最大的区别。

（二）栀子柏皮汤的药理和运用

栀子柏皮汤的组成：

栀子 12 克，甘草 5 克，黄柏 10 克。

栀子柏皮汤就是由栀子、甘草、黄柏三味组成的。

栀子柏皮汤的药理是用栀子清胃热利湿活血；用黄柏清肠热燥湿祛瘀，热祛湿清，自然黄疸消退。

因为栀子和黄柏都有清热止血的功效，所以，本方又能移用于治鼻衄等各种出血证。

《全婴方论》说："柏皮汤（即本方），能治小儿衄血于一二升，闷绝。"

（三）医案点评

案:《伤寒挈要》

唐某，男，17 岁。患亚急性肝坏死，住传染病医院已三个月，周身发黄如烟熏，两足发热，伸于被外方快，小便深黄而赤，脘腹微胀，脉弦而舌绛。西医为注射大环内酯注射液兼输血抢救。总胆红素 21.2 毫克，其他指标从略。此证为湿热久蕴，伏于阴分，故两足发热、肤色黄如烟熏。因无明显表里证，则汗下之法难施。处方：黄柏三钱，栀子三钱，炙甘草二钱。医院主治医生见余只开三味药，颇露怀疑之态。然服了六帖药后，总胆红素降至 18.9 克，病情开始好转，拟甘露饮加减服六剂。总胆红素降至 7.4 毫克。从此，周身黄疸变浅，面色已透明润。后以和胃启脾，化湿解毒等，调治半年之久始起。

[点评] 本案中，首先患者是发黄，这是黄疸无疑；其次，患者是两足发热，这是胃热的表现之一；最后，患者舌绛、小便黄赤，前面讲过，这是肠热比较典型的表现。综合以上三点，栀子柏皮汤证的典型表现就全出来了。

六、麻黄连轺赤小豆汤证

（一）麻黄连轺赤小豆汤证的病理和症状

麻黄连轺赤小豆汤证的病理是表则血郁水滞、里则湿热内蕴，就是说，麻黄连轺赤小豆汤证是属于典型的太阳阳明证。

【条文】

伤寒瘀热在里，身必发黄，麻黄连轺赤小豆汤主之。

【解读】

这里面，"瘀热在里"说的是黄疸的病理，"身必发黄"说的是黄疸的症状，这句话不论放在黄疸的哪一条条文中，都是适用的，所以，麻黄连轺赤小豆汤的条文应该存在缺省，也就是说，真正的条文可能在传抄的过程中缺失了，所以，对于这个条文的解释，就只能靠以药测证和推理。

首先，以药测证，从方中有麻黄、杏仁、连轺这三味药来分析，说明患者外有表证，所以，患者的脉象就应该是浮脉；同时，表证严重的，就可能出现麻黄汤证，也就是出现恶寒发热、无汗身痒、咳嗽喘促、水肿等症状；表证较轻的，就是简单的肺气不宣，就是出现鼻塞、咳嗽、眼痒、多嚏、经常感冒等症状。而从方中的连轺、生梓白皮、赤小豆这三味药来分析，就是患者内有瘀热，湿热不行。所以，患者会出现小便不利、量少而黄，甚至口苦咽干思冷之类的症状。而从方中的生姜、大枣、甘草这三味药来分析，就是患者平常胃肠功能较差，是属于胃肠虚寒型，就是说，胃肠虚寒是患者的体气，瘀热内阻、身体发黄的黄疸证只是其证候。这也是为什么方中没有栀子、大黄、黄柏、茵陈蒿的原因。

其次，用推理的方法来分析一下，后面会讲到的大黄硝石汤证的条文说：

"黄疸腹满，小便不利而赤，自汗出，此为表和里实，当下之，宜大黄硝石汤。"条文中提到了"自汗出，此为表和里实"，既然有表和里实的大黄硝石汤证，自然也就有表郁里实的麻黄连轺赤小豆汤证，这也是《伤寒杂病论》中非常常见的一种写作手法，就是条文前后相互对勘。

（二）麻黄连轺赤小豆汤的药理和运用

麻黄连轺赤小豆汤的组成：

麻黄 10 克，杏仁 6 克，连轺 10 克，赤小豆 15 克，生梓白皮 15 克，生姜 15 克，大枣 4 枚，甘草 10 克。

麻黄连轺赤小豆汤是由麻黄、杏仁、连轺、赤小豆、生梓白皮、生姜、大枣、甘草八味组成的。

1. 连轺的药理

连轺，就是连翘根，性寒，味苦，归肺、肾经，功效是清热、解毒、退黄，主治黄疸和发热。因为现在药肆少备，所以经常用连翘来代用。

陆渊雷先生说："连翘为诸疮疡消肿排脓之药，兼利小便，本方用连翘者，一以消胃肠之炎症，一以排除黄色素也，日本医生有用以镇呕者。《牛山活套》云：大人小儿呕吐不止，于对证方中加连翘，此予家中不传之秘也。《先生堂治验》亦以连翘三钱，治小儿惊风后吐乳，一服即止。"

（1）连轺和连翘的区别：《医学衷中参西录》说，"仲景方中所用之连轺，用连翘之根，即《神农本草经》之连根也，其性与连翘相近，其发表之力不及连翘，而其利水之力则胜于连翘，故仲景麻黄连轺赤小豆用之，以治瘀热在里，身将发黄，取其能导引湿热下行也"。

曾福海先生在《疑团千古，解之一旦》一文中说："古人云：'百闻不如一见。'医对张仲景用麻黄连轺赤小豆汤专治瘀热在里，身必发黄一证，一千多年来历代医家对'连轺'一药争论不休，有认为连轺即连翘根；亦有直释连轺便是连翘；还有的说古用连翘根，今人当用连翘等等，见仁见智，无可适从。15 年前，余在陕西商南县业医时，遇一老翁，名医顺。喜读陈修园《医学三字经》，而尤擅长以草药疗疾，远近驰名。一日，一女 10 岁左右，随其父求治于徐。便见少女发热、目黄，身黄如橘子色。徐遂令其父采山中连翘根，每日一大把洗净，煎汤分2或3次服，让女服之，余闻之，疑而不信。7日后，父女又来求徐，但见女热退黄去，问其父服药几何？曰：女仅饮七把连翘根煎剂。徐嘱，连翘根不再煎服，宜用一二把山楂、神曲煎服，连服3～5天善后。时逾3个月，出诊路过少女家，特去追访验证，但见少女在屋内学习功课，其母谓非常感谢徐老医生云云。余方确信连翘根治瘀热黄疸之功效。此后，每遇黄疸而属阳黄者，常在辨证立法处方的基础上加一味连翘根，屡获捷效。有云'不为考证费功夫，便从疗效定取舍'。仲景所用之连轺本是连翘根，其效不逊，可惜后世及近时却很少有人注意，市场亦无售此药者，特以所见告诸同道，以济世人。"

因此，连轺就是连翘根，治黄疸时，功效要比用连翘好，但是因为药店少用，所以一般还是用连翘代替。

（2）连轺与桂枝的区别：患者外有表证，而且是麻黄汤证，那么，为什么不用桂枝，而用连轺呢？

《医学衷中参西录》中讲解温病用大青龙汤的时候说："至愚用此方时，又恒以连翘代桂枝，虽桂枝、连翘均能逐肌肉之外感，而一则性热，一则性凉，温病宜凉不宜热，故用桂枝不如用连翘。而当时仲师不用者，亦因其未列入药品也。"

前面讲过，大青龙汤就是麻黄汤加石膏，张锡纯先生用连翘代替桂枝，是从它们的药性和患者的体质出发的，同理，因为黄疸是里有湿热，所以，这里用连翘比用桂枝更为合适。

2. 生梓白皮的药理

梓白皮，性寒，味苦，归胆、胃经，功效是清热利湿、降逆止吐、杀虫止痒，主治时病发热、黄疸、反胃、皮肤瘙痒、疮疥。

因为现在的药肆中常不备此药，所以一般用桑白皮来代替。

麻黄连轺赤小豆汤就是为表郁而里有湿热者而设立的，所以，临床只要见有这个病机的，就可以用了。当然了，如果患者湿热之证较重，前面所讲过的茵陈蒿、大黄、栀子、黄柏也是可以适当加入的。

本方除了可以治黄疸、水肿病之外，还可以移治各种皮肤病如湿疹等，而运用的前提也是患者要有表郁而里湿热的病机。

（三）医案点评

案一：《治验回忆录》

农人张友敬，家贫齿繁，操作辛勤，不避风雨，自持体健，从不惮劳。不期春候反常，时晴时雨，田中插秧锄草，日受湿热熏蒸，夜间又贪凉取快，感受风邪。日前突然恶寒发热，头身重痛，自服表散丹方，汗出热解，暂得轻松，仍力于田。夜又发热，头重目昏，不能起立。医处以解表渗湿方，寒热稍减，反增口渴心烦，胸中嘈杂，头常汗出，身黄如橘子色，尿短黄，因疑病之加剧，延余诊之。切脉滑数，舌苔黄白而腻，发热不恶寒，详参上证，是为热邪蕴郁，湿气熏蒸而成黄疸。前医之解表渗湿为不谬。其证增者，非药误也，乃病正鸱张，一时难解而已。再稽之《金匮翼》："黄疸……此为脾胃积热，而复受风湿，瘀结不散，湿热郁蒸，或伤寒无汗，瘀热在里所致。"指明湿热久郁，蕴而成黄，或因汗出不彻，瘀积而成。治以清热渗湿为宜。但外邪尚未尽解，亦应兼予疏散，处麻黄连翘赤小豆汤加茵陈、苡米，嘱服3剂。复诊：脉不浮而滑数，外热虽除，内热尚盛，疸黄如故，苔仍黄腻，不思食，尿短黄，腹胀，3日未便，再予清热渗湿，微通腑气，改用茵陈蒿汤、栀子柏皮汤加苍术、天花粉。两日服完3剂，大便通，身黄略退，可食稀粥半碗，能起立行动，乃于前方去大黄，每次冲服明矾末五分，经服5日，共同退2/3，精神饮食均佳。易茵陈五苓散加苡仁，仍照常吞服矾末，一周黄退尽，略事清补，遂告痊愈。

[点评] 本案辨证准确，进退有据。

案二：《临证实验录》

刘某，女，24岁。水肿一年余，参见睑、足跗较显，按之凹陷，晨起尤甚，胸腹憋胀，化验尿液正常。自诉健脾补肾、渗湿利水之剂多服无效。今面色有神，腰不酸痛，纳便正常，知病不在脾肾。窃思，水湿代谢，多责肺、脾、肾三脏，脾肾无过，当寻水之上源。遂顺藤摸瓜，果有经常感冒，鼻塞，眼痒，咳嗽，多嚏等肺气不宣之状。《金匮要略·水气病脉并治》篇云："皮水，其脉亦浮，外证跗肿，按之没指，不恶风，其腹如鼓，不渴，当发其汗。"诊脉不浮反沉，乃肤肿脉陷故也，治当舍脉从证，宜宣脉利水。考鬼门方，以越婢汤及越婢加术汤为首选，乃外有风邪，内有郁热之治方。本案不恶寒，不发热，口苦，舌苔黄腻，可知表邪不著而湿热较盛，如是则不若麻黄连轺赤小豆汤更为恰当。拟：麻黄10克，连翘10克，赤小豆30克，茵陈30克，桔梗10克，桑皮15克，杏仁10克，茯苓15克。3剂。二诊：尿量增多，水肿、腹胀减轻，仍咳嗽，鼻塞。效不更方，原方3剂。三诊：水肿消失，鼻时通时塞，肺气壅遏之症尚存，嘱守方续进3剂。

［点评］前面讲过，麻黄汤能开肺利小便，所以，麻黄汤能治小便不利，所以，又能治三焦水道不利导致的水肿证，这里用麻黄连轺赤小豆汤治水肿，其道理一样。

七、大黄硝石汤证

（一）大黄硝石汤证的病理和症状

大黄硝石汤证的病理是里有湿热，蕴积成黄。

【条文】

黄疸腹满，小便不利而赤，自汗出，此为表和里实，当下之，宜大黄硝石汤。

【解读】

条文提到了四个症状，分别是"黄疸""腹满""小便不利而赤""自汗出"，又说"此为表和里实，当下之"。

首先，患者是黄疸病，所以，条文说"黄疸"和"小便不利而赤"。

其次，这里的"腹满"跟茵陈蒿汤证的"食即为满"是不一样的。茵陈蒿汤证的"食即为满"是胃热肠寒引起的，它的腹满是虚满，是"虽下之，腹满如故"。而这里的"腹满"是胃肠实热导致肠中有大便积聚引起的症状，是实满，所以条文称之为"里实"，这种腹满跟承气汤证是一样的，攻下之后，腹满自消。

最后，既然患者是里实，那么，这里的"自汗出"就是热迫汗出了。

（二）大黄硝石汤的药理和运用

大黄硝石汤的组成：

大黄 20 克，黄柏 20 克，栀子 10 克，硝石 20 克。

大黄硝石汤是由大黄、黄柏、栀子和硝石组成的。

硝石的药理

硝石，又名火硝、焰硝，性寒，味苦，归心、脾经，功效是辟秽涤浊、攻坚破积、利水泻实，解毒消肿，主治暑时伤冷、寒热吐泻、癥瘕痞块、颈项瘰疬、瘀血腹痛、黄疸黑疸、砂石淋痛、头痛、喉痹、目赤、疮疡肿毒。

《医学衷中参西录》说："硝石性寒，能解脏腑之实热，味咸入血分，又善解血分之热。且其性善消，遇火即燃，又多含氧气。人身之血，得氧气则赤。又借硝石之消力，以消融血中之渣滓，则血之因胆汁而色变者，不难复于正矣。矧此证大便难者甚多，得硝石以软坚开结，湿热可从大便而解。而其咸寒之性，善清水腑之热，即兼能使湿热自小便解也。"

综合上面讲解，硝石的功效可以总结为清湿热、通大便、活血化瘀。黄疸的病因是湿、热、瘀相因，而本证的特点是除湿、热、瘀之外，又加上大便不通导致的腹满，所以，硝石用在这里，真是恰如其分。

也正是硝石既能除湿热，又能活血化瘀，所以张锡纯先生把它当作黄疸特效药来看待。

在古代，硝石经常跟芒硝搞混，但其实两者是不一样的，硝石的成分主要是硝酸钾，而芒硝的主要成分是硫酸钠，二者是不能混为一谈的。

（三）医案点评

案：王晓萌先生医案（《河南中医》1985 年）

罗某某，男，31 岁。1979 年 12 月 2 日初诊。患者间歇发热，头痛甚剧。自觉头及胸中为热气充塞，烦闷胀迫不堪，喘促气逆，胸痞欲呕，昏冒酩酊；甚则反复颠倒，呼叫如狂。继而身咽头摇，大汗涌出而热退神清。如此反复发作，已月余。唇焦，鼻黑，目赤，渴不欲饮，腹硬满，大便难，小便黄浊不利，足下恶风，舌质深红，有裂纹，苔黄厚腻而燥，中有黑苔，脉沉滑数。曾服西药，无效。辨证：内热泄而复壅，必是气机有所抑遏，不得宣畅。喘呕烦热诸证，可随汗出而减，知肺气未致闭塞，病根不在上焦。腹满便难，是中焦腑实之象；郁冒战汗，乃壅热蓄极而达之兆；渴不欲饮，胸痞苔腻，小便不利，属湿浊内蕴之候；此阳明湿热壅盛，结聚成实之证。实邪中阻则升降气郁，致热闭于上而足下恶风。湿热胶结黏滞，难以随汗外散，故汗、热起伏，辗转发作。汗多伤津，可使燥结益坚；腑实不除，势必遏气化热，更使汗溢津耗。患者唇焦鼻黑舌裂，已濒肺胃津涸、病从燥化之境。非峻下急夺，荡其瘀垢，不足以泄热存津，解其困厄。《金匮》曰："黄疸腹满，小便不利而赤，自汗出，此为表和里实，当下之，宜大黄硝石汤。"此证虽无身黄症状，但病机与之相同，故治法亦可相通。处方：大黄 12 克（后下），硝石 12 克（后下），黄柏 12 克，生山栀子 12 克。急煎顿服。

服药 2 剂，得下利，质稠恶臭，中有黑色粪块若干。烦热除，腹满去，喘呕定，汗止神安。改用栀子柏皮汤合猪苓汤方。服 6 剂，小便畅行，身热尽除。再书方：芦根 30 克，天花粉 15 克，淡竹叶 9 克，浮小麦 30 克，生甘草 12 克。煎服代茶。逾四月随访，患者云：已遵嘱戒酒，远肥甘厚味，病未再复发。

[点评] 本案中，患者发病的症状跟条文所讲的基本一样。

八、硝石矾石散证

（一）硝石矾石散证的病理和症状

硝石矾石散证的病理是血瘀水郁。

【条文】

1. 额上黑，微汗出，手足中热，薄暮即发，膀胱急，小便自利，名曰女劳疸，腹如水状不治。

2. 黄家日晡所发热，而反恶寒，此为女劳得之。

3. 膀胱急，少腹满，身尽黄，额上黑，足下热，因作黑疸，其腹胀如水状，大便必黑，时溏，此女劳之病，非水也，腹满者难治，硝石矾石散主之。

【解读】

从条文的描述，硝石矾石散是治女劳疸的，那么什么是女劳疸呢？

《肘后方》说："女劳疸者，身目皆黄，发热恶寒，小腹满急，小便难。由大劳大热，交接后入水所致。"

《医门法律》说："夫男子血化为精，精动则一身之血俱动，以女劳而倾其精，血必继之，故因女劳而尿血者，其血尚行，犹易治也。因女劳而成疸者，血瘀不行，为难治也。甚者血瘀已久，大腹尽满，而成血蛊，尤为极重而难治矣。味仲景之文及制方之意，女劳疸非亟去其膀胱少腹之瘀血，万无生路。在伤寒热瘀膀胱之证。其人下血乃愈，血不下者，用抵当汤下之。亦因其血之暂结，可峻攻也。此女劳疸蓄积之血，必匪朝夕，峻攻无益，但取石药之悍，得此疾趋下达病所。硝石咸寒走血可消逐其热瘀之血，故以为君。矾石，《本草》谓其能除锢热在骨髓，用以清肾及膀胱脏腑之热，并建消瘀除浊之功。此方之极妙者也。"

从上面两段话可以得知，女劳疸是血瘀引起的，血瘀则水郁，水郁不行、湿热相蒸，所以就变成了女劳疸，这就是女劳疸的病理。

而条文中提到的症状，跟它的病理也是一致的，在这3条条文中，硝石矾石散证主要有以下4大类的症状：

1. 阳明热盛

第1条的"薄暮即发""手足中热"、第2条的"日晡所发热"、第3条的"足下热"都是阳明热盛的表现。

2. 少腹有瘀血与便血

第1条的"膀胱急，小便自利"、第3条的"膀胱急，少腹满"都是下腹部有瘀血；第3条的"大便必黑，时溏"是阳明热盛，热迫血出的远血夹杂在大便中，简单点说，就是便血。

3. 水肿

第1条的"腹如水状不治"、第3条的"腹胀如水状"讲的都是水肿的情况，是血不利则为水，水郁不行的表现。

4. 长期黄疸

第 1 条的"额上黑"、第 2 条的"黄家"、第 3 条的"身尽黄，额上黑"讲的都是长期黄疸的意思。

前面讲过，"家"代表的是一种体质，"中寒家""胃实家""淋家""亡血家""衄家""汗家"等都是这样。在这里，"黄家"一词的使用，表明了患者长期处于黄疸的状态。

（二）硝石矾石散的药理和运用

硝石矾石散的组成：

硝石、矾石（烧）各等分。

方后注：为散，以大麦粥汁和服 6～9 克，日三服，病随大小便去，小便正黄，大便正黑，是候也。

矾石的药理

矾石，据张锡纯先生考证，矾石当用皂矾。

《医学衷中参西录》说："方中矾石，释者皆以白矾当之，不无遗议？尝考本经，矾石一名羽涅。尔雅又名涅石。徐氏说文释涅字，谓黑土在水中，当系染黑之色。矾石既为涅石，亦当染黑色所需之物，岂非今之皂矾乎。是知皂矾、白矾，古人皆名为矾石。而愚临证体验以来，知以治黄疸，白矾之功效，诚不如皂矾。盖黄疸之证，中法谓由脾中蕴蓄湿热，西法谓由胆汁溢于血中。皂矾退热燥湿之力，不让白矾，故能去脾中湿热。而其色绿而且青（亦名绿矾又名青矾），能兼入胆经，借其酸收之味，以敛胆汁之妄行。且此物化学家，原可用硫酸水化铁而成。是知矿中所产之皂矾，亦必多含铁质。"

又说："原方矾石下注有烧字，盖以矾石酸味太烈，制为枯矾则稍和缓。而愚实验以来，知径用生者，其效更速。临证者，相其身体强弱，斟酌适宜可也。"

皂矾，性凉、味酸，归肝、脾经，其有效成分是硫酸亚铁，功效是解毒燥湿、杀虫补血，主治黄肿胀满、疳积久痢、肠风便血、血虚萎黄、湿疮疥癣、喉痹口疮。

至于方中的大麦粥，是因为大麦能补助脾胃胜湿，又能缓和硝石、矾石药性的猛峻，这和白虎汤中粳米的用法一样。

张锡纯先生认为，本方能"化胆管之凝结"，不但"治女劳疸甚效，即用以治各种内伤黄疸，亦皆可随手奏效"。但不论何种黄疸，必有瘀血湿阻明显者，方可使用本方，可见张锡纯先生对它是比较推崇的。

张锡纯先生说："仲景治黄疸方甚多。有治外感之黄疸者，伤寒论治发黄诸方是也。有治内伤之黄疸者，金匮黄疸门诸方是也。其中治女劳疸，硝石矾石散方，为治女劳疸之方，实可为治内伤黄疸之总方。"

（三）医案点评

案一：《上海中医杂志》（1956年）

黄某，男，57岁，农民，1955年8月15日初诊。主诉：巩膜与皮肤发黄，腹部膨胀，周身浮肿，精神疲乏。病史：胃腹部发胀半年，常常不舒，最近二年余面目发黄，腹部膨胀，周身浮肿，胸闷纳少，容易发怒，大便溏，小便色赤，在浦东乡诊为膨胀，认为不治，遂来沪求医。检查：肝肿大，边缘不明显，脾脏因腹水不易扪及，腹部膨胀，有移动性浊音，两足有凹陷性水肿，脉濡细，舌苔干白而腻。诊断：肝硬化腹水。处理：硝矾散9分，分3次服。治疗经过：自1955年8月15日至1956年1月16日历时5个月，服药至9月12日，腹水全退，黄疸逐渐减退，继续服用，胃纳渐加，精神振作。前后计门诊20次，每次单独来沪，与初诊时判若两人。

[点评] 本案中，患者水肿、便溏、小便短赤、皮肤长期发黄，这些症状都是比较典型的硝石矾石散证。

案二：《张氏医通》

有伶人黑疸，投以硝石矾石散作丸，晨夕各进5丸，服至4日，少腹攻绞，小便先下瘀水，大便继下溏黑，至11日瘀尽，次与桂、苓、归、芍之类，调理半月而安。

[点评] 本案中，患者出现的症状和服药后的反应，跟硝石矾石散证基本一样。

案三：《医学衷中参西录》

王某某，年32岁，于秋季得黄疸证。病因：出外行军，夜宿帐中，勤苦兼受寒凉，如此月余，遂得黄疸证。证候：周身黄色甚暗似兼灰色，饮食减少，肢体酸懒无力，大便每日 2 次，似完谷不化；脉象沉细，左部更沉细欲无。

诊断：此脾胃肝胆两伤之病也，为苦寒凉过度，以致伤其脾胃，是以饮食减少，完谷不化，伤其肝胆，是以胆汁凝结于胆管之中，不能输肠以化食，转由胆囊渗出，随血流行于周身而发黄。

此宜用《金匮》硝石矾石散以化其胆管之凝结，而以健脾胃补肝胆之药煎汤送服。处方：用硝石矾石散所制丸药，每服 6 克，每日服 2 次，用后汤药送服。汤药：生箭芪 18 克，白术 12 克（炒），桂枝尖 9 克，生鸡内金 6 克（黄色的，捣），甘草 6 克。共煎汤一大盅，送服丸药 1 次，至第二次服丸药时，仍煎此汤药之渣送之。

复诊：将药连服 5 剂，饮食增加，消化亦颇佳良，体力稍振，周身黄退弱半，脉象亦大有起色。俾仍服丸药，每次服 4.5 克，日 2 次，所送服之汤药宜略有加减。汤药：生箭芪 18 克，白术 9 克（炒），当归 9 克，生麦芽 9 克，生鸡内金 6 克（黄色，捣），甘草 6 克。共煎汤一大盅，送服丸药 1 次，至第二次服丸药时，仍煎此汤药之渣送服。

效果：将药连服 6 剂，周身之黄已退十分之七，身形亦渐强壮，脉象已复其常。俾将丸药减去 1 次，将汤药中去白术加生怀山药 15 克，再服数剂以善其后。

[点评] 本案中，张锡纯先生用本方治疗时，另用健脾胃补肝胆的药物来治体气。

九、猪膏发煎证

（一）猪膏发煎证的病理和症状

猪膏发煎证的病理是血瘀而燥，为阴黄。

【条文】

1. 诸黄，猪膏发煎主之。

2.胃气下泄，阴吹而正喧，此谷气之实也，膏发煎导之。

【解读】

第1条比较简单，只是说猪膏发煎能通治各种黄疸而已，其他的内容缺省。

《外台秘要》说："《近效》疗男子、女人黄疸病，医疗不愈，身目悉黄，食饮不消，胃中胀，热生黄衣，在胃中有干屎使病尔。方：以煎猪脂一小升，温热，顿尽服之，日三，燥屎下去乃愈。"

《伤寒类要》说："男子、女人黄疸，饮食不消，胃胀，热生黄衣，在胃中有燥屎使然，猪膏煎服则愈。盖湿热经久变为坚燥，譬如盦曲，热久则湿去而干也。《本草》云：猪脂利血脉、解风热，乱发散瘀，开关格利水道，故曰病从小便出。"

《医学达变》说："黄疸，人知多系湿热，何有特别燥证，猪膏发煎滋黏之剂，似于证治不合，不知湿热郁于血分，久则津枯血燥，皮肤枯黄，饮食不消，腹大胃胀，有燥屎者，是非常法所疗，故特出猪膏发煎主之。"

《金匮要略浅注》说："此黄疸血分通治之方也。寒湿入于血分，久而生热，郁蒸气血不利，证显津枯血燥，皮肤黄而暗晦，即为阴黄。当以猪脂润燥，发灰入血和阴，俾脾胃之阴得其和，则气血不滞，而湿热自小便去矣。盖疸皆因湿热郁蒸、相延日久，阴血必耗，不论气血二分，皆宜兼滋其阴，故云诸黄主之。"

近代名医陈慎吾先生说："猪膏润燥，乱发通瘀，本方当治血瘀而燥者。古书载本方主治饮食不消，胃中热胀生黄衣，即肠壁黏膜之病变，非黄疸也。肠炎黏液分泌过多，沉淀而掩盖其黏膜，黏膜自起淀粉样变性，即所谓黄衣。由是消化吸收俱受障碍，影响营养而发萎黄，此非胆汁所染之真黄疸也。凡黄之轻者，可从小便而去，至若急黄女劳，则非本方所能主治也。"

所以，猪膏发煎治的是阴黄。前面讲过，阴黄的病因是由于食积、失血、伤力等引起的血郁不行，继之营养不良，继之血不利则为水而见浮肿，乃渐成黄胖之症，因为是血郁不行，血色素本身变化而充黄的，它的特点是患者的手掌毫无血色，而且眼睛和小便都是不黄的，这种病的治法是活血健脾。

第 2 条相对容易理解，"阴吹"的病因是妇人血运、水运不畅，阴部不得津液与血之润泽，干燥而涩，从而导致阴道松弛，因为在摩擦的过程中产生大量气体，从而阴道排气有声，同时，因为肠部不得津液的濡润，所以患者会出现大便秘结的症状。

（二）猪膏发煎的药理和运用

猪膏发煎的组成：

猪膏 60 克，乱发 60 克。

方后注：上二味，和膏中煎之，发消药成。病从小便出。

猪膏发煎的组成只有两味药，一是猪膏，一是乱发。

1. 猪膏的药理

猪膏，即猪油，味甘，性凉，归膀胱经，功效是补虚润燥、润肠通便、解毒疗疮、利水泻湿、滑窍行瘀，主治脏腑枯涩、大便不利、燥咳，皮肤皲裂。

《长沙药解》说："能利水、清热、滑肠，善通大小二便，治水肿、带下之证。"

综合以上讲解，猪油的功效可以总结为补虚润燥、清热利湿、润肠通便、活血化瘀。

2. 乱发的药理

乱发，就是血余，味苦，性温，归心、肝、肾经。功效是消瘀、止血，主治吐血、鼻衄、齿龈出血、血痢、血淋、崩漏。

《神农本草经》说："主五癃、关格不通、利小便水道、疗小儿痫、大人痓。"

《本草思辨录》说："发者血之余，血者水之类，此滑撄宁注《素问》语也。而《本经》发主五癃、关格不通、利小便水道，若移滑语作此疏，亦确不可易。仲圣猪膏发煎治黄疸与阴吹正喧，以猪膏润燥，乱发引入下焦血分，消瘀通关格、利水道。滑石白鱼散，乃利小便之重剂，病不专在气分，滑石利窍驱湿热，不辅以白鱼乱发血中之气药，则膀胱之水道犹不得利，凡仲圣用血余，与《本经》正如符节之合。后世因《本经》有自还神化一语，不得其解，遂附会其说，或谓补真阴，或谓益水精，曾是通关格之物而能有补益之实者耶？《别录》合鸡子黄煎之消为水，疗小儿惊热百病，鸡子甘温育阴，本治小儿虚热之妙品，血余得之，则变峻逐为宣罨，而阴分积热以解，痰逆以平，以此法涂热疮，小儿及产妇亦俱宜。古方元精丹，则以血余配入首乌等一切补肾之药，为便后脱血之良方，此皆得制剂之道，而血余乃有功而无过，非血余之本能然也。鼻衄以血余烧灰，吹之立止，即齿血便血与诸窍出血，烧灰送服，亦无不止。"

综合以上讲解，乱发的功效可以总结为止血、消瘀、利水。

猪膏发煎能活血运、水运，兼能润燥通便，所以能治阴黄，又能治阴吹。

近代名医刘炳凡先生用此方配合红参、龙眼肉治黄疸显著、眼脸唇舌俱淡、尿血如苋菜汁、精神疲乏的蚕豆病，其效极佳，使用时用阿胶代猪膏，阿胶既有猪膏之功，又能养血滋阴。

（三）医案点评

案一：《金匮要略论注》

予友骆天游黄疸，腹大如鼓，百药不效，用猪膏四两，发灰四两，一剂而愈，仲景岂欺我哉。

案二：彭履祥先生医案（《成都中医药大学学报》1980年）

患者林某，女，40岁。自述近1年来随大便秘结而出现阴道排气有声，甚则频发不已。常服大黄类泻下药，待大便通则消失，余无所苦，舌质舌苔正常，脉细数。此为仲景所论之阴吹，用猪膏发煎治愈。随访3年，病未复发。

讲到这里，关于黄疸就基本讲完了。治黄疸特别是治阳黄的药，大部分都是苦寒药，苦寒之药能败坏脾胃之中阳，苦寒太过，病则易转入少阴、太阴之证，所以治病之时，要中病即止，或助以温胃阳之药。如果过用苦寒，病转入少阴、太阴之证，就宜急用四逆汤之类的药物，温里救急。

第三十讲　热盛于表、上和下

阳明病除了以上的八大类型之外，还有三种类型：一是热盛于表的升麻鳖甲汤证和升麻鳖甲去雄黄蜀椒汤证；二是热盛于上的风引汤证；三是热盛于下的猪苓汤证和当归贝母苦参丸证。

一、升麻鳖甲汤证与升麻鳖甲去雄黄蜀椒汤证

（一）升麻鳖甲汤证与升麻鳖甲去雄黄蜀椒汤证的病理和症状

升麻鳖甲汤证与升麻鳖甲去雄黄蜀椒汤证的病理是血管充血瘀滞，血瘀津伤，瘀于动脉为阳毒，瘀于静脉为阴毒，是属于热盛于表的阳明病。

【条文】

1.阳毒之为病，面赤斑斑发如锦文，咽喉痛、唾脓血，五日可治，七日不可治，升麻鳖甲汤主之。

2.阴毒之为病，面目青，身痛如被杖，咽喉痛。五日可治，七日不可治，升麻鳖甲汤去雄黄蜀椒主之。

【解读】

关于什么是阴阳毒？或者说，阴阳毒到底是什么病？这个问题可以说是聚讼千古，从古到今，没有一个说清楚的。有的从阴、阳两个字进行发挥，把它们分成两类不同的疾病，有的从毒字进行发挥，说它们是急性传染病，是疫疠，有的说是阴阳斑，有的说是麻疹，有的说是斑疹伤寒，有的说是红斑狼疮，有的按照自己的理解，给条文加了不少的内容，最后连方证也偏离了，反

正是莫衷一是，因此，这个方子后世就很少用，也没有什么有代表性的医案和治验。

个人认为，阴阳毒的病理就是血管充血瘀滞，血瘀津伤。至于为什么历代以来，那么多医学大家对本条条文的理解莫衷一是，主要是给阴阳毒的"**毒**"字以及条文中"**五日可治，七日不可治**"的字眼误导了，努力地往疑难症、死症方面去思考和解读，因此，也就把思路给带进了死胡同。

为什么这么说呢？理由有以下三点：

1. 从条文的体例来分析，条文的表达已经完全清楚，并不存在缺省的情况。

这里面，阳毒、阴毒的条文体例跟前面关于某种病定义的体例是一样的。

例如："**太阳之为病，脉浮，头项强痛而恶寒。**""**风温之为病，脉阴阳俱浮，汗出，身重，多眠睡，鼻息必鼾，语言难出，若被下者，小便不利，直视，失溲，若被火者，微发黄色，剧则如惊痫，时瘛疭，若火熏之，一逆尚引日，再逆促命期。**"

又如"**阳明之为病，胃家实也**""**狐惑之为病，状如伤寒，默默欲眠，目不得闭，卧起不安，蚀于喉为惑，蚀于阴为狐，不欲饮食，恶闻食臭，其面目乍赤、乍黑、乍白，蚀于上部则声嘎，甘草泻心汤主之**"，等等。

从这个定义的体例来看，在"**之为病**"三个字前面的是病名，在"**之为病**"后面的则是症状表现。

所以，从这一点看，阴阳毒的条文并不存在缺省，就是说，"**阳毒**"，它的症状就是"**面赤斑斑发如锦文，咽喉痛、唾脓血**"。而"**阴毒**"，它的症状则是"**面目青，身痛如被杖，咽喉痛**"。

2. 从条文的症状表现来看，条文描述的症状清楚明晰，是阳明热盛、血瘀津伤的表现。

条文中，"**阳毒**"的症状是"**面赤**""**喉痛**""**唾脓血**"，"**阴毒**"的症状是"**面青**""**喉痛**""**身痛**"。

阳毒病里"**面赤**"的症状，讲桂枝麻黄各半汤证时讲过，"**面赤**"是因为面部皮肤经常性出现充血引起的；讲葛根汤证时讲过"**面赤**"是热盛津伤引起的；讲竹叶汤证时讲过"面赤"是因为人的面部血管密布且相对浅露，血管虚性充血引起的；讲甘草泻心汤证时讲过"面赤"是因为面部津液变化引起的；还有条文如"若面热如醉，此胃热上冲熏面，加大黄以利之"说的就是胃热上冲导致的面红赤；而《温病条辨》里说的"面目红赤，语声重浊，呼吸俱粗，大便秘，小便涩，舌苔老黄，甚则黑有芒刺，但恶热，不恶寒，日晡益甚者，传至中焦阳明温病也。脉浮洪躁者，白虎汤主之"等都是胃肠热上冲的情况。

综合以上讲解，这里"面赤"的原因就是脸部充血和脸部津液变化引起的，"面赤斑斑发如锦文"就是胃热上冲，面部大量充血，从而导致发斑的情况。

古人认为"斑出于胃"，就是说，发斑是因为胃热上冲引起的。

《温病条辨》说："太阴温病，不可发汗，发汗而汗不出者，必发斑疹；汗出过多者，必神昏谵语。发斑者，化斑汤主之。"

这里面所说的"太阴温病"，其实就是阳明病，而化斑汤，其实就是白虎汤加玄参、犀角。

至于阳毒里面的"喉痛"和"唾脓血"症状，讲麻杏石甘汤证和麻黄升麻汤证时讲过，是肺胃热盛、热盛津伤引起的；前面还讲过，"热之所过，血为之凝滞，蓄结痈脓"，"热盛则肉腐，肉腐则成脓"；还讲过，咽喉是人体需要津液最多的地方，如果热盛津伤又加上血郁不行，就有可能出现"喉咽不利，唾脓血"的症状。

综合以上的分析，可以得出结论，阳毒就是因为人体抗邪过度，血液加速妄行，因为动脉血是红色的，动脉毛细血管充血瘀滞不行，表现在体表较薄的地方，如面及身体皮肤较薄的地方就成了赤红色，严重的就成为红斑，所以就可能出现"面赤斑斑如锦文"，其他如胸背、上肢各处也同样可能出现红色甚至红斑；血瘀则津伤，因为咽喉需津血最多，所以，就会咽喉肿痛，严重的会生脓，所以，条文说"咽喉痛、唾脓血"。

对于阴毒来说，"面青"的症状可以参照"面赤"的形成原因来推理得知，"面青"是因为静脉血是青黑色的，静脉血管充血瘀滞不行，表现于体表较薄的地方就是"面目青"；同样，如果病情严重，胸背、上肢各处也可能出现青色瘀斑，这种"**面目青**"和全身可能出现的瘀斑，这跟常见的跌打损伤引起瘀青的原理是一样的，都是微细血管破裂后瘀血引起的。

"**咽喉痛**"的原因则是相同的，都是热盛津伤引起的，只因为是静脉瘀滞，所以喉痛较阳毒为轻，而且没有出现"**唾脓血**"的症状。

"**身痛**"的症状，在讲桂枝汤证时讲过，"**身痛**"是因为肌肉、皮肤和神经得不到血与津的濡养而出现的，对于本病来说，热盛津伤，神经得不到血与津的濡养，"**身痛如被杖**"也是正常的。

从这一点来说，阳毒病也同样可能出现身体各处肢节疼痛。

3. 从方证统一的角度来看，阴阳毒是属于血管充血瘀滞，血瘀津伤的病证。

《伤寒杂病论》是非常讲究方证统一的，有一证则增一药，无一证则减一药，是非常贴切而且有规律的，这也是可以用以药测证来推断条文内容的原因，当然，这个方证统一的"证"不是指简单表面的症状，而是在找出真正病理病因后所表现出来的那个"证"。

治阴阳毒的方子，就是升麻鳖甲汤，方中的升麻，是麻黄升麻汤中的主药之一，是治"喉咽不利，唾脓血"的；而当归，也是麻黄升麻汤的主药之一，它的药理除了活血补血、消肿散结、润肠通便，还有止痛镇痛的作用；而鳖甲的药理是滋阴退热、活血消瘀除结的，并具有增加血浆蛋白的作用；同样的，蜀椒的药理是温中散寒、生津止渴、杀虫止痛；而甘草的药理则是安肠补津止痛除溃疡；这里面没有讲过的，只是雄黄而已，而雄黄最直接的功效则是治痈脓。所以，从方证统一的角度来说，它们是非常统一的。

综合以上三点，阴阳毒的病理就是阳盛发热、血管充血瘀滞、血瘀津伤。

对于条文中"**五日可治，七日不可治**"的说法，个人认为，这句话是强调一下病情的严重性，并不是说一定就是这样，就像前面讲过的"**一逆尚引日，再逆促命期**"一样，都是一种强调的讲法。

对于方后注"**老、少减半，取汗**"的说法，这里面，"**老、少减半**"就是一直在强调的体气问题，老人和小孩体气较弱，鳖甲、升麻属活血祛瘀开破之药，对体气较弱的人是不适宜的，所以，药量要减半，当然，这也只是大规律、大方向而已，真正用药的时候还是要根据具体的人物和具体的病情进行判断的。

对于"取汗"的说法，是针对发斑的原因来说的，上面讲过"发汗而汗不出者，必发斑疹"，血液瘀滞，郁于肌肉，现于肌表，就成了斑疹，用药之后，瘀滞得去，血运得行，水道畅通，自然汗出斑消。

最后，"斑"和"疹"是不一样的，"斑"是有色点而无头粒的，而"疹"是有色点又有头粒的。"斑"是热毒郁于肌肉，法当清解；"疹"是风邪客于肌表皮毛，法当解表，一里一表，临证应当仔细分辨，以免弄错。

（二）升麻鳖甲汤与升麻鳖甲去雄黄蜀椒汤的药理和运用

升麻鳖甲汤与升麻鳖甲去雄黄蜀椒汤的组成：

升麻鳖甲汤方：

升麻30克，当归15克，鳖甲（炙）20克，甘草30克，蜀椒（炒去汗）15克，雄黄8克。

方后注：顿服，老、少减半，取汗。

升麻鳖甲去雄黄蜀椒汤方：

升麻30克，当归15克，鳖甲（炙）20克，甘草30克。

升麻鳖甲汤与升麻鳖甲去雄黄蜀椒汤的药物组成是升麻、当归、川椒、鳖甲、雄黄、甘草。

1. 升麻的药理

升麻，性微寒，味辛、微甘，归肺、脾、胃、大肠经，功能是发表透疹、清热解毒、升举阳气，主治风热头痛、齿痛、口疮、咽喉肿痛。

《本草纲目》说："消斑疹，行瘀血，治阳陷眩运，胸胁虚痛，久泄下痢后重，遗浊，带下，崩中，血淋，下血，阴痿足寒。"

《本草汇言》说："升麻，散表升阳之剂也。疗伤寒、解阳明在表（发热，头额痛，眼眶痛，鼻干，不得眠）之邪，发痘瘄于隐秘之时，化斑毒于延绵之际。但味苦寒平，所以风寒之邪，发热无汗；风热之邪，头风攻痛，并目疾肿赤、乳蛾喉胀，升麻并皆治之。又如内伤元气，脾胃衰败，下陷至阴之分；或醉饱房劳，有损阳气，致陷至阴之中；或久病泻痢，阳气下陷，后重窘迫；或久病崩中，阴络受伤，淋沥不止；或胎妇转胞下坠，小水不通；或男子湿热下注，腰膝沉重；或疮毒内陷，紫黑胀痛；或大肠气虚，或肛坠不收，升麻悉能疗之。此升解之药，故风可散，寒可驱，热可清，疮疹可解，下陷可举，内伏可托，诸毒可拔。又诸药不能上升者，唯升麻可升之。观其与石膏、甘草治齿痛，与人参、黄芪补上焦不足，与桔梗、款冬治肺痈脓血，意可见矣。"

《本草新编》说："能辟疫气，散肌肤之邪热，止头、齿、咽喉诸痛，并治中恶，化斑点疮疹，实建奇功。疗肺痈有效，但必须同气血药共享。可佐使，而亦不可以为君臣。世人虑其散气，不敢多用是也，然而，亦有宜多用之时。本草如《纲目》《经疏》，尚未及言，况他书乎。夫升麻之可多用者，发斑之症也。凡热不太甚，必不发斑，唯其内热之甚，故发出于外，而皮毛坚固，不能遽出，故见斑而不能骤散也。升麻原非退斑之药，欲退斑，必须解其内热。解热之药，要不能外元参、麦冬与芩、连、栀子之类。然元参、麦冬与芩、连、栀子，能下行，而不能外走，必藉升麻，以引诸药出于皮毛，而斑乃尽消。倘升麻少用，不能引之出外，势必热走于内，而尽趋于大、小肠矣。夫火性炎上，引其上升者易于散，任其下行者难于解。此所以必须多用，而火热之毒，随元参、麦冬与芩、连、栀子之类而行，尽消化也。大约元参、麦冬用至一二两者，升麻可多用至五钱，少则四钱、三钱，断不可只用数分与一钱已也。"

《伤寒论崇正编》说："瘟疫一证……此证即《金匮》阴阳毒也，五日可治，七日不可……然自甲午年死人以十余万计，时医皆认作大作热，饱食大寒之品及生草药等，入腹即下利，宜其死也。此与少阳见证相同，必大发热，大渴，胸臆唯大，晕眩，大疲倦；与少阳大相反，其头晕似大虚，而大渴热则与虚证相反，此是毒气上冲也，疲甚则或神气不支，甚则毒入心则谵语，入肾则下利，谵语可加犀角一二三钱，入肾至下利，则无救矣。升麻世传不可用过五数，而不明明五钱抑五两、五斤，至时医不敢重用，以讹传讹之坏也。余每用一两或二三两，但当归、鳖甲、甘草，则二三钱可矣。倘证沉重危险者，可日服两三剂，当食赤小豆粥以获心，勿使毒气入心，服药至热退神清为度。余尝救活多人，亦不外读仲圣书而心得者也，愿与良医商之。"

综合以上的讲解，升麻的功效可以总结为清热解毒、活血化瘀、升阳举陷，有活血运、行水运的功效，而且，用于清热解毒、活血化瘀时要多用；用于升阳举陷时则要少用。

至于《本草新篇》说它只能作佐使药，不能为君臣药，说它能退斑是因为它能够引清热药外出，其实是小看升麻了，也是对升麻药性的错误理解，所谓的"引诸药出于皮毛"，完全是出于想象而已。

在升麻鳖甲汤、麻黄升麻汤中，升麻是不折不扣的主药。它能够消斑、能够治咽喉肿痛是因为它能清热解毒、能活血化瘀，而不是所谓的"引诸药外出于皮毛"，因为很多治咽喉肿痛的方子里面都有升麻，如果按照《本草新篇》的说法，就不知道要怎么解释了。

2. 雄黄的药理

雄黄，味辛，性温，有毒，归肝、大肠经，其主要成分是硫化砷，功效是败毒抗癌、消炎退肿、祛痰镇惊、杀虫疗疮、燥湿截疟，主治痈疽疔疮、走马牙疳、喉风喉痹、疥癣、缠腰火丹、湿毒疮、痔疮、蛇虫咬伤、虫积、惊痫、疟疾、哮喘。

因为雄黄的主要成分是硫化砷，加热氧化后可变为剧毒三氧化二砷，即砒霜，也正是因为这样，雄黄研成粉末时忌铁器并且要注意温度，以免因为加热后变成了砒霜。

在药用时也要注意选择，以红黄色状如鸡冠者质较纯粹，如果是白色结晶或碾碎时外红中白的，均是含有砒霜的迹象，使用时要特别慎重。

雄黄中毒，它的急救方法和砒霜的急救方法一样，可以用防风 10 克，或生甘草 1 份，绿豆 2 份，煎浓汁频服。雄黄有毒，所以现在相对少用，而且更多的是用于外科，如果一定要用，药量要少，以防中毒。

3. 为什么阳毒要加雄黄、蜀椒，而阴毒反而要去掉？原因主要有以下两点：

（1）发斑是有分期的

发斑的前期是化斑汤证，就是"太阴温病，不可发汗，发汗而汗不出者，必发斑疹；汗出过多者，必神昏谵语。发斑者，化斑汤主之"。

这时候，阳明热盛，热迫血行，血运趋表，表现在肌肉表层，就是发斑，所以，要用化斑汤，化斑汤就是白虎汤加味，用白虎汤清里热缓血运，加玄参滋阴清热，加犀角清热凉血解毒。

发斑的后期就是升麻鳖甲汤证，也就是阳毒病，此时动脉瘀血已成，血液已经瘀滞在动脉末端，并且热瘀相搏，蓄结成脓，此时的治疗重点已经不是清热，而是活血祛瘀，所以，要用升麻鳖甲汤，也就是说，更重在开破，而不是清热。

（2）因为阳毒病是发斑的后期，是动脉瘀滞已成，所以，要用活动脉血的药，达到祛瘀的目的，所以加雄黄和蜀椒，这和桃核承气汤中用桂枝道理是一样的。

临床运用时，也可以根据病情的需要，适当地增加桂枝、附子，来达到助动脉血运、增强祛瘀的目的，增加玄参、土茯苓等来达到祛除热毒的目的。同时，因为是瘀滞的后期，热瘀相搏，蓄结成脓，所以，还要加雄黄来达到祛痈肿的目的。

阴毒是属于静脉血瘀滞，临床使用时就不用雄黄和蜀椒，反之，可以适当增加活静脉血运的药，如芍药、牡丹皮等。

（三）医案点评

案一：秦书礼先生医案（《北方医话》）

曾治一男患者王某，就诊前两天突然发热，周身酸痛，继而全身发斑，面赤，咽喉痛，唾脓血，曾用青霉素无效，求余诊治。查其颜面红赤，语音嘶哑，咽肿痛而赤，溲赤便秘，舌红绛苔黄少津，脉浮洪而有力。此正如仲景所谓："阳毒之为病，面赤斑斑如锦纹，咽喉痛，唾脓血……升麻鳖甲汤主之。"投升麻10克，鳖甲25克，当归10克，甘草10克，花椒5克，雄黄2.5克（研），3剂。患者服药后微汗出，咽痛大减，3剂服尽，斑疹渐退，面赤减轻。于原方加玄参10克、桔梗10克以助药力，再投3剂后，患者舌脉正常，余症皆除。按：本病系疫毒入血，瘀结不行所致。方中升麻、甘草清热解毒；鳖甲、当归滋阴散瘀；佐雄黄、蜀椒以助解毒散结之力。可见，应用仲景之经方，只要辨证准确，即可药到病除。

[点评] 本案里面所讲的情况跟条文讲的一模一样。

案二：《广西中医药》（1981年）

顾某，女，43岁。患亚急性红斑狼疮两个多月。症见发热不退，经用激素（强的松）治疗，发热虽然减轻，但面色红斑未退，形如蝴蝶状，面红似锦纹，胸背上肢亦有红斑常现，下肢及面目有轻度浮肿，周身关节酸痛，有时咽部疼痛，小便较少，脉象细数，舌红苔白……病属热邪在血分未尽，肾虚不能化气行水，治当清热解毒，补肾利水。方拟升麻鳖甲汤加减：升麻 15 克，生鳖甲 20 克（先煎），当归 6 克，牡丹皮 10 克，熟地黄 20 克，附子 3 克，牛膝 12 克，车前子 10 克，露蜂房 6 克，蛇蜕 5 克，土茯苓 20 克。上方加减连服 20 余剂，面部旧斑渐消，新斑未见，浮肿消退，尿蛋白转阴，热毒渐退，肾虚渐复，原方去车前子、牡丹皮，加雄黄 1 克（研冲），附子增至 6 克，再服 20 剂，症状基本消失，病情稳定，嘱常服原方以防反复。（说明：本例先用激素治疗，后用中医治疗两个月，激素慢慢减量，最后减至每天服强的松 1 片，4 个月后停用。）

[点评] 本案中的大部分内容上面已经讲过。

案三：黎庇留先生医案（《清代广州鼠疫流行用药经验》）

戊戌五月，核疫盛行，小北张某，其女年十八，患发热大渴谵语，核出胯下，痛甚，诊时已无知觉，手足软甚，母与兄掖之而出，毒重入心，时已傍晚，以大剂升麻鳖甲汤加犀角与之，嘱其四更时照服第二剂。次晨家人来报，谓服第一剂如帮，至服第二剂时能睡，睡后醒来神志已清醒一半。再方加龙骨牡蛎养神，仍续用升麻二两。家属谓药店不肯售药，谓升麻从未用如此大量。余谓已用之收效，何用多疑，药店乃售。余又嘱其家属次早必来告知后才给方，必早晚各一剂，药力乃足。次晨十时未见人来，正怀疑间，病者已乘轿来门诊，神气清爽，继续服药 2 天遂告痊愈。

[点评]《清代广州鼠疫流行用药经验》一文中，还有多个医案，也可做参考。

黎庇留先生说："核疫（即鼠疫）患者，其病结核如瘰，传染广，伤人速，故以疫名。余主持广州太平局十全堂医席期间，核疫流行广州。余用金匮升麻鳖甲汤（重用升麻）加减治疗，救活核疫患者甚多。当时曾撰写《核疫即阴阳毒论》一文在《衷圣医学报》发表，阐明核疫诊治方法，其内容概要如下：（核疫）头眩、发热、大渴、舌焦、胸满等与少阳证同，而核痛独异，神气恍惚尤为大异。更可异者，不数日误药即死。瘟疫乃厉毒之气，仲景将之区分为：中于气分者为阳毒，中于血分者为阴毒。后人谓阳毒是极热症，阴毒是阴寒症，误解矣！假令极热极寒，何以阳毒用蜀椒之热，阴毒用升麻之凉哉？要之阳毒面赤，斑斑如锦纹者，毒气上干于阳位也；吐脓血者，毒气上迫胸腔也。阴毒之面青者，邪入阴分，则血凝泣不能上荣于面也。身痛如被杖者，血凝结不能环于身也。二毒皆由口鼻而入，下咽喉，咽喉为厉毒所侵，故阻碍作痛。核疫伤人最惨，而见症与阴阳毒不同。唐容川曰：'或谓阴阳毒即今之瘟疫，然细观方证，又与核疫有异。'余谓有异者，但所感厉毒之气则一。夫毒有浅深，故死有迟速，此与阴阳毒异流而同源也。核疫之头眩、振振欲擗地者，毒气上攻阳位，即面赤面青之变文也；胸满或苦痛者，毒气上攻胸腔，即吐脓血之变文也；出核而痛者，血凝经络，即身痛如杖之互文也；舌焦大渴，毒由口入熏喉舌，即咽喉痛之变文也。其尤者，此症毒极而非热极。俗医见其面赤吐血，作为血证，而生地、黑栀、竹茹，摇笔即来矣；见喉痛视为喉证，面表谓其血虚而补血，身痛认为血虚、血瘀，皆足以致之，死之日，尚不知阴阳毒为何物，是不读仲景书之过也。"

易巨荪先生说："余勤于《灵》《素》之论，究《千金》之理，至《金匮》阴阳毒一症，见症虽未尽同，而病源无异，方中以升麻为主，鳖甲、当归、甘草、川椒、雄黄次之（阳毒去雄黄、川椒）。复读《千金要方》，有岭南恶核，朝发暮死，病症与近患疫证无异。其方有五香散，亦以仲景升麻、鳖甲为主，而以香药佐之，不禁恍然大悟曰：人感毒气，或从口鼻入，或从皮毛入，其未入脏腑之先，必在皮肤腠理经络胸膈之间。病从外而入，亦当使之由外而出。故升麻一味为此病要药，仲景用至六两（即旧库平一两八钱，一日三次分服），若先用苦寒攻下之药，何异闭门驱盗，以至入腑入脏，但仍可用升麻鳖甲汤随症加入各药以收效。"

鼠疫的病理跟阴阳毒的病理其实并无二致，所以，升麻鳖甲汤可以用于鼠疫的治疗。

二、风引汤证

（一）风引汤证的病理和症状

风引汤证的病理是血运亢进导致脑充血，进而压迫神经中枢，它是属于热盛于上的。

【条文】

风引汤，除热瘫痫。

【解读】

对于这条条文，因为字少，关于疾病症状描述的也少，文义也不是特别通畅，所以，历代以来争议也比较大。

结合药方的组成以及历代医家们的治验，个人认为，条文应该是《幼幼新书》所说的：

风引汤，除热（去）瘫、痫。

我们可以从条文的内容、古籍的记载、现代医家的讲解和方药的组成4个方面来进行分析。

1.条文的内容

这里面，"热"是病因，"瘫"和"痫"是病名。

这里的"热"是病因，是指阳明内热，前面讲过，阳明热盛会导致血运亢进，而血运亢进会导致血液上冲至脑，这样就会导致脑充血以及脑压升高，而脑充血以及脑压升高就可能出现脑血管意外，从而导致脑溢血，而瘀血压迫脑神经中枢，就会出现全身瘫软或偏瘫，就是"瘫"病。

这种病现代一般称之为脑中风、脑血管病，明白了这一点，那么患者出现半身不遂、瘫痪不仁、口眼㖞邪、喉舌牵强、失去知觉等因为脑充血压迫神经所导致的症状，也就容易理解了。

而如果患者平时是脾虚有痰，湿停液聚，现又热盛煎熬，变成热痰，就会出现常说的"湿热生痰"，同样的，如果患者脑内津液内停，热熬成痰，同样会压迫脑神经，这就是"痫"病。所以，"痫"就是癫痫、惊痫、风痫。

西医学认为，癫痫是一种神经系统疾病，而中医则认为是心肝热盛，化火生风，也就是内热生风、风痰上犯的意思，《素问·至真要大论》中的"诸暴强直，皆属于风"说的也是这个意思。

中医书中所说的肝和心的部分功能，就是现代所说的神经系统，所谓的急惊风、肝风、癫痫、风痫等都是神经系统的疾病。

"风引"就是风痫瘛引的意思。"瘛引"本义是牵引，在这里，就是搐搐、痉挛的意思。

所以，"风引汤"的意思，就是说专门治风痫导致肢体痉挛疾病的方子。

2. 古代文献的记载

《外台秘要》说："疗大人风引，少小惊痫瘛疭，日数十发，医所不能疗，除热镇心，紫石汤。"

这里面的紫石汤就是风引汤。

又说："永嘉二年，大人小儿频行风痫之病，得热，例不能言，或发热，半身掣缩，或五六日，或七八日死。张思唯合此散，所疗皆愈。"

从上面的记载可以看出，"风引汤"就是治风痫掣引的，它的功效就是"除热（去）瘫、痫"。

3. 近现代医家的讲解

《中风斠诠》说："此方以石药六者为主，而合之龙牡，明明专治内热生风，风火上升之病，清热镇重，收摄浮阳，其意极显。"

由此可见，风引汤就是一张清热息风镇潜的方剂。当然，这个"风"是"内风"，而不是"外风"，这和《素问·至真要大论》中的"诸暴强直，皆属于风"所说的是一样的。

《方剂心得十讲》说："此方古人主治大人风引（风痫掣引）瘫痪，小儿惊痫、瘛疭，日数十发者。自20世纪60年代起我曾用此方治疗血压高、体盛便秘、头昏欲作中风者，可以起到预防中风的作用，也用于治疗脑血管病（中风）后遗半身不遂，并能预防'复中'（第2次或第3次中风），均起到了理想的效果。"

4. 药物组成

风引汤是由桂枝甘草龙骨牡蛎汤加六种石药、大黄、干姜而成，这六种石药就是寒水石、滑石、赤石脂、白石脂、紫石英、石膏。

对于这个方子的组成和方子的主药是什么，各个医家之间看法各不相同，个人认为，当以近代名医胡天雄先生的说法最为准确。

胡天雄先生说："本方的主药是石膏、大黄。石膏辛凉重坠，不仅能清脑热，还有很好的镇静作用；大黄苦寒下走，刺激肠壁，促进肠蠕动，能起到诱导作用而降低脑压。二药合用，以改变气机升多降少者，使之降多升少；气血并走于上者，使其并走于下，达到以平为期的目的。既然脑压高者多热证、实证，为什么方内要配干姜、桂枝等辛温药？石膏辛凉重坠，大黄苦寒下走，使用此二药之目的，在于清脑热、降颅压，但苦寒之药，最易伤阳，而心脾之阳尤首当其冲，故在以膏、黄为主药的同时，配干姜以护脾阳，配桂枝以护心阳，病虽阳明实热证，不能因为清脑降压而累及无辜。为什么要配寒水石、滑石等利水药？脑压增高者，其原因虽由气逆，其结果多为水结，滑石、寒水石与膏、黄同用，可使结滞于上的水毒，迅速下行，这和西医高渗脱水的方法有殊途同归之理，而疗效则过之。龙骨、牡蛎、石脂、石英等药在本方内的作用又如何呢？紫石英、牡蛎为镇静安神药，可助石膏之不及；赤石脂、龙骨为收敛固涩药，以防大黄之过泻。如此配伍可见本方组织严密，目的明确。原注治大人风引，小儿惊痫瘛疭，古人以抽掣、惊颤等症状属之肝，故本方之作用，亦属后世平肝息风范畴。"

明白以上四点，风引汤证的病理就没有疑义了。

（二）风引汤的药理和运用

1. 风引汤的组成

大黄 60 克，石膏 90 克，寒水石 90 克，滑石 90 克，赤石脂 90 克，白石脂 90 克，紫石英 90 克，龙骨 60 克，牡蛎 30 克，桂枝 45 克，干姜 60 克，甘草 30 克。

方后注：杵，粗筛，以韦囊盛之，取三指撮（6～9 克），水 600 毫升，煮三沸，温服 200 毫升。

2. 风引汤的运用

因为本方的功效是除热祛风、豁痰开窍，是属于镇降清热之类的方剂，所以本方经常用于各种脑血管意外（脑中风），包括脑栓塞、脑血栓、脑血管痉挛，以及这些原因引起的偏瘫、脑炎、失眠等，脊髓炎所致的瘫痪，结核性脑膜炎、癫痫、脑压升高，甚至是高血压、癔病性抽搐（瘛疭）木舌等，只要是病理相同，都可以运用。

近代名医金慎之先生选取本方的大黄、石膏、桂枝、寒水石、紫石英、龙骨、牡蛎七味药作为基础方剂，并掺入虫药，用于治疗上述各种疾病，取得了很好的效果。加入虫药主要是想达到"搜风镇痉通络"的功效，他的方子和加减是这样的：

方子：大黄5～9克，石膏15～30克，桂枝3～6克，寒水石9～18克，紫石英12～18克，龙骨6～12克，牡蛎18～30克。

加减如下：

（1）半身不遂，四肢痉挛或强直者：加蜈蚣1.5～3克，全蝎3～9克，僵蚕6～12克，地龙3～9克，严重的加水蛭10～20条，虻虫5～15个，地鳖虫3～6克。

（2）痰多者，加天竺黄5～9克，姜半夏9～12克，胆南星5～9克，竹沥15～30克。

（3）大便秘结者，加元明粉6～12克。

（4）小便黄短者，加滑石9～18克，灯心草2.5～5克。

（5）头痛头晕者，加赤芍6～12克，木贼草6～12克，茺蔚子9～12克，菊花6～9克。

（6）舌红绛，口干者，加鲜生地黄15～30克，天花粉9～12克，鲜石斛9～30克。

（7）面色苍白，唇舌俱淡者，加当归6～9克，熟地黄12～18克，黄芪9～12克。

（8）神志不清者，酌用安宫牛黄丸、紫雪丹、苏合香丸、至宝丹、神犀丹等。

金老选用药物的思路，跟上面第四点讲的是一样的，但是更加精练，并且他根据患者的实际情况，增加相对应的药物，所以临床运用起来，更加有针对性。

（三）医案点评

案一：《中医临床家胡天雄》

一妇女年约五十岁，头痛如劈，发热，恶心，呕吐，便秘，血压高，脉象弦数搏指。在外院测知脑压甚高，已确诊为蛛网膜下脑出血。因西药治疗未见明显效果，担架护送来门诊，我用风引汤去白石脂加蛇含石，仅五帖症状缓解，颅内压复常，步行来复诊。

[点评] 胡老在案后的讲解，除了上面引用的第四点，还说："（风引汤）原注治大人风引，小儿惊痫、瘛疭，古人以抽掣、惊颤等症状属之于肝，故本方之作用，亦属后世平肝息风系列。上案加蛇含石即是此意。使用本方来降低颅内压，是经证候为依据的，即患者必须表现为明显的热证、实证（如上案），脱离具体的证候来谈使用处方，是不符合辨证施治原则的。"

案二：王立华先生医话（《黄河医话》）

邻居葛姓 6 岁男孩，于春夏之交在院中玩耍，突然跌倒，随之高热抽搐，余往诊视，患儿躁动，体温 40℃，给青霉素、链霉素混合肌注，3 日后体温复常，但瞳孔散大，双目失明，全身软瘫。余感此病难疗，求教于王老先生。其曰：此热瘫也，给药 2 剂，嘱其取山西广灵千佛山庙下井水煎服。余视其药，多为石质，细检之乃《金匮要略》风引汤也。患儿服后，逐渐好转，续服数十剂，节节进步，不但视力渐复，肢体也渐有力。先能坐起，渐可扶壁行走。1年后完全康复。现已 30 余岁。

[点评] 本案中，王老先生把病定性为"热瘫"，这是非常形象而又准确的。患者高热、抽搐、躁动、全身软瘫，都符合风引汤的特点，至于瞳孔放大、双目失明，则是阳明热盛、热盛伤津的表现，这一点和大承气汤证的阳明燥气上冲及脑，影响脑神经，从而出现"目中不了了、睛不和"的症状和病因是一样的。

案三：《温州老中医临床经验选编》

张某，男，45 岁。头痛头晕，左半身活动不便四小时，于 1965 年 3 月 5 日入院。患者经常头痛头晕 4 年余，近来加剧，今晨烧饭突然头晕昏黑，全身不支，继而卧床不起，左上下肢运动不便，神志欠清，对答迟钝，来院急诊。检查：神志朦胧，口角右歪，舌尖右偏，心肺（－），血压 220/130 毫米汞柱。左肢能上举，但比正常差，下肢运动欠佳，右侧奥本哈姆征（＋），两侧克氏征，巴宾斯基征（－），两侧膝反射亢进。诊断：高血压，脑溢血。住院 3 日因病情恶化，左侧偏瘫。于 3 月 8 日会诊。症见：形体肥胖，神错烦躁，左半身不遂，大便秘结，目赤面红，苔灰黄而浊，口臭，脉象弦数有力。处方：生大黄 9 克，元明粉 9 克，生石膏 30 克，紫石英 12 克，生牡蛎 30 克，龙骨 12

克，赤芍 9 克，菊花 9 克，枯花 12 克，木贼草 9 克，桂枝 5 克，僵蚕 9 克，地龙 2 条，全蝎 2.4 克。药进 6 剂，左侧偏瘫显著改善，上下肢能做缓慢屈伸活动，血压（140～150）/110 毫米汞柱，又服 5 剂，旁人扶之能同行出院，出院后继续门诊随访，除血压仍偏高外，余均正常，现已恢复工作。

[点评] 本案中的方子，就是金慎之老中医的加减法，方中的枯花应该就是夏枯草，因为夏枯草有一个别名叫夏枯花，而用在这里症状也对得上。

三、猪苓汤证

（一）猪苓汤证的病理和症状

猪苓汤证的病理是下焦热盛津伤、水停不行，是少阳阳明病。

【条文】

1.三阳合病，脉浮而紧，咽燥口苦，腹满而喘，发热汗出，不恶寒反恶热，身重。若发汗则躁，心愦愦，反谵语。若加温针，必怵惕，烦躁不得眠。若脉浮发热，渴欲饮水，小便不利者，猪苓汤主之。

2.少阴病，下利五六日，咳而呕渴，心烦不得眠者，猪苓汤主之。

3.阳明病，汗多而渴者，不可与猪苓汤，以汗多胃中燥，猪苓汤复利其小便也。

【解读】

第 1 条明确提到了猪苓汤证是"三阳合病"。

"三阳合病"就是患者同时出现了太阳病、阳明病和少阳病的症状，像本条提到的"脉浮发热，渴欲饮水，小便不利者，猪苓汤主之"。

这里面，"脉浮发热"是太阳病的症状；"渴欲饮水"是阳明病的症状；"小便不利"则是少阳病的症状，所以称之为"三阳合病"。

条文说它是"三阳合病"，更多的是从它的症状归纳总结的，而说它是少阳阳明病，是从它的病理基础来讲的，两者并不矛盾。

在猪苓汤证的初期，患者是极有可能出现"脉浮"和"恶寒发热"的太阳表病症状的，但是，只要清利湿热，"恶寒发热"的症状就会很快消失。

这是因为患者的太阳表病症状，更多的是因为三焦湿阻引起的。三焦湿阻，津液不行，肌表得不到血与津的濡养，所以就会出现"**恶寒发热**"的症状，这就是医书上常说的"湿为阴邪，易伤人阳气"的表现，所以，湿温、寒温感人，患者也常常会出现头痛恶寒、身重疼痛的症状。

而它的治法，就是"通阳不在温，在于利小便"，小便一利，津液运行流畅，那些外感的表证也就消失了。

《经方发挥》里面猪苓汤的医案注解说："本例患者，刚开始发病时，即有明显的恶寒发热，以猪苓汤清利湿热，方中加黄柏、知母以清泄肾火，仅服一剂，寒热顿然消失。不仅此例如此，观察不少病例，每每皆是如此。凡此病刚开始出现表证，莫不由于湿热作祟，但也不必再用任何解表药治疗，迅速清利湿热，诸证即可迎刃而解。"

赵明锐先生的这段话，就是对上面的问题和"通阳不在温，在于利小便"治法的最好解释。

猪苓汤证是少阳阳明病，既然是属于阳明病，热盛津伤，引水自救，所以，"**渴欲饮水**"也是非常自然的一种病理行为，而这种病理行为，也是判断病属体内有热，病情属于阳明病的一个判断标准。

至于条文中的"**小便不利**"，则是猪苓汤证的最重要症状之一。

人的小便是由膀胱排出体外的，在正常情况下，小便不会难出，也不会过频，这就是"**小便自利**"。

而"**小便不利**"则是"**小便自利**"的反义词，讲桃核承气汤证和抵当汤证的时候，讲过一个条文，就是"**少腹硬，小便不利者，为无血，小便自利者，其人如狂，血证谛也**"。

前面讲过，小便的通利与小便不利，是少腹瘀血还是膀胱热闭的判断标准，就是说，患者出现"**少腹急结**"或是"**少腹满**"的情况下，如果是小便通利，就有可能是少腹瘀血；如果是小便不利，就有可能是膀胱热闭。

为什么"**膀胱热闭**"会引发"**小便不利**"呢？

前面讲过，人体的三焦是人体津液的运行通道，而津液中废物的排出，一个是通过汗液，一个是通过尿液，而人体的膀胱是一个储存尿液的容器，如果患者下焦热盛，就可能导致尿道口处的膀胱括约肌因热盛充血而失常，这样就会出现小便不利，严重的就会表现为癃闭或小便失禁，这就是真正意义上的

"热结膀胱"。

"热结膀胱"导致尿道口括约肌失常，中医称之为膀胱气化失常，这里面有两种情况：

第一种情况，如果尿道口的膀胱括约肌因充血而表现为尿道口变窄，这样一来，小便就难以正常排出，膀胱中的尿液就会增多，尿液压迫膀胱，神经反射就会表现为时有尿意，这样就会出现尿频尿急的症状；同时，因为尿液难以通过尿道口，就会出现小便热痛，这就是尿痛的症状；尿液过多积在膀胱之中，就会表现出小腹胀满的症状，这一点和桃核承气汤证中的"**热结少腹**"是相似的，不过，一个是小便不利，一个是小便自利。

因为热盛伤津，人体内津液不足，所以饮水自救，这就是前面提到的"**渴欲饮水**"症状；水喝得多，尿量也多，膀胱就更加窘迫，同时，尿液积在体内也因此时间变长，尿液中的钙质沉降，就可能出现尿结石，结石压迫神经，就会出现放射性疼痛，反射及肾部位，就会出现"**腰酸腰痛**"；而部分尿结石的排出，摩擦肾小管和尿道，也可能引发出血，从而出现"**尿血**"的症状。

这种情况，就是条文所说的"**淋之为病，小便如粟状，小腹弦急，痛引脐中**"。

因此，日本医家东洞翁把猪苓汤定义为："治小便不利淋沥，渴欲饮水者，小便淋沥便脓血者。"同样的，很多医家也因此把猪苓汤定义为治淋病的专方。

第二种情况，如果尿道口的膀胱括约肌因充血过度，加上湿热相因，膀胱括约肌失去控制能力，变成弛缓的状态，就会出现小便不禁的情况。

这种膀胱括约肌处于弛缓状态的情形，跟白虎汤证"热则筋弛"的阳明痿证道理是一样的。

这种小便不能自止、经常遗溺而且淋沥不断的病证，也称之为"**遗溺**"，一般是因为气虚或是寒证，导致膀胱括约肌松弛所致，但也不能排除"热则筋弛"的情况，这也是治病之时要"首辨阴阳"的道理。

对于第 2 条条文很多人会想到黄连阿胶汤证，黄连阿胶汤证的条文是：

少阴病，得之二三日以上，心中烦，不得卧，黄连阿胶汤主之。

前面讲过，黄连阿胶汤证的症状有"小便短赤""热利""心中烦，不得卧",条文的开头是"少阴病"。

第2条的开头也是"少阴病",而它的症状描述则是"下利五六日""咳而呕渴"和"心烦不得眠"。

猪苓汤证是少阳阳明病,所以,它的下利症状也是"热利",再加上"小便不利"。所以,黄连阿胶汤证和猪苓汤证就非常相近了。但事实上是不一样的。主要表现在以下3个方面:

1. 病理和病位是不一样的

黄连阿胶汤证的病理是肠热津伤,热灼神经,它的病位在肠;而猪苓汤证的病理是下焦热盛,膀胱气化失常,它的病位在膀胱。

但是,这两者都是热盛津伤,津伤就会导致神经不得濡养,所以两者就有了共同的症状,就是"心烦不得眠"。

2. 小便症状不一样

黄连阿胶汤证中小便的症状是"小便短赤";而猪苓汤证中小便的症状则是"小便不利",这两者是完全不一样的。

黄连阿胶汤证的"小便短赤",虽然小便量小而黄,但还是属于"小便自利"的,它的小便短小是因为津伤引起的,所以完全没有那种淋漓不尽的"小便不利"的感觉,这是很容易区分的。

3. 大便症状不一样

黄连阿胶汤证的下利症状是"热利";而猪苓汤证的下利症状只是称之为"下利"。

黄连阿胶汤证的下利是因为肠热引起的,所以它的下利表现是大便黏稠而且极臭,这跟猪苓汤证的下利是完全不一样的,猪苓汤证的下利是因为津伤水停,水液无法从膀胱正常排出,没办法只能转由大便排出,这跟常说的"利小便以实大便"的道理是一样的,所以这种下利完全没有肠热下利的那种黏稠和臭味,这也是比较容易分辨的。

至于第2条条文中提到的"咳而呕"症状,那是或然症状,就是说,不一定会出现,它的病因是津液内停,水饮上冲,所以就可能出现咳和呕的症状,这个在后面少阳篇的讲解中会经常讲到的。

第3条条文比较简单,也容易理解,它是提示我们要注意热盛津亏与猪苓汤证热盛津停的区别。

猪苓汤证是属于水热互结、津停不行的，所以，要清热利尿，因为热盛津伤，所以，还要滋阴，同时，要做到清热不伤阳、利水不伤阴的要求。

而热盛津亏则是体内津液短少，其治法为清热滋阴、补充津液，这二者是不同的。

条文之所以要这样强调，是要大家注意津液亏损和津液停滞的区别，不能把因为津液短少而引发的小便短少误认为猪苓汤证的"小便不利"，所以条文说"阳明病，汗多而渴者，不可与猪苓汤"。

这里的"汗多而渴"而引发的小便短少，是人体的正常反应，因为当人体三焦功能活跃，水液从汗而出，那么，小便自然也就减少，这和夏天流汗多就小便少是一个道理的。

《伤寒质难》说："汗多而能饮，水液不竭，饮量与汗量相等者，小溲虽少，不为病也。小溲酿于肾脏，而注于膀胱，溲闭而少腹满者，溺蓄于膀胱。膀胱满而不能下者，法当渗利，五苓散等主之。汗多而能饮，溲少而少腹不满者，水津外溢，膀胱无尿，此为正常，未可利也。"

（二）猪苓汤的药理和运用

猪苓汤的组成：

滑石、阿胶、猪苓、泽泻、茯苓各5克。

方后注：前四味煎汤，烊服阿胶。

猪苓汤有五味药，就是滑石、阿胶、猪苓、泽泻和茯苓。

猪苓汤虽然是以猪苓为名，但是它的病理是湿热相因、水热互结，所以，它的真正主药是滑石。

滑石的药理

滑石，味甘、淡，性寒，归膀胱、肺、胃经，功效是利尿通淋、清热解暑、祛湿敛疮，主治热淋、石淋、尿热涩痛、暑湿烦渴、湿热水泻。

《本草纲目》说："滑石利窍，不独小便也，上能利毛腠之窍，下能利精溺之窍。盖甘淡之味，先入于胃，渗走经络，游溢津气，上输于肺，下通膀胱，肺主皮毛，为水之上源，膀胱司津液，气化则能出，故滑石上能发表，下利水道，为荡热燥湿之剂，发表是荡上中之热，利水道是荡中下之热，发表是燥上中之湿，利水道是燥中下之湿。热散则三焦宁而表里和，湿去则阑门通而阴阳利。刘河间之用益元散，通治表里上下诸病，盖是此意，但未发出尔。"

《本草经疏》说："滑石，滑以利诸窍，通壅滞，下垢腻。甘以和胃气，寒以散积热，甘寒滑利，以合其用，是为祛暑热，利水除湿，消积滞，利下窍之要药。《本经》用以主身热泄澼、女子乳难，荡胃中积聚寒热者，解足阳明胃家之热也，利小便癃闭者，通膀胱利明窍也。《别录》通九窍津液，去结，止渴，令人利中者，湿热解则胃气和而津液自生，下窍则诸壅自泄也。丹溪用以燥湿，分水道，实大肠，化食毒，积滞，逐瘀血，解燥渴，补脾胃，降心火，偏主石淋，皆此耳。"

《医学衷中参西录》说："因热小便不利者，滑石最为要药。若寒温外感诸证，上焦燥热，下焦滑泻无度，最为危险之候，可用滑石与生山药各两许，煎汤服之，则上能清热，下能止泻，莫不随手奏效。又：外感大热已退而阴亏脉数不能自复者，可于大滋真阴药中少加滑石，则外感余热不至为滋补之药逗留，仍可从小便泻出，则其病必易愈。若与甘草为末服之，善治受暑及热痢；若与赭石为末服之，善治因热吐血衄血；若其人蕴有湿热，周身漫肿，心腹膨胀，小便不利者，可用滑石与土狗研为散服之，小便通利，肿胀自消；至内伤阴虚作热，宜用六味地黄汤以滋阴者，亦可加滑石以代草、泽，则退热较速。盖滑石虽为石类，而其质甚软，无论汤剂丸散，皆与脾胃相宜，故可加于六味汤中以代苓、泽。其渗湿之力，原可加苓、泽行熟地之滞泥，而其性凉于苓、泽，故又善佐滋阴之品以退热也。"

刘天湖先生在《临床实验录》说："消暑之药，全赖滑石，无论暑之轻重，热之多寡，凡见有面赤壮热烦躁等症，除寒邪闭郁发烦外，稍有暑热，用滑石者，无不引之从下而出，即伤寒证热度太高，于发散药中加以滑石，亦能减其发热之势，远胜西医之头帽冰床也。顾滑石为退热之妙品。滑石色白味淡，质滑而软，性凉而散，本经谓其主身热者，以其微有解肌之力，更有利热之功也。河间天水散，为治暑热之圣药，若变通其方，与生石膏、生麻黄并用，可以治一切高热之病矣。"

综合以上讲解，滑石的功效可以总结为利湿清热，而且是通过利小便的方式来达到祛内热的目的，从这一点来说，它是解决猪苓汤证水热互结病理的真正主药，而猪苓只能利湿，不能清热，所以，它并不是猪苓汤的主药。

因为猪苓汤证的病理是水热互结、三焦水停而蓄于膀胱，热盛津伤而伤阴，所以，要用滑石治水热互结而通三焦，用猪苓、泽泻、茯苓利尿而治三焦水停，用阿胶活血止血而滋阴、用茯苓利湿而滋阴，下窍得通，水液得出，自然热与湿皆祛而诸证皆愈。

《经方发挥》中说猪苓汤主要治以下三种病证：①阴分素亏，而患水热互结，有诸阴虚之症，而小便不利者；②湿热泄泻而口渴者；③阴液不足，复因热邪侵血分而致尿血或血淋者。

猪苓汤能治尿血、血淋，除了前面讲的原因之外，还有就是方中的滑石有滑动作用，能使血管壁不易破裂出血，阿胶对血管有修复作用，所以，用本方加藕节、茅根、玄参、生地黄、仙鹤草之类的药物来治尿血、血淋，确是对症方药，同样的，如果患者热盛烦躁，也可以加黄芩、栀子、连翘之类的药物，增强除热祛烦的功效，也因此，本方可以移治尿路感染。

（三）医案点评

案一：《岳美中医案集》

高某某，女性，干部。患慢性肾盂肾炎，因体质较弱，抗病功能减退，长期反复发作，久治不愈。发作时有高热，头痛，腰酸，腰痛，食欲不振，尿意窘迫、排尿少、有不快与疼痛感。尿检查：混有脓球，上皮细胞，红、白细胞等；尿培养：有大肠杆菌。中医诊断属淋病范畴。此为湿热侵及下焦。法宜清利下焦湿热。选张仲景《伤寒论》猪苓汤。因本方主治下焦蓄热之专剂。即书原方予服。处方：猪苓12克，茯苓12克，滑石12克，泽泻18克，阿胶9克（烊化兑服）。水煎服6剂后，诸症即消失。

[点评] 本案中，患者尿频、尿急、尿痛，这就是典型的"热结膀胱"的表现；时发高热、反复不愈，这是湿热的表现；而腰酸、腰痛则是神经反射引起的，这些症状综合起来，自然就是猪苓汤证了。

案二：《经方发挥》

王某，男，45岁，汽车司机。因夏日长途行车，饱受暑热、饮渴之苦，数日以后，出现小便不能控制而自遗，尿量不多，点滴淋沥，并伴有口干舌燥、身微热等症。是为夏日伤暑，暑热之邪留在膀胱，致膀胱气化失常，不能约束小便而成，给予猪苓汤，5剂而愈。

[点评] 本案就是上面讲过的"热则筋弛"导致膀胱括约肌失去控制，出现小便不禁的情况。

案三:《湖南省老中医医案选》

阚某某，23岁，业医。新产未久，小便癃闭，小腹胀痛拘急，心烦渴饮，但以尿闭故，不敢稍饮。病急投诊，先是西医利尿剂，无显著效果，唯导尿方可缓解一二。越三日，又因导尿所致尿道口肿大，痛苦难当，乃邀余会诊。视其舌质红而无苔，脉来洪数无伦。据悉，初由失利而胀急，继转胀急而拘痛。病系产后血虚，阴阳失调，膀胱气化不利，水热搏结使然。取育阴利水法，宗仲景"猪苓汤"意，加乌药、小茴香以行气，俾使阴阳互根，小便自然通利无阻。顿服一剂溲利；再剂，尿溲如注，胀痛除，三剂病乃瘥。

[点评] 选择本案来讲解，是为了和下面当归贝母苦参丸的方证作个对比，就是说，如果单纯是下焦湿热、水热互结的，猪苓汤就可以了；如果是下焦湿热、上焦肺气不宣的，就要用下面要讲的当归贝母苦参丸。

四、当归贝母苦参丸证

（一）当归贝母苦参丸证的病理和症状

当归贝母苦参丸证的病理是下焦湿热、上焦肺不宣肃，是属于血运与水运均郁滞不行的情况。

【条文】

1. 妇人伤胎，怀身腹满，不得小便，从腰以下重，如有水气状，怀身七月，太阴当养不养，此心气实，当刺劳宫及关元。小便微利则愈。

2. 妊娠，小便难，饮食如故，当归贝母苦参丸主之。

【解读】

这两条条文的前提条件是"妇人伤胎""妊娠"，这里的"妇人伤胎""妊娠"代表的也是一种病理状态，跟竹叶汤证条文提到的"新产妇人"、三物黄芩汤证条文的"妇人在草蓐"等一样，代表的是一种病理的状态。

方后注说"男子加滑石"，男子当然不可能伤胎和妊娠，这又反过来证明所谓的"妇人伤胎""妊娠"代表的就是一种病理的状态。

妇女怀孕以后，气血必须汇聚以养胎儿，这样，就可能出现身体别的地方供血不足导致血郁不行的情况，简单点说就是血虚和血郁，血不利则为水，血虚、血郁不行就有可能导致水停不行，如果病内有积热，出现下焦湿热、上焦肺不宣肃的血郁水停病证，这时就有可能出现下面小便不利、上面肺热咳嗽痰多的症状，这就是当归贝母苦参丸的方证。

条文中提到了"不得小便"和"小便难"，这里面，"不得小便"是指癃闭，"小便难"是指小便不利，小便失常的原因，除了血虚水郁，就是下焦湿热和肺不宣肃。

1. 下焦湿热

这里面，当归贝母苦参丸中的苦参和滑石就是专门治下焦湿热的，这也是以药测证的结果。

2. 肺不宣肃

前面讲过，肺主肃降、主水道，当肺功能受到影响的时候，肺部血郁不行，是会导致小便不利的，当归贝母苦参丸中有当归和贝母，当归能止夜咳，其原理就是当归能活血补血，而贝母的药理是开郁散结止咳嗽的，就是说，它也有活血除郁的功效，所以，当归和贝母合用，能通过活肺部血运的形式来达到利尿的目的，同时，以药测证，患者上焦肺不宣肃，肺部血郁不行，那么痰热咳嗽自然也在情理之中。

而条文中说"饮食如故"的，就是饮食正常，就是说患者没有中焦的症状，就是说，患者只有上焦和下焦的病变，中焦没病，但是患者的体气却是血虚血郁、内有积热。

所以，当归贝母苦参丸证的症状特点是下焦湿热小便不利，上焦血郁痰多咳嗽。

（二）当归贝母苦参丸的药理和运用

当归贝母苦参丸的组成：

当归 60 克，贝母 60 克，苦参 60 克。

方后注：末之，炼蜜丸如小豆大，饮服 3 丸，加至 10 丸。男子加滑石 8 克。

当归贝母苦参丸是由两组药组成的，一组是治上焦血郁的当归和贝母；一组是治下焦湿热的苦参和滑石。

贝母的药理：

贝母，味苦甘，性寒，归肺、心经，功效是润肺止咳、化痰散结、清热解郁，主治肺热咳嗽、干咳少痰、阴虚劳嗽、咳痰带血、瘰疬疮肿、乳痈、肺痈等。

《本草新编》说："贝母，味苦，气平、微寒，无毒。入肺、胃、脾、心四经。消热痰最利，止久嗽宜用，心中逆气多愁郁者可解，并治伤寒结胸之症，疗人面疮能效。难产与胞衣不下，调服于人参汤中最神。黄疸赤眼，消渴除烦，喉痹，疝瘕，皆可佐使，但少用足以成功，多用或以取败。宜于阴虚火盛，不宜于阳旺湿痰。世人不知贝母与半夏，性各不同，惧半夏之毒，每改用贝母。不知贝母消热痰，而不能消寒痰，半夏消寒痰，而不能消热痰也。故贝母逢寒痰，则愈增其寒；半夏逢热痰，则大添其热。二品泾渭各殊，乌可代用。前人辨贝母入肺，而不入胃，半夏入脾胃，而不入肺经，尚不知贝母之深也。盖贝母入肺、胃、脾、心四经，岂有不入脾、胃之理哉。正寒热之不相宜，故不可代用也。"

贝母有两种，一种是浙贝母，一种是川贝母，其中，浙贝母味苦而性寒，泻火功效较好，主要用于痰热郁肺的咳嗽及痈毒肿痛、瘰疬未溃等病；而川贝母味苦，性微寒，偏于润肺，主要用于治疗痰热互结所致的胸闷心烦以及瘰疬痰核等病。

两者都可以用于主要表现为咳嗽、咳痰不利、痰黄黏稠、口干口渴、舌苔红的风热咳嗽，但是，如果患者热盛而且体质较好的，就应该选择浙贝母；如果患者内热不严重而且年老体弱的，最好选择川贝母。

综合以上讲解，贝母的功效可以总结为开郁化痰止咳，因为它有开肺郁的功效，所以，也有间接通小便的功效。《金匮玉函经二注》说："贝母非治热，解郁则热散；非淡渗利水也，结通则水行。"

当归贝母苦参丸用当归活血补血，改善肺部的血液循环，用贝母清肺热祛痰滞，活肺部的水运，二者合用，达到通肺气、行肃降，止咳祛痰利小便的功效；用苦参、滑石清下焦湿热、通利水道。四者合用，血运与水运得通，自然小便通利、咳止痰消。

因为本方有清热利湿通淋、行气活血散郁的功效，所以，近代名医于已百先生运用本方和导赤散进行加减，用于治前列腺病及输尿管结石病，取得了很好的效果。

（三）医案点评

案一：《刘渡舟临床验案精选》

包某某，女，42 岁，住北京朝阳区。1994 年 6 月 22 日就诊。尿急，尿频，小便时尿道灼热涩痛。尿检：白细胞每高倍视野 10 ～ 16 个，红细胞每高倍视野 3 ～ 4 个。某医院诊为"急性尿路感染"，服氟哌酸等西药，效果不佳。伴腰酸，小腹胀，足踝部略有浮肿，心烦少寐，口干不欲饮，微咳，大便偏干，二日一行，小便黄，舌红、苔薄腻，脉滑细。辨为血虚夹有湿热下注，治当养血清热利湿。方用《金匮要略》之当归贝母苦参丸。当归 20 克，浙贝母 15 克，苦参 12 克。7 剂。服 4 剂后，症状明显减轻，小便灼痛消失，排尿通畅。然足踝处之浮肿，腿重，乏力未瘥。转方当归贝母苦参汤与防己黄芪汤合方，清热除湿之中并扶正气之虚。又服 7 剂，诸症悉除，尿常规化验为阴性。

[点评] 本案中，尿急、尿频、小便时尿道灼热涩痛是小便不利症状，腰酸、小腹胀、足踝部略有浮肿、心烦少寐、口干不欲饮是下焦湿热津伤症状，如果患者只有这些症状的话，就是猪苓汤证。但是，患者还有微咳、舌红、苔薄腻、脉滑细的肺热咳嗽症状，所以，就应该选用当归贝母苦参丸。

猪苓汤证的症状虽然也有咳嗽，但它是水停导致水饮上冲咳嗽，跟肺热痰郁咳嗽还是不一样的，临床是比较容易辨别的。

案二：《治验回忆录》

樊某某，青年农妇也。劬劳家务，又常作业田间，以家贫，不如是助理，一家未能温饱，故不敢一日告劳也。但其体素不健，疾病时罹，迭来就治，皆数药而安，信甚笃。1944年夏伤于湿热，饮食如常，而小便不利，有涩痛感。时余客零未归，求治于李医，认为湿热所致，先服五苓散去桂加滑石不应，易服八正散亦不应，迁延半月，精神饮食减退，肢倦无力，不能再事劳作。闻吾归，邀为之治，切脉细滑，面色惨淡，气促不续，口干微咳，少腹胀痛，大便黄燥，小便不利而疼。此下焦湿热与上焦肺气不宣，上下失调，故尿闭不通。如仅着重下焦湿热，徒利何益。因师古人上通下利之旨，用宣肺开窍诸品，佐渗利清热药为引导，当可收桴鼓之效。拟用当归贝母苦参丸（改汤）加桔梗、白蔻、鸡苏散等，是以桔、贝、蔻仁开提肺窍，苦参、鸡苏散入膀胱清热利水，当归滋血以补不足。此与头痛医头者，大相径庭。果二剂而小便通利，不咳，尿黄而多，此湿热下降之征兆。更以猪苓汤加海金沙、瞿麦滋阴利水，清除积热，数剂小便清，饮食进，略为清补而安。

[点评] 本案中说："下焦湿热与上焦肺气不宣，上下失调，故尿闭不通。如仅着重下焦湿热，徒利何益。因师古人上通下利之旨，用宣肺开窍诸品，佐渗利清热药为引导，当可收桴鼓之效。"这句话就是当归贝母苦参丸的药理。

案三：《王修善临证笔记》

一妇妊娠，忽然小便点滴不下，困惫异常。以当归贝母苦参汤服之而愈。当归、贝母、苦参各9克，水煎空心服。

[点评] 本案比较简单，它就是第2条条文完美地重复。

当归贝母苦参丸方证讲完了，整个阳明病篇就算讲完了，从下一讲开始，我们将讲"六病传变"辨证模型的第三个模块——少阳病。